Maria Assunta Y. Nakano
Ysao Yamamura

Livro Dourado da

Acupuntura em Dermatologia e Estética

2ª Edição

Center AO
2008

Livro Dourado da Acupuntura em Dermatologia e Estética, 2ª edição

Center AO – Centro de Pesquisa e Estudo da Medicina Chinesa

Rua Afonso Celso, 552 - 6º andar
04119-002 – São Paulo – SP – Brasil
Tel.: (11) 5539-5945 Fax: (11) 5084-7805
E-mail: center-ao@center-ao.com.br
www.center-ao.com.br

Revisão técnica: Dra. Márcia Lika Yamamura
Projeto gráfico, Editoração: Center AO & Pérsio Guimarães Vieira
Ilustrações assinaladas: Alex Evan Dovas
Capa: Erika Sayuri Yamamura & Alex Evan Dovas

Dados Internacionais de Catalogação na Publicação (CIP)
(Câmara Brasileira do Livro, SP)

Maria Assunta Yamanaka Nakano & Ysao Yamamura

Livro Dourado da Acupuntura em Dermatologia e Estética /
Maria Assunta Yamanaka Nakano & Ysao Yamamura
2ª ed. revisada e ampliada
São Paulo – Center AO – Centro de Pesquisa e
Estudo da Medicina Chinesa, 2008.

Vários colaboradores.
Bibliografia.

ISBN 978-85-60163-02-1

1. Acupuntura 2. Dermatologia 3. Estética 4. Medicina Chinesa
I. Yamamura, Ysao Nakano, Maria Assunta Yamanaka II. Título

08-01896 CDD-610.951

Índice para catálogo sistemático:

1. Acupuntura: Medicina Chinesa 610.951

Editado por

Center AO – Centro de Pesquisa e Estudo da Medicina Chinesa
Rua Afonso Celso, 552 – 6º andar – Vila Mariana – São Paulo – SP
Tel.: (11) 5539-5945 Fax: (11) 5084-7805
E-mail: center-ao@center-ao.com.br
www.center-ao.com.br

Livro Dourado da

Acupuntura em Dermatologia e Estética

Livro Dourado da
Acupuntura em Dermatologia e Estética

Dra. Maria Assunta Yamanaka Nakano

Dermatologista, Especialista em Acupuntura (AMB), Responsável pelo Ambulatório de Acupuntura Estética do Setor de Medicina Chinesa-Acupuntura da Disciplina de Ortopedia do Departamento de Ortopedia e Traumatologia da Universidade Federal de São Paulo/Escola Paulista de Medicina. Corpo Docente do Center AO – Centro de Pesquisa e Estudo da Medicina Chinesa.

Prof. Dr. Ysao Yamamura

Professor Associado Livre Docente, Chefe do Setor de Medicina Chinesa-Acupuntura da Disciplina de Ortopedia do Departamento de Ortopedia e Traumatologia da Universidade Federal de São Paulo/Escola Paulista de Medicina. Professor Orientador. Professor Coordenador do Curso de Especialização em Medicina Chinesa-Acupuntura da UNIFESP. Diretor-Presidente do Center AO – Centro de Pesquisa e Estudo da Medicina Chinesa.

COLABORADORES

Profa. Dra. Ângela Tabosa

Professora Afiliada e Vice-Chefe do Setor de Medicina Chinesa-Acupuntura da Disciplina de Ortopedia do Departamento de Ortopedia e Traumatologia da Universidade Federal de São Paulo/Escola Paulista de Medicina. Professora Orientadora e Vice-Coordenadora do Curso de Especialização em Medicina Chinesa-Acupuntura do Departamento de Ortopedia e Traumatologia da Universidade Federal de São Paulo/Escola Paulista de Medicina. Corpo Docente do Center AO – Centro de Pesquisa e Estudo da Medicina Chinesa.

Dr. Ademar Sikara Tanaka

Angiologista, Especialista em Acupuntura (AMB). Médico Voluntário do Ambulatório de Acupuntura Estética do Setor de Medicina Chinesa-Acupuntura da Disciplina de Ortopedia do Departamento de Ortopedia e Traumatologia da Universidade Federal de São Paulo/Escola Paulista de Medicina.

Dra. Cristiane Prestes Auler

Dermatologista, Especialista em Acupuntura (AMB). Médica Voluntária do Ambulatório de Acupuntura Estética do Setor de Medicina Chinesa-Acupuntura da Disciplina de Ortopedia do Departamento de Ortopedia e Traumatologia da Universidade Federal de São Paulo/Escola Paulista de Medicina.

Dra. Dilma Elisa Morita Maeda

Dermatologista, Especialista em Acupuntura (AMB). Médica Voluntária do Ambulatório de Acupuntura Estética do Setor de Medicina Chinesa-Acupuntura da Disciplina de Ortopedia do Departamento de Ortopedia e Traumatologia da Universidade Federal de São Paulo/Escola Paulista de Medicina.

Dra. Erika Sayuri Yamamura

Cirurgiã Dentista, Responsável pela Patologia Bucal do Setor de Medicina Chinesa-Acupuntura da Disciplina de Ortopedia do Departamento de Ortopedia e Traumatologia da Universidade Federal de São Paulo/Escola Paulista de Medicina.

Dr. Marcelo Navarro Niero

Patologista clínico, Especialista em Acupuntura (AMB). Médico Voluntário do Ambulatório de Acupuntura Estética do Setor de Medicina Chinesa-Acupuntura da Disciplina de Ortopedia do Departamento de Ortopedia e Traumatologia da Universidade Federal de São Paulo/Escola Paulista de Medicina.

Dra. Márcia Lika Yamamura

Pediatra, Mestre em Epidemiologia pela UNIFESP. Professora Colaboradora e Responsável pelos Ambulatórios de Mobilização de *Qi* Mental, Adolescente e de SYAOL do Setor de Medicina Chinesa-Acupuntura da Disciplina de Ortopedia do Departamento de Ortopedia e Traumatologia da Universidade Federal de São Paulo/Escola Paulista de Medicina. Vice-Coordenadora do Curso de Especialização em Desenvolvimento em Medicina Chinesa-Acupuntura do Center AO – Centro de Pesquisa e Estudo da Medicina Chinesa.

Dra. Maria Valéria D'Ávila Braga

Clínica Geral, Especialista em Acupuntura (AMB). Corpo Docente do Curso de Especialização em Desenvolvimento em Medicina Chinesa-Acupuntura do Center AO – Centro de Pesquisa e Estudo da Medicina Chinesa.

Dra. Paula Shin Coutinho

Ginecologista e Obstetra, Especialista em Acupuntura (AMB). Médica Voluntária do Ambulatório de Acupuntura Estética do Setor de Medicina Chinesa-Acupuntura da Disciplina de Ortopedia do Departamento de Ortopedia e Traumatologia da Universidade Federal de São Paulo/Escola Paulista de Medicina.

Dra. Sylvia de Petta Ariano Queiroz

Dermatologista, Especialista em Acupuntura (AMB). Médica Voluntária do Ambulatório de Acupuntura Estética do Setor de Medicina Chinesa-Acupuntura da Disciplina de Ortopedia do Departamento de Ortopedia e Traumatologia da Universidade Federal de São Paulo/Escola Paulista de Medicina.

Dra. Tsai I Shan

Infectologista, Especialista em Acupuntura (AMB). Médica Voluntária do Ambulatório de Acupuntura Estética do Setor de Medicina Chinesa-Acupuntura da Disciplina de Ortopedia do Departamento de Ortopedia e Traumatologia da Universidade Federal de São Paulo/Escola Paulista de Medicina.

Agradecimentos

Escrever um livro é uma tarefa que demanda vontade imensa, perseverança e auxílio inestimável de colaboradores e, principalmente, dos pacientes, que são a finalidade do aprendizado, do conhecimento e da prática médica.

Por outro lado, há o interesse mostrado pelos médicos acupuntores em desenvolver esta nova área da Acupuntura em conseqüência dos anseios da população em ter a beleza restaurada e obter novamente a auto-estima, outrora presente e hoje em baixa em razão de alterações inestéticas.

Agradecemos a colaboração inestimável da Dra. Dilma, Dra. Shan e demais colaboradores desta edição, aos monitores e médicos do Ambulatório de Acupuntura Estética do Setor de Medicina Chinesa-Acupuntura da Disciplina de Ortopedia do Departamento de Ortopedia e Traumatologia da UNIFESP/Escola Paulista de Medicina, dos funcionários do Setor.

Especial agradecimentos à Dra. Érika, Dra. Márcia, Dr. Edson Nakano pela concessão de fotografias de cortes de ressonância nuclear magnética. Todos contribuíram enormemente para a publicação do livro, seja como incentivo, seja como auxílio prestado.

Ao Alex pelos desenhos assinalados, ao Virgílio pela correção ortográfica, ao Pérsio pela formatação do presente livro. Os nossos agradecimentos.

Prof. Dr. Ysao Yamamura

PREFÁCIO

A pele, maior tecido do nosso corpo, separa o nosso ser do meio ambiente exercendo múltiplas funções, como as de defesa; de absorção e de excreção; além disso, constitui a manifestação mais exterior, ao nível material, da nossa mente e das nossas emoções.

A pele sofreu várias modificações estruturais no decorrer da nossa evolução, desde o ser humano peludo até a substituição dos pêlos pelas vestimentas. Hoje, o ser humano apresenta poucos pêlos, tornando-se mais evidentes as alterações que ocorrem no sistema tegumentar como manchas, rugas, flacidez, secura, etc.

A pele e os melanócitos possuem a mesma origem embriológica do sistema nervoso central, daí a grande interdependência de manifestação entre sistema nervoso-mente-corpo-pele ou, mais propriamente, entre a parte psíquica do ser humano e a sua pele.

Desde os mais remotos tempos, as afecções dermatológicas constituem motivos de isolamento e de segregação do indivíduo, pois era intenso o temor da doença bastante contagiosa e mutilante que grassava a Antigüidade, que é a lepra. Ainda hoje, a nossa memória ancestral associa as lesões de pele com o mais antigo registro (a lepra) que marcou emocionalmente a humanidade de modo profundo e que ficou enraizado.

Nos dias atuais, embora um grande número de causas de doenças dermatológicas seja conhecido, ainda estas lesões são motivos de repulsa e, o portador de afecções de pele usa-as, subconscientemente, para se isolar e/ou ser isolado.

Por outro lado, em tempos de competitividade, seja nos relacionamentos, seja no trabalho, e com a crescente diminuição da auto-estima, os padrões de beleza física passaram a assumir grande importância: ser ou sentir-se jovem, ter mente e corpo dentro dos padrões de estética. A beleza tornou-se um dos pontos fundamentais nos relacionamentos interpessoais e, principalmente, intrapessoais. Assim, a auto-estima elevada alcançada pelo sucesso e pela manutenção de beleza física passou ser uma das metas do ser humano.

A longevidade, o rejuvenescimento e a correção de afecções inestéticas conseguidas com os recursos da Medicina Tradicional Chinesa e Acupuntura ocupam importante lugar no tratamento de lesões de pele, principalmente na Medicina Estética, constituindo um dos recursos de técnica "minimamente invasiva".

Hoje, a incorporação da técnica de Mobilização de *Qi* Mental veio grandemente elucidar os fatores emocionais desencadeantes das lesões dermatológicas e inestéticas. O nosso passado vivenciado conscientemente ou subconscientemente e, principalmente, o sentido dado às emoções são os fatores dos mais importantes na gênese de doenças sejam da pele, sejam dos órgãos internos.

O presente livro abrange princípios básicos e fundamentais da Medicina Tradicional Chinesa, da Acupuntura, da eletroacupuntura e da Mobilização de *Qi* Mental, bem como o tratamento das principais afecções dermatológicas, principalmente daquelas mais relacionadas às lesões inestéticas, que decorrem da nossa experiência do Ambulatório de Acupuntura Estética do Setor de Medicina Chinesa-Acupuntura da Disciplina de Ortopedia do Departamento de Ortopedia e Traumatologia da Universidade Federal de São Paulo.

São Paulo, 2008

Dra. Maria Assunta Yamanaka Nakano
Prof. Dr. Ysao Yamamura

Prefácio da Segunda Edição

O rápido esgotamento, a grande aceitação e a grande procura da primeira edição fez-nos preparar esta segunda edição do livro "Livro Dourado de Acupuntura em Dermatologia e Estética".

O número crescente de médicos acupuntores que realizam o Curso de Acupuntura em Estética, ministrado pelo Center AO com o apoio do Setor de Medicina Chinesa-Acupuntura, e a participação maciça no Ambulatório de Estética do Setor, atesta o grande interesse por esta área da Medicina e da Acupuntura.

A beleza e a conservação da juventude é o que todos almejam a si mesmos. Os bons resultados obtidos com a Acupuntura em Estética e a divulgação disto tornam cada vez maior a procura por esta forma de tratamento das alterações inestéticas. Esta, além de ser uma técnica minimamente invasiva, traz benefícios físicos, mentais, psíquicos e emocionais pelo fato de fazer, também, a harmonização entre a mente e o corpo físico, muitas vezes melhorando a autoestima e a qualidade de vida, além de melhorar o estado de saúde e trazer grandes benefícios para a família.

Foram feitas a revisão e a atualização dos capítulos com a inclusão das nossas experiências clínicas e didáticas no Ambulatório de Estética do Setor de Medicina Chinesa-Acupuntura.

Foram acrescentados os capítulos de paralisia facial e de estética da mama tratadas pela acupuntura – este, um capítulo inédito na literatura. O capítulo da Mobilização de *Qi* Mental foi ampliado com mais explicações sobre o método de relaxamento e a experiência com a técnica nos pacientes dermatológicos atendidos no Ambulatório de *Qi* Mental do Setor de Medicina Chinesa-Acupuntura da UNIFESP.

Dra. Maria Assunta Yamanaka Nakano
Prof. Dr. Ysao Yamamura

ÍNDICE

Capítulo I

Medicina Tradicional Chinesa-Acupuntura

Breve Histórico da Medicina Tradicional Chinesa

A Medicina Tradicional Chinesa nasceu da combinação da prática da acupuntura, da moxabustão e da farmacologia natural realizando um complexo de meios terapêuticos cujos resultados e efeitos eram precisos e eficazes. Conheciam-se não apenas as doses letais ou aquelas eficientes, mas também as possibilidades de influenciar de uma maneira absolutamente reprodutível a reatividade específica de cada doente. Alguns dados desta época foram preservados até hoje; sob a dinastia Ming (1368-1644 d.C.), a acupuntura e a moxabustão adquiriram o aspecto prático que se conhece atualmente.

A acupuntura originou-se na China, sendo milenar o seu desenvolvimento, embora práticas semelhantes à acupuntura sejam encontradas em outros povos antigos como egípcios, sumerianos, persas, nas civilizações maia e asteca e nas populações africanas, sendo também inúmeras as reminiscências na medicina popular dos diferentes povos da Europa. Mas em nenhum lugar do mundo se deu o significado filosófico profundo à acupuntura como na antiga China.

Há relatos de agulhas de sílex que datam da Idade da Pedra e que eram utilizadas naquela época em certas intervenções cirúrgicas. Um dos mais famosos livros de acupuntura, que data da dinastia Han (206 a.C.-220 d.C.) é o *Shuo Wen Jie Zi* ("Dicionário Analítico dos Caracteres"), no qual se mencionava o uso das agulhas de pedra. O tratado médico *Huangdi Nei Jing* ("Cânon da Medicina") (770-221 a.C.) descreve nove tipos de agulhas. No decorrer do tempo, as agulhas de pedras foram substituídas pelas agulhas de osso e de bambu.

A Era do Bronze trouxe novo desenvolvimento da prática da acupuntura na China e nela foi idealizada a teoria da circulação energética através dos Meridianos.

O mais importante tratado médico proveniente da antiga China foi, sem dúvida, o *Huangdi Nei Jing* ("Cânon da Medicina"), conhecido pelos europeus numa variante compilada desde o período das guerras (474-221 d.C.), uma apresentação do sumário do saber médico e filosófico mais habitual e daquele dos ancestrais. As descrições dedicadas à acupuntura e aos tratamentos por meio de aplicação de moxabustão ocupavam uma grande parte desta obra, na qual a circulação da Energia através dos Meridianos, as funções e as patologias das cadeias, as indicações e contra-indicações da acupuntura eram largamente discutidas. O significado profundo concernente à relação homem-cosmo faz com que o *Huangdi Nei Jing* preserve ainda hoje o seu interesse.

Depois, para complementar o *Huangdi Nei Jing*, surgiu o clássico *Nan Jing* ("Clássico que Trata dos Problemas Difíceis"), no qual existe discussão sobre os pontos de acupuntura e suas indicações para os "oito Meridianos Extraordinários".

Durante o período correspondente à dinastia Tsin (as quatro dinastias da Cruz dos Ventos), a acupuntura e a aplicação de moxabustão tiveram rápido desenvolvimento. O *Zhen Jiu Jia Yi Jing* ("Introdução à Acupuntura e à Moxabustão) apresenta os nomes dos pontos de cada meridiano, suas indicações e também as regras de tratamento. No *Zhou Hou Bei Ji Fang* ("Prescrições para Casos de Urgência"), um verdadeiro tratado de medicina de urgência pela acupuntura escrito por Keh Hong, são apresentados os meios de aplicação da acupuntura através das agulhas, das ventosas e das moxas.

Sob a dinastia Tang (618-907 d.C.), a acupuntura atinge um desenvolvimento que quase se aproxima ao da acupuntura contemporânea.

Naquela época, os chineses conheciam as estruturas dos órgãos internos e as funções de comando do sistema nervoso, dados que obtinham de autópsias e vivissecções, mas especialmente através de uma fineza excepcional nos exames e a observação do organismo humano. Estes conhecimentos da época podem ser comparados com o desenvolvimento da ciência médica no início da Idade Média, período no qual a Medicina Hipocrática esteve esquecida, favorecendo as superstições e as ignorâncias.

Sob a dinastia Tang e durante o período Song, King e Yuan (960-1368 d.C.), a acupuntura conheceu um desenvolvimento considerável. Foi então escrita uma série de livros e documentos que se tornaram clássicos para o estudo da acupuntura.

Após a dinastia Ming (1368-1644 d.C.) vem um período longo correspondente à dinastia dos Tsing (1644-1911 d.C.), e nele a acupuntura restringiu sua importância de principal método de tratamento, ao passo que a medicina ocidental começava a penetrar gradualmente. Entretanto, a acupuntura continuava sendo praticada freqüentemente por pessoas sem formação médica. Paralelamente, a acupuntura e a moxabustão começaram a ser introduzidas no exterior – no início, nos países vizinhos, como Japão, Coréia, Tibete e Indochina, onde adquiriram interpretações e significados específicos.

A acupuntura começa a ser conhecida na Europa por volta do século XVII, introduzida pelos jesuítas e viajantes que vinham do Extremo Oriente. No início do século XIX, o Doutor Berlioz (pai do famoso compositor) e o anatomista J. Cloquet deram os primeiros passos na introdução da acupuntura na prática médica européia.

Em 1929, o sinólogo Georges Soulié de Morant publicou o primeiro livro que espalhou a verdadeira acupuntura chinesa pela Europa.

A França, uma verdadeira escola de acupuntura, polarizou a atenção do mundo médico e o interesse que se tem hoje pela acupuntura.

Nos Estados Unidos, a acupuntura começou ser praticada após os anos 70, encontrando aí um apoio científico em publicações de prestígio e de pesquisas importantes.

Em 1979, ano que marca três décadas de experimentação científica e moderna da acupuntura, ocorreu em Beijing o primeiro Simpósio Nacional de Acupuntura e Moxabustão, do qual participaram mais de 4 mil especialistas da China e do mundo. Essa reunião marca o triunfo científico da acupuntura.

Este breve histórico, citado no livro "Acupuntura Científica Moderna", de I.F. Dumitrescu, faz-nos navegar através do tempo e entender como a acupuntura evoluiu através dos tempos. Entender a Medicina Tradicional Chinesa é muito difícil, uma vez que se fala de uma cultura e uma vivência que não está embutida em nós, gerados e criados sob a cultura ocidental. Portanto, ela não vem imediatamente à mente, ao coração. Por isso, entender a cultura e tentar sentir os ensinamentos a cada nova leitura nos faz compreender, aos poucos, o sentido desta medicina.

FUNDAMENTOS DA MEDICINA TRADICIONAL CHINESA

Prof. Dr. Ysao Yamamura

A Medicina Tradicional Chinesa concentra-se na observação dos fenômenos da Natureza e no estudo e compreensão dos princípios que regem a harmonia nela existente. Na concepção chinesa, o Universo e o Ser Humano estão submetidos às mesmas influências, sendo este parte integrante do Universo como um todo. Desse modo, observando-se os fenômenos que ocorrem na Natureza, pode-se por analogia estendê-los à fisiologia do corpo humano, pois nele se reproduzem os mesmos fenômenos naturais.

Nessa visão global de integração Natureza-Ser Humano, todas as ciências são coerentes e concordantes entre si, todos os ramos do conhecimento humano partem ou confluem para o saber básico, estruturado sobre os princípios da Filosofia Chinesa.

A concepção filosófica chinesa a respeito do Universo está apoiada em três pilares básicos: a teoria do *Yang/Yin*, a dos Cinco Movimentos e a dos *Zang Fu* (Órgãos e Vísceras).

Teoria do Yang/Yin: Conceito básico e fundamental de todas as ciências orientais que corresponde à condição primordial e essencial para a origem de todos os fenômenos naturais, como, por exemplo, o princípio da energia e da matéria.

Teoria dos Cinco Movimentos: Por meio deste conceito, procura-se explicar os processos evolutivos da Natureza, do Universo, da saúde e da doença.

Teoria do Zang Fu *(Órgãos e Vísceras):* Aborda a fisiologia energética dos Órgãos, das Vísceras e das Vísceras Curiosas do ser humano e constitui o alicerce para a compreensão da fisiologia e da propedêutica energética e da fisiopatologia das doenças e seu tratamento.

A. Teoria do *Yang* e do *Yin*

Observando-se a Natureza, verifica-se que tudo o que nela existe é composto por dois aspectos específicos e essenciais que se complementam e que mantêm entre si um equilíbrio dinâmico. Esses dois aspectos foram chamados pelos antigos chineses de *Yang* e *Yin*.

O *Yang* e *Yin* são os princípios essenciais à existência de tudo o que há no Universo. O *Yang* somente pode existir na presença do *Yin*, e vice-versa, e é esta dualidade que determina a origem de tudo na Natureza, incluindo a vida.

O *Yang* e o *Yin* têm concepção ao mesmo tempo simplória e complexa. Eles são aspectos opostos ou, se vistos por um outro prisma, representam uma coisa única.

Na concepção científica atual, pode-se entender este pensamento de forma bem clara ao se estudar a teoria da relatividade de Einstein, na equação $E = m.c^2$. Essa equação mostra que a inter-relação entre energia e massa é uma condição básica necessária para que haja harmonização entre os processos naturais do Universo, sendo essa premissa também a base da teoria energética da Medicina Tradicional Chinesa.

Energia e massa são na realidade aspectos diferentes de uma realidade. Entre a energia e a massa não há diferença, além da condição de velocidade, demonstrando-se assim a dualidade energia-massa, ou seja, que existe um contínuo processo de mútua transformação entre ambas, que se assemelha aos preceitos descritos pela milenar filosofia chinesa. Estudos posteriores, como, por exemplo, o da teoria quântica, vieram mostrar cada vez mais concordâncias conceituais dos princípios do *Yang* e do *Yin*.

O *Yang* representa todos os aspectos que se caracterizam por atividade como calor, movimento, claridade, força, expansão, explosão, polaridade positiva, posição "Alto". Também são *Yang* o Sol e o homem. Na equação $E = m.c^2$, o *Yang* equivale à energia.

O *Yin* representa o oposto do *Yang*, ou seja, os aspectos que se caracterizam por grau de atividade menor, como frio, repouso, escuridão, retração, implosão, polaridade negativa, posição "Baixo". Também são fatores *Yin* a Terra e a mulher. Na equação $E = m.c^2$, o *Yin* equivale à massa.

Assim, só é possível entender a concepção de *Yang* e *Yin* no conjunto, ou seja, não há como se conceber um dos aspectos observado isoladamente. Por exemplo, somente pode-se saber o que significa calor se houver um referencial de frio; somente é possível entender o que é escuro quando se conhece o claro, e assim por diante.

A teoria *Yang/Yin*, concebida há milênios com base na observação da Natureza, obedece a três princípios básicos:

1. Transformação do *Yang* e do *Yin;*
2. Transmutação do *Yang* e do *Yin;*
3. Relatividade do *Yang* e do *Yin*.

Princípios Básicos do *Yang* e do *Yin*

1. Primeiro Princípio: Transformação do *Yang* e do *Yin*

Os aspectos *Yang* e *Yin* apresentam um constante movimento de transformação entre si, mantendo-se, no entanto, em um contínuo e constante equilíbrio dinâmico. Isto significa que quando o aspecto *Yang* cresce, o *Yin* decresce, e vice-versa.

2. Segundo Princípio: Transmutação do *Yang* e do *Yin*

Os aspectos *Yang* e *Yin* quando chegam ao seu extremo (*Yang* do *Yang* ou *Yin* do *Yin*) transmutam-se em seu aspecto oposto. Este processo de transmutação é um princípio geral inerente à Natureza.

Pode-se exemplificar isso observando o ciclo dia/noite. O dia tem características *Yang* (claridade, calor, atividade) e a noite tem características opostas, portanto, *Yin*. Ao meio-dia, há um máximo de *Yang* e à meia-noite, um máximo de *Yin*. No período que vai da meia-noite ao meio-dia, o *Yin* máximo vai decrescendo, transformando-se paulatinamente em *Yang* até alcançar, ao meio-dia, um *Yang* máximo. Este, por sua vez, começa a decrescer, transformando-se em *Yin* cada vez mais crescente, que atinge seu ponto máximo à meia-noite.

3. Terceiro Princípio: Relatividade do *Yang* e do *Yin*

De acordo com este princípio, a caracterização de um fenômeno como sendo *Yang* ou *Yin* é um conceito relativo, significando que um aspecto pode ter ao mesmo tempo características *Yang* ou *Yin,* dependendo do referencial.

Esse fato fica bem evidente no estudo do espectro luminoso: os extremos do espetro da luz têm características *Yang* e *Yin* bem definidas. A cor vermelha apresenta características *Yang*, pois retrata o movimento, a atividade, o calor, a agitação, a vida, ao passo que a cor violeta possui características *Yin*, pois representa o repouso, a passividade, o frio, a calma, a morte. No entanto, as cores que ocupam as posições intermediárias entre o vermelho e o violeta apresentam características *Yang*, quando comparadas ao violeta, e *Yin,* quando comparadas ao vermelho. Por exemplo, a cor alaranjada é considerada *Yang* em relação à cor violeta, mas passa a ter características *Yin* em relação à cor vermelha; ou seja, a cor alaranjada manifesta ao mesmo tempo características *Yang* e *Yin*, dependendo apenas do referencial adotado.

Os princípios do *Yang* e do *Yin* constituem um dos pilares sobre os quais se apóia a filosofia chinesa, assim como todas as ciências, incluindo a humana.

Pela aplicação da filosofia chinesa à medicina, constata-se que a fisiologia do corpo humano também obedece a um equilíbrio dinâmico decorrente da influência de estímulos opostos e complementares. Este fato é observado em todos os aspectos do dinamismo do corpo, como, por exemplo, nos sistemas simpático (*Yang*) e parassimpático (*Yin*), no transporte ativo (*Yang*) e passivo (*Yin*), nas contraturas (*Yang*) e no relaxamento (*Yin*), e assim por diante.

Deste modo, a fisiologia da Medicina Tradicional Chinesa representa o dinamismo das relações *Yang/Yin* do corpo, e a saúde expressa um equilíbrio dinâmico entre esses aspectos *Yang* e *Yin*.

A doença tem origem quando se instala um desequilíbrio entre o *Yang* e o *Yin*. Quando o *Yang* sobrepõe-se ao *Yin*, desequilibrando o sistema energético, surgem os quadros clínicos de hipertensão arterial ou mesmo hiperatividade anormal das células. Quando o desequilíbrio entre o *Yang* e o *Yin* ocorre por conta do aumento do *Yin*, manifestam-se quadros clínicos com características opostas, como a hipofunção ou a hipoatividade, que determinam quadros de hipotireoidismo, atonia da vesícula biliar, bradicardia, etc.

A Medicina Tradicional Chinesa visa diagnosticar precocemente as alterações do equilíbrio *Yang/Yin* e a terapêutica é dirigida no sentido de restabelecer-se esse equilíbrio energético no corpo humano.

B. Teoria dos Cinco Movimentos

A teoria dos Cinco Movimentos constitui o segundo pilar da Filosofia e da Medicina Tradicional Chinesa. A concepção dos Cinco Movimentos baseia-se na evolução dos fenômenos naturais, em como os vários aspectos que compõem a Natureza geram e dominam uns aos outros.

Assim, observa-se que todos os fenômenos naturais têm características próprias, a partir das quais podem originar outros fenômenos e ao mesmo tempo sofrer, destes, influências benéficas ou maléficas.

As características próprias dos fenômenos naturais podem ser agrupadas em cinco categorias diferentes, que se encontram em constante movimento de geração e de dominância entre si, constituindo o que foi denominado de Cinco Movimentos. Assim:

Movimento Água: Representa os fenômenos naturais que se caracterizam por retração, profundidade, frio, declínio, queda, eliminação; é o ponto de partida e chegada da transmutação dos Movimentos.

Movimento Madeira: Representa os aspectos de crescimento, movimento, florescimento, síntese.

Movimento Fogo: Representa os fenômenos naturais que se caracterizam por: ascensão, desenvolvimento, expansão, atividade.

Movimento Terra: Representa os fenômenos naturais que se traduzem por transformações, mudanças.

Movimento Metal: Caracteriza os processos naturais de purificação, de seleção, de análise, de limpeza.

Os Cinco Movimentos, de acordo com as características naturais que representam, guardam entre si uma inter-relação que permite posicioná-los obedecendo-se ao critério da geração. Deste modo, o Movimento Água gera o Movimento Madeira, este gera o Movimento Fogo, o qual gera o Movimento Terra, este gera o Movimento Metal e este, por sua vez, gera o Movimento Água.

No seu dinamismo, os Cinco Movimentos relacionam-se entre si obedecendo, em condições de normalidade, a dois princípios básicos, que traduzem um estado de normalidade e que caracterizam a saúde; em condições de anormalidade, há a desarmonia, que caracteriza a doença.

Princípios Básicos dos Cinco Movimentos em Condições de Normalidade

Os dois princípios básicos dos Cinco Movimentos em condições de normalidade referem-se aos conceitos de geração e de dominância.

1. Princípio de Geração dos Cinco Movimentos

O princípio de geração dos Cinco Movimentos estabelece que cada Movimento gera o Movimento seguinte. Esta inter-relação é conhecida como regra "mãe-filho", sendo chamado de "mãe" o Movimento que gera e de "filho" o Movimento que foi gerado. Cada um dos Cinco Movimentos funciona como "mãe" e como "filho", dependendo do referencial. Assim, o Movimento Fogo atua como "mãe" do Movimento Terra e como "filho" do Movimento Madeira, o Movimento Água atua como "mãe" do Movimento Madeira e como "filho" do Movimento Metal, e assim por diante.

2. Princípio de Dominância dos Cinco Movimentos

O princípio de dominância dos Cinco Movimentos estabelece que cada Movimento apresenta dominância sobre o Movimento que sucede aquele que ele gerou. Este princípio é também conhecido como regra "avô-neto". Assim, o Movimento Fogo domina o Movimento Metal, que representa o seu "neto". Chama-se de "avô" o Movimento que domina, e de "neto", o que é dominado.

O princípio de dominância dos Cinco Movimentos tem a finalidade de controlar o crescimento desenfreado que ocorreria se houvesse somente o princípio da geração. Os ecossistemas representam uma manifestação desse princípio na Natureza.

A interação dinâmica das leis de geração e dominância dos Cinco Movimentos promove a harmonia do sistema, isto é, mantém o equilíbrio na Natureza e a saúde no Ser Humano.

A função energética de ser "avô" ou "neto" é relativa. Cada um dos Cinco Movimentos pode ter a função de "avô" ou de "neto", dependendo do referencial. Assim, o Movimento Fogo tem a função de "avô" em relação ao Movimento Metal e a função de "neto" em relação ao Movimento Água.

Segundo a Filosofia e Medicina Chinesa, todos os aspectos da Natureza evoluem porque são gerados e controlados pelos princípios de geração e de dominância dos Cinco Movimentos.

Princípios Básicos dos Cinco Movimentos em Condições de Anormalidade

Em condições anormais ou de desarmonia energética entre o *Yang* e o *Yin*, as inter-relações dos Cinco Movimentos passam a ser feitas por vias um pouco diferentes, o que determina um agravamento cada vez mais significativo do desequilíbrio energético instalado, ocasionando o processo de adoecimento.

Na concepção da Medicina Tradicional Chinesa, esse processo é condição que evolui de maneira lenta e progressiva, de modo que o desequilíbrio energético entre o *Yang* e o *Yin* vai refletir-se, através das interações energéticas dos Cinco Movimentos, sobre os vários setores do organismo, até que passa a assumir proporções que o caracterizam como "doença" nos moldes geralmente aceitos.

O processo de destruição ou de adoecimento fundamenta-se em princípios que primariamente procuram combater as regras da harmonização energética, havendo neste processo quatro formas de interação:

1 - Princípio da dominância excessiva;
2 - Princípio da contradominância;
3 - Princípio da geração excessiva;
4 - Princípio da inibição.

1 e 2 - Princípios de Dominância Excessiva e de Contradominância dos Cinco Movimentos

Quando um dos Movimentos desarmoniza-se energeticamente em relação aos outros, ocorre uma desestabilização da harmonia dos Cinco Movimentos que vinha sendo mantida à custa da geração e da dominância normais. Esta desarmonia reflete-se em princípios de dominância excessiva e de contradominância. A contradominância é uma situação que ocorre quando um Movimento se torna excessivo e volta-se contra aquele que normalmente o domina: o "neto" volta-se contra o "avô". Por exemplo, a hiperatividade do Movimento Madeira pode voltar-se contra o Movimento Metal, contradominando-o.

Na concepção da Medicina Tradicional Chinesa, a aplicação dos princípios de dominância e de contradominância explica, em parte, a evolução das manifestações clínicas sucessivas de uma determinada doença.

3 e 4 - Princípios de Geração Excessiva e de Inibição dos Cinco Movimentos

A hiperatividade de um Movimento provoca uma desarmonia energética no ciclo dos Cinco Movimentos, potencializando o mecanismo de geração, e ao mesmo tempo, em condições de extrema anormalidade, promove o processo de inibição, que representa uma condição na qual o Movimento hiperativo volta-se contra aquele que o gera: o "filho" volta-se contra a "mãe". Nos casos de extrema hiperatividade do Movimento Madeira, por exemplo, este se volta contra o Movimento Água, que é sua "mãe", e ao mesmo tempo promove uma geração aumentada do Movimento Fogo.

Cinco Movimentos, a Natureza e o Ser Humano

As características próprias que individualizam cada um dos Cinco Movimentos permitem que se possam enquadrar todos os aspectos da Natureza como integrantes de um dos Movimentos. A distribuição dos aspectos da Natureza dentro dos Cinco Movimentos mostra que fenômenos aparentemente desconexos da Natureza podem parecer ordenados quando vistos sob outro prisma, ou seja, "dentro do caos, existe a ordem". Desta maneira, ao Movimento Madeira convergem a cor azul-esverdeada e o sabor ácido; por sua vez, a Primavera, cuja Energia Celeste é o Vento, é a estação propícia para que o Movimento Madeira desenvolva as suas funções. Estes aspectos naturais, em condições normais, estimulam o Movimento Madeira e, em condições anormais, o destroem.

A teoria chinesa sobre a fisiologia energética do corpo humano identifica cinco *Zang* (Órgãos) e seis *Fu* (Vísceras) essenciais, que fisiologicamente representam as características dos Cinco Movimentos dentro do ser humano. Assim, na concepção da Medicina Tradicional Chinesa, tanto os cinco Órgãos quanto as seis Vísceras estão relacionados com os Cinco Movimentos.

Na fisiologia energética humana, os cinco *Zang* (Órgãos) essenciais, representantes dos Cinco Movimentos, comandam estruturas orgânicas e promovem o dinamismo das atividades físicas e psíquicas. As estruturas orgânicas, por sua vez, comandadas por esse ou aquele Órgão, desenvolvem atividades específicas, porque suas características as incluem no mesmo Movimento do Órgão que as comandam.

Assim, por exemplo, na Medicina Tradicional Chinesa, o *Gan* (Fígado) pertence ao Movimento Madeira, pois as suas funções fisiológicas correspondem a este Movimento, ou seja, a Energia do *Gan* (Fígado) tem função de fazer crescer, ora através do metabolismo, ora produzindo substâncias para o crescimento. Assim as estruturas musculares e tendinosas, os olhos, as unhas, os nervos, o sistema reprodutor feminino pertencem ao Movimento Madeira estando todos eles relacionados a atividades intensas e ao crescimento; por isso estão ligados ao *Gan* (Fígado), pois este é o grande responsável pelo metabolismo e síntese protéica (crescimento).

C. Teoria dos *Zang Fu* (Órgãos e Vísceras)

Dra. Maria Valeria D'Ávila Braga
Prof. Dr. Ysao Yamamura

A concepção da Medicina Tradicional Chinesa sobre os órgãos, que é diferente daquela do Ocidente, considera três aspectos distintos: o energético, o funcional e o orgânico. Os dois últimos correspondem à fisiologia, à histologia e à anatomia patológica estudadas no Ocidente; o enfoque energético é *sui generis* quer na característica *Yang/Yin* quer nas funções que essas energias exercem ao nível somático e mental. A Medicina Tradicional Chinesa denomina de *Zang Fu* o estudo dos Órgãos e das Vísceras sob esses três aspectos.

Os Órgãos (*Zang*) têm a função de armazenar a Essência dos alimentos, que proporciona os dinamismos físicos, viscerais e mentais. São estruturas geradoras e transformadoras de Energia e do *Shen* (Consciência) que constitui, no exterior, as manifestações da Energia interior.

Os Órgãos, representados pelo *Xin* (Coração), *Fei* (Pulmão), *Gan* (Fígado), *Pi* (Baço/

Pâncreas) e *Shen* (Rins), são as estruturas essenciais do organismo, responsáveis pela formação, crescimento, desenvolvimento e manutenção do corpo físico e da mente. Cada Órgão, que representa um dos Cinco Movimentos, tem função de constituir e de comandar tecidos e uma parcela da Energia Mental (psiquismo).

As Vísceras (*Fu*) constituem as estruturas tubulares e ocas que têm função de receber, transformar e assimilar os alimentos, além de promover a eliminação de dejetos. São o Tubo Digestivo (Estômago, Intestino Delgado, Intestino Grosso) e o *Pangguang* (Bexiga). Estas estruturas são englobadas por um elemento altamente energético, *Yang* do *Yang*, o *Sanjiao* (Triplo Aquecedor), que tem a finalidade de promover a atividade de todos os órgãos internos.

As Vísceras Curiosas são estruturas que não se enquadram nas características acima. São elas: o *Dan* (Vesícula Biliar), os Vasos Sangüíneos, o Útero, os Ossos, a Medula Óssea, a Medula Espinal e o Encéfalo.

Os aspectos energéticos dos Órgãos e das Vísceras, conhecidos como *Zang Fu*, são responsáveis pela integridade do corpo. Estando os *Zang Fu* em harmonia energética, as funções psíquicas, bem como as dos Órgãos e Vísceras (*Zang Fu*) e das demais estruturas apresentarão bom desempenho funcional, mantendo-se dentro da normalidade. As alterações de Energia dos *Zang Fu* para mais (Plenitude) ou para menos (Vazio) promovem conseqüências inicialmente na Energia Mental (*Shen*), depois, sucessivamente, na coloração da tez, nas manifestações funcionais dos Órgãos e das Vísceras (*Zang Fu*) e, por fim, alterações orgânicas das estruturas do corpo.

Essa relação dos *Zang Fu* (Órgãos e Vísceras) com a parte somática e com a Mente (*Shen*) é utilizada como meio de diagnóstico na Medicina Tradicional Chinesa. Assim, uma alteração do estado mental significa um desequilíbrio energético do Órgão correspondente. Por exemplo, uma alegria excessiva é conseqüente ao Vazio do *Xin-Yin* (Coração-*Yin*); a preocupação, os pensamentos introspectivos denotam o Vazio do *Pi* (Baço/Pâncreas); raiva e nervosismo significam Plenitude do *Gan-Yang* (Fígado-*Yang*). As modificações que ocorrem no Exterior, nas estruturas orgânicas, significam exteriorização do processo interno. Observando-se o Exterior, conhece-se o Interior. Assim, alteração do cabelo (queda), da audição (surdez, zumbido), bem como impotência sexual, poliúria e lombalgia significam Vazio do *Shen-Yin* (Rim-*Yin*); cólica menstrual, mastodínia, cefaléia, enxaqueca, gastrite, unhas quebradiças, trismo e câibras estão relacionados com a Plenitude do *Gan-Yang* (Fígado-*Yang*).

Para se adequar o tratamento energético, é preciso chegar à origem das alterações energéticas, que são justamente os *Zang Fu* (Órgãos e Vísceras). Estes, além de promoverem os sintomas e sinais orgânicos e viscerais, também se manifestam ao longo do trajeto de seus respectivos Meridianos.

À medida que as alterações energéticas vão se intensificando, surgem manifestações funcionais que os exames laboratoriais e complementares passam a detectar. O agravamento do processo altera a estrutura física dos tecidos (células), o que passa a ser demonstrável no exame anatomopatológico.

Áreas da Medicina Tradicional Chinesa

A Medicina Tradicional Chinesa é um vasto campo de conhecimento, de origem e concepção filosófica que abrangem vários setores ligados à saúde e à doença. Suas concepções são voltadas muito mais ao estudo dos fatores causadores da doença e à sua maneira de tratá-las, conforme os estágios da evolução do processo de adoecer, e principalmente ao estudo das formas de prevenção, nisso residindo toda a essência da Filosofia e da Medicina Chinesa.

Para tanto, a Medicina Tradicional Chinesa enfatiza os fenômenos precursores das alterações funcionais e orgânicas que provocam o aparecimento de sintomas e de sinais e que, muitas vezes, são acompanhadas de anormalidades nos exames complementares e laboratoriais. O fator causal destes processos nada mais é do que o desequilíbrio da Energia interna, induzido pelo meio ambiente (origem externa), ou pela alimentação desregrada, emoções retidas, fadigas (origem interna).

O ditado chinês "Esperar ter sede para cavar um poço pode ser muito tarde" reflete a visão preventiva, sob todos os aspectos, principalmente da área da saúde.

Com este intuito, a Medicina Tradicional Chinesa aborda vários setores, desde o modo pelo qual o indivíduo possa crescer e se desenvolver de maneira normal até os casos extremos do processo de adoecer. Assim, destacam se cinco recursos essenciais: a alimentação, o *Tai Chi Chuan*, a acupuntura, as ervas medicinais e o *Tao Yin* (treinamento interior), além do estudo da fisiologia e fisiopatologia energética dos *Zang Fu* (Órgãos e Vísceras).

A alimentação, verdadeira fonte da Energia adquirida, é formada dos nutrientes e da essência que formam e põem em atividade todas as estruturas do organismo. O organismo foi gerado a partir de dois gametas, o óvulo e o espermatozóide. O recém nascido pesa em torno de 3.000g e o adulto, em torno de 80.000g. Foi por meio dos alimentos de origem celeste e terrestre que foi incorporada toda essa matéria, de modo que a alimentação é o fator que propicia a formação do corpo físico e da Energia necessária para manter o dinamismo da forma.

A relação interdependente e complementar da Energia e da matéria é o meio indissolúvel de se manter a Vida. O tipo, a qualidade, a quantidade e o horário da alimentação podem condicionar um corpo físico e energético inadequado para as suas atividades, originando precocemente um processo de adoecimento que assume proporções crônicas e evolutivas, sujeito cada vez mais à ação dos fatores etiopatogênicos do adoecer.

Para o feto, a fonte de Energia é a mãe, que representa, quando saudável, uma fonte da mais alta qualidade de Energia e nutrientes. É muito importante que a gestante tenha sua psique, seus Órgãos e Vísceras (*Zang Fu*) e sua alimentação saudáveis para poder gerar um filho sadio.

A Energia e os nutrientes provenientes dos alimentos necessitam circular pelo corpo para serem consumidos, repondo as perdas e mantendo a dinâmica fisiológica.

A Energia (*Qi*) circula através dos Meridianos (Canais de Energia), que são distribuídos de modo semelhante aos trajetos da rede nervosa e sangüínea. À medida que a Energia se mobiliza, o *Xue* (Sangue) acompanha-a. A atividade muscular representa a maneira mais adequada de fazer circular a Energia pelo corpo. O caminhar e o *Tai Chi Chuan*, prática baseada em exercícios específicos que orientam a circulação de *Qi*, promovem a atividade das articulações, dos músculos e dos tendões; são, portanto, recursos úteis tanto para a consolidação do corpo físico quanto da psique no favorecimento à vitalidade e à longevidade. Os nutrientes são distribuídos pela rede sangüínea.

A circulação de Energia nos diversos Meridianos pode ser dificultada por fatores externos ou internos, o que pode ocasionar bloqueios e estagnações de Energia e de *Xue* (Sangue), originando os processos álgicos ou o mau funcionamento dos Órgãos, das Vísceras e dos tecidos. Pode ocorrer também uma atividade inadequada dos centros de Energia do corpo, responsáveis pelo controle energético dos Órgãos. Nestes casos, as técnicas da massagem chinesa, o *Tui-Na*, oferecem melhores recursos, pois sua essência consiste em desbloquear, circular e fortalecer as Energias, principalmente a Vital e a Essência Sexual (*Jing Shen*).

A acupuntura, o recurso terapêutico mais conhecido da Medicina Tradicional Chinesa no Ocidente, é o meio pelo qual, através da inserção de agulhas, faz se a introdução, a mobilização, a circulação e o desbloqueio da Energia, além da retirada das Energias turvas (*Xie Qi* – Energias Perversas), promovendo a harmonização e o fortalecimento dos Órgãos, das Vísceras e do corpo. A compreensão da fisiologia energética dos Meridianos, dos pontos de acupuntura e de suas funções torna-se fundamental para a utilização desta técnica na prevenção e interrupção de um processo de adoecimento.

O dinamismo das estruturas do corpo e as alterações de Energia, pelas suas relações de interdependência e complementaridade com a matéria, levarão ao desgaste desta, resultando em atividades inadequadas ou lesões anatomopatológicas. O recurso mais apropriado é fornecer, principalmente, matéria e Energia à custa da ingestão de substâncias potencialmente ativas, representadas pelo uso das ervas medicinais, que têm a finalidade de fortalecer tanto a matéria quanto a Energia, repor as mesmas quando houver falta e expulsar os agentes promotores da doença.

Acupuntura

O *Chen-Chui* ou a acupuntura, como é conhecido no Ocidente, é um antigo método terapêutico chinês que se baseia na estimulação de determinados pontos do corpo com agulha (*Chen*) ou com fogo (*Chui*), a fim de restaurar e manter a saúde.

A acupuntura foi idealizada dentro do contexto global da filosofia do *Tao* e das concepções filosóficas e fisiológicas que nortearam a Medicina Tradicional Chinesa. A concepção dos Meridianos e dos pontos de acupuntura, o diagnóstico energético e o tratamento baseiam se nos preceitos do *Yang* e do *Yin*, dos Cinco Movimentos, da Energia (*Qi*) e do *Xue* (Sangue).

A Energia (*Qi*) é a forma imaterial que promove o dinamismo, a atividade do ser vivo. Manifesta-se sob dois aspectos principais. Um, de característica *Yang*, representa a Energia que produz o calor, a expansão, a explosão, a ascensão, a claridade e o aumento de todas as atividades; outro, de característica *Yin*, representa a Energia que produz o frio, o retraimento, a descida, o repouso, a escuridão e a diminuição de todas as atividades.

A Energia é imutável, recebendo denominações diferentes conforme as suas funções:

* *Energias Celestes* são cinco (Calor, Vento, Frio, Secura e Umidade) e são responsáveis pelo aparecimento das quatro estações do ano e, conseqüentemente, da vida.

* *Energia Terrestre ou Telúrica* é responsável pela formação da Essência dos alimentos (*Gu Zhi*) e do *Shen* (Rins), sendo este o gerador de todas as Energias do corpo.

* *Energia-Fonte* (*Yuan Qi*) resulta da transformação da Essência do *Shen* (Rins) em Energia *Yang* (*Yang Qi*) e Energia *Yin* (*Yin Qi*) do corpo.

* *Energia Nutritiva* (*Yong Qi*) provém da Essência dos alimentos e é responsável por toda a nutrição energética das estruturas do corpo; circula nos Meridianos.

* *Energia de Defesa* (*Wei Qi*) é proveniente da união da Energia Celeste com a Terrestre e responsável por toda defesa e

resistência contra as Energias Perversas (fatores de adoecimento); circula fora ou dentro dos Meridianos Principais, dependendo do horário.

* *Zhong Qi* de formação semelhante ao *Wei Qi*, é o responsável pela dinâmica cardiorrespiratória e pela respiração celular.

* *Energias Perversas* (*Xie Qi*) representam as Energias Celestes que se encontram em excesso, real ou falso, em relação à vitalidade do corpo.

* *Xue Qi* (Energia do Sangue) também é resultante da união da parte *Yin* da Energia Celeste com a Essência dos alimentos; é responsável pela dinâmica do *Xue* (Sangue).

* *Jin Ye* constitui a Energia dos Líquidos Orgânicos e é formado à custa da união da Energia Celeste com a Essência dos alimentos. É o responsável pelo aquecimento e nutrição do corpo e meio de circulação do *Wei Qi* e do *Xue* (Sangue).

Estas diversas formas de Energia, umas de característica *Yang* e outras de característica *Yin*, são as mantenedoras das atividades do corpo.

As técnicas de inserção de agulhas (acupuntura) têm a finalidade de promover a mobilização, a circulação e o fortalecimento das Energias humanas, bem como a expulsão de Energias Perversas (*Xie Qi*) que acometem o indivíduo.

O conceito de órgãos e de vísceras da Medicina Tradicional Chinesa difere daquele da Medicina Ocidental. Os Órgãos (*Zang*) e as Vísceras (*Fu*), na concepção dos antigos chineses, representam, além dos conceitos da fisiologia ocidental, a integração dos fenômenos energéticos, que agem tanto nas manifestações somáticas como psíquicas.

Essas duas manifestações aliadas à matéria (corpo físico) constituem os *Zang Fu*, ou o conceito de Energia (*Qi*) dos Órgãos e das Vísceras. Assim, o *Gan Qi* (Energia do Fígado) é o responsável por todas as atividades fisiológicas de forma idêntica às funções hepáticas reconhecidas pela medicina ocidental e acrescidas da atividade mental, de raciocínio, decisão e julgamento e de emoções como raiva, ódio, ira, tensão, agitação psíquica, etc.

As deficiências (Vazio) de *Qi* (Energia) ou a penetração de Energias Perversas (*Xie Qi*) são fatores condicionantes do processo de adoecimento, que pode ir desde um bloqueio na circulação de *Qi* (Energia) pelos Meridianos, o que pode se expressar por dor ou impotência funcional dos músculos, até processos que alteram as estruturas internas, levando a uma lesão anatômica.

A acupuntura visa restabelecer a circulação da Energia (*Qi*) nos Meridianos e nos Órgãos (*Zang*) e nas Vísceras (*Fu*) e, com isso, levar o corpo a uma harmonia de Energia e de matéria.

O reconhecimento dos principais pontos de acupuntura não foi um mero achado experimental, mas deriva de todo o conceito do *Yang* e do *Yin* e dos princípios dos Cinco Movimentos, que são os alicerces da filosofia chinesa. Assim, a origem dos pontos *Shu* Antigos nos Meridianos Principais representa a relação *Yang/Yin*, Alto/Baixo, Superficial/Profundo e Esquerda/Direita, enquanto o dinamismo funcional desses pontos de acupuntura está dependente dos princípios que regem os Cinco Movimentos.

A Energia precede a forma física; por conseguinte, as estruturas físicas teciduais, responsáveis pelo controle do dinamismo e nutrição do corpo, mantêm uma nítida relação com os Meridianos, que se sobrepõem à rede nervosa central e periférica e à distribuição dos vasos sangüíneos. Por isso, as variações intrínsecas ou extrínsecas de Energia dos Meridianos repercutem sobre esses tecidos de modo local e/ou sistêmico.

A acupuntura aborda não somente os aspectos funcionais dos pontos de acupuntura, mas também as diferentes funções dos Meridianos (*Jing Luo*), que representam o importante sistema de consolidação e de comunicação dos *Zang Fu* com a parte somática, condicionando, na sua trajetória, a forma física do ser humano. Relacionar as alterações produzidas na estrutura física aos Meridianos é reconhecer o estado energético dos Órgãos e das Vísceras e, por conseguinte, representa um recurso adequado para o tratamento.

NOÇÕES SOBRE ÓRGÃOS E VÍSCERAS (*ZANG FU*) E QUINTESSÊNCIA ENERGÉTICA (*JING SHEN*)

Dra. Maria Valeria D´Ávila Braga
Prof. Dr. Ysao Yamamura

Xin (Coração)

O *Xin* (Coração) situa-se no *Shangjiao* (Aquecedor Superior), relaciona-se com o Movimento Fogo, na teoria dos Cinco Movimentos, e tem as seguintes correspondências energéticas:

Cor	vermelha
Sabor	amargo
Energia	Calor
Estação	verão
Cinco Movimentos	desenvolvimento

Emoção	alegria
Sons	riso
Odor	queimado
Tecido	vasos sangüíneos

Funções energéticas do *Xin* (Coração):

1) Governa o Xue (Sangue) de duas maneiras:

– Transforma a Energia dos alimentos em *Xue* (Sangue)

– É responsável pela circulação do *Xue* (Sangue), embora na Medicina Tradicional Chinesa, outros *Zang* (Órgãos) possam ter participação na circulação do *Xue* (Sangue), como o *Fei* (Pulmão), o *Pi* (Baço) e o *Gan* (Fígado).

A relação entre o *Xin* (Coração) e o *Xue* (Sangue) determina a força constitucional de um indivíduo, embora a nossa constituição seja primeiramente relacionada à Quintessência (*Jing*) e ao *Shen* (Rins). Quando a relação entre os dois *Zang* (Órgãos) ficar obstruida, ou seja, quando houver a estagnação de *Xin-Xue*, a circulação de *Xue* (Sangue) torna-se escassa, manifestando-se por mãos frias, constituição física debilitada e falta de força.

2) Controla o Xue Mai *(Vasos Sangüíneos)*

Os vasos sangüíneos (*Xue Mai*) dependem do *Xin Qi* (Energia do Coração) e do *Xue* (Sangue). O *Xin* (Coração), além de promover a circulação de *Xue* (Sangue), controla a paredes dos vasos sangüíneos. Se houver Plenitude de *Xin-Yang* (Coração-*Yang*) poderão manifestar-se vasodilatação, telangectasias ou mesmo hemorragia por rotura de parede de vasos sangüíneos.

3) *Manifesta-se na compleição*

Como o *Xin* (Coração) governa o *Xue* (Sangue) e o *Xue Mai* (Vasos Sangüíneos) e distribui o *Xue* (Sangue) por todo o organismo, o estado energético do *Xin* e do *Xue* pode se refletir na compleição. Se o *Xin* (Coração) e o *Xue* (Sangue) forem fortes, a compleição será rosada e lustrosa; se o *Xue* for enfraquecido, ela será pálida e de coloração branco-lustrosa; se o *Xue* estiver estagnado, manifestará coloração púrpuro-azulada; e se o *Xin* estiver agredido pelo Calor, a compleição estará muito avermelhada.

4) *Abriga o* Shen *(Mente)*

O *Xin* (Coração) abriga o *Shen* (Mente) e este indica o complexo das faculdades mentais, aspectos emocionais e espirituais de todos os outros órgãos, incluindo-se atividades mentais, consciência, memória, pensamento e sono. Se o *Xin* (Coração) for forte e o *Xue* (Sangue) abundante, tem-se atividade mental normal, vida emocional equilibrada, consciência clara, memória e pensamento bons e um sono saudável; se o *Xin* (Coração) estiver enfraquecido e o *Xue* (Sangue) deficiente, podem manifestar-se depressão, falta de memória, pensamento afetado, insônia ou sonolência, inconsciência, agitação mental e ansiedade.

Existe uma relação de mútua dependência entre a função de controlar o *Xue* (Sangue) e de abrigar a mente (*Shen*): o *Xue* (Sangue) é a origem do *Shen* (Mente) e este ajuda o *Xin* (Coração) a controlar o *Xue* (Sangue). Assim, se o *Xin* (Coração) for forte, o *Shen* (Mente) será também forte e o indivíduo, feliz; se o *Xin* (Coração) e o *Shen* (Mente) não possuírem vitalidade, o indivíduo se tornará tristonho e deprimido.

5) *Abre-se na língua*

A língua é considerada uma ramificação do *Xin* (Coração) que lhe dá a cor, a forma e a aparência, principalmente na região da ponta da língua. Estando o *Xin* (Coração) normal, a língua possui coloração vermelho-pálida. Se o *Xin* estiver agredido pelo Calor, a língua se tornará vermelho-escura e seca e a ponta, mais avermelhada, com gosto amargo; se o Calor for muito intenso, poderá ocorrer úlcera vermelha e dolorida, na língua; estando o *Xin* (Coração) enfraquecido, a língua torna-se pálida e fina. O *Xin* (Coração) controla também o paladar e a fala; anormalidades podem causar gagueira, afasia ou dislalia. O *Xin* (Coração) também influencia a risada; o desequilíbrio do *Xin* (Coração) causa fala incessante e risada inconveniente.

6) *Controla a transpiração*

Pelo fato de o *Xue* (Sangue) e os fluidos corpóreos (*Jin Ye*) terem a mesma origem, eles interagem entre si; por isso o *Xin* (Coração) relaciona-se com a transpiração. Assim, a deficiência do *Xin* (Coração) pode manifestar-se pela transpiração espontânea.

7) *Regula o sono e os sonhos*

Uma vez que o *Xin* (Coração) abriga o *Shen* (Mente), o *Xin* está intimamente relacionado ao sono. Se o *Xin* (Coração) e o *Xin-Xue* (Coração-Sangue) forem fortes, a pessoa dormirá facilmente e o sono será tranqüilo; se o *Xin* (Coração) estiver enfraquecido, o *Shen* (Mente) não terá residência e flutuará à noite causando inabilidade para o sono, sonhos excessivos e pesadelos.

O *Xin* (Coração) pode ser afetado por fatores patogênicos exteriores, como o Calor e o Fogo, e pelos fatores internos que constituem os estados emocionais como:

Alegria. Sob condições normais, um estado de felicidade mental é benéfico para a mente e o organismo. O excesso de alegria, isto é um excitamento excessivo pode lesar o *Xin* (Coração), diminuindo o movimento do *Xin Qi* (Energia do Coração) e causando deficiência.

Tristeza. Embora relacionada ao *Fei* (Pulmão), a tristeza afeta profundamente o *Xin* (Coração), porque estes *Zang* (Órgãos) estão intimamente relacionados, pois um governa a Energia e outro o *Xue* (Sangue). Tristeza ocasiona a deficiência do *Fei* (Pulmão) e este, a do *Xin Qi* (Energia do Coração); uma tristeza prolongada, que promove deficiência por um período longo, provoca estagnação de *Qi*, podendo depois gerar o Fogo.

Fúria. Inclui a raiva, a frustração e o ressentimento. Embora ela afete diretamente o *Gan* (Fígado), pode acometer indiretamente o *Xin* (Coração), pois provoca plenitude do *Gan-Yang* (Fígado-*Yang*) ou Fogo do *Gan* (Fígado-Fogo), podendo transformar-se rapidamente em Fogo do *Xin* (Coração-Fogo).

GAN (FÍGADO)

O *Gan* (Fígado) situa-se no *Xiajiao* (Aquecedor Inferior), relaciona-se com o Movimento Madeira, na teoria dos Cinco Movimentos, e tem as seguintes correspondências energéticas:

Cor	verde/azul
Sabor	azedo
Energia	Vento
Estação	primavera
Cinco Movimentos	crescimento

Emoção	fúria
Sons	grito
Odor	rançoso
Tecido	tendões, músculos

Funções energéticas do *Gan* (Fígado):

1) Armazena o Xue *(Sangue)*

O *Gan* (Fígado) regula o volume de *Xue* (Sangue) conforme a atividade física. Assim, estando o indivíduo em repouso, o *Xue* (Sangue) retorna ao *Gan* (Fígado), e estando em atividade, o *Xue* (Sangue) flui para os músculos e ossos, enfim para onde for necessário ao organismo, e adequadamente nutre os tecidos necessários fornecendo o *Qi*. Havendo a obstrução dessa função regularizatória, pode ocasionar a deficiência de *Xue Qi* (Energia do Sangue), com a deficiência de nutrição gerando o cansaço muscular. O direcionamento do *Xue* (Sangue) promovido pelo *Gan* (Fígado) influencia também, indiretamente, a resistência aos fatores patogênicos externos; se a pele e os músculos estiverem bem nutridos pelo *Xue* (Sangue), são capazes de resistir aos fatores patogênicos externos, assim como a atividades musculares excessivas, como as dos atletas.

A função do *Gan* (Fígado) de armazenar o *Xue* (Sangue) tem grande influência sobre a menstruação. Assim, se o *Gan* (Fígado) armazenar, adequadamente, o *Xue* (Sangue), a menstruação será normal. Se o *Gan-Xue* (Fígado-Sangue) for deficiente, poderá ocorrer amenorréia ou oligomenorréia, e se o *Gan-Xue* (Fígado-Sangue) for excessivo ou houver *Gan-Xue-Re* (Calor no Sangue do Fígado), poderá ocorrer metrorragia. O *Gan-Xue* (Fígado-Sangue) umedece os olhos e os tendões. Há, portanto, relacionamento de influência recíproca entre o *Xue* (Sangue) e o *Gan* (Fígado); se o *Xue* (Sangue) for anormal, afetará a função do *Gan* (Fígado), e, se este for anormal, afetará a qualidade do *Xue* (Sangue).

2) Assegura o fluxo livre e suave do Qi

A função mais importante do *Gan* (Fígado) é assegurar o fluxo suave e livre do *Qi* por todo o organismo, em todos os sistemas e direções. Essa função tem influência profunda e importante sobre o estado emocional. Havendo o livre fluxo de *Qi*, este flui normalmente e faz funcionar harmonicamente todas as funções vitais do organismo. Se a função estiver prejudicada, a circulação do *Qi* torna-se obstruida e a Energia, contraída, o que se manifesta por frustração, depressão, fúria, podendo esse estado vir acompanhado de sintomas físicos como opressão torácica, sensação de "calombo" na garganta, distensão abdominal, TPM nas mulheres, etc.

A função de livre fluxo de *Qi* do *Gan* (Fígado) tem, também, influência no processo digestivo. Se ela estiver normal, o *Pi/Wei* (Baço/Pâncreas/Estômago) tem suas atividades normais; se o *Gan Qi* (Energia do Fígado) tornar-se estagnado, pode agredir o *Pi* (Baço/Pâncreas), estorvando suas funções energéticas, além de afetar o fluxo da bile.

3) Controla os tendões e os músculos

A função do *Gan* (Fígado) de controlar os tendões depende do estado do *Gan-Xue* (Fígado-Sangue), pois este umedece e nutre os tendões fornecendo aos tendões a capacidade de se contrair e de se relaxar e assegurando o movimento suave das articulações e a ação correta dos músculos. Se o *Gan-Xue* (Fígado-Sangue) for deficiente, os tendões não serão umedecidos, então, poderá ocorrer contrações e espasmos musculares, extensão e flexão debilitada das articulações, parestesias dos membros, cãibras, tremores musculares e debilidade dos membros.

4) Manifesta-se nas unhas

As unhas, para a Medicina Tradicional Chinesa, são consideradas como tendão modificado e, como tal, estão sob a influência do *Gan-Xue* (Fígado-Sangue). Se este for abundante, as unhas serão umedecidas e saudáveis; se *Gan-Xue* (Fígado-Sangue) for deficiente, as unhas se tornarão escurecidas, denteadas, secas e quebradiças.

5) Abre-se nos olhos

Os olhos são os órgãos de sentido conectados ao *Gan* (Fígado) sendo importante, também, o estado do *Gan-Xue* (Fígado-Sangue) para exercer a atividade visual. Se este se for abundante, os olhos serão úmidos e a visão será boa; se o *Gan-Xue* (Fígado-Sangue) estiver deficiente, a visão torna-se turva ou manifesta-se por miopia ou olhos secos e arenosos.

6) Abriga o Hun *(Alma Etérea ou Vegetativa)*

O *Hun* tem o significado de "espírito" "*Yang*", como "nuvem". A Alma Etérea (*Hun*) é de natureza *Yang*, oposta à Alma Corpórea (*Po*) que seria *Yin*. Após a morte, o *Hun* sobrevive ao corpo, para fluir de volta ao mundo de Energias sutis e não materiais; já a Alma Corpórea (*Po*) representa um aspecto físico de alma, a parte de alma que é indissolúvel e vinculada ao corpo.

Existe a crença de que o *Hun* (Alma Etérea) influencia a capacidade de planejamento de uma nova vida e encontra um sentido de direção para esta. Então, a falta de sentido na vida e a confusão mental poderiam dever-se à alteração da Alma Etérea (*Hun*) que fica vagando. Para se fixar, ela necessita que o *Gan* (Fígado) e o *Gan-Xue* (Fígado-Sangue) estejam sadios.

Fei (Pulmão)

O *Fei* (Pulmão) situa-se no *Shangjiao* (Aquecedor Superior) e relaciona-se com o Movimento Metal, na teoria dos Cinco Movimentos, tendo as seguintes correspondências energéticas:

Cor	branco
Sabor	picante
Energia	Secura
Estação	outono
Cinco Movimentos	colheita

Emoção	tristeza
Sons	choro
Odor	fétido
Tecido	pele

Funções energéticas do *Fei* (Pulmão)

1) Governa a Energia e a respiração

O *Fei* (Pulmão) governa a respiração inalando a Energia Puro (*Qi* Celestial) e exalando a Energia Impuro. O *Fei* (Pulmão) governa o *Qi*, pois é o *Zang* (Órgão) mais importante na formação do *Qi*. Λ Energia dos alimentos que é extraída pelo *Pi* (Baço/Pâncreas), vai ao *Fei* (Pulmão), para formar o *Zong Qi*; depois, o *Fei* (Pulmão) vai dispersar a Energia por todo o organismo. O *Fei* (Pulmão), por causa de sua função de extrair a Energia do ar e por causa da sua influência sobre a pele, é o sistema *Yin* mais externo; é o sistema intermediário entre o organismo e o meio ambiente, sendo por isso facilmente agredido por fatores patogênicos externos.

2) Controla o Jing Luo *(Meridianos)*

O *Fei* (Pulmão) governa a Energia e auxilia bastante o *Xin* (Coração) na circulação do *Xue* (Sangue). Embora este *Zang* (Órgão) governe o *Xue Mai* (vasos sangüíneos), o *Fei* (Pulmão) possui papel importante, pois a Energia é a mãe do *Xue* (Sangue) e o *Yong Qi* (Nutritivo) está intimamente ligado ao *Xue* (Sangue); os dois juntos fluem juntos no *Xue Mai* (vasos sangüíneos) e no *Jing Luo* (Meridianos).

3) Controla a Dispersão e a Descendência

Função de Dispersão. O *Fei* (Pulmão) dispersa o *Wei Qi* (Energia Defensiva) e os fluidos corpóreos para o espaço entre a pele e os músculos. Se o *Fei* (Pulmão) estiver debilitado ou a sua função dispersora estiver obstruida, o *Wei Qi* (Energia Defensiva) não alcançará a pele, elevando a deficiência da resistência contra o *Xie Qi* (Energias Perversas); este, interferindo na função dispersora do *Fei* (Pulmão), poderá também impedir que o *Wei Qi* (Energia Defensiva) se disperse, daí provocando várias doenças.

O *Fei* (Pulmão) dispersa os fluidos corpóreos para a pele e, junto com o *Wei Qi* (Energia Defensiva), regulariza a abertura e o fechamento dos poros cutâneos e a sudorese.

Função Descendente. O *Fei Qi* (Energia do Pulmão) deve descender, para comunicar-se com o *Shen* (Rins), que responde segurando o *Qi* (Energia). Essa função descendente do *Fei* (Pulmão) não é só do *Qi*, mas também dos fluidos corpóreos que também se comunicam com o *Shen* (Rins) e o *Pangguang* (Bexiga). Se esta função estiver obstruida, o *Fei Qi* (Energia do Pulmão) se acumulará no tórax, causando tosse, dispnéia e plenitude torácica.

4) Regulariza a Passagem das Águas

O *Fei* (Pulmão) recebe os fluidos corpóreos refinados do *Pi* (Baço/Pâncreas) e os dispersa por toda a pele e para os músculos. Se essa função for obstruida poderá ocorrer, principalmente, edema de face. O *Fei* (Pulmão) direciona, também, os fluidos corpóreos para o *Shen* (Rins) e o *Pangguang* (Bexiga); estando essa função normal, a micção será normal, mas se for debilitada, poderá ocorrer retenção urinária, principalmente nas pessoas idosas. Por esta razão, o *Fei* (Pulmão) é algumas vezes denominada de fonte superior da Via das Águas.

O *Fei* (Pulmão) é, portanto, responsável pela excreção dos fluidos corpóreos (*Jin Ye*) por meio da transpiração e da diurese.

5) Controla a pele e os pêlos corpóreos

O *Fei* (Pulmão) controla a pele e os pêlos, pois os dois possuem função de defesa do corpo. Por isso, o *Fei* (Pulmão) é o sistema mais fácil de ser agredido por fatores patogênicos exteriores, que podem enfraquecer o *Wei Qi* (Energia Defensiva) e, por fim, debilitar as funções de dispersão e descida do *Fei* (Pulmão). Quando o *Fei Qi* fica debilitado, a pele torna-se fina e os pêlos caem; se houver a agressão pela Secura, a pele se tornará igualmente seca.

A deficiência do *Fei Qi* (Energia do Pulmão) pode originar-se por debilidade congênita ou invasão por fatores patogênicos externos, como Vento-Frio-Calor. Estes, se permanecerem no *Fei* (Pulmão) – como em indivíduos que apresentam tosse crônica após gripe ou o uso de antibióticos em decorrência de agressão pelo Vento-Frio – fazem com que o Frio fique "alojado" no *Fei* (Pulmão), debilitando-o. Outras causas: presença de tosse crônica de qualquer tipo, estresse, deficiência de *Yuan Qi* (Energia Fonte) após doença crônica prolongada ou mesmo ficar por longo tempo inclinado sobre uma escrivaninha, pois esta posição impede a expansão normal da respiração.

A Secura do *Fei* (Pulmão) é outra desarmonia energética que acomete bastante a pele. Pode ser ocasionada pela deficiência de *Jin Ye* (Líquido Orgânico), em um estágio precedente da deficiência do *Yin*. Pode ser devida à invasão exterior por Vento-Secura no outono, ou também ser por um padrão de Secura interior em pessoas com deficiência de *Wei-Yin* (Estômago-*Yin*).

6) Abre-se no nariz

O nariz é a abertura do *Fei* (Pulmão) e é por meio deste orifício que ocorrem a respiração e a olfação, embora o *Pi* (Baço/Pâncreas) também influencie na olfação.

7) Abriga o Po *(Alma Corpórea ou Sensitiva)*

A Alma Corpórea (*Po*) é a parte mais física e material da alma do ser humano é a manifestação somática da alma, estando vinculada à respiração. Como tristeza e lamento obstruem o movimento da Alma Corpórea (*Po*), afetam também a respiração.

Pi (Baço-Pâncreas)

O *Pi* (Baço/Pâncreas) situa-se no *Zhongjiao* (Aquecedor Médio) e relaciona-se com o Movimento Terra, na teoria dos Cinco Movimentos. É o sistema central na produção do *Qi* e extrai a Energia dos alimentos, que são a base para a produção do *Qi* e do *Xue* (Sangue); por isso é denominado de Raiz do *Qi* Pós-celestial. Apresenta as seguintes correspondências energéticas:

Cor	amarelo	**Emoção**	preocupação
Sabor	doce	**Sons**	cantoria
Energia	Umidade	**Odor**	adocicado
Estação	nenhuma	**Tecido**	carne
Cinco Movimentos	transformação		

Funções energéticas do *Pi* (Baço/Pâncreas)

1) Governa a transformação e o transporte

Esta função é crucial para o processo digestivo e produtivo do *Qi* e do *Xue* (Sangue). O *Pi* (Baço/Pâncreas) transforma os alimentos e os líquidos ingeridos para extrair deles o *Gu Zi* (Energia dos alimentos) e transporta esta Energia para o *Fei* (Pulmão) formando a Energia torácica, e para o *Xin* (Coração), a fim de formar o *Xue* (Sangue).

O *Pi* (Baço/Pâncreas) controla também a transformação, a separação e a movimentação do *Jin Ye* (fluidos corpóreos) separando a parte pura do *Jin Ye*, ascendendo-a para o *Fei* (Pulmão) e distribuindo-a para a pele, e, em descendência, para o *Shen* (Rins). Se essa função for afetada, os fluidos corpóreos não serão transformados nem transportados adequadamente e pode haver acúmulo formando a Umidade, ou ainda, causar edema.

2) Controla o Xue *(Sangue)*

O *Pi* (Baço/Pâncreas) tem um papel importante na elaboração do *Xue* (Sangue) e o mantém no interior do *Xue Mai* (vasos sangüíneos). Se o *Pi Qi* (Energia do Baço/Pâncreas) estiver enfraquecido, poderão apresentar-se hemorragias.

3) Controla a carne e os quatro membros

O *Pi* (Baço/Pâncreas) extrai a Energia dos alimentos a fim de nutrir todos os tecidos do organismo pela função de transporte desse *Zang* (Órgão) para os músculos, principalmente os membros. Se o *Pi Qi* (Energia do Baço/Pâncreas) estiver enfraquecido, a Energia não chegara adequadamente aos músculos´, levando ao cansaço físico pela fraqueza muscular; em casos mais graves, pode ocorrer a atrofia muscular. Na estética, causa quedas de pele e flacidez da pele e dos músculos, levando ao aparecimento de diversas rugas.

4) Abre-se na boca e manifesta-se nos lábios

O *Pi* (Baço/Pâncreas), que rege o tubo digestório, tem relacionamento com a boca; esta prepara os alimentos pela mastigação para que o *Pi* (Baço/Pâncreas) possa extrair a Energia alimentar. O *Pi* (Baço/Pâncreas) relaciona-se também com o paladar e confere cor e umidade para a boca e os lábios. Se *Pi* (Baço/Pâncreas) estiver saudável, o paladar estará bom, a boca poderá sentir os sabores e os lábios serão umedecidos e rosados.

5) Controla a ascendência do Qi

O *Pi* (Baço/Pâncreas) produz efeito de "elevação" ao longo da linha mediana do corpo fazendo com que os sistemas Internos permaneçam no local correto, impedindo, portanto, o prolapso dos órgãos, como o útero, a bexiga, o estômago, os rins e o ânus.

O *Pi* (Baço/Pâncreas) faz ascender o *Qi*, enquanto o *Wei* (Estômago) faz descender. Os dois movimentos têm de ser coordenados, para que haja movimento adequado do *Qi* no organismo. Durante a digestão, a Energia Puro ou *Yang* puro é direcionada em ascendência ao *Fei* (Pulmão) e ao *Xin* (Coração) pelo *Pi* (Baço/Pâncreas), ascendendo também para os orifícios superiores (órgãos de sentidos); a Energia Impuro ou *Yin* impuro é direcionada em descendência pelo *Wei* (Estômago) ao *Gan* (Fígado) e ao *Shen* (Rins), seguindo para os dois orifícios inferiores, para ser excretada.

6) Abriga o Yi *(Pensamento)*

O *Pi* (Baço/Pâncreas) é a "residência" do *Yi* (Pensamento). Isso significa que ele influencia a capacidade de pensar, estudar, concentrar-se e memorizar, embora o *Xin* (Coração) e o *Shen* (Rins) também influenciam bastante sobre o pensamento e a memória.

O *Pi* (Baço/Pâncreas) influencia a capacidade de pensamento e a de memória relacionadas ao estudo, à memorização e à concentração no trabalho e em assuntos escolares. O *Xin* (Coração) abriga o *Shen* (Mente) e influencia o pensamento, no sentido de capacitar o indivíduo a pensar claramente quando enfrenta problemas de vida, e fornece a memória de fatos passados. O *Shen* (Rins) nutre o encéfalo e influencia a memória recente do dia-a-dia.

Se o *Pi Qi* (Energia do Baço/Pâncreas) estiver pleno, têm-se concentração e memória boas; porém, se houver excesso de trabalho mental (fadiga mental), isso pode debilitar a Energia do *Pi* (Baço/Pâncreas).

A função energética mais importante do *Pi* (Baço/Pâncreas) é a de transporte e de transformação dos alimentos e do *Jin Ye* (fluidos orgânicos), de modo que qualquer desarmonia do *Pi* (Baço/Pâncreas) interfere sempre no processo digestório. Por isso, a alimentação tem papel de extrema importância na desarmonia desse *Zang* (Órgão). Como o *Pi* (Baço/Pâncreas) detesta a Umidade e prefere a Secura – enquanto, ao contrário, o *Wei* (Estômago) "gosta da Umidade" – ele prefere alimentos quentes e secos. O significado de "quente" se refere tanto à temperatura quanto à Energia dos alimentos. São exemplos de alimentos quentes: carnes, gengibre e pimenta; e de alimentos frios: saladas, frutas, vegetais crus e líquidos gelados. O consumo excessivo de alimentos frios levará à obstrução da função de transporte e de transformação do *Pi* (Baço/Pâncreas).

A deficiência do *Pi Qi* (Energia do Baço/Pâncreas) é a desarmonia mais freqüente deste *Zang* (Órgão) e é ocasionada, geralmente, por: hábitos alimentares irregulares, consumo excessivo de alimentos frios e crus, alimentação em períodos irregulares, alimentação escassa ou em excesso, dieta pobre em proteínas. Todos esses fatores impedem a boa função energética do *Pi* (Baço/Pâncreas) de transformação e de transporte.

Outros fatores são, por exemplo: uso excessivo da mente para estudar ou trabalhar; preocupações excessivas ou trabalho árduo seguida a uma refeição rápida (ou, o que é pior, condução de negócios durante as refeições); exposição prolongada à Umidade; habitar em áreas úmidas ou áreas montanhosas com neblina; trabalhar em lavadores de carro; ser portador de doenças crônicas persistentes. As mulheres são particularmente propensas à Umidade exterior após o parto ou durante a menstruação. A Umidade presente pode transformar-se em Umidade-Calor pela exposição a clima quente e úmido, ou decorrente de alimentação úmida ou gordurosa, podendo manifestar-se ao nível da pele (derme) por doenças relacionadas com este *Xie Qi* (Perverso) como dermatite, psoríase, etc.

Shen (Rins)

O *Shen* (Rins) situa-se no *Xiajiao* (Aquecedor Inferior) e relaciona-se com o Movimento Água, na teoria dos Cinco Movimentos. O *Shen* (Rins) é, freqüentemente, referido como a "Raiz da Vida" ou Raiz do *Qi* Pré-Celestial, porque armazena o *Jing* (Essência) que é, parcialmente, derivado dos pais. Apresenta as seguintes correspondências energéticas:

Cor	preto
Sabor	salgado
Energia	Frio, Água
Estação	inverno
Cinco Movimentos	início, fim

Emoção	medo
Sons	gemido
Odor	pútrido
Tecido	osso

Todo *Zang* (Órgão) possui um aspecto *Yin* e outro *Yang*, mas, neste caso, eles têm significado diferente, pois aqui o *Yin* e o *Yang* são o fundamento para todos os outros sistemas. O *Shen-Yin* (Rim-*Yin*) é o fundamento essencial para o nascimento, o crescimento e a reprodução, enquanto o *Shen-Yang* (Rim-*Yang*) é a força motriz de todos os processos fisiológicos.

O *Shen-Yin* (Rim-*Yin*) é o fundamento material para o *Shen-Yang* (Rim-*Yang*), e este é a manifestação exterior do *Shen-Yin* (Rim-*Yin*), é o Calor necessário para todas as funções energéticas do *Shen* (Rins).

Na saúde, os dois pólos (*Yang* e *Yin*) formam um todo; na patologia, eles se separam. O *Yin* e o *Yang* do *Shen* (Rins) podem ser comparados a uma lâmpada a óleo, em que o óleo representa o *Yin* e a chama, o *Yang*. Se o óleo decresce, a chama decresce, e vice-versa, portanto, na desarmonia energética do *Shen* (Rins) deve-se, sempre, tonificar o *Yin* e o *Yang*.

Funções energéticas do *Shen* (Rins)

1) Armazena a Essência (Jing) *Pré-Celestial*

Ou seja, armazena o *Jing* herdado dos pais que nutre o feto e, após o nascimento, controla o crescimento, a maturação sexual, a fertilidade e o desenvolvimento corporal. Essa Essência determina a base constitucional, a força e a vitalidade. É, também, a base da vida sexual, constituindo o fundamento material para o desenvolvimento do esperma e dos óvulos. Estando deficiente o *Jing*, manifestam-se, entre outras, infertilidade e impotência, além de subdesenvolvimento infantil e senilidade prematura.

2) Armazena o Jing Shen *(Quintessência dos Rins)*

O *Jing Shen*, que seria a unificação dos dois *Jing*, vai controlar vários estágios de mudança da vida: nascimento, puberdade, menopausa e morte. Envelhecer é um declínio fisiológico do *Jing* do Rim. O estado da Essência determina o estado do *Shen* (Rins); se o *Jing Shen* for forte, o *Shen* (Rins) terá grande vitalidade, poder sensual e fertilidade.

3) Produz a medula, abastece o encéfalo e controla os ossos

Esta função energética do *Shen* (Rins) é derivada da Essência (*Jing*) e é o fundamento orgânico para a produção da medula tanto a espinal quanto a óssea. É o *Jing* que nutre a medula espinal e "abastece" o encéfalo. Se o *Jing* for pleno, o encéfalo terá plena função, daí a memória e a concentração serão boas. O *Jing* nutre a medula óssea e os ossos. Por isso, se o *Jing* for pleno, os ossos e os dentes serão fortes e firmes.

4) Governa a Água

O *Shen* (Rins) pertence à Água e governa a transformação e o transporte dos fluidos corpóreos de várias maneiras:

* Fornece o Calor [*Shen-Yang* (Rim-*Yang*)] necessário para que o *Pi* (Baço/Pâncreas), o *Xiao Chang* (Intestino Delgado), o *Da Chang* (Intestino Grosso) e o *Pangguang* (Bexiga) executem suas funções energéticas.
* O *Shen* (Rins) é como um portão que abre e fecha, para controlar o fluxo dos fluidos corpóreos. No *Xiajiao* (Aquecedor Inferior), em condições normais há equilíbrio do *Shen-Yin* e do *Shen-Yang*. Se o "portão estiver muito aberto" ocorrerá micção profusa e pálida por deficiência do *Shen-Yang* (Rim-*Yang*). Se o "portão estiver muito fechado", micção escura e escassa, por deficiência do *Shen-Yin* (Rim-*Yin*) que provoca estado de falso-Calor do *Shen* (Rins).

O *Shen* (Rins) detesta a Secura. O tempo seco ou a Secura interior afetam o *Shen-Yin* (Rim-*Yin*). A Secura interior pode ser produzida pela deficiência do *Wei* (Estômago) ou pelo uso excessivo de fumo.

5) Controla a recepção do Qi

Para fazer uso de *Qi* puro do ar (*Qi* Celeste), o *Fei* (Pulmão) e o *Shen* agem conjuntamente. O *Fei* (Pulmão) apresenta ação descendente sobre a Energia direcionando-o ao *Shen* (Rins) e este responde "mantendo" este *Qi* na parte baixa. Se o *Shen* (Rins) não puder conservar o *Qi* recebido do *Fei* (Pulmão), o *Qi* retorna a este *Zang* (Órgão), onde pode causar a plenitude torácica, dispnéia e asma.

6) Abre-se nas orelhas

As orelhas dependem da nutrição do *Jing Shen* (Essência dos Rins) para seu funcionamento adequado. Se o *Jing* for insuficiente, poderão ocorrer surdez e zumbidos.

7) Manifesta-se nos cabelos

Os cabelos dependem da nutrição do *Jing Shen* (Essência dos Rins), para crescer e manter a vitalidade. Se o *Jing* estiver bom, os cabelos serão de boa qualidade, espessos, com brilho e com boa cor.

8) Controla os orifícios inferiores

O *Shen* (Rins) controla a uretra, o ducto espermático e o ânus. Se o *Shen Qi* (Energia dos Rins) for deficiente, haverá "vazamento", ou seja, incontinências urinária e fecal, espermatorréia e prolapsos anal e retal.

9) Abriga o Zhi *(Força de Vontade)*

Se o *Shen Qi* (Energia dos Rins) for forte, a Força de Vontade (*Zhi*) também o será e o *Shen* (Mente) enfocará o seu objetivo e o perseguirá. O *Shen* (Rins) controla, também, a força e a habilidade, isto é, controla a capacidade para o trabalho pesado, assim como influencia a capacidade para as atividades delicadas e habilidosas.

Ming Men (Portão da Vitalidade)

Em relação à localização do *Ming Men* (Portão da Vitalidade) existem várias teorias, sendo mais aceita a de que estaria situado entre os dois *Shen* (Rins), enquanto para outras corresponderia ao *Shen* (Rim) direito. O *Ming Men* tem caráter *Yang* e fornece o Calor para todas as atividades do organismo e para o próprio *Shen* (Rins).

O *Shen* (Rins) não apresenta padrões de excesso (plenitude), mas somente de deficiência (vazio). Há somente uma exceção: quando a Umidade-Calor afeta o *Pangguang* (Bexiga), ela pode atingir o *Shen* (Rins) e manifestar-se por plenitude. Nas condições crônicas, só pode ocorrer deficiência ou, então, padrões combinados (mistos) de excesso e de deficiência. De modo que toda condição patológica manifestar-se-á com deficiência do *Shen-Yin* (Rim-*Yin*) ou do *Shen-Yang* (Rim-*Yang*), mas, como apresentam a mesma raiz, a deficiência de uma parte sempre implicará, necessariamente, uma deficiência da outra parte.

De modo geral, o Shen *(Rins)* pode ser afetado por:

* *Debilidade hereditária* – O *Jing* pré-ancestral é formado pelo *Jing Shen* (Essência dos Rins) dos pais. Se este *Jing* estiver debilitado pela idade avançada ou pelo estado de exaustão à época da concepção ocasionará debilidade hereditária do *Jing* pré-celestial da criança.
* *Emoções* – Medo, pavor, insegurança e a ansiedade debilitam o *Shen Qi* (Energia dos Rins).
* *Atividade sexual excessiva* – Esta inclui ejaculação, nos homens, e orgasmo, nas mulheres. Além do *Shen* (Rins), outros *Zang* (Órgãos), como o *Xin* (Coração) e o *Gan* (Fígado), contribuem para a vida sexual normal e sadia.

Todas as doenças crônicas afetam o *Shen* (Rins), assim como a idade avançada. A Essência (*Jing*) do *Shen* (Rins) declina com a idade, resultando em diminuição da audição, fraqueza e debilidade dos ossos (osteoporose) e decréscimo da função sexual. Por outro lado, o excesso de trabalho tanto físico quanto mental também afeta o *Shen* (Rins), sendo que o trabalho físico tende a debilitar mais o *Shen-Yang* (Rim-*Yang*) e o trabalho mental, sob condições de estresse, a debilitar mais o *Shen-Yin* (Rim-*Yin*).

Xin Bao Luo (Circulação-Sexo)

O *Xin Bao Luo* ou Envoltório Energético do *Xin* (Coração) está intimamente relacionado ao *Xin* (Coração). Funciona como uma cobertura externa do *Xin* (Coração), protegendo-o dos ataques dos fatores patogênicos externos. As funções energéticas do *Xin Bao Luo* (Circulação-Sexo) são semelhantes às do *Xin* (Coração), ou seja, governar o *Xue* (Sangue) e abrigar o *Shen* (Mente); por isso, numerosos pontos de acupuntura do Meridiano do *Xin Bao*

Luo apresentam influência poderosa sobre os estados mentais e emocionais, além de terem bom efeito no tórax.

As desarmonias do *Xin Bao Luo* são devidas ao acometimento pelo Calor tóxico, causado por doenças febris, ou por Mucosidade que obstrui este *Zang* (Órgão).

Xiao Chang (Intestino Delgado)

O *Xiao Chang* (Intestino Delgado) tem influência sobre a lucidez mental e o julgamento e sobre a capacidade de tomar decisões. Mas, diferentemente do *Dan* (Vesícula Biliar), que dá a capacidade e a coragem de tomar decisões, o *Xiao Chang* (Intestino Delgado) é o responsável pelo discernimento e a clareza para distinguir o certo do errado.

Os relacionamentos entre os sistemas *Yin* e *Yang* não são todos igualmente próximos, como o *Pi/Wei* (Baço/Pâncreas/Estômago) e o *Gan/Dan* (Fígado/Vesícula Biliar). O relacionamento do *Xiao Chang* (Intestino Delgado) com o *Xin* (Coração) é mais suave, tendo proximidade nas funções energéticas no aspecto psicológico pelo fato de o *Xin* (Coração) abrigar o *Shen* (Mente) e governar a vida mental, mas a capacidade de tomar decisões e fazer julgamentos claros é pertinente ao *Xiao Chang* (Intestino Delgado). O relacionamento, também, é bem observado em situação patológica; por exemplo, quando o Fogo do *Xin* (Coração-Fogo) é transmitido ao *Xiao Chang* (Intestino Delgado), pode ocasionar hematúria pelo acometimento do *Xiajiao* (Aquecedor Inferior).

Funções energéticas do *Xiao Chang* (Intestino Delgado)

1) Controla a recepção e a transformação

O *Xiao Chang* (Intestino Delgado) recebe os alimentos e os líquidos do *Wei* (Estômago) e tem a função primordial de "separar o puro do impuro", em que a parte pura extraída dos alimentos vai para o *Pi* (Baço/Pâncreas), e a de transformar, também, os alimentos em conjunto com este *Zang* (Órgão); a parte impura extraída dos alimentos dirige-se ao *Da Chang* (Intestino Grosso). A parte pura extraída dos líquidos orgânicos vai para o *Da Chang* (Intestino Grosso), para ser reabsorvida, e a parte impura vai para o *Pangguang* (Bexiga), para ser excretada como urina. O *Xiao Chang* (Intestino Delgado) forma com o *Pangguang* (Bexiga) o *Tai Yang,* por isso auxilia a função energética do *Pangguang* (Bexiga) na transformação do *Qi*.

O *Xiao Chang* (Intestino Delgado) transforma o *Jin Ye* (fluidos orgânicos) em coordenação com o *Shen-Yang* (Rim-*Yang*), que confere a Energia e o Calor Orgânico necessários para a atividade dessa função energética.

Da Chang (Intestino Grosso)

A principal função energética do *Da Chang* (Intestino Grosso) consiste em receber os alimentos e os líquidos do *Xiao Chang* (Intestino Delgado) reabsorvendo uma parte desses fluidos e eliminando o restante como fezes.

Relaciona-se externa e internamente com o *Fei* (Pulmão), sendo importante esse relacionamento para a execução das funções energéticas comuns, isto é, o *Fei Qi* (Energia do Pulmão) descende para dar ao *Da Chang* (Intestino Grosso) a Energia necessária para que o mesmo tenha força suficiente para executar os movimentos defecatórios.

Se o *Fei Qi* (Energia do Pulmão) for deficiente, como acontece em idosos, não fornecerá Energia suficiente para o intestino grosso poder realizar o movimento defecatório, advindo daí a constipação intestinal; por sua vez, não havendo a excreção das impurezas do intestino grosso, poderá ficar dificultada a função descendente do *Fei Qi* (Energia do Pulmão). Embora o *Da Chang* (Intestino Grosso) esteja acoplado ao *Fei* (Pulmão), a fisiologia energética e a patologia deste *Fu* (Víscera) estão muito mais ligadas às do *Pi/Wei* (Baço/Pâncreas/Estômago) e as do *Xiao Chang* (Intestino Delgado).

Dan (Vesícula Biliar)

O *Dan* (Vesícula Biliar) é uma Víscera importante entre os sistemas *Yang*, pois possui um produto refinado "puro"; estocando substâncias refinadas, ele se assemelha a um sistema *Yin* e, além disso, não se comunica com o exterior, como acontece com os outros sistemas *Yang*.

Funções energéticas do *Dan* (Vesícula Biliar)

1) Armazena e excreta a bile

Esta função energética está na dependência da atividade do *Gan* (Fígado), uma vez que este proporciona a Energia necessária para a realização dessa função. Se o *Gan Qi* (Energia do Fígado) estiver estagnado, a bile não pode fluir suavemente e as funções do *Wei* (Estômago) e do *Pi* (Baço/Pâncreas) podem ficar afetadas.

2) Controla o julgamento

O *Gan* (Fígado) controla a habilidade no planejamento de vida, enquanto o *Dan* (Vesícula Biliar) controla a capacidade de tomar decisões. As duas funções devem ser harmonizadas, para que se possa planejar e agir de acordo. Além de controlar a decisão, o *Dan* (Vesícula Biliar) fornece ao indivíduo a coragem e a iniciativa. Se o *Dan* (Vesícula Biliar) estiver deficiente, poderá causar a indecisão e a timidez, e o indivíduo nessas condições poderá facilmente ficar desencorajado ao menor sinal de adversidade.

O *Dan* (Vesícula Biliar) proporciona para o *Shen* (Mente) a coragem, governada pelo *Xin* (Coração); isso reflete o relacionamento "mãe-filho" existente entre o *Dan* (Vesícula Biliar) e o *Xin* (Coração). Então, em casos de debilidade do *Shen* (Mente) em conseqüência da debilidade do *Xin* (Coração), deve-se tonificar o *Dan* (Vesícula Biliar) para dar sustentação ao *Xin* (Coração).

3) Controla os tendões

O *Dan* (Vesícula Biliar) e o *Gan* (Fígado) controlam os tendões; enquanto este nutre os tendões com o seu *Xue* (Sangue), o *Dan* (Vesícula Biliar) proporciona a Energia para os tendões gerarem os movimentos e a agilidade necessários. Isso explica a ação do ponto VB-34 (*Yanglingquan*) como ponto de reunião dos músculos e dos tendões.

4) Dá qualidade ao sono

O *Dan* (Vesícula Biliar) influencia a qualidade e a duração do sono. Se o *Dan* (Vesícula Biliar) estiver enfraquecido o indivíduo, acorda bem cedo de manhã e não será capaz de conciliar o sono, novamente.

Pangguang (Bexiga)

A relação entre o *Shen* (Rins) e o *Pangguang* (Bexiga) é muito próxima. Este recebe a Energia necessária para sua função de transformação do *Jin Ye* (Líquido Orgânico) do *Shen* (Rins), ou melhor, do *Ming Men* (Porta da Vida); por outro lado, o *Shen* (Rins) depende do *Pangguang* (Bexiga), para se movimentar e excretar alguns dos fluidos corpóreos.

Funções energéticas do *Pangguang* (Bexiga)

1) Remove a Água por meio da transformação do Qi

A parte "impura" do *Jin Ye* (Líquido Orgânico) do *Xiao Chang* (Intestino Delgado) passa para o *Pangguang* (Bexiga), que a transforma, posteriormente, em urina. Para a execução dessa função, necessita do *Qi* e do Calor fornecidos pelo *Shen-Yang* (Rim-*Yang*). O *Xiao Chang* (Intestino Delgado) e o *Pangguang* (Bexiga) trabalham juntos, para movimentar os fluidos corpóreos no *Xiajiao* (Aquecedor Inferior); por isso é que se utilizam pontos do *Xiao Chang* (Intestino Delgado) para o tratamento de patologia urinária.

O *Pangguang* (Bexiga) recebe o auxílio do *Xiajiao* (Aquecedor Inferior), que tem a função de garantir que as passagens das Águas estejam abertas e livres.

A desarmonia do *Pangguang* (Bexiga) pode provocar emoções negativas, como ciúme, desconfiança e rancor por um longo período.

Wei (Estômago)

É a mais importante de todas as Vísceras, juntamente com o *Pi* (Baço/Pâncreas), e é conhecido como raiz do *Qi* Pós-Celestial, pelo fato de que é a origem de todo *Qi* e *Xue* (Sangue) produzidos após o nascimento.

Funções energéticas do *Wei* (Estômago)

1) Controla "o amadurecimento e a decomposição" dos alimentos

O *Wei* (Estômago) transforma os alimentos e os líquidos ingeridos pelo processo de fermentação descrito como "amadurecimento e decomposição". Esta atividade do *Wei* (Estômago) prepara o terreno para o *Pi* (Baço/Pâncreas) separar e extrair a essência *Jing* refinada dos alimentos.

O revestimento lingual é formado de "umidade impura" gerada como um subproduto da atividade do *Wei* (Estômago) quer faz o amadurecimento e a decomposição desta umidade impura que ascende à língua para formar o revestimento lingual. Um revestimento fino e branco indica que o *Wei* (Estômago) está funcionando adequadamente, enquanto a ausência indica que a função do *Wei* (Estômago) está afetada e a Energia deste, debilitada.

2) Controla o transporte das Essências Jing *dos alimentos*

O *Wei* (Estômago) e o *Pi* (Baço/Pâncreas) são os responsáveis pelo transporte das Essências *Jing* dos alimentos para todo o organismo, particularmente para os membros superiores e inferiores.

Se o *Wei* (Estômago) e o *Pi* (Baço/Pâncreas) estiverem fortalecidos, o indivíduo sentir-se-á forte e cheio de vigor; por outro lado, se forem deficientes, então, sentir-se-á cansado e poderá ter debilidade nos músculos.

3) Controla a descendência do Qi

O *Wei* (Estômago) encaminha os alimentos transformados, pela função de descendência, para o *Xiao Chang* (Intestino Delgado), onde finaliza a digestão. Se o *Wei* (Estômago) falhar na descendência, os alimentos poderão estagnar-se, provocando sensação de empachamento gástrico, regurgitação azeda, eructação, soluço, náuseas e vômitos. O *Gan Qi* (Energia do Fígado) contribui para a função de descendência do *Wei Qi* (Energia do Estômago); por isso, se o *Gan Qi* (Energia do Fígado) estagnar-se, poderá bloquear a função de descida do *Wei* (Estômago).

4) Dá origem ao Jin Ye *(Líquido Orgânico)*

O *Wei* (Estômago) assegura que uma parte dos alimentos e dos líquidos se condense para formar os fluidos corpóreos (*Jin Ye*). Como o *Wei* (Estômago) é a fonte de *Jin Ye*, a fim de poder realizar essa função energética de amadurecer e de decompor, o *Wei* (Estômago) "gosta de Umidade e detesta a Secura". Se os fluidos do *Wei* (Estômago) forem deficientes, o indivíduo apresentará sede, língua seca e rachada e má digestão. Uma das principais razões para que ocorra a deficiência de fluidos (*Jin Ye*) é a ingestão de grandes quantidades de alimentos durante a noite.

A função do *Wei* (Estômago) como origem do *Jin Ye* está relacionada com o *Shen* (Rins), porque este transforma os fluidos; por isso, a deficiência de *Jin Ye* do *Wei* (Estômago) leva à deficiência do *Shen-Yin* (Rim-*Yin*).

Embora o *Pi* (Baço/Pâncreas) seja *Yin* e o *Wei* (Estômago), *Yang*, em muitos aspectos a situação é inversa. Assim, o *Wei* (Estômago) possui muitas funções *Yin* e o *Pi* (Baço/Pâncreas), muitas funções *Yang*. Por exemplo:

– O *Wei* (Estômago) é a origem dos fluidos (função Yin), enquanto o *Pi* (Baço/Pâncreas) transporta e movimenta (função *Yang*).

– O *Pi* (Baço/Pâncreas) ascende (*Yang*) e o *Wei* (Estômago) descende (*Yin*).

– O *Pi* (Baço/Pâncreas) gosta da Secura (*Yang*), o *Wei* (Estômago) gosta da Umidade (*Yin*).

– O *Wei* (Estômago) sofre, freqüentemente, de deficiência *Yin* e o *Pi* (Baço/Pâncreas), de deficiência *Yang*.

5) Influi no aspecto mental

O *Wei* (Estômago) sofre facilmente dos padrões de excesso como Fogo, que agita o *Shen* (Mente); então, o indivíduo passa a apresentar comportamento de se fechar dentro da casa, trancar portas e janelas, querendo ficar só, falando alto, rindo, cantando, tirando a roupa; é o comportamento maníaco. Em casos menos graves, manifestam-se confusão mental, ansiedade grave, hipomania e hiperatividade.

Sanjiao (Triplo Aquecedor)

É um dos aspectos mais evasivos da Medicina Tradicional Chinesa: tem nome, não tem forma mas é substancial e possui várias funções energéticas.

- Controla os movimentos dos vários tipos de *Qi*, contribuindo para a passagem, caminho e produção do *Qi*. O *Shangjiao* (Aquecedor Superior) libera o *Wei Qi* (Energia de Defesa), o *Zhongjiao* (Aquecedor Médio) libera o *Yin Qi* e o *Xiajiao* (Aquecedor Inferior) libera os fluidos corpóreos.
- *Sanjiao* (Triplo Aquecedor) como "via para a Energia Original".
  O *Qi* Original reside no baixo abdome, entre os dois *Shen* (Rins); tem como função ativar todas as funções fisiológicas do organismo, mas só pode realizar essa função graças ao *Sanjiao* (Triplo Aquecedor), pois este por meio do seu Meridiano chega a todos os órgãos e a todos os pontos-Fonte (*Yuan*) trazendo essa Energia.
- *Sanjiao* (Triplo Aquecedor) como as três divisões do organismo.
  O *Shangjiao* (Aquecedor Superior) regulariza o *Xin* (Coração), *Fei* (Pulmão) e o *Xin Bao Luo* (Circulação-Sexo); o *Zhongjiao* (Aquecedor Médio) regulariza o *Pi* (Baço/Pâncreas), o *Wei* (Estômago) e o *Dan* (Vesícula Biliar); e o *Xiajiao* (Aquecedor Inferior) regulariza o *Gan* (Fígado), o *Shen* (Rins), o *Pangguang* (Bexiga), o *Xiao Chang* (In-

testino Delgado) e o *Da Chang* (Intestino Grosso).

- Relacionamento com o *Xin Bao Luo* (Circulação-Sexo).

  Embora sejam relacionados interna e externamente, as ligações entre os dois são extremamente tênues; o relacionamento é mais aplicável aos Meridianos do que entre os sistemas em si mesmos.

TÉCNICA *SHU-MO-YUAN* DE TONIFICAÇÃO DOS *ZANG FU* (ÓRGÃOS E VÍSCERAS)

Existem várias maneiras de tonificar os *Zang Fu* (Órgãos e Vísceras). De modo geral, pode-se utilizar a técnica denominada *Shu-Mo-Yuan*, em que se utilizam os pontos *Shu* do dorso, os pontos *Mo* (Alarme) e os pontos *Yuan* (pontos-Fonte) dos *Zang Fu* acometidos.

Os pontos *Shu* do dorso que se localizam no trajeto medial do Meridiano do *Pangguang* (Bexiga) representam a conexão *Yang* dos *Zang Fu* (Órgãos e Vísceras). A sua estimulação, de preferência com aplicação de moxabustão, promove a harmonização da fração *Yang* dos *Zang Fu* (Órgãos e Vísceras), pois aumenta a Água Orgânica, a qual, além de neutralizar o *Yang* excessivo, é levada para os *Zang Fu*, alimentando-os. A aplicação de moxabustão nos pontos B-13 (*Feishu*), B-14 (*Gaohuangshu*) e B-15 (*Xinshu*) fortalece o Fogo Imperial, enquanto a aplicação de moxabustão nos pontos B-22 (*Sanjiaoshu*), B-23 (*Shenshu*) e VG-4 (*Mingmen*) fortalece o Fogo Ministerial. Quando houver componente emocional como fator causal da desarmonia dos *Zang Fu* (Órgãos e Vísceras), deve-se aplicar, também, a moxabustão nos pontos *Jing* localizados no trajeto lateral do Meridiano do *Pangguang* (Bexiga), no dorso, em correspondência aos pontos *Shu* do dorso.

Os pontos *Mo* (Alarme) dos *Zang Fu* (Órgãos e Vísceras), que se localizam na parte ventral do corpo representam a fração *Yin* dos *Zang Fu*. A sua estimulação seja pela inserção de agulhas de acupuntura, seja pela aplicação de moxabustão, harmoniza a fração *Yin* dos *Zang Fu*, pois leva o Calor Orgânico a eles, fortalecendo-os.

Os pontos *Yuan* (pontos-Fonte) localizados abaixo do cotovelo e do joelho de todos os Meridianos Principais têm a função de fazer o *Yuan Qi* (Energia Fonte) gerado no *Shen* (Rins) penetrar nos Meridianos Principais, fortalecendo-os, e destes, fortalecendo os *Zang Fu* (Órgãos e Vísceras) correspondentes.

De modo que o uso combinado dos pontos *Shu* do dorso, dos pontos *Mo* e dos pontos *Yuan* fortalece os *Zang Fu* (Órgãos e Vísceras).

CONCEITO DE *JING SHEN* (QUINTESSÊNCIA ENERGÉTICA)

Dra. Maria Valeria D´Ávila Braga
Prof. Dr. Ysao Yamamura

A concepção do corpo humano é algo diferente se comparadas as fisiologias das medicinas Ocidental e Tradicional Chinesa. A primeira, por meio do processo de reducionismo, procura explicar os fenômenos inerentes a cada órgão, estrutura, célula ou substância elaboradas por eles, enquanto a Medicina Tradicional Chinesa procura, por meio de elos energéticos, as ligações entre os órgãos e demais constituintes do corpo.

Esta forma de Medicina, pela teoria do *Zang Fu* (Órgão e Vísceras), refere que cada *Zang Fu* possui o seu *Jing Qi* (Quintessência Energética) elaborado pela Energia de Nutrição (*Yong Qi*). Todos os *Jing* dos Órgãos e Vísceras (*Zang Fu*), por sua vez, dirigem-se para o *Shen* (Rins), onde se forma o *Jing Shen*, que se dirige à medula espinal e atinge o encéfalo, conforme consta em vários capítulos do *Nei Jing*. Assim, no *Nei Jing* está escrito: *"Os Rins (*Shen*) geram os ossos e a medula... O encéfalo é o lugar onde se reúne a medula..."*. O *Shen* (Rins) gera os ossos e a medula espinal, graças à pletora de sua Energia e à suficiência do *Jing* procriadora constantemente sustentada pela Energia adquirida; de acordo com o *Ling Shu* (Capítulo 36): *"Os componentes do Líquido Orgânico unem-se e se transformam em 'substância viscosa' (hormônios) que se infiltram nos ossos para reforçar a medula espinal e o encéfalo"*.

Segundo a teoria do *Jing* (Quintessência), na extremidade cefálica, há a manifestação do *Jing* (Quintessência) dos cinco *Zang* (Órgãos) e esta manifestação pode ocorrer, no crânio, em três localizações.

A manifestação mais externa é no couro cabeludo, onde estão as manifestações do *Zang* relacionados com doenças internas ou crônicas. Esta relação pode ser explicada filosoficamente, pois a região cefálica é mais alta do corpo, em posição ortostática, sendo, portanto, região considerada *Yang* do *Yang*. Esta região precisa de um protetor de origem *Yin* do *Yin*, ou seja, do *Shen* (Rins).

A segunda manifestação do *Jing*, no crânio, é na orelha externa, onde existe a representação de todo o nosso organismo, como estruturas somáticas, viscerais neurais, endócrinas, etc. Esta associação é explicada pelo fato de que a região da faringe embrionária, onde se formam os arcos branquiais, está relacionada ao ponto de concentração do *Shen Qi* (Energia dos Rins). A orelha externa origina-se do 1º e do 2º arcos branquiais. Embriologicamente, as estruturas esqueléticas do 1º, 2º e 3º arcos branquiais têm origem na crista neural, portanto, segundo a teoria do *Jing*, estariam relacionadas com o *Shen* (Rins). Por outro lado, a partir do 24º dia de vida embrionária, começam a aparecer nefrótomos na região cervical alta e, a partir da 4ª semana, o pronefro (rim anterior), também na região cervical, na forma de alguns acúmulos de células de estrutura tubular. Destes fatos, energética e embriologicamente, poderia haver uma relação entre o *Shen* (Rins) e a região da garganta, enfocada na Medicina Tradicional Chinesa como "o VC-23 (*Lianquan*) é o ponto de concentração da Energia dos Rins".

A terceira, que é a representação máxima do *Jing* dos Rins deva localizar-se no encéfalo. Julgamos que o *Shen* (Rins), pelo fato de ser o *Zang* (Órgão) mais profundo, deva situar-se também, profundamente, no encéfalo, onde deveria ter estruturas neurais ou hormonais com funções semelhantes às desenvolvidas pelos cinco *Zang* (Órgãos) e as seis *Fu* (Vísceras).

Associando-se as funções energéticas, somáticas e viscerais do *Shen* (Rins), com as da glândula hipófise, encontramos uma série de funções semelhantes. As relações funcionais existentes entre o hipotálamo e a hipófise lembram muito as relações energéticas entre o *Xin* (Coração) e o *Shen* (Rins). O primeiro é considerado, na Medicina Tradicional Chinesa, como o "mestre" da atividade vital do organismo, donde o nome de "função imperial" dado a este Órgão; isto significa que o *Jing* do *Xin* (Coração), situado no encéfalo, tenha funções de receber informações de todas as partes do encéfalo e adequar as respostas. Na neurofisiologia, tal papel é realizado pelo hipotálamo, cujos neurônios especiais sintetizam e secretam hormônios hipotalâmicos de liberação e de inibição que controlam a secreção dos hormônios da hipófise anterior, via sistema porta hipotalâmico-hipofisário.

Deste modo, o hipotálamo secreta os seguintes hormônios de liberação e de inibição:

1. Hormônio de liberação da tireotropina (libera o hormônio tireo-estimulnte);

2. Hormônio de liberação da corticotropina (libera a adrenocorticotropina);

3. Hormônio de liberação do crescimento (libera o hormônio do crescimento e o hormônio de inibição do hormônio de crescimento);

4. Hormônio de liberação das gonadotropinas (libera dois hormônios gonadotrópicos, o hormônio luteinizante e o hormônio folículo-estimulante); e

5. Hormônio de inibição da prolactina (inibe a secreção da prolactina).

Por outro lado, o *Shen* (Rins), segundo a Medicina Tradicional Chinesa, tem múltiplas funções energéticas, como a formação da medula espinal, do encéfalo, controle da audição, etc. O seu *Jing* tem funções energéticas mais amplas, sendo responsável pela regularização da temperatura corporal, da hidrogênese, excreção dos líquidos orgânicos, aparecimento da libido, da espermatogênese e da ovulação. Na neurofisiologia e na endocrinologia, tais funções são comandadas pela glândula hipófise.

A glândula hipófise é uma pequena glândula situada na sela túrcica e está conectada ao hipotálamo. Fisiologicamente, a glândula hipófise possui duas porções distintas: a hipófise anterior (adeno-hipófise) e a hipófise posterior (neuro-hipófise). Pela hipófise anterior são secretados seis importantes hormônios, que exercem papel fundamental no controle das funções metabólicas por todo corpo São secretados dois hormônios pela hipófise posterior, sendo um deles o hormônio antidiurético, que controla a excreção de água na urina.

A embriologia da hipófise, sob o ponto de vista da Medicina Tradicional Chinesa, é muito interessante. A hipófise anterior origina-se da bolsa de Rathke, que é uma invaginação embrionária do epitélio da faringe, relacionada a arcos branquiais, e estes, por sua vez, dão origem a estruturas da região cervical que apresentam relação direta com o ponto VC-23 (*Liangquan*), considerado na Medicina Tradicional Chinesa, como o ponto de concentração do *Shen Qi* (Energia dos Rins). A hipófise posterior, por sua vez, origina-se de uma proliferação do infundíbulo do hipotálamo.

O processo de formação da hipófise lembra a teoria do *Yang* e do *Yin*, da Medicina Tradicional Chinesa: o *Yang*, que pode ser representado pelo *Xin* (Coração), que comanda o *Shen* (Consciência), vai para o Baixo, para encontrar o *Yin*. Neste caso, o *Yang* representa a descida do infundíbulo do hipotálamo, para formar a hipófise posterior. Por sua vez, o *Yin*, que se relaciona com o *Shen* (Rins), neste caso, a porção da faringe que vai constituir a hipófise anterior, ascende ao encontro do *Yang*, ou seja, em direção ao infundíbulo do hipotálamo.

Portanto, segundo as concepções da Medicina Tradicional Chinesa, é de supor que a glândula hipófise seja o resultado do equilíbrio entre o *Yang* e o *Yin*, o Calor e o Frio, o *Xin* (Coração) e o *Shen* (Rins), assim como é a relação entre o hipotálamo e a hipófise. Daí a grande importância que o eixo hipotálamo-hipofisário exerce sobre o nosso corpo.

O *Jing Shen* (Quintessência) tem a função de termogênese

"O Shen-Yang *(Rim-*Yang*) ("Rim-Fogo") tem a função de produção, de regularização e de liberação do calor do corpo, enfim, assume a função de termorregulação"*.

A porção anterior do hipotálamo, principalmente, os núcleos pré-ótico e hipotalâmicos anterior do tálamo, estão envolvidos com a regularização da temperatura do corpo. Nestas áreas, há um grande número de neurônios sensíveis ao calor, bem como um terço de neurônios sensíveis ao frio. Os primeiros aumentam a freqüência de descarga, à medida que a temperatura se eleva, com aumento de duas a dez vezes, na presença de elevação de temperatura de 10°C, enquanto os neurônios sensíveis ao frio aumentam a freqüência de descarga quando a temperatura corporal cai. Considerando *Yang* o Calor e o *Xin* (Coração), ao passo que são *Yin* o Frio e o *Shen* (Rins), observam-se, entre estes neurônios, as relações de dominância e contradominância, da teoria dos Cinco Movimentos.

Quando a área pré-óptica é aquecida, imediatamente a pele do corpo entra em sudorese profusa, com abertura dos poros cutâneos; este fato, na Medicina Tradicional Chinesa, é processo de dominância do *Shen-Yang* (Rim-*Yang*) sobre o *Xin* (Coração), o que promove intensa vasodilatação pelo aumento do *Yang* (*Xin*-Coração comanda os vasos sangüíneos).

Os receptores térmicos corporais situam-se na pele, na medula espinal, nas vísceras abdominais, no interior ou ao redor das grandes veias. Quando o Frio é captado por um destes receptores, surgem, imediatamente, reflexos para aumentar a temperatura do corpo, controlados pelos núcleos pré-óptico e hipotalâmicos do hipotálamo anterior:

1. Fornecendo um poderoso estímulo para causar calafrios, para aumentar a temperatura corporal. Esta forma de ação é conhecida, na teoria dos Cinco Movimentos, como relação "mãe-filho", sendo a mãe o *Shen* (Rins) e o filho o *Gan* (Fígado), este responsável pelos músculos e tendões.

2. Inibindo o processo de sudorese, isto é, o frio determina a diminuição do *Yang* do *Xin* (Coração), donde o fechamento dos poros cutâneos.

O controle do calor é realizado por três mecanismos de diminuição da temperatura, quando o corpo que está excessivamente quente:

1. Vasodilatação de quase todas as áreas do corpo, principalmente, dos vasos sangüíneos cutâneos. Este processo é causado pela inibição dos centros simpáticos do hipotálamo posterior, responsável pela vasoconstricção (A Água domina o Fogo);

2. Sudorese. A estimulação do hipotálamo anterior – área pré-óptica – provoca a sudorese, por meio da transmissão, pelas vias autonômicas, para a medula espinal e daí para a via simpática, para a pele de todo o corpo (O Calor *Yang* do *Xin*-Coração abre os poros cutâneos); e

3. Diminuição da produção de calor. Os mecanismos que causam a produção excessiva de calor, como calafrios e termogênese química, são fortemente inibidos. Assim, o aquecimento da área hipotalâmica anterior pré-óptica do hipotálamo diminui a produção de hormônio neurossecretor, o hormônio de liberação da tireotropina, pelo hipotálamo. Este hormônio é transportado pelas veias hipotalâmicas até a adeno-hipófise, onde estimula a secreção do hormônio tireoestimulante e este, por sua vez, estimula a maior produção de tireoxina pela glândula tireóide, o que aumenta o metabolismo celular do corpo, constituindo um dos mecanismos de termogênese química. É importante salientar a conexão desta glândula com os arcos brânquias e destes com o ponto VC-23 (*Lianquan*), ponto de concentração do *Shen Qi* (Energia dos Rins). As estruturas originadas a partir dos arcos branquiais, também, estão relacionadas na Medicina Tradicional Chinesa com os Meridianos Curiosos *Ren Mai* e *Chong Mai* que recebem o *Shen Qi* (Energia dos Rins).

Por outro lado, na porção dorso-medial do hipotálamo posterior, próximo do 3º ventrículo, existe a área denominada centro motor primário, relacionada aos calafrios. Em condições normais, esta área é inibida por sinais provenientes do centro térmico, na área hipotalâmica inferior pré-óptica, porém é excitada pelos sinais de frio oriundos da pele e da medula espinal. Quando a temperatura corporal cai, esse centro é ativado, transmitindo sinais que causam calafrios e que descem pela medula espinal até os neurônios motores, aumentando o tônus dos músculos esqueléticos, e quando o tônus eleva-se acima de determinado nível crítico, começam os calafrios. (*Shen* é a mãe do *Gan*, responsável pelos músculos e tendões.)

O *Jing Shen* e a hidrogênese

O *Shen-Yin* ("Rim-Água") tem a função energética de regularização e de excreção dos líquidos orgânicos; no capítulo 34 do *Su Wen* está dito: "*O* Shen *(Rins) é o Órgão da Água, rege os líquidos do corpo*".

O hipotálamo regulariza a água corporal de duas maneiras:

1. Criando a sensação de sede; e
2. Controlando a excreção de água na urina.

Uma área chamada de centro da sede está localizada no hipotálamo lateral. Quando os eletrólitos dentro dos neurônios deste centro e em áreas do hipotálamo tornam-se concentrados demais, desenvolve-se o desejo intenso de beber água e o indivíduo irá beber o suficiente até fazer a concentração dos eletrólitos dos neurônios do centro da sede voltar ao normal.

O controle da excreção é realizado pelos núcleos supra-óptico e paraventricular do hipotálamo. Quando os líquidos corporais tornam-se concentrados demais, os neurônios desta área são estimulados. As fibras destes neurônios projetam-se pelo infundíbulo do hipotálamo, em direção à glândula hipófise posterior, em cujas terminações nervosas secretam um hormônio chamado antidiurético (vasopressina). Este hormônio (via sangue) atua sobre os dutos coletores dos rins, para causar intensa reabsorção de água, diminuindo assim a perda de água pela urina.

A função de hidrogênese do *Jing Shen* (Quintessência dos Rins) parece dever-se a fenômenos de dominância do hipotálamo sobre a hipófise posterior. Por um lado o hipotálamo cria a sensação de sede e, ao mesmo tempo, comanda o hipotálamo posterior a reter a água nos rins. Isto, na linguagem energética, de acordo com a Medicina Tradicional Chinesa, é o *Xin* (Coração) que gera a sede e, ao mesmo tempo, tem relação de contradominância com o *Shen* (Rins).

Por outro lado, o estresse ou outros estímulos sobre o hipotálamo promove a secreção do hormônio de liberação da corticotropina, que causa a liberação de adrenocorticotropina, pela hipófise anterior, com ação nas glândulas adrenais, destacando-se a liberação da aldosterona, principal mineralocorticóide do córtex adrenal no que tange ao metabolismo da água. A este respeito, a função de regularização e de excreção dos líquidos orgânicos está relacionada às funções do "Rim-Água", "Rim-*Yin*", "Fonte-*Yin*", que englobam, além das funções acima, a regularização dos eletrólitos, das substâncias nutritivas, dos glicídios, dos lípides, das proteínas, etc. Estes estão na dependência do sistema endócrino, em particular das glândulas adrenais, que secretam os mineralocorticóides, os glicocorticóides e outros, a fim de assegurar a homeostasia do meio interno e armazenar as reservas úteis à vida.

O *Jing Shen* e o desenvolvimento da libido e da reprodução

No *Su Wen* (Capítulo 1) está escrito: "*Para os meninos, à idade de 8 anos o*

Shen Qi *(Energia dos Rins) começa a se desenvolver, os dentes de leite começam a mudar, os cabelos estão em pleno desenvolvimento. À idade de 16 anos, a Energia dos Rins fortalece-se, o rapaz está em pleno crescimento, o* Jing *sexual (Quintessência sexual) começa a se produzir... o* Jing *sexual é um elemento de base da fecundação.... À idade de 64 anos, o* Jing *sexual esgota-se. Este esgotamento vem do enfraquecimento do* Shen *(Rins)"*.

A Medicina Tradicional Chinesa concebe desta maneira o desenvolvimento da libido e da reprodução, dando importância fundamental ao *Jing Shen* (Quintessência dos Rins). Neste caso, o *Jing* tem dois significados. Um é o do *Jing* no desenvolvimento sexual, que compreende as substâncias nutritivas e endócrinas indispensáveis ao desenvolvimento sexual e corporal, como hormônios do crescimento, gonadotrópicos e corticotrópicos. O outro é o do *Jing* na procriação, que são a Energia e substâncias secretadas pelos testículos (espermatogênese) e pelos ovários (ovulação).

Segundo a neurofisiologia e endocrinologia, uma parte fundamental do controle das funções sexuais, tanto masculinas quanto femininas, começa com a secreção do hormônio de liberação da gonadotropina pelo hipotálamo. Este hormônio, por sua vez, estimula a glândula hipófise anterior a secretar dois outros hormônios, chamados de hormônios gonadotrópicos: o hormônio luteinizante e o hormônio folículo estimulante. O hormônio luteinizante constitui o estímulo primário para a secreção de testosterona pelos testículos e o hormônio folículo-estimulante estimula, sobretudo, a espermatogênese.

No *Su Wen* (Capítulo 1) encontra-se: *"... para os rapazes à idade de 16 anos, o* Shen *(Rins) consolida-se, o* Jing *sexual entra em ação, a virilidade aparece... À idade de 64 anos, o* Jing *sexual esgota-se. Este esgotamento vem do enfraquecimento do* Shen *(Rins)"*. A sua correspondência com a fisiologia consiste no seguinte: em geral, a testosterona é secretada pelas células de Leydig, nos testículos, quando são estimulados pelo hormônio luteinizante da hipófise, e este, por sua vez, pelos hormônios gonadotrópicos do hipotálamo, que secreta o hormônio de liberação da gonadotropina. O hormônio testosterona não é produzido durante a infância até os 10 anos; a partir da puberdade, a produção de testosterona aumenta rapidamente sob o estímulo dos hormônios gonadotrópicos da hipófise anterior e perdura pela maior parte do resto da vida, decaindo rapidamente após os 50 anos de idade, com declínio das relações sexuais; em torno de 80 anos de idade, existem apenas de 20 a 50% do valor máximo de testosterona.

Para que haja função sexual normal, é necessário que a secreção da tireóide seja próxima do normal, graças à produção do hormônio neurossecretor, o hormônio de liberação da tireotropina, pelo hipotálamo. Muitos fatores psíquicos provenientes do sistema límbico do cérebro para o hipotálamo podem afetar, ao nível hipotalâmico, a taxa de secreção das gonadotropinas ou inibir a liberação da tireotropina.

No homem, a falta do hormônio tireóideo pode causar a perda de libido; por outro lado, grande excesso deste hormônio frequentemente causa impotência sexual. Nas mulheres, a falta do hormônio tireóideo freqüentemente causa metrorragia e a polimenorréia; em outras mulheres, a falta do hormônio tireóideo pode causar ciclos irregulares ou amenorréia. Estas alterações da esfera sexual estão explicadas, em parte, no *Ling Shu* (Capítulo 8): *"Os distúrbios do* Jing *(Quintessência) causam, por vezes, a espermatorréia"*.

A relação da falta do hormônio tireóideo com a perda da libido e alterações menstruais é muito interessante, quando analisada sob o ponto de vista do *Shen Qi* (Energia dos Rins). Fatores como fadiga, distúrbios emocionais e desregramento alimentar causam o enfraquecimento do *Shen Qi* (Energia dos Rins). Ora, a glândula tireóidea origina-se de um espessamento endodérmico mediano no assoalho da faringe primitiva. Esta região parece estar relacionada com o ponto de concentração do *Shen Qi* (Energia dos Rins), do *Ren Mai* e do *Chong Mai*. Esta associação energética e funcional da tireóide pode explicar as alterações da libido e das menstruações provocadas pelo enfraquecimento do *Shen* (Rins), do *Ren Mai* e do *Chong Mai*.

O *Jing Shen* e o crescimento

O desenvolvimento e o crescimento do corpo e do tecido ósseo, segundo a Medicina Tradicional Chinesa, têm relações bem estreitas com o *Shen* (Rins). Assim, no *Su Wen* (Capítulos 5 e 54) está assinalado: "*O* Shen *(Rins) gera os ossos....*". O *Su Wen* (Capítulo 44) precisa: "*O raquitismo é uma doença do crescimento que se manifesta por deformação variável do esqueleto, devido a distúrbio do Calor Orgânico*"; isso hoje pode ser entendido como devido a distúrbios do metabolismo do cálcio e do fósforo. O *Ling Shu* (Capítulo 8) precisa: "*Os distúrbios do* Jing *causam a fragilidade dos ossos ou a fadigabilidade dos músculos...*". Estes parágrafos do *Nei Jing* associam o *Jing Shen* (Quintessência dos Rins) com o desenvolvimento pôndero-estatural.

O controle da secreção de todos os principais hormônios da hipófise anterior, além do hormônio de crescimento, incluindo-se a glândula da tireóide, depende do hipotálamo. Apesar de o hormônio do crescimento estimular a deposição aumentada de proteínas e o maior crescimento em quase todos os tecidos do corpo, seu efeito mais intenso é o de aumentar o crescimento do arcabouço esquelético. Isto é o resultado de múltiplos efeitos do hormônio de crescimento sobre o osso:

1. Deposição aumentada de proteínas pelas células condrocíticas e osteogênicas que promovem o crescimento do osso;
2. Taxa de reprodução aumentada destas células; e
3. Efeito de conversão específica de condrócitos em células osteogênicas causando assim a formação de novo osso.

Por outro lado, os hormônios da glândula paratireóide e a calciotonina da glândula tireóide desempenham papel importante no crescimento do tecido ósseo. Os distúrbios destes hormônios provocam uma série de doenças ósseas, como raquitismo, osteomalácia, osteoporose e hiperparatireoidismo.

Embriologicamente, as glândulas paratireóides originam-se do aparelho branquial ou faríngeo, enquanto a glândula tireóide, do soalho da faringe primitiva. Estas regiões, como já foi analisado, parecem estar associadas com o ponto de concentração do *Shen Qi* (Energia dos Rins) e do *Ren Mai*, sugerindo que, em parte, a materialização do tecido ósseo, faz-se ao nível da faringe, sob a influência do *Shen Qi* (Energia dos Rins) e do *Ren Mai*.

Capítulo II

Noções de Acupuntura

Noções de Acupuntura
Dra. Maria Assunta Y. Nakano
Mecanismo de Ação Neuro-humoral da Acupuntura
Profª Dra. Angela Tabosa
Prof. Dr. Ysao Yamamura

NOMENCLATURA CHINESA E PRINCIPAIS MERIDIANOS

Tudo se baseia na existência do *Qi* (Energia), que nasce com o feto, é alimentado pela Terra (alimentos) e pelo Céu (respiração), cresce, vai de um Órgão a outro mantendo o funcionamento deles e é armazenado em cada um dos *Zang* (Órgãos), determinando a saúde ou as doenças conforme o seu estado de excesso ou de falta.

O *Qi* (Energia) na Medicina Tradicional Chinesa é simbolizado por um ideograma que encerra uma espiral de vapores (evocando trabalho) e de arroz, símbolo de sua origem alimentar.

Na época de guerra, a China relacionava o arroz com o povo guerreiro chinês, dizendo que um grão de arroz poderia fazer diferença no final. Os Meridianos (*King Luo*) eram, também, relacionados aos arrozais, onde havia canais levando água à plantação.

Os *Zang* (Órgãos) são definidos como *Yin* e *Yang*, cuja descrição pelo autor Didier Mrejen segue abaixo.

O Órgão *Yin* é representado, por uma figura, à esquerda, que significa carne orgânica, e por uma figura, à direita, composta de três símbolos: "apoio sólido-ministro-lança"; isto significa, se se fizer a análise desse ideograma, "um órgão vegetativo de importância vital dominando a vida orgânica e assegurando a defesa em profundidade do organismo", que foi traduzido com o nome de órgãos-tesouro: *Xin* (Coração), *Fei* (Pulmão), *Pi* (Baço/Pâncreas), *Gan* (Fígado) e *Shen* (Rins).

O Órgão *Yang* é representado, à esquerda, por uma figura à esquerda como carne orgânica e, à direita, por um símbolo que comporta um anteparo aberto para o exterior, um homem, um polegar. Significa um órgão de importância secundária que diz respeito ao homem em suas relações externas consagradas à absorção digestiva e à eliminação de alimentos, e que foi traduzido como órgãos-oficinas: *Xiao Chang* (Intestino Delgado), *Da Chang* (Intestino Grosso), *Wei* (Estômago), *Dan* (Vesícula Biliar) e *Pangguang* (Bexiga).

O que importa é o significado, um sendo órgão vital e o outro, o órgão de trânsito. A esses dez órgãos, precisa-se acrescentar duas funções de síntese, intimamente ligadas a esses órgãos e compatíveis com o nosso sistema neuro-vegetativo: função *Yin* e função *Yang*. A função *Yin* significa constrição do Meridiano do *Xin* (Coração), o equivalente à função vasomotora e que foi traduzida como *Xin Bao Luo* (Circulação-Sexo). A função *Yang* significa três focos de Energia que entretêm em permanência o funcionamento global de três esferas anátomo-fisiológicas: respiratória, digestiva e gênito-urinária; foi traduzida como *Sanjiao* (Triplo Aquecedor).

O ideograma do Canal de Energia ou do Meridiano representa algo longitudinal e fino canalizando uma espécie de corrente que trabalha, por conseguinte, como portador de potencial de Energia. Existem dez Meridianos que correspondem aos dez Órgãos e dois Meridianos que correspondem às suas funções de síntese.

Seguem abaixo os principais Meridianos e seu trajeto, conforme descrito no *Ling Shu*.

MERIDIANO PRINCIPAL DO *FEI* (PULMÃO)

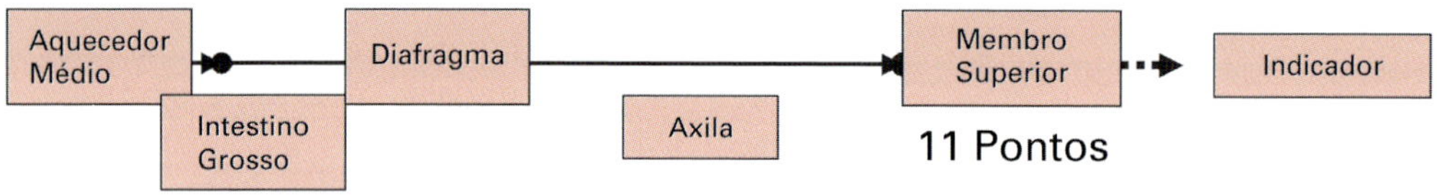

MERIDIANO PRINCIPAL DO *DA CHANG* (INTESTINO GROSSO)

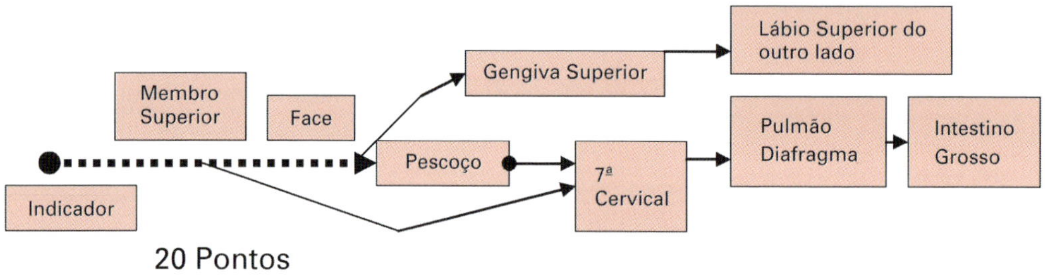

MERIDIANO PRINCIPAL DO *WEI* (ESTÔMAGO)

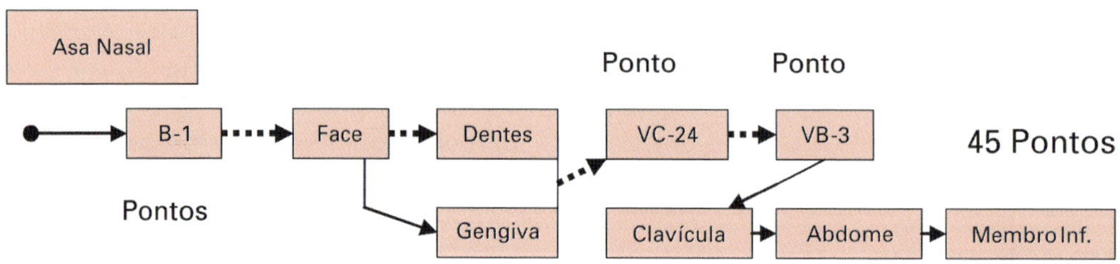

Meridiano Principal do *Pi* (Baço/Pâncreas)

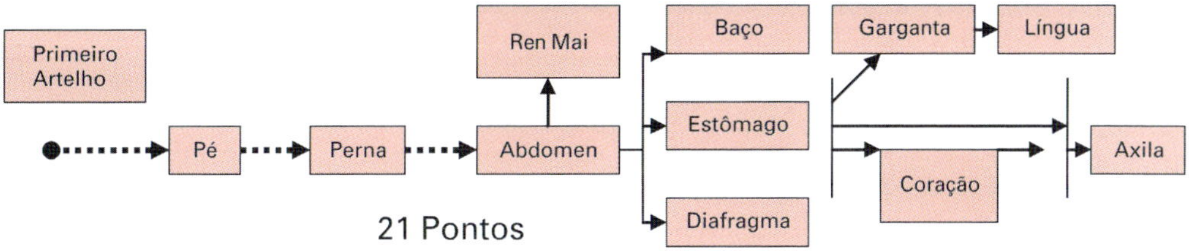

Meridiano Principal do *Xin* (Coração)

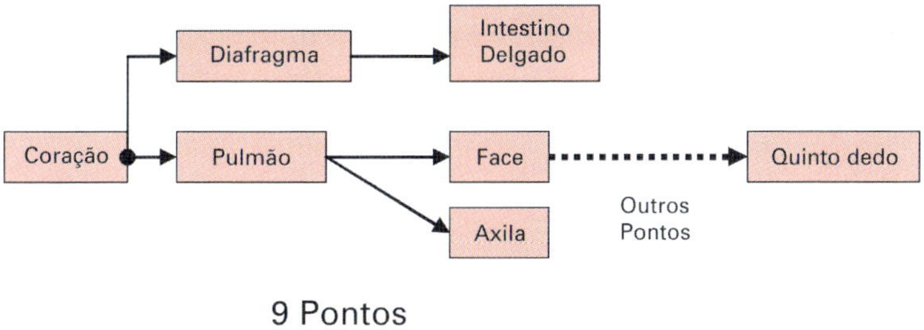

Meridiano Principal do *Xiao Chang* (Intestino Delgado)

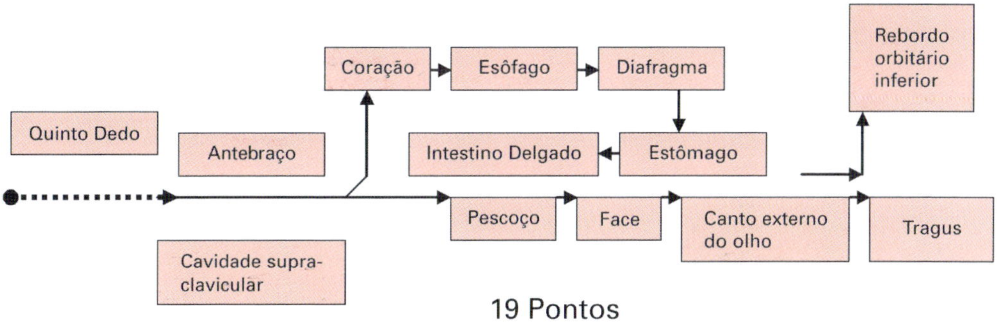

Meridiano Principal do *Pangguang* (Bexiga)

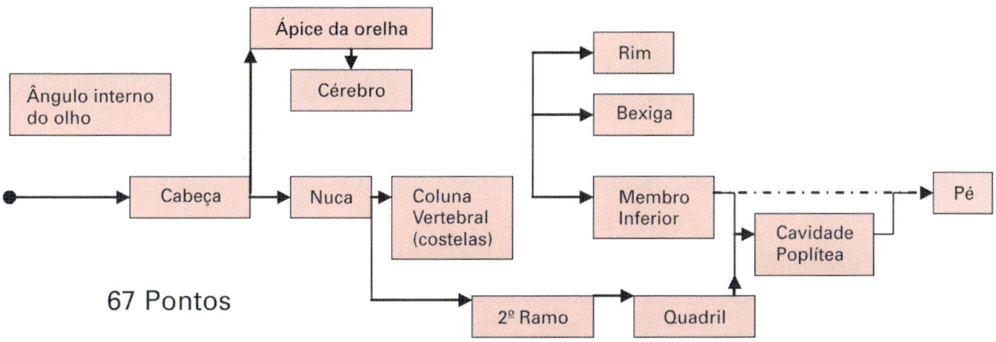

Meridiano Principal do *Shen* (Rins)

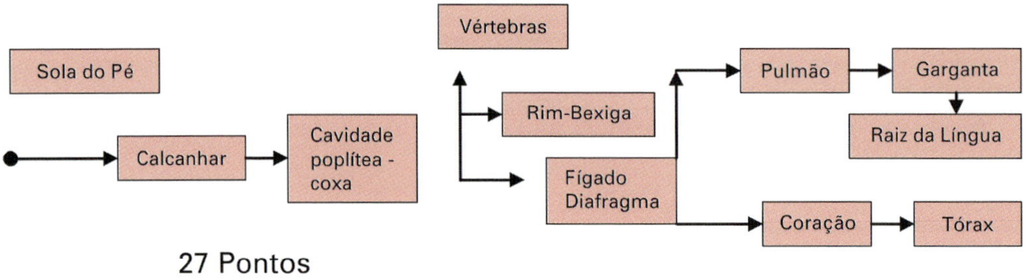

Meridiano Principal do *Xin Bao Luo* (Circulação-Sexo)

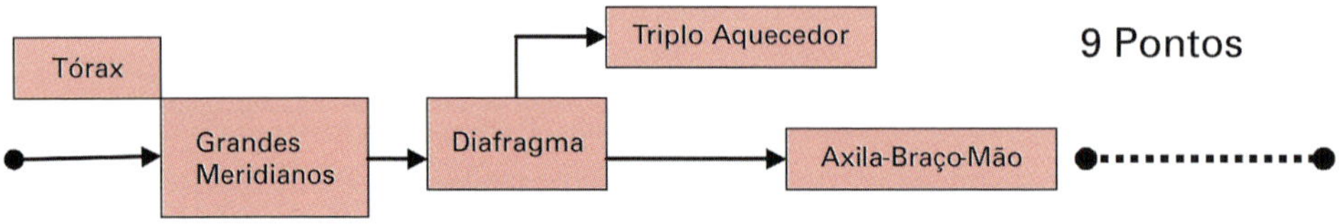

Meridiano Principal do *Sanjiao* (Triplo Aquecedor)

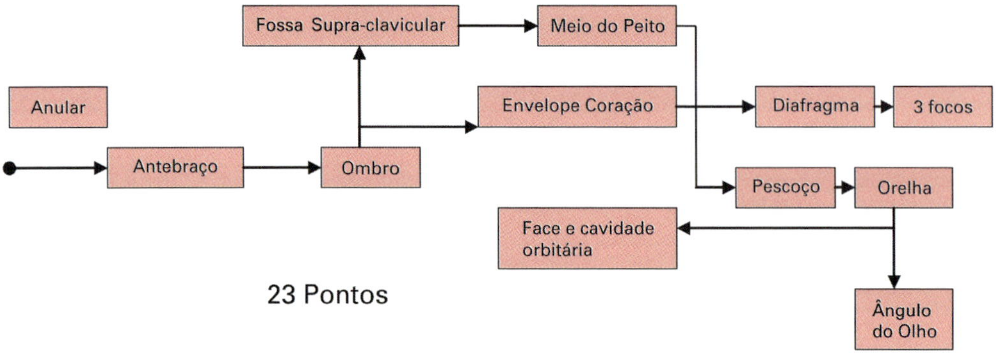

Meridiano Principal do *Dan* (Vesícula Biliar)

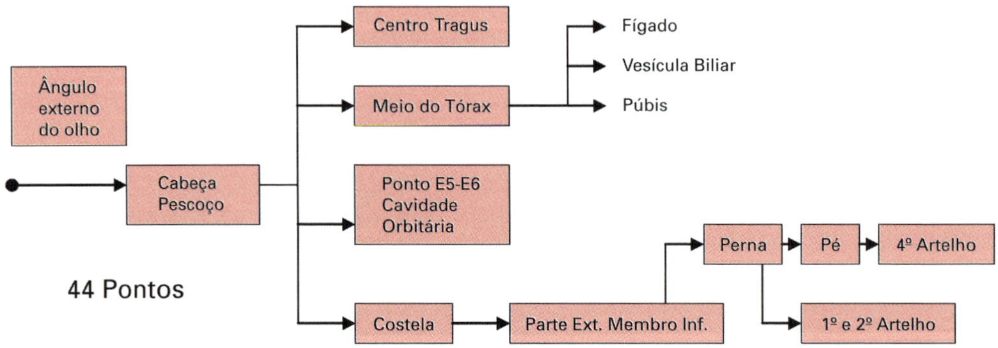

Meridiano Principal do *Gan* (Fígado)

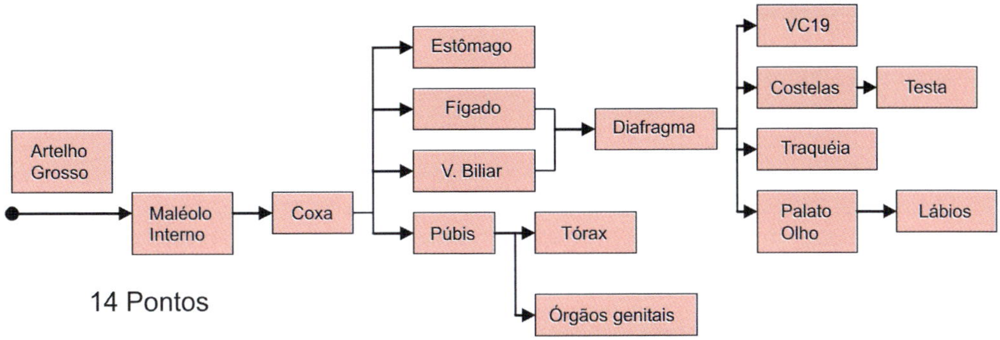

CANAIS DE ENERGIA (MERIDIANOS) CURIOSOS

Além desses Meridianos (Canais de Energia) considerados Principais, existem dispositivos de regularização e de controle da Energia cujo ideograma encerra noção de grandeza e de poder associada ao elemento nave; são traduzidos como Meridianos Extraordinários ou Maravilhosos ou Curiosos. Todos eles transportam a Energia Ancestral, assegurando a sobrevivência da espécie, protegem os Meridianos Principais contra agressões internas e externas, mantêm as Energias dos Meridianos Principais em caso de diminuição e armazenam reservas em caso de excesso.

Esses Meridianos são em número de 8 e se ordenam em um sistema de regularização e de controle geral conforme sua classificação.

O Vaso-Governador ou *Du Mai* e o Vaso-Concepção ou *Ren Mai* funcionam re-equilibrando os reservatórios de Energia *Yang* e Energia *Yin*.

Abaixo, os demais Meridianos Curiosos:

– 2 Meridianos conservadores, sendo um *Yang*, denominado *Yang Wei* e situado na face póstero-lateral do corpo, e um Meridiano *Yin*, denominado *Yin Wei* e situado na face ântero-lateral do corpo.

Meridianos	Início	Fim	Pontos-Chave
Conservadores *Yang Wei* *Yin Wei*	B-63 (*Jinmen*) R-9 (*Zhubin*)	VG-14 (*Dazhui*) VC-23 (*Lianquan*)	TA-5 (*Waiguan*) CS-6 (*Neiguan*)
Aceleradores *Yang Qiao Mai* *Yin Qiao Mai*	B-62 (*Shenmai*) R-6 (*Zhaohai*)	B-1 (*Jingming*) B-1 (*Jingming*)	B-62 (*Shenmai*) R-6 (*Zhaohai*)
Desobstruidor *Chong Mai*	R-11 (*Hengu*)	R-21 (*Youmen*)	BP-4 (*Gongsun*)
Cintura *Dai Mai*	VB-26 (*Daimai*)	VB-28 (*Weidao*)	VB-41 (*Zulinqi*)
Reguladores *Du Mai* *Ren Mai*	VG-1 (*Changqiang*) VC-1 (*Huiyin*)	VG-27 (*Duiduan*) VC-24 (*Chengjian*)	ID-3 (*Houxi*) P-7 (*Lieque*)

– 2 Meridianos aceleradores, sendo um *Yang*, denominado *Yang Qiao Mai* e localizado na face póstero-medial do corpo, e um Meridiano *Yin* denominado *Yin Qiao Mai* e situado na face ântero-medial do corpo.

– 1 Meridiano desobstruidor, denominado *Chong Mai*, que é o Meridiano tóraco-abdomino-pélvico vertical.

– 1 Meridiano chamado Cintura, *Dai Mai*, em volta da cintura.

Atualmente, Yamamura tem proposto modificação no conceito dos Meridianos Curiosos, relacionando-os com os estados emocionais (Ver bibliografia).

Ainda de igual importância existem outros Meridianos/Canais de Energia conhecidos como Distintos (ou Divergentes), os Tendino-Musculares e os *Luo* Transversal e Longitudinal.

Os Meridianos Distintos e suas conexões com os Meridianos Principais promovem a ligação dos *Zang Fu* (Órgãos e Vísceras) no interior e distribuem a Energia Mental (*Shen*) para as estruturas internas do corpo.

Segue a tabela dos Meridianos Distintos (do livro *A arte de Inserir*, de Ysao Yamamura), distribuídos segundo suas confluências:

Confluência ou Reunião	*Zang Fu* (Órgãos e Vísceras)	Origem	Ponto de Confluência "Grande Janela do Céu"
1ª Confluência	*Pangguang* (Bexiga) *Shen* (Rins)	B-40 (*Weizhong*) R-10 (*Yingu*)	B-10 (*Tianzhu*)
2ª Confluência	*Wei* (Estômago) *Pi* (Baço/Pâncreas)	E-30 (*Qichong*) BP-12 (*Chongmen*)	E-9 (*Renying*)
3ª Confluência	*Dan* (Vesícula Biliar) *Gan* (Fígado)	VB-30 (*Huantiao*) F-5 (*Ligou*)	VB-1 (*Tongziliao*) ou ID-17 (*Tiangrong*)
4ª Confluência	*Xiao Chang* (Intestino Delgado) *Xin* (Coração)	ID-10 (*Naoshu*) C-1 (*Jiguan*)	B- 1 (*Jingming*) ou ID-16 (*Tianchuang*)
5ª Confluência	*Da Chang* (Intestino Grosso) *Fei* (Pulmão)	IG-1 (*Shangyang*) P-1 (*Zhongfu*)	IG-18 (*Futu*)
6ª Confluência	*Sanjiao* (Triplo Aquecedor) *Xin Bao Luo* (Circulação-Sexo)	TA-16 (*Tianyou*)	VG-20 (*Baihui*) CS-1 (*Tianchi*)

Atualmente, Yamamura tem proposto modificação no conceito dos Meridianos Distintos, relacionando-os com os estados emocionais (Ver bibliografia).

Os Meridianos de Conexão (*Luo*) são Meridianos Secundários com origem no ponto *Luo* dos Meridianos Principais. O Meridiano *Luo* Transversal une-se ao Meridiano Principal acoplado do seu ponto *Iu-Yuan*. O Meridiano *Luo* Longitudinal acompanha o Meridiano Principal em seu trajeto, podendo ir diretamente às cavidades torácica e abdominal, e une-se aos *Zang Fu* (Órgãos e Vísceras), ao crânio ou à face. Os Meridianos *Luo* Longitudinais ramificam-se na superfície do corpo, formando os Meridianos Menores e os *Luo* superficiais, que são denominados capilares energéticos, como se acompanhassem os capilares vasculares cutâneos.

Os Meridianos *Luo* Transversais fazem a união dos Meridianos Principais *Yang* com *Yin* e vice-versa.

A seguir, seguem os Pontos *Luo* e *Iu-Yuan* dos Meridianos Principais.

Meridiano Principal	Ponto *Luo*	Pontos *Iu-Yuan*
Fei (Pulmão)	P-7 (*Lieque*)	P-9 (*Taiyuan*)
Da Chang (Intestino Grosso)	IG-6 (*Pianli*)	IG-4 (*Hegu*)
Wei (Estômago)	E-40 (*Fenglong*)	E-42 (*Chongyang*)
Pi (Baço/Pâncreas)	BP-4 (*Gongsun*)	BP-3 (*Taibai*)
Xin (Coração)	C-5 (*Tongli*)	C-7 (*Shenmen*)
Xiao Chang (Intestino Delgado)	ID-7 (*Zhizheng*)	ID-4 (*Wangu*)
Pangguang (Bexiga)	B-58 (*Feiyang*)	B-64 (*Jinggu*)
Shen (Rins)	R-4 (*Dazhong*)	R-3 (*Taixi*)
Xin Bao Luo (Circulação-Sexo)	CS-6 (*Neiguan*)	CS-7 (*Daling*)
Sanjiao (Triplo Aquecedor)	TA-5 (*Waiguan*)	TA-4 (*Yangchi*)
Dan (Vesícula Biliar)	VB-37 (*Guangming*)	VB-40 (*Qiuxu*)
Gan (Fígado)	F-5 (*Ligou*)	F-3 (*Taichong*)
Du Mai	VG-1(*Changqiang*)	
Ren Mai	VC-15 (*Jiuwei*)	
Grande *Luo* do *Pi* (Baço/Pâncreas)	BP-21 (*Dabao*)	

Os Meridianos Tendino-Musculares não seguem a alternância do *Yang* e do *Yin*, nem a relação interior/exterior, mas sim o sistema de união conhecido como "União dos 3 *Yin* e dos 3 *Yang*". Os distúrbios destes Meridianos manifestam-se nas regiões por onde passam e seus sintomas são, em geral, locais (tendinosos, ósseos, musculares, etc.).

Os 3 Meridianos Tendino-Musculares *Yang* do Pé unem-se na face, no processo do osso zigomático, no ponto ID-18 (*Quanliao*); os 3 Meridianos Tendino-Musculares *Yin* do Pé unem-se na região do púbis, no ponto VC-2 (*Qugu*); os 3 Meridianos Tendino-Musculares *Yang* da Mão unem-se na região frontal, no ponto VB-13 (*Benshen*); e os 3 Meridianos Tendino-Musculares *Yin* da Mão unem-se no tórax, no ponto VB-22 (*Yuanye*).

Circulação de *Qi* pela técnica *Iong/Iu*

As afecções dos Meridianos Principais devem-se, geralmente, aos bloqueios e estagnações de Energia que ocorrem em seu trajeto, podendo ser decorrentes de deficiência de *Qi* proveniente de vazio dos *Zang Fu* (Órgãos e Vísceras) ou pela agressão por *Xie Qi* (Energias Perversas), como Calor, Frio e Umidade, ou mesmo pelas noxas como Umidade Interna, Umidade-Calor ou Calor Interno.

Uma técnica das mais simples para promover a circulação de *Qi* nos Meridianos (Meridianos) é a estimulação dos pontos *Shu* Antigos *Iong* e *Iu* (*Yuan*). O ponto *Iong* tem a função primordial de fazer aumentar o *Qi*, seja do Meridiano Yang, seja do *Yin*, enquanto o ponto *Iu* (*Yuan*) faz circular a Energia pelo Meridiano.

Associando essa técnica com a tonificação dos *Zang Fu* (Órgãos e Vísceras) (ver adiante), pode-se obter rapidamente e com grande êxito a harmonização energética do corpo.

MECANISMO DE AÇÃO NEURO-HUMORAL DA ACUPUNTURA

Profª Dra. Angela Tabosa
Prof. Dr. Ysao Yamamura

Durante milênios, acreditou se que o mecanismo de ação da acupuntura fosse puramente energético, ou seja, aceitava-se apenas a concepção dos Meridianos ou Canais de Energia (*Jing Luo*). No entanto, com a difusão da Medicina Tradicional Chinesa no Ocidente, muitos pesquisadores começaram a questionar sobre a participação de estruturas orgânicas no mecanismo da ação da acupuntura, e o desenvolvimento de pesquisas científicas nesta área, principalmente nas últimas décadas, evidenciou íntima relação entre os efeitos da acupuntura e o sistema nervoso central e periférico, bem como com vários tipos de neuro hormônios (neurotransmissores).

Este novo conhecimento da Medicina Tradicional Chinesa permite que hoje se aceitem três mecanismos para explicar a ação da acupuntura: energético, humoral e neural, ou a associação dos três mecanismos.

A eficácia da acupuntura como método terapêutico praticado durante milênios, no Oriente, e, mais recentemente, a sua aplicação na analgesia cirúrgica motivaram pesquisas com o objetivo de encontrar alguma explicação científica de seu modo de ação.

Há basicamente duas formas distintas de explicação do seu mecanismo: a energética e a científica:

A primeira é a da escola tradicional chinesa, que define que a estimulação adequada dos pontos de acupuntura situados nos Meridianos regulariza a corrente de *Qi* que circula nos mesmos e, conseqüentemente, nos *Zang Fu* (Órgãos e Vísceras), distribuindo esse *Qi* por todo o corpo. Quando determinado ponto de acupuntura sistêmico é estimulado intensamente por longo tempo, provoca-se o esvaziamento da Energia da região ou do Órgão que é regido por este ponto, provocando, então, a analgesia daquela região. Constitui a teoria energética de ação da acupuntura que corresponde às clássicas concepções milenares de *Zang Fu* e Meridianos.

A explicação científica refere-se aos mecanismos humoral e neural, que, em última análise, relacionam se com o sistema nervoso central.

Mecanismo humoral – O mecanismo humoral diz respeito à produção de substâncias, geralmente neuro hormônios, neurotransmissores e hormônios, que são secretados no sangue, por ação da acupuntura. Esta ação pode ser demonstrada experimentalmente, através da obtenção de efeitos analgésicos idênticos em dois animais submetidos a circulação sangüínea cruzada, mesmo que a acupuntura tenha sido efetuada em apenas um desses animais.

O efeito humoral depende também indiretamente do sistema nervoso central, que determina a liberação, ao nível endócrino, das substâncias encontradas no sangue. A transmissão dos efeitos da acupuntura da gestante ao feto representa outro exemplo claro do mecanismo humoral da acupuntura.

Inserindo se uma agulha em um ponto de acupuntura, sempre se está desencadeando uma ação que abrange os níveis energéticos neural e humoral. Dependendo da função de cada ponto da acupuntura, um destes mecanismos prevalece sobre os demais e, deste modo, entende-se a concepção da indicação dos diversos pontos de acupuntura para as mais diversas patologias.

Mecanismo neural – Recentes pesquisas neurofisiológicas sobre o mecanismo de ação da analgesia por acupuntura trouxeram grandes subsídios ao entendimento do seu mecanismo de ação. Isto fez com que as milenares teorias filosóficas chinesas do *Yang* e do *Yin*, dos Cinco Movimentos, dos *Zang Fu* (Órgãos e Vísceras) e dos *Jing Luo* (Meridianos e Colaterais) passassem a ter um fundamento científico. Grande parte dos conceitos intuitivamente preconizados pela Medicina Tradicional Chinesa pode, hoje, ser explicada à luz da neuroanatomia e da neurofisiologia, permitindo que a fisiologia do ser humano possa ser estudada de um modo global.

A compreensão das interações entre o corpo e a mente e entre estes e o meio ambiente, preconizadas pela Medicina Tradicional Chinesa, dá um significado diferente ao corpo humano, que, na concepção ocidental, ainda se fundamenta nas leis newtonianas.

Com base em pesquisas realizadas no campo da eletrofisiologia, sabe-se, hoje, que algumas áreas da pele, comparadas com regiões adjacentes, apresentam melhor condutibilidade elétrica por diminuição de resistência. Estas áreas são coincidentes com a descrição clássica dos pontos de acupuntura.

Observou-se, também, que a diferença de potencial elétrico da pele nesses pontos específicos não é constante, variando de acordo com a influência de fatores internos do corpo humano e também fatores ambientais.

Dentre os fatores ambientais, foram identificados, principalmente, a temperatura do ambiente, as estações do ano e o ciclo horário. Entre os fatores internos, destacam-se as doenças dos órgãos internos, as fadigas e as emoções.

É interessante assinalar que essas condições capazes de interferir nas características elétricas da pele observadas pelos pesquisadores ocidentais coincidem com os fatores que a Medicina Tradicional Chinesa descreve como etiopatogênicos, capazes de promover o processo de adoecimento.

Pesquisas histológicas demonstraram que a concentração de terminações nervosas livres e encapsuladas, de receptores articulares, órgão tendinoso de Golgi e fusos musculares, é maior nas áreas do corpo correspondentes aos pontos de acupuntura do que nos tecidos adjacentes.

Os estímulos que as agulhas de acupuntura desencadeiam nos diferentes receptores nervosos podem explicar os múltiplos efeitos observados, pois o sistema nervoso é específico em relação à via de condução dos estímulos e, conseqüentemente, as respostas também são específicas. O estímulo originado pela inserção de agulha de acupuntura pode variar amplamente, de acordo com a intensidade, o movimento giratório no sentido horário ou anti-horário e a freqüência. Esses fatores devem determinar a liberação de neurotransmissores específicos nas sinapses, excitando-as ou inibindo-as, desencadeando respostas diferentes.

Assim, compreende-se por que os chineses preconizavam que, para se tonificar um ponto de acupuntura, dever-se-ia fazer movimento giratório da agulha inserida no sentido horário ou direcioná-la obliquamente no sentido da corrente de Energia no Meridiano e que, para sedar, dever-se-ia proceder de modo inverso.

Essas formas específicas de manipulação do ponto de acupuntura e as respostas diversas obtidas (tonificação ou sedação dos órgãos internos) encontram respaldo científico, uma vez que, em última instância, cada forma de estímulo gerado pela manipulação da agulha pode liberar neurotransmissores específicos, que podem inibir ou excitar as várias sinapses em todo o sistema nervoso e, com isto, promover respostas também específicas.

Local de Ação da Acupuntura

As fibras A-delta, ou do grupo III, e as fibras C, ou do grupo IV, são os principais tipos de fibras relacionados com a condução do estímulo da agulha de acupuntura. Estudos realizados em coelhos e gatos, nos quais pontos de acupuntura foram anestesiados com novocaína, evidenciaram que as fibras A-delta são dominantes ao mediar a acupuntura, seguidas pelas fibras C e, em menor proporção, pelas fibras do grupo II ou A-gama. Já outros estudos mostraram que a substância capsaicina (bloqueadora das fibras C e de 5% das fibras A-delta) tem uma ação bloqueadora da acupuntura, quando aplicada na região do ponto de acupuntura.

O potencial elétrico das agulhas de acupuntura constitui estímulo que age sobre as terminações nervosas livres existentes nesses pontos, alterando o potencial da membrana celular e desencadeando o potencial de ação e a condução de estímulo nervoso.

Os efeitos da agulha de acupuntura dependem da profundidade de sua inserção, pois os tipos de receptores nervosos são distribuídos de modo diferente, de acordo com os planos da estratigrafia. A inserção superficial atingirá, predominantemente, os receptores nervosos associados às fibras A-delta, que fazem a mediação para as dores agudas e a termocepção, enquanto a inserção profunda estimulará as fibras nervosas do fuso muscular e as fibras A-delta e C, que estão localizadas mais profundamente e devem ser utilizadas nas doenças de instalação mais consolidada ou "doenças profundas".

A inserção da agulha no ponto de acupuntura pode provocar uma série de reações sensitivas concomitantes, como dor, queimação ou choque, constituindo o que se chama *Te Qi* ou "sensação de acupuntura", que, neurofisiologicamente, pode ser decorrente do estímulo dos vários tipos de receptores nervosos relacionados ao ponto de acupuntura. O estímulo das fibras A-delta superficiais pode promover sensação de dor; o das fibras nervosas de localização mais profunda, no nível dos músculos e dos tendões, provocar sensação de peso; e o das fibras C, provocar, predominantemente, reações autônomas, como formigamento e parestesia.

A inserção das agulhas de acupuntura determina três efeitos locais: elétrico (conforme descrito acima), neuroquímico (por ação mecânica, a agulha lesa os tecidos e libera substâncias) e misto, este correspondendo a uma associação dos dois primeiros.

A inserção e a manipulação da agulha de acupuntura causam lesões celulares que provocam, no local, o aparecimento de substâncias bioquímicas, como a substância P, e a transformação do ácido araquidônico em leucotrienos, em tromboxano dos tipos A, B e prostaglandinas PGE, PGD. Essas substâncias algógenas estimulam os quimiorreceptores, e a substância P, em especial, sendo um neurotransmissor, ativa os mastócitos a liberarem histamina, estimulando as fibras C e promovendo vasodilatação no nível capilar. Além da histamina, são liberados a bradicinina, serotonina, íons potássio e prostaglandina, que também vão estimular os quimiorreceptores, diminuindo o limiar de excitação. O potencial de ação da membrana, desencadeado pela inserção de uma agulha de acupuntura metálica, em ultima análise, deve-se a um efeito elétrico peculiar à agulha, associado à ação de substâncias liberadas pela lesão traumática celular local.

Quando o estímulo chega à medula espinal, ele pode, através do trato de Lissauer, promover associações segmentares acima e abaixo do nível medular da estimulação primária, ocorrendo, no nível das lâminas de Rexed da medula espinal, sinapses com interneurônios (intermediadas pela substância P).

Ao nível do corno posterior da medula espinal, os estímulos aferentes conduzidos por fibras somáticas, tanto aqueles nociceptivos quanto os da acupuntura, vão estabelecer sinapses: com neurônios motores homolaterais e/ou contralaterais, para formar o arco reflexo somatossomático; com neurônios pré-ganglionares simpáticos, para formar o arco reflexo somatovisceral, sendo que esta via é particularmente importante na ação da acupuntura sobre os vasos sangüíneos periféricos e representa também uma dentre as muitas vias que a acupuntura utiliza para atuar sobre os órgãos internos; e com neurônios do tracto próprio-espinal, que estabelece, ao nível medular, associações de segmentos superiores com os inferiores, conectando os plexos braquial, lombar e sacral. Assim, ao se estimularem pontos de acupuntura no membro superior ou inferior, o estimulo pode atingir estruturas cuja inervação se relaciona a um plexo diferente. Isso explicaria o efeito do ponto P-7 (*Lieque*), situado no membro superior e utilizado no tratamento da polaciúria.

Os estímulos da acupuntura também são projetados da medula espinal para o encéfalo ativando ou inibindo várias estruturas importantes, como a formação reticular, via tracto espinorreticular (espinotalâmico) e tracto paleoespinotalâmico, daí, indo interagir com a modulação do sistema nervoso autônomo, ao nível do hipotálamo. É evidente a ação parassimpática obtida com o estímulo do ponto E-36 (*Zusanli*), localizado na perna, que determina aumento da secreção e da motilidade gástricas, bem como do ponto VB-34 (*Yanglingquan*), que aumenta a motilidade da vesícula biliar e que, provavelmente, utiliza-se, em parte, dessas vias neuroanatômicas para efetuar sua ação.

Após a aplicação de acupuntura, dependendo da maneira como se faz o estímulo, da profundidade e também do ângulo de inserção da agulha e do sentido de sua ponta, é possível direcionar o estímulo para uma ou outra dessas vias nervosas descritas. A Medicina Tradicional Chinesa tem o importante mérito de haver conseguido identificar onde e como fazer estimulações na parte somática para obter resultados específicos sobre os órgãos internos e as várias estruturas do corpo humano.

Assim, para se obter o efeito de acalmar a função visceral, deve-se inserir a agulha no ponto de acupuntura correspondente à víscera, no sentido de contracorrente ou antidrômico das fibras nervosas.

A analgesia para dor muito intensa pode ser obtida fazendo-se a inserção seguida de estímulos fortes, os quais, provavelmente, terão ação sobre as fibras A-delta e sobre o tracto neoespinotalâmico, produzindo, então, um efeito analgésico por liberação de substâncias opióides.

Vias Ascendentes e Descendentes da Acupuntura

Os estímulos da Acupuntura são conduzidos, em grande parte, por meio dos tratos espinotalâmicos, e sua modalidade de ação depende do tipo de fibras nervosas estimuladas. As fibras A-delta projetam seus estímulos, principalmente, pelo tracto neospinotalâmico, fazem a mediação da dor aguda, têm velocidade de condução mais rápida mais rápida e estão, predominantemente, ligadas aos mecanismos de defesa e fuga, enquanto as fibras C projetam seus estímulos, principalmente, pelo tracto paleoespinotalâmico, conduzem mais lentamente e estão associadas, entre outros, à dor crônica e aos estímulos viscerais.

Na projeção dos estímulos da medula espinal até o encéfalo, as vias nervosas fazem conexões com várias partes do sistema nervoso central, de modo que por meio dessas vias a acupuntura pode estimular ou inibir estruturas como a formação reticular (principalmente aos níveis da substância cinzenta peri-aquedutal e do núcleo magno da rafe), o hipotálamo, o sistema límbico e áreas corticais. Portanto, uma inserção de agulha na parte somática pode interagir ao nível do sistema nervoso central, constituindo uma modalidade de tratamento para afecções deste setor, como é o caso, por exemplo, de alterações emocionais do tipo ansiedade, tensão, medo e pânico, que respondem bem ao tratamento pela acupuntura.

Han & Xie, em 1987, mostraram que os melhores resultados da acupuntura sobre o sistema límbico são obtidos quando se fazem estímulos com freqüência abaixo de 5Hz, nos pontos de acupuntura, provavelmente porque nessas condições ocorre um estímulo mais direcionado às fibras nervosas do tipo C, relacionadas a esses pontos.

Por outro lado, os efeitos analgésicos da acupuntura são, hoje, concebidos a partir de pesquisas científicas como um processo de excitação que libera endorfinas em resposta a estímulos intensos e vigorosos sobre a agulha inserida nos pontos de acupuntura. Essas condições atuam preferencialmente sobre as fibras A-delta, relacionadas a esses pontos. Experimentalmente, foi determinado que estímulos em uma freqüência em torno de 100Hz promovem efeito de analgesia; se a freqüência é em torno de 300Hz, o efeito de analgesia é mais profundo. Este comportamento deve-se ao fato de que estímulos nestas diferentes freqüências induzem à liberação de substâncias opióides específicas, tanto no nível da substância gelatinosa, como do núcleo magno da rafe.

As respostas corticais aos estímulos da acupuntura são projetadas, principalmente, por meio da via serotoninérgica e da via encefalinérgica; esta, na sua porção terminal ao nível do corno posterior da medula espinal, libera encefalina, excitando o interneurônio inibitório da substância P, ao nível da lâmina II de Rexed, bloqueando a condução do estímulo da dor e promovendo o estado de analgesia ao nível medular.

O efeito analgésico da acupuntura inibe, também, os arcos reflexos sômato-somáticos indutores de contraturas musculares causadoras de alterações biodinâmicas intra e extra-articulares e que constituem estímulos para um ciclo vicioso de perpetuação da dor.

De modo que as inter-relações de pele/músculos com os órgãos internos, através do sistema nervoso, constituem um mecanismo totalmente integrado, permitindo que a agulha de acupuntura, inserida em qualquer parte somática do corpo humano, excite terminações nervosas e gere um potencial de ação no nível do sistema nervoso periférico somático, que induzirá um efeito tanto sistêmico como regional; mas, dependendo da localização do ponto de acupuntura, ou seja, dependendo do tipo de fibras nervosas que estimula, pode tanto ter efeitos mais específicos sobre um único setor como efeitos mais genéricos. Assim, os estímulos intensos, com alta freqüência, atuam, predominantemente, sobre as fibras A-delta e têm efeito analgésico, provavelmente em um nível suprassegmentar, ao passo que os pontos de acupuntura que se relacionam mais com as fibras C, como, por exemplo, os pontos *Ting* ou o VG-26 (*Renzhong*), têm efeito mais marcante sobre o sistema nervoso autônomo.

A ação da acupuntura sobre a parte emocional dos indivíduos é feita por meio da formação reticular e do sistema límbico, os quais manifestam, também, respostas no nível do sistema autônomo e do eixo hipotálamo-hipófise, promovendo a homeostasia neuroendócrina.

Os mecanismos de ação da acupuntura assim como da acupuntura auricular ainda não foram suficientemente explicados. Estudos recentes, aliando-se ao conhecimento dos antigos chineses, levam a crer que ação da inserção (acupuntura) faz-se em três níveis, ora predominando um fator, ora outro fator, mas sempre atuando de maneira sinérgica.

Assim, os efeitos combinados da ação de Energia nos Meridianos, que se faz de maneira primária, agem sobre o sistema nervoso autônomo e/ou sobre o sistema nervoso central, assim como no *Xue* (Sangue), difundindo a Energia e os substratos (neurotransmissores, hormônios cerebrais, etc.) e provocando as reações (analgesia, hipoalgesia, hiper ou hipofunção das estruturas orgânicas) quando se estimulam os pontos de Acupuntura.

Capítulo III

Pele Orgânica

A pele é o mais extenso órgão do corpo e a sua complexidade caracteriza-a como um dos órgãos especiais de sentido (com funções neurológicas, imunológicas e endocrinológicas); ela apresenta uma extensa e complexa rede de comunicação neuro-imuno-endócrina cutânea, que a conecta aos mais diversos órgãos internos do corpo, e vice-versa. Como a pele estabelece comunicação constante com o sistema nervoso central, o tegumento passa a ser um dos locais de manifestação da atividade da mente, sendo assim possível a comunicação da pele com a mente.

Embriologia da Pele

A pele origina-se, embriologicamente, de duas camadas morfologicamente diferentes. A camada mais superficial, que é a epiderme, é formada por um tecido epitelial especializado derivado do ectoderma superficial; a camada mais profunda e espessa, a derme, é derivada do mesênquima e constituída por tecido conjuntivo denso vascularizado.

Na evolução embriológica, a ectoderma superficial origina estruturas corpóreas como:

* Epiderme, pêlos, unhas, glândulas cutâneas e mamárias,
* Lobo anterior da hipófise,
* Esmalte dentário,
* Orelha interna e
* Cristalino

A neuroectoderma, por sua vez, dá origem a:

* Crista neural, de onde derivam gânglios e nervos cranianos e sensitivos, parte medular da suprarrenal, células pigmentares, cartilagem dos arcos branquiais e mesênquima da cabeça,

Dra. Maria Assunta Y. Nakano

* Tubo neural, que desenvolve o sistema nervoso central, retina, glândula pineal e lobo posterior da hipófise, e
* Mesoderma paraxial, dando origem a músculos do tronco, o esqueleto (menos o crânio), derme cutânea e tecido conjuntivo.

Anatomia e Fisiologia da Pele

A pele é constituída de três camadas distintas: epiderme (camada mais superficial), derme (camada intermediária) e hipoderme (camada mais profunda) (Figura 3.1).

▼ **Figura 3.1**
Constituição da pele: camadas epidérmica, dérmica e hipodérmica, pêlos e glândulas sudoríparas.

Epiderme

A epiderme é formada por queratinócitos (células da camada basal, corpo mucoso de Malpighi, camada granulosa e camada córnea), melanócitos, células de Langerhans e células de Merckel (Figura 3.2).

O folheto epidérmico é muito fino, possuindo uma espessura correspondente a uma folha de papel e que varia segundo a localização no corpo, por exemplo, de 0,04mm na região das pálpebras a 1,6mm na palma das mãos e na região plantar dos pés.

Os queratinócitos, células dominantes da epiderme, têm como função principal a queratinização, isto é, a formação da queratina, que é o maior constituinte da camada córnea e cuja parte mais externa é responsável pela primeira proteção da

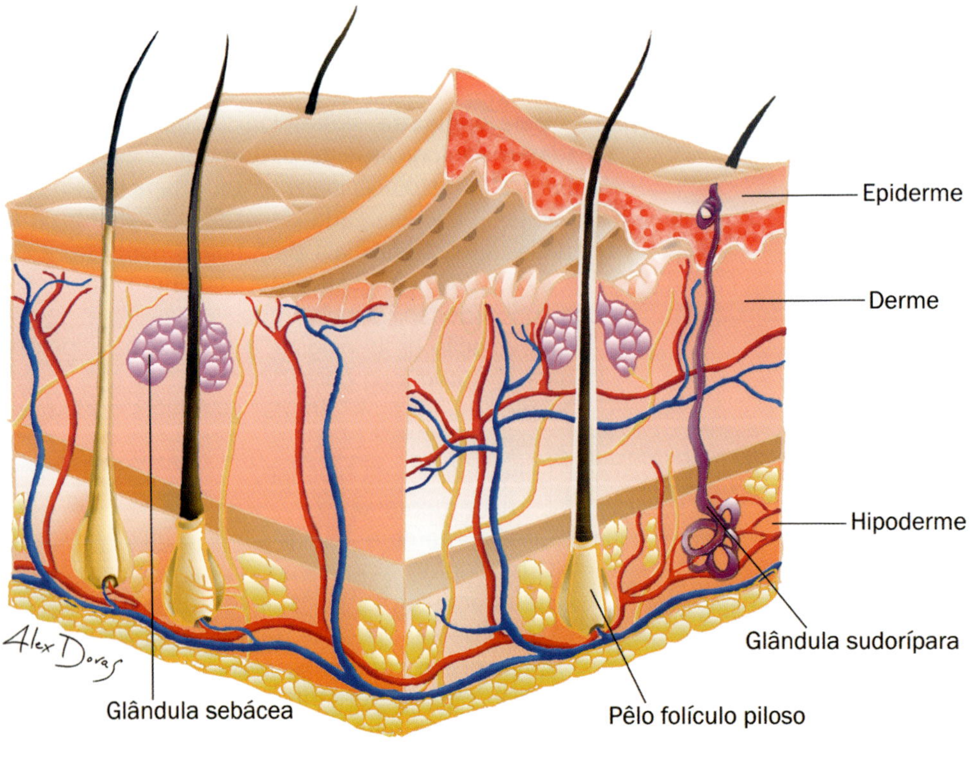

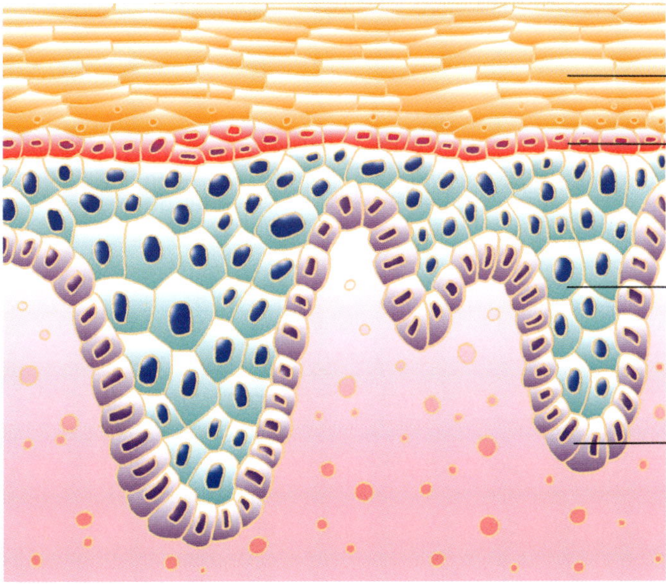

▲ **Figura 3.2**
Camadas constituintes da epiderme.

pele. Na camada da epiderme diferenciam-se quatro tipos de queratinócitos, assim distribuídos da base para a superfície: queratinócitos basais ou células da camada basal (*stratum germinativum*), corpo mucoso de Malpighi (*stratum spinosum*), camada granulosa (*stratum granulosum*) e camada córnea (*stratum corneum*) (Figura 3.2).

As células da camada basal, ou células germinativas, estão dispostas em uma camada que é constituída de células cilíndricas, cujo citoplasma é ligeiramente basófilo por ser rico em ribossomos e está relacionado com a síntese de proteínas. A camada germinativa é a responsável pela reposição celular da pele; pode haver a migração de 50% (pool em diferenciação), sendo que os demais 50% permanecem na camada basal, constituindo a população celular germinativa da epiderme (pool germinativo).

As células do *stratum spinosum* formam três ou quatro camadas de células poliédricas que tendem a se alongar horizontalmente nas camadas superficiais. O núcleo destas células é arredondado, o volume celular é superior ao da camada basal e elas apresentam tonofilamentos intracitoplasmáticos que se ligam aos desmossomos (fixação).

O *stratum granulosum* forma uma faixa escura de três camadas de células granulosas, achatadas e fusiformes, e está situado imediatamente abaixo da camada córnea. As células contêm, no seu citoplasma, grânulos de cerato-hialina que participam ativamente no processo de ceratinização.

O *stratum corneum* ou camada córnea é constituído de superposições de células completamente ceratinizadas e anucleadas formando lamelas muito alongadas, de 0,5 a 0,8 mícron de espessura e de 30 mícrons de comprimento. As camadas variam conforme sua localização no corpo, sendo de 15 a 20 camadas na região abdominal para centenas de camadas nas regiões palmar e plantar.

A epiderme tem a função de barreira pelo fato de a camada córnea apresentar a propriedade de ser impermeável às proteínas e ser muito pouco permeável às pequenas moléculas, embora esta impermeabilidade não seja total em relação à água. Ao se retirar a camada córnea, aumenta consideravelmente a perda de água trans-epidérmica. A perda de CO_2, por via subcutânea, é a responsável pela neutralização dos alcalinos pela pele e pelo pH ácido. O espessamento da epiderme promove a proteção contra agressões externas (térmicas, radiação ultra-violeta, etc.); além disso, a epiderme possui propriedades biomecânicas, como a de distensibilidade, e o poder higroscópico dado pela camada córnea (poder de hidratação).

A renovação da epiderme faz-se em torno de 30 a 45 dias. O tempo de trânsito de um ceratinócito através da camada córnea é de 14 dias. A epiderme tem a capacidade de se espessar quando submetida à radiação solar e, 24 horas após a exposição, o número de mitoses na camada basal aumenta consideravelmente atingindo o pico no terceiro dia. A hiperplasia, com aumento de todas as camadas epidérmicas, tem a finalidade de assegurar proteção cutânea contra a radiação solar, o que complementa a ação do sistema pigmentar. Nos poros cutâneos para a excreção pilo-sebácea, o Sol favorece a formação de brotos ceratínicos e, portanto, de microcistos acnéicos.

Sistema Melanocitário

Os melanócitos são células que se originam da crista neural e se localizam na camada basal e na matriz dos pêlos. Segundo Pruniéras e col., 1994, desde os primeiros estágios do desenvolvimento embrionário, os melanócitos derivam das cristas neurais que se diferenciam das porções laterais da placa neural. Os melanoblastos individualizam-se na parte dorsal do tubo neural e se deslocam lateralmente. As experiências de Rawles (1948) e Muntz (1967) mostraram que o sistema melanocitário deriva de 34 melanoblastos primordiais. Estes são, inicialmente, constituídos de pequenas células, redondas ou ovóides, que se tornam progressivamente estreladas e finalmente dendríticas quando os melanoblastos se diferenciam em melanócitos. No ser humano, por volta da 10ª semana, ao nível cranial, os melanócitos ainda imaturos penetram na epiderme e, depois, estabilizam-se neste local progressivamente segundo eixo crânio-caudal. Os melanócitos da epiderme formam sistema reticulado relativamente regular na junção dermo-epidérmica e um determinado número dentre estas células associa-se aos germes pilares que, posteriormente, individualizam-se no topo das papilas dérmicas.

Os melanócitos da epiderme e do bulbo pilar têm atividades relativamente independentes e que respondem a fatores ambientais diferentes.

Os melanócitos do olho têm uma dupla origem. Os da retina provêm das células externas da cúpula óptica, enquanto os melanócitos da coróide, da íris e do corpo ciliar provêm da crista neural como aqueles do tegumento. Os melanócitos retinianos são morfológica e funcionalmente diferentes dos outros melanócitos: formam uma camada epitelial contínua no exterior da retina, retêm em seu citoplasma o pigmento formado e não sintetizam mais melanina no adulto. Eles não se dividem, enquanto os da íris e da coróide conservam a capacidade de multiplicação.

A unidade de melanização é constituída por um melanócito circundado de 30 ceratinócitos, aproximadamente, e nela os

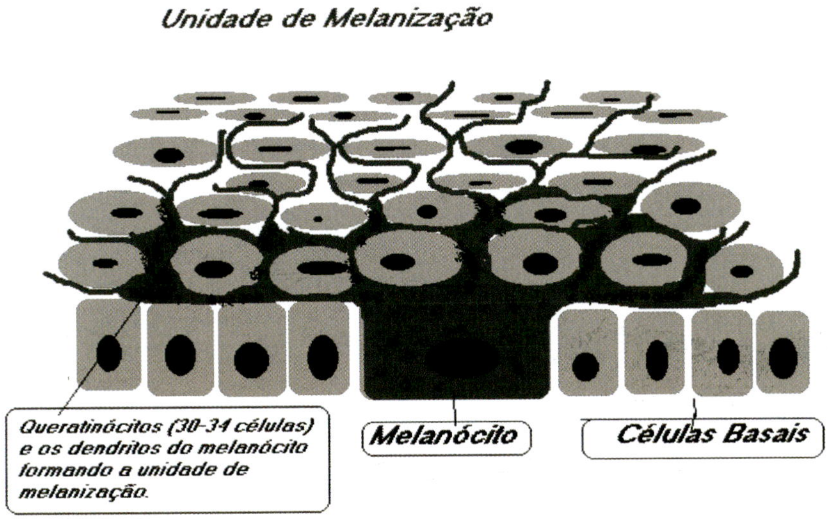

▲ **Figura 3.3** Constituição da unidade de melanização.

dendritos dos melanócitos entram em contato lateralmente e para o alto com o ambiente ceratinocitário (Figura 3.3). Nos pêlos, os melanócitos estão concentrados no topo da papila e fornecem o pigmento para os ceratinócitos que formam um cilindro de luz virtual. O pigmento distribui-se na periferia dos cabelos no córtex. Nos mamíferos, os melanócitos estão concentrados nos pêlos e os melanócitos epidérmicos interfoliculares estão ausentes. No ser humano, essa organização epidérmica do sistema melanocitário atinge o seu grau máximo de desenvolvimento.

O número de melanócitos varia de acordo com a raça, para um mesmo local anatômico (Tabela 3.1), observando-se ser maior em ameríndios e, em seguida, em mongolóides e negróides.

Enquanto o número de melanócitos por mm^2 varia em proporções importantes segundo a localização das amostras (de acordo com Fitzparick & Szabo, 1959) observando-se ser maior na região da bochecha e órgãos genitais (Tabela 3.2).

O número de melanócitos diminui gradualmente após os 40 anos de idade, bem como sua atividade de síntese. Os pigmentos melânicos podem ser classifica-

Tabela 3.1. Variações no número de melanócitos, em uma mesma região do corpo, segundo as raças

Raça	Nº de doadores	Coxa	Nº de doadores	Antebraço
Caucasiana	35	1.000	9	1.100
Mongolóide	3	1.290	3	2.650
Ameríndia	6	1.695	6	2.515
Negróide	7	1.415	7	1.955

Tabela 3.2. Variações de número de melanócitos de acordo com regiões do corpo			
Localização	**Melanócitos**	**Localização**	**Melanócitos**
Testa	2.000	Tronco	890
Bochecha	2.300	Órgãos genitais	2.400
Nariz	1.900	Coxas	1.000
Mucosa nasal	1.600	Pernas	1.500
Pescoço	1.400	Dorso do pé	1.420
Braço	1.200	Planta do pé	1.700
Antebraço	1.100		

Porcentagem das variações para mais ou para menos é próxima de 10.

dos esquematicamente em dois grupos. Alguns desenvolvem cores escuras (negro e pardo), enquanto outros são responsáveis por cores claras, que pode apresentar coloração amarelo-pálido ao vermelho brilhante.

Eumelanina, feomelanina e tricocromos, apesar de diferentes pesos moleculares e propriedades físicas gerais, estão ligados do ponto de vista metabólico, derivando da DOPA-quinona, que é o intermediário-chave do sistema.

As tirosinases são enzimas que permitem a síntese de melanina a partir da tirosina. Há três tipos de tirosinases e para a sua atividade é indispensável a presença do íon cobre cuja atividade é inibida pelos grupamentos sulfidrila, quelação do cobre, extrato de pele albina (humana ou animal) e inibidores de natureza protéica, extraídos da pele de cobaia, que inibem a melanogênese por competição e, pelos ácidos decarboxílicos liberados por determinados cogumelos, que são igualmente citotóxicos para os melanócitos.

A pigmentação do tegumento e dos pêlos depende da natureza química da melanina sintetizada, da atividade tirosinásica dos melanócitos e da transferência aos ceratinócitos. Estas atividades bioquímicas e enzimáticas são moduladas por determinados números de fatores, dos quais os mais bem conhecidos são as relações melanócito-ceratinócitos e os fatores genéticos, hormonais e por processos de envelhecimento.

A relação melanócito-ceratinócitos é o que determina a cor do tegumento e, ainda que outros caracteres morfológicos como a forma do nariz, dos lábios, dos olhos dêem característica de um morfotipo mais ou menos específico, é a cor do tegumento que é mais rapidamente percebida.

Conforme o tipo de melanossomo e de melanina e o modo de degradação nos ceratinócitos, distinguem-se três grupos principais: raça caucasiana, negróide e céltica.

A pigmentação da pele depende também de alguns hormônios como o beta e a alfa MSH (hormônio melanócito estimulante), que apresenta seqüência de sete aminoácidos semelhantes ao ACTH e ao LH (hormônio luteinizante).

O MSH tem a propriedade de aumentar a pigmentação da pele do ser humano e da cobaia e tem, também, o efeito de dispersar os melanossomos nos dendritos de melanócitos de mamíferos. Embora o aumento da melanogênese pareça dever-se, principalmente, à estimulação das tirosinases, o MSH também age promovendo a inibição do crescimento celular, talvez pelos efeitos citotóxicos que os metabólitos da melanogênese exercem. A secreção do MSH está igualmente submetida à ação dos hormônios corticossuprarrenais (ACTH) que têm ação inibidora sobre ela.

Quanto aos hormônios sexuais, os estrógenos têm a característica de diminuir o MSH circulante, enquanto a progesterona, que aumenta o MSH circulante, parece estar mais relacionada com determinadas populações de melanócitos que reagem diretamente a eles ou são sensibilizadas à ação do MSH como, por exemplo, na genitália e algumas regiões da face.

A castração da cobaia fêmea induz à redução da atividade melanocitária; se for feita a reposição hormonal, normaliza-se a pigmentação. Apesar de ainda não haver comprovação científica, os hormônios tireoideanos podem interferir na pigmentação da pele, haja vista a palidez associada a hipotireoidismo e determinadas hiperpigmentações associadas ao hipertireoidismo.

A principal função do sistema melanocitário é a proteção solar. A radiação ultravioleta é um dos responsáveis pelo câncer de pele; um exemplo é o melanoma, considerado um dos mais temidos cânceres no ser humano por apresentar metastatização rápida e ter alta mortalidade. Isso pode acontecer pelo fato de que o Sol, agindo sobre os melanócitos durante longo tempo, pode induzir a profundas modificações metabólicas e verdadeiras mutações, o que pode ocasionar, também, a multiplicação anárquica, que é a manifestação dos primeiros estágios de câncer de pele.

Nos queratinócitos, a exposição aos raios ultravioleta (UV) pode desencadear, a princípio, disposição dos melanossomos de maneira a proteger o material genético dos núcleos do ceratinócitos. Mas com as repetidas exposições, o material genético pode ser subtraído à ação mutagênica dos UV, podendo ocorrer, também, vasodilatação com edema no local da exposição, o que, associado às lesões dos fibrócitos, pode desenvolver um quadro de elastose senil ou solar.

Além disso, o Sol em excesso não somente diminui a imunidade da pele exposta como também age de maneira sistêmica, causando a diminuição dos linfócitos T. Assim, pode-se entender como os albinos e os portadores de outras doenças hereditárias geneticamente desprovidas da proteção contra os raios ultravioleta podem sobreviver escondendo-se da radiação solar.

As células de Langerhans são células dendríticas que se originam na medula óssea e são distribuídas posteriormente para a epiderme e a derme. São células muito importantes pela capacidade de mobilização entre a derme e a epiderme. Ela funcionam como comunicadoras de antígenos da superfície para as células linfocitárias, implicadas nas diversas doenças cutâneas.

As células de Merckel são células localizadas na epiderme e têm a função de conduzir o estímulo da sensação de pressão e de tato. São células epiteliais modificadas que fazem sinapses com extremidades de pequenas fibras nervosas mielinizadas.

A área de junção dermoepidérmica é constituída de quatro elementos: a membrana plasmática das células basais, a lâmina lúcida, a lâmina basal e os elementos fibrosos da lâmina sub-basal. Estas células basais enviam numerosas digitações citoplasmáticas separadas por invaginações dérmicas que fazem dessa área juncional uma superfície de trocas muito extensa.

Derme

A derme é representada pelo tecido conjuntivo – substância fundamental amorfa, trama fibrilar de colágeno (75%) e elastina (4%), reticulina –, por células como fibroblastos, histiócitos e mastócitos, pelas redes vasculares sangüínea e linfática e por terminações nervosas aferentes e eferentes que estão imersas em gel amorfo, a substância fundamental, onde estão as glicoproteínas estruturais e proteoglicanos.

A derme contém de 20 a 40% da água total do corpo. As fibras de colágeno distribuem-se e se organizam de modo diferente nas regiões da derme. A derme papilar é constituída de fibras finas de colágeno orientadas no sentido da membrana basal. As fibras elásticas estão dispostas verticalmente nas papilas dérmicas. A derme reticular contém rede de feixes ondulosos dispostos paralelamente à epiderme. A derme média apresenta fibras mais densas que a derme profunda.

Na hipoderme observam-se os septos conjuntivos, que são as traves de *retinacula cutis* que asseguram a junção entre a derme e as fáscias subjacentes.

As células da derme derivam, embriologicamente, do mesênquima. O tecido conjuntivo é o que dá o tônus e a consistência da pele. A derme é de muita importância na área da estética, pois as formas de envelhecimento cutâneo, estrias, escleroses, cicatrizes são manifestações decorrentes de distúrbios da derme.

Hipoderme

A hipoderme é constituída pelo tecido gorduroso subcutâneo, onde podem existir dois tipos distintos de tecido adiposo (Figura 3.4):

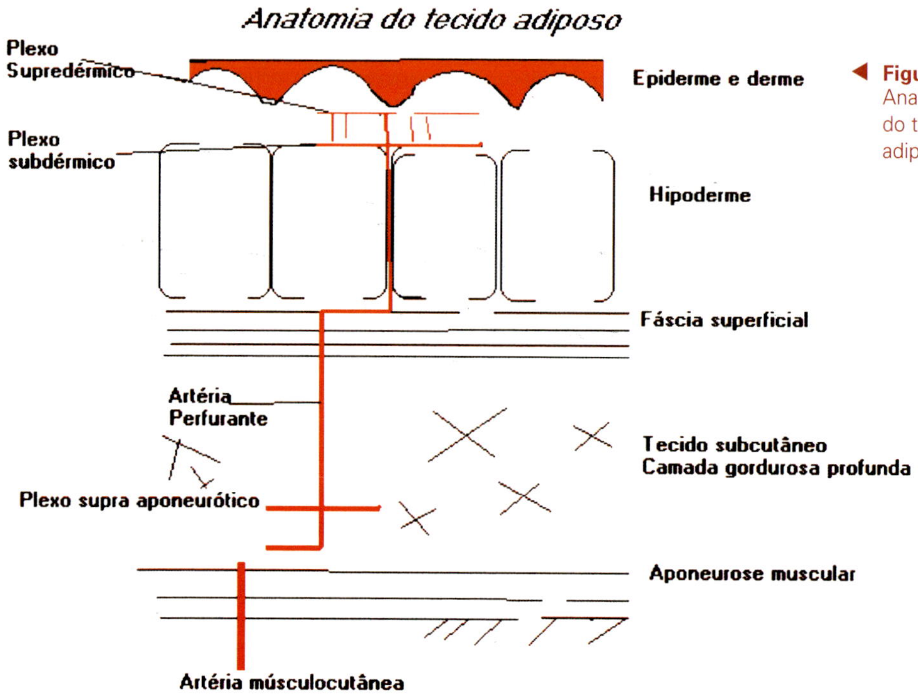

Figura 3.4 Anatomia do tecido adiposo.

– Uma camada superficial entre a pele e a fáscia superficial localizada na quase totalidade da superfície corporal e que está verticalmente estruturada e é de fácil eliminação; e

– Uma camada mais profunda situada entre a fáscia superficial e a aponeurose muscular e que está dividida em camadas laminares horizontais; ela está restrita a algumas localizações, representa a gordura de reserva e é de difícil mobilização, constituindo as esteatomas. A maior parte das esteatomas está localizada na região pélvica, coxas, joelhos, região do deltóide e braços.

No tecido gorduroso, os adipócitos possuem receptores adrenérgicos e beta adrenérgicos, os quais estimulam a formação de AMPc (favorecendo, portanto, a lipólise), e também o receptor alfa 2 adrenérgico, que é o antagonista do receptor beta e é antilipolítico. Os adipócitos do "culotte de cheval", por exemplo, apresentam mais receptores alfa 2 adrenérgicos. Os adipócitos das esteatomas são quatro vezes mais ávidos pela glicose, por isso incorporam mais volume e peso e daí engordam mais facilmente. Durante o processo de emagrecimento, é necessário perder 6kg do peso corpóreo para diminuir 1kg desta gordura do "culotte de cheval" (esteatomas).

Os adipócitos participam na síntese de lipídios ou lipogênese, no armazenamento de gordura em forma de triglicéride e na liberação de lipídios em forma de ácidos graxos livres ou lipólise. A lipólise depende das mensagens oriundas dos sistemas nervoso central e endócrino. Existe relação direta entre a circulação e atividade metabólica dos adipócitos.

O tecido adiposo sofre influência de fatores nervosos, vasculares e endócrinos. Assim, as catecolaminas, o ACTH, o PTH, o GH, o glucagon e os hormônios tireoideanos interferem na lipólise de maneira positiva até certo ponto enquanto estimulam o AMPc. Os elementos magnésio, cobalto, manganês, zinco e silício interferem positivamente na lipólise, enquanto a fosfodiesterase interfere negativamente na lipólise.

O tecido adiposo normal é constituído por malha vascularizada por estreitos vasos arteriais. As veias pós-capilares são dilatadas, numerosas e permeáveis, não existindo anastomose arteriovenosa, enquanto a regularização do sistema microcirculatório é assegurada pelos dispositivos endoateriolares.

Vascularização da Pele

As artérias subcutâneas percorrem os desdobramentos da fáscia superficial e enviam colaterais vasculares que atingem a derme, re-escalando pelos septos interlobares da hipoderme. Na junção dermo-hipodérmica forma um plexo anastomótico irregular, do qual saem as colaterais terminais para as glândulas sudoríparas e pêlos; aí originam artérias que se dirigem perpendicularmente à derme superficial, formando as grandes arcadas de onde se observa o plexo arterial subpapilar.

Desse segundo plexo arterial destacam-se arteríolas pré-capilares, que têm um trajeto ascendente em direção às papilas dérmicas. Surgem as vênulas pós-capilares confluindo todas ao primeiro plexo venoso subcapilar, anastomosado verticalmente com o segundo plexo venoso, que drenam posteriormente para os plexos dérmicos profundos. A epiderme não é vascularizada, sendo nutrida pelo mecanismo de transdução feita pelos vasos arteriais da papila dérmica.

Sistema Linfático da Pele

Os vasos linfáticos são os responsáveis pelo retorno dos tecidos, como o corpo albumínico, e o acúmulo de líquidos não reabsorvíveis pelo sistema capilar. Os vasos linfáticos terminais são estruturados diferentemente dos capilares sangüíneos, constituindo tubos endoteliais com paredes delgadas e com luz ampla. As células endoteliais dos linfáticos sobrepõem-se bastante, permitindo movimentar-se umas sobre as outras.

Este mecanismo de deslizamento ainda é facilitado por um número pequeno de estruturas de ligação inter-endotelial, podendo levar não apenas ao alargamento da sua luz como, também, à ampla abertura das próprias fendas inter-endoteliais. Dos capilares linfáticos, o líquido é transportado para a grande circulação linfática que apresenta contrações rítmicas que surgem espontaneamente *vis a tergo* para impelir a linfa para o segmento de abertura seguinte, até que chegue aos grandes troncos linfáticos.

O sistema linfático consiste de um sistema vascular, linfonodos e órgãos linfóides. Quando o líquido intersticial passa para dentro dos capilares linfáticos recebe o nome de linfa. A linfa apresenta composição semelhante à do sangue, diferindo deste por não apresentar células sangüíneas.

Nervos Cutâneos

A pele tem relação bastante estreita com o sistema nervoso central por conter numerosos receptores para sensações de dor, pressão e temperatura, como também por possuir terminações nervosas vegetativas das glândulas, músculos dos folículos pilosos e vasos sangüíneos.

Apenas uma parte das informações recebidas por nossos órgãos dos sentidos (receptores sensoriais da pele) pode ser transmitida para o cérebro de cada vez. Isto é, o fluxo máximo de informações dos receptores de superfície até a utilização consciente está sujeito à redução numérica, que pode ser modulada qualitativa e quantitativamente.

Glândulas Sudoríparas, Unidade Pilo-Sebácea e Unhas

As glândulas sudoríparas e as apócrinas, os ductos e a unidade pilo-sebácea representam os anexos da pele. São considerados "reserva" da epiderme, uma vez que, quando existe lesão cutânea, a reparação tecidual inicia-se pela migração dos queratinócitos dos anexos da pele. Por esta razão, a face e o couro cabeludo, onde são observadas em grande número as unidades pilo-sebáceas, a reeptelização pós-lesional é muito mais rápida.

A ectoderma juntamente com a epiderme dão origem às glândulas sudoríparas, glândulas sebáceas, pêlos, cabelos e unhas.

As glândulas sudoríparas distribuem-se na camada profunda do cório, no limite do subcutâneo, por toda a pele do corpo, sendo mais numerosas nas superfícies palmo-plantares. Embora as glândulas sudoríparas sejam inervadas pelo nervo simpático, não se encontra, como de hábito, a noradrenalina como substância mediadora, mas, sim, a acetilcolina.

O corpo humano perde 580 calorias por litro de suor evaporado; isso faz, como efeito subseqüente da sudorese, com que seja mantida a modificação do pH para o ácido. O suor tem participação ativa e intensa no revestimento ácido de proteção da pele. Além disso, a termorregulação é a principal função da glândula sudorípara.

As glândulas apócrinas localizam-se, preferencialmente, nas axilas, aréola mamária, região anogenital, conduto auditivo externo e pálpebras. No ser humano, parece não terem uma função determinada, mas em alguns animais são responsáveis pela termorregulação, em outros têm

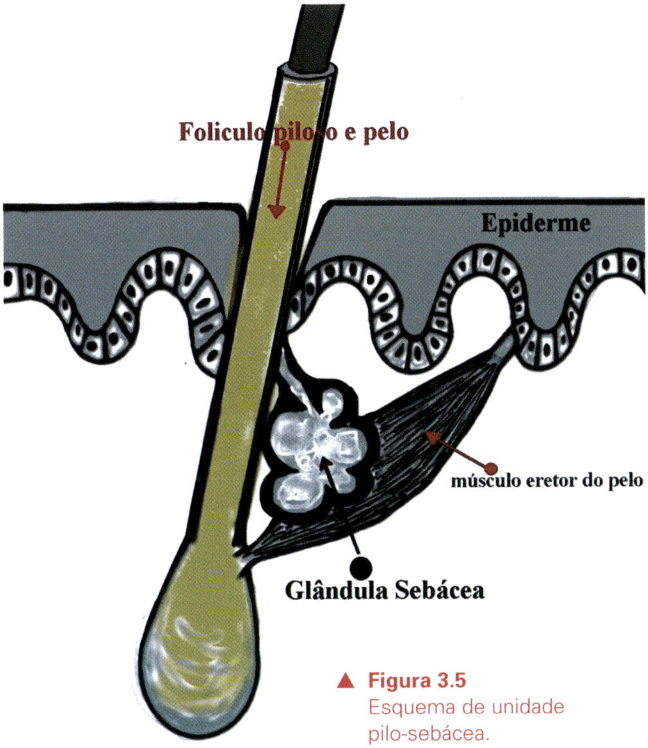

▲ **Figura 3.5**
Esquema de unidade pilo-sebácea.

função de proteção e em outros, ainda, têm função sexual.

As glândulas sebáceas e os pêlos formam a unidade pilo-sebácea e apresentam entre si um relacionamento inversamente proporcional. Assim, por exemplo, pêlos finos são acompanhados de glândulas volumosas; é o que acontece na face e no dorso do nariz.

As glândulas sebáceas estão distribuídas por toda parte do corpo, exceto nas palmas das mãos e na região plantar dos pés; excretam o sebo, que é composto de triglicerídeos, cera, esqualeno e colesterol. Sofrem influência hormonal, principalmente, dos andrógenos, quando a secreção de sebo fica aumentada. Revestem a superfície da pele e dos pêlos, diminuem a permeabilidade para a água e aumentam a resistência contra os ácidos, bases e contaminação bacteriana. As glândulas sebáceas mantêm a camada córnea macia e flexível (Figura 3.5).

Os pêlos, de acordo com a espessura e pigmentação, podem ser divididos em lanugens, vêlus e pêlos terminais. As lanugens desaparecem um pouco antes do nascimento, ainda na vida intra-uterina. O bebê já nasce com poucos pêlos do tipo lanugem, que imediatamente após o nascimento são trocados por pêlos do tipo vêlus. Os dois pêlos, os vêlus e as lanugens, são finos e quase sem pigmentos. Os pêlos terminais são pêlos grossos localizados em regiões como a cabeça e, no adulto, nas axilas, genitais e região da barba e do bigode.

Os cabelos humanos têm crescimento cíclico, porém cada folículo piloso funciona independentemente; por isso, não se observa o sincronismo de crescimento como nos pêlos de animais. Os pêlos passam por uma fase de crescimento denominada fase anágena, uma fase catágena, em que se observa uma fase de transição, e uma fase telógena, em que os pêlos caem quando um novo pêlo na fase anágena desponta antes mesmo da queda.

Aproximadamente 85 a 90% dos cabelos estão na fase anágena, que diminui com a idade. O seu crescimento sofre influências endógenas e exógenas. A gestação é considerada um estado em que existe um aumento da fase anágena e, portanto, de crescimento capilar; após três a quatro meses após a gestação, existe um período de queda denominado eflúvio telógeno.

A unha nasce de uma invaginação da epiderme que aparece na nona semana embrionária estando totalmente formada na vigésima semana de vida intra-uterina. É considerada um apêndice queratinizado especializado. O seu crescimento depende do fornecimento de sangue à camada germinativa. A unha forma um anteparo aos toques e pressões e age como um órgão de tato. A cor e a estrutura das unhas podem fornecer importantes sinais clínicos.

Capítulo IV

Pele Energética

Pele como Efetor Homeostático do Organismo

Segundo Dumitrescu, 1996, a transferência de água através da pele garante a manutenção de dois equilíbrios energéticos: a homeostase térmica e a elétrica. Esse funcionamento depende dos centros de termorregulação (transpiração termogênica) e dos centros de controle eletrodérmico (transpiração psicogênica).

As glândulas sudoríparas constituem um efetor de grande importância na realização da homeostase energética. As glândulas sudoríparas mistas respondem às excitações térmicas e psíquicas, com reações regionais diferentes para cada variedade de estímulo. As glândulas palmo-plantares respondem ao estímulo psíquico, das quais as axilares respondem mais aos estímulos térmicos. Com estímulos intensos, estas glândulas podem ser descarregadas sinergicamente e sua descarga se faz pelo mecanismo colinérgico por meio das fibras simpáticas pós-ganglionares. A sudorese é bloqueada pela denervação. A adrenalina provoca sudorese moderada, fato que é explicado pela contração do aparelho mioepitelial.

Os processos ativos na secreção de eletrólitos pelas glândulas sudoríparas ocorrem distalmente no interior do tubo glandular; a quantidade de eletrólitos expulsos pela transpiração, em função das necessidades do organismo, é dessa maneira regularizada dinamicamente.

Uma série de gradientes de potencial é produzida pela secreção glandular e finalmente vai gerar força eletromotora, manifestando-se como tensões elétricas basais da pele, com mecanismos de secreção e de reabsorção tubular e promovendo diferentes concentrações de eletrólitos no suor. A estas se acrescentam as tensões elétricas geradas pela brusca expulsão do conteúdo glandular, sob a forma de reflexo eletrodérmico.

Dra. Maria Assunta Y. Nakano

Como conseqüência do aumento da atividade psíquica e metabólica em momentos de solicitação (estresse, atividade muscular, estados patológicos), produzem-se descargas de tensões elétricas e a pele torna-se, por um curto período de tempo, uma antena de recepção e de emissão das informações eletromagnéticas. As trocas gasosas realizadas pela respiração pulmonar podem também ser relacionadas com as trocas elétricas transcutâneas.

As catecolaminas promovem sudorese fria, uma vez que o processo de sudorese se dá pela contração das fibras musculares das arteríolas, o que determina a diminuição do fluxo sangüíneo em direção à derme com diminuição da transferência térmica e elétrica. São contrárias as sudoreses colinérgicas, que não poupam Energia como a sudorese adrenérgica.

A histamina exerce ação do tipo acetilcolínica prolongada ao nível do aparelho secretor, das membranas elétricas e da circulação arteriolocapilar.

O hormônio antidiurético participa da homeostasia hídrica diminuindo a eliminação de água pelo aumento de sua reabsorção tubular e pela redução da secreção ativa. A excitação da pele pela picada descarrega quantidade bastante importante de catecolaminas circulantes, e, também, de hormônio antidiurético.

O hormônio tireoideano possui um papel importante na economia energética do organismo, influenciando a embebição dérmica, o número e a freqüência de mitoses na camada basal, a quantidade e a qualidade do suor.

Os hormônios corticossuprarrenais participam da homeostasia energética pelo controle sobre os eletrólitos, sob a ação da aldosterona.

Os hormônios sexuais, como os hormônios hipofisários, intervêm nas trocas energéticas cutâneas por meio da ação trófica direta sobre as glândulas, deprimindo a secreção do suor e aumentando a secreção sebácea.

Existem ainda os mecanismos nervosos periféricos e centrais que interferem nesta troca energética, ao interferirem no mecanismo termo-regulador e do suor.

Nas formas primitivas de seres vivos, a pele assume a maior parte das funções biológicas, como respiração, alimentação, excreção; mas durante o desenvolvimento e a evolução das espécies, essas funções foram assumidas pela diferenciação de órgãos que se tornaram especializados.

Dessa maneira pode-se imaginar por que por meio da pele se podem atingir todos os órgãos, pois é como se os órgãos se interiorizassem para que a pele pudesse exercer papel mais importante na relação estabelecida com o ambiente e com os outros seres. É como se a complexidade do relacionamento exigisse esse aperfeiçoamento externo. "*Muitas coisas quero esconder, pois são somente minhas, e muitas coisas eu preciso mostrar para serem aceitas pelo meio*". Talvez aqui apareça a Alma Corpórea (*Po*) que separa aquilo que é meu, e o inconsciente coletivo, a Alma Etérea (*Hun*), que nos permite comunicar com o meio externo.

Pele e suas alterações sob o ponto de vista da Medicina Tradicional Chinesa e relação com a Medicina Ocidental

As concepções da Medicina Tradicional Chinesa consideram o mundo como um todo e que esse todo é o resultado da unidade complementar dos dois princípios, o *Yin* e o *Yang*. Para os antigos chineses, o pensamento predominante é: "*Onde há o* Yin, *há o* Yang, *que se chama* Dao", quer dizer o Céu e a Terra. Não pode haver *o Yin* sem o *Yang*, nem *o Yang* sem o *Yin*. No *Su Wen* (capítulo 5) está escrito: "*O* Yang *puro é o Céu, o* Yin *turvo é a Terra. A Energia da Terra sobe como as nuvens, a*

Energia do Céu desce como a chuva". Então, o *Yang* e o *Yin* são opostos complementares que estão em constante movimento, um se transformando em outro infinitas vezes.

As alterações da pele podem ser classificadas segundo a teoria do *Yang* e do *Yin*, sendo que as alterações mais agudas apresentam características mais *Yang* e aquelas mais crônicas, características mais *Yin*. Poder-se-ia dizer que as lesões de tipo acne, freqüentes em jovens adolescentes e nas regiões altas do corpo, como cabeça e face, de aparecimento abrupto, com desaparecimento e recidivas, têm características mais *Yang*, ao passo que as alterações do tipo celulite apresentam característica mais *Yin*.

Embora a celulite possa, a princípio, ter característica *Yang*, com estagnação de Energia e com o passar dos anos, a mesma pessoa pode ir modificando a manifestação da celulite para uma forma mais *Yin* pela deficiência do *Yang*, e ela torna-se mais flácida. Por isso a classificação das alterações da pele de acordo com a teoria do *Yang* e do *Yin* vai depender do ponto de vista da evolução, podendo, então, ter infinitas graduações.

Ainda as concepções da Medicina Tradicional Chinesa consideram que o Universo é formado pelo movimento e a transformação dos cinco princípios representados por: Madeira, Fogo, Terra, Metal e Água. Segundo os registros no *Shang Shu Da Chuan*, escritos mais de mil anos antes da era cristã, consta: "*A Água e o Fogo são o povo que bebe e come. O Metal e a Madeira são os que produzem. A Terra é o que gera os dez mil seres, o que é útil ao homem*". Esses Cinco Movimentos estão em constante equilíbrio por meio da lei dos princípios de geração e de dominância.

A pele e suas alterações estão energeticamente relacionadas ao *Fei* (Pulmão), que representa o Metal e cuja função energética é de fazer descer, purificar e fazer voltar a si. A epiderme tem relação com o Metal, pois se se considerar que a pele pode sofrer agressões inúmeras vezes, ao entrar em contato com o meio ambiente e se não houvesse mecanismo de *feed-back* para terminar uma reação desencadeada, não haveria a existência. A função de voltar a si e de purificar tem relação com a pele.

A pele, também, relaciona-se diretamente com o *Pi* (Baço/Pâncreas), que é a Terra, pois o *Pi* (Baço/Pâncreas) e o *Fei* (Pulmão) formam o Canal Unitário *Tai Yin* que tem a função de nutrir e sustentar o seu filho, o Metal. Como foi observado na anatomia e na fisiologia da pele, a derme tem a função de sustentar e nutrir a epiderme por transudação, pois a epiderme não é vascularizada. Então, estabelece-se uma relação Mãe-Filho, Terra-Metal. Embriologicamente, a epiderme e a derme têm origens distintas. A epiderme deriva do ectoderma e a derme e hipoderme, do mesoderma. A epiderme relaciona-se com o Metal, relacionado com o *Fei* (Pulmão), e a derme, com a Terra (*Pi* – Baço/Pâncreas).

A epiderme relaciona-se a Energia de Defesa (*Wei Qi*) e com o *Jin* (Líquido Orgânico). A derme, por seu lado, relaciona-se com os três aspectos energéticos, o *Qi*, o *Jin* e o *Xue* (Sangue). Isso não significa que a epiderme não sofra influências das alterações do *Xue* (Sangue), pois na Medicina Tradicional Chinesa, tudo no corpo humano está interligado, inclusive com o meio ambiente. É apenas uma maneira de entender alguns aspectos relacionados com o Metal (*Fei*) ou com a Terra (*Pi*) nas alterações da pele.

Segundo a teoria dos *Zang Fu* (Órgãos e Vísceras), o *Fei* (Pulmão) dirige a Energia da respiração e a Energia de todo o organismo, expirando a Energia Impuro e inspirando a Energia Puro Celeste. No *Su Wen* (Capítulo 5), está dito: "*A emanação do Céu comunica-se com o* Fei *(Pulmão)*". O *Fei* (Pulmão) rege a "difusão" e se manifesta externamente na epiderme. O *Fei Qi* (Energia do Pulmão) acelera a distribuição do *Xue Qi* (Energia do Sangue) e do *Jin Ye* (Líquidos Orgânicos) no organismo. No *Ling Shu* (Capítulo 33) está descrito assim esta função: "*Aquilo que, saindo do corpo, umedece os pêlos, como o orvalho do nevoeiro, chama-se* Qi *(Energia)*".

A epiderme é aquecida pelo *Wei Qi* (Energia de Defesa), alimentada pelo *Ji*, e é o anteparo protetor contra os agentes patogênicos externos; é o que determina o *Su Wen* (Capítulo 38): "*A epiderme está associada ao* Fei *(Pulmão), é a primeira a sofrer do* Xie *(Energia Perversa)*". Um *Xie* de origem externa poderá então agredir o *Fei* (Pulmão) passando pela epiderme, efetuando a síndrome: "*O* Fei Qi *(Energia do Pulmão) não se difunde*" (*Fei Qi Bu Xuan*). Inversamente, se o *Fei* (Pulmão) estiver enfraquecido, não poderá distribuir o *Wei Qi* e os líquidos *Jin Ye* até a epiderme, ocasionando, então, insuficiência de proteção face aos *Xie Qi* (Energias Perversas).

O *Wei Qi* (Energia de Defesa) protege a superfície do corpo humano contra agressões externas, controla a abertura das glândulas sudoríparas, regulariza a temperatura do corpo, aquece os órgãos internos, dá brilho à pele e lustro aos pêlos.

É descrito na literatura um sistema muito interessante de defesa denominado sistema de defesa *Shen-Fei* (Rins-Pulmão): O *Fei* (Pulmão) difunde o *Wei Qi* (Energia de Defesa) para a pele e os músculos, e o *Shen* (Rins) é a raiz do *Wei Qi*, que é de natureza *Yangi*, aquecendo a pele e os músculos. O *Shen-Yang* (Rim-*Yang*) é a fonte de todas as Energias *Yang* do corpo, portanto, a raiz do *Wei Qi* (Energia de Defesa).

O *Shen* (Rins) está acoplado ao *Pangguang* (Bexiga) e o *Shen-Yang* (Rim-*Yang*) fornece a Energia ao *Pangguang* para transformar os fluidos; nesse processo de transformação, uma parte límpida dos fluidos ascende superficialmente ao longo do Meridiano do *Pangguang* (Bexiga) de forma a interagir com o *Wei Qi* (Energia Defensiva). É a maneira indireta pela qual o *Shen-Yang* (Rim-*Yang*) desempenha a função de raiz do *Wei Qi*. Além disso, o Meridiano do *Pangguang* (Bexiga) e o do *Du Mai* (Vaso-Governador), que difundem o *Wei* Qi por toda região dorsal (área *Yang* Maior), estão conectados com o *Shen* (Rins).

As funções energéticas do *Shen* (Rins) e do *Fei* (Pulmão):

***Shen* (Rins)**	***Fei* (Pulmão)**
Rege a Água	Fonte superior da Água
Governa a recepção da respiração	Governa a respiração
Raiz da respiração	Soberano da respiração

Se a atividade funcional do *Fei* (Pulmão) ou do *Shen* for insuficiente, haverá obstáculo na Via das Águas e nas trocas metabólicas, nas quais o *Gan* (Fígado) auxilia a subida e o *Fei* (Pulmão), a descida. A estagnação *do Gan Qi* (Energia do Fígado) gera Fogo, que pode agredir o *Fei* (Pulmão) e diminuir os fluidos, levando à Secura. Por outro lado, se o *Fei* (Pulmão) perder a função de purificação, o *Gan Qi* (Energia do Fígado) não consegue realizar a drenagem pela perda da função de livre fluxo de *Qi*.

Na presença de deficiência do *Fei Qi* (Energia do Pulmão) pode ocorrer a estagnação de Umidade no *Zhongjiao* (Aquecedor Médio) com deficiência do *Pi Qi* (Energia do Baço/Pâncreas) e com isso piora a função de difusão e de descida do *Fei* (Pulmão). Estando o *Fei Qi* (Energia do Pulmão) insuficiente, o *Xue* (Sangue) torna-se retardado, podendo levar à estagnação de *Xue*

(Sangue). Se o *Xin Qi* (Energia do Coração) for insuficiente, o *Xue* (Sangue) circula mal e a função de difusão fica afetada. Portanto, há uma estreita ligação entre os *Zang Fu* (Órgãos e Vísceras) envolvidos.

O *Pi* (Baço/Pâncreas) está diretamente relacionado com as alterações estética da pele, pois ele rege a derme, a nutrição e a sustentação. Quando esta sustentação se torna ineficiente pela deficiência do *Pi Qi* (Energia do Baço/Pâncreas) pode ocorrer a flacidez da pele, enquanto a celulite pode ocorrer quando a Via das Águas não flui adequadamente.

Em relação às rugas da face, estas aparecem com a idade e o dano actínico (solar), acentuando-se as linhas de expressão. Os raios solares danificam tanto a epiderme quanto a derme, onde ocorrem alterações de fibras do colágeno e, com isso, perda da elasticidade. Os danos da pele causados pela idade estão na dependência do *Shen Qi* (Energia dos Rins), enquanto as alterações (desgaste) da derme, na dependência do *Pi* (Baço/Pâncreas), as da epiderme, na do *Fei* (Pulmão), o tônus da musculatura da face, na do *Gan* (Fígado), e as expressões faciais (manifestação do *Shen*-Mente), na do *Xin* (Coração).

Em relação às manchas de pele, é importante lembrar a origem embriológica dos melanócitos que provêm da crista neural, a partir de 34 melanoblastos primordiais; portanto, existe relação entre o sistema nervoso central, em especial o sistema límbico (emoções) e os melanócitos. Estes podem ser relacionados com os pontos *Shu* do dorso e, principalmente, com os *Jing* situados no trajeto lateral do Meridiano do *Pangguang* (Bexiga), no dorso.

Os pontos *Shu* do dorso são os pontos de assentimento dos *Zang Fu* (Órgãos e Vísceras), nos quais se manifesta o *Jing Shen* (Quintessência dos Rins). De modo que as alterações inatas ou adquiridas dos *Zang Fu* (Órgãos e Vísceras), pela via do *Jing Shen*, podem-se manifestar nos pontos *Shu* do dorso e nos pontos *Jing*, podendo, aí, promover alterações de pigmentação da pele. Daí, freqüentemente, observarem-se manchas brancas no trajeto do Canal do *Pangguang* (Bexiga), principalmente na região lombar, semelhantes à pitiríase versicolor, sem haver, no entanto, relação com fungos, mas sim com alterações de nutrição, hidratação e pigmentação da pele. Em alguns casos, relacionam-se as manchas esbranquiçadas com as alterações discretas dos hormônios da suprarrenal ou com doença ovariana policística ou outras doenças ginecológicas; nestes casos, a mancha pode acometer, também, a região pélvica, próximo ao ponto VC-4 (*Guanyuan*). Quando se apresentam queixas gástricas, é freqüente observarem-se manchas no abdome, próximo ao VC-12 (*Zhongwan*).

Capítulo V

Pele Emocional

No ser humano, os conflitos emocionais constituem os principais fatores de adoecimento. A dermatologia e o conceito recente de medicina integrativa têm sido descritos por Azambuja (2000), que considera a pele como órgão que se relaciona com o meio externo e o interno, formando fronteira entre o próprio e o não próprio, expressando as reações dos níveis não físicos do ser e ligando-se aos grandes sistemas de regularização do corpo e da mente.

As estreitas ligações existentes com o sistema nervoso central tornam a pele altamente sensível às emoções como manifestação exterior destas. Ela pode estar em contato mais estreito com necessidades, desejos e medos mais profundos do que a mente consciente, e todos os problemas da pele, independentemente da causa, têm impacto emocional, como afirma Grossbart, psicólogo de Boston, especialista em psicodermatologia, tal qual o conceito de Alma Corpórea (*Po*), descrita na Medicina Tradicional Chinesa. Pela existência de comunicação bidirecional do sistema nervoso central com o sistema imunitário, e sendo a pele órgão de imunovigilância avançada, ela participa, também, deste diálogo permanente e, modulada pelos influxos nervosos vindos de pensamentos, envia ao cérebro as informações correspondentes.

A pele é inervada por terminações originadas do sistema sensorial e do sistema nervoso autônomo. Os nervos somáticos mielinizados provêm de células nervosas ganglionares e se distribuem no tecido subcutâneo, onde formam um plexo na derme profunda. Daí dividem-se em feixes e constituem outro plexo, na junção da derme média com a derme papilar, de onde emergem terminações nervosas livres, terminações dilatadas e receptores corpusculares ligados aos estímulos de pressão ou de tração. A inervação autonômica, a maioria não mielinizada, atende a vasos sangüíneos, músculos eretores dos pêlos, glândulas sudoríparas e sebáceas, melanócitos e mastócitos.

Dra. Maria Assunta Y. Nakano

As fibras do sistema nervoso estão intimamente relacionadas com as células cutâneas, estabelecendo assim conexão neuroimunológica na pele. Essa comunicação se realiza em bases químicas, por meio da liberação de neuropeptídeos e de neuro-hormônios tanto da parte cutânea como nas terminações nervosas. Todas as células cutâneas produzem seus mediadores químicos, como citocinas, classificadas em interleucinas, interferons, citotoxinas, fatores estimuladores de colônia, fatores de crescimento, fatores supressores e inibidores; desse modo, a pele produz e recebe inúmeras substâncias mensageiras que transmitem as mais diversas informações dos nervos para as células e destas para aqueles. Após sua liberação nas terminações nervosas, parece não haver um mecanismo de reabsorção dos neuropeptídeos, que são hidrolisados por exo e endopeptidases com ampla especificidade.

Há inúmeros neuropeptídeos na pele com enorme gama de funções e cerca de 20 neuropeptídeos foram mostrados até agora, como: substância P, neuropeptídeo Y, peptídeo intestinal vasoativo (VIP), peptídeos histidina, isoleucina e metionina, somatostatina, neurotensina, neurocinina A e B, peptídeo relacionado ao gene calcitonina (CGRP), peptídeo liberador de gastrina (GRP), bradicinina, dinorfina, acetilcolina, catecolaminas, endorfinas, encefalinas, galanina, peptídeo liberador da adenilciclase pituitária (Pacap). Alguns peptídeos podem coexistir no mesmo nervo, como acontece com o neuropeptídeo Y e a noradrenalina, que aparecem em nervos simpáticos em torno dos vasos sangüíneos de vários leitos vasculares, os quais possivelmente estão envolvidos em pacientes com o vitiligo.

Os neuro-hormônios, também, podem ser encontrados na pele, como a prolactina, hormônio estimulador dos melanócitos (MSH) e o ACTH. Toda essa complexa relação de nervos, células cutâneas e células imunitárias e secreção de neurotransmissores, neuropeptídeos e neuro-hormônios e citocinas, indica que existe uma rede neuro-imuno-endócrino-cutânea, portanto do eixo psico-neuro-imuno-endócrino-cutâneo em que se processa a ligação entre a mente e a pele; isso pode estabelecer como um estado que cause estresse pode desencadear alterações na pele e como alterações da pele podem gerar emoções ou pensamentos bons ou ruins. Cada pessoa, ao expressar na pele o seu estado interior, vive condição exclusiva, dependente de sua possibilidade e de sua habilidade de lidar com fatores de tensão. A percepção da realidade, por meio do filtro de crenças, torna-a competente ou incompetente para superar situações com conseqüente estado emocional, que é o que vai gerar as alterações cutâneas. (Azambuja, 2000) (Quadros 5.1 e 5.2).

Resumo Conexão Mente e Corpo

A conexão Mente ↔ Corpo pode ser mostrada cientificamente por meio de descobertas dos mediadores químicos, já descritos anteriormente, e todos os mediadores químicos encontrados no SNC também são detectados em outros órgãos, como o sistema imunológico e a pele, permitindo assim a comunicação celular entre mente (SNC) e todas as células do corpo. Há também evidências de memória celular. De modo que o que a mente pensa ou sente é percebido por todas as células do corpo, com capacidade de memorizar e arquivar as emoções e os pensamentos conscientes ou do subconsciente. Estabelece-se, então, a conexão psico-neuro-imuno-endócrino-cutânea, cuja via é bilateral.

O sistema nervoso central capta os estímulos do meio por meio dos órgãos do sentido e inicia a liberação de mediadores

Quadro 5.1 – Um esquema de processo de adoecimento

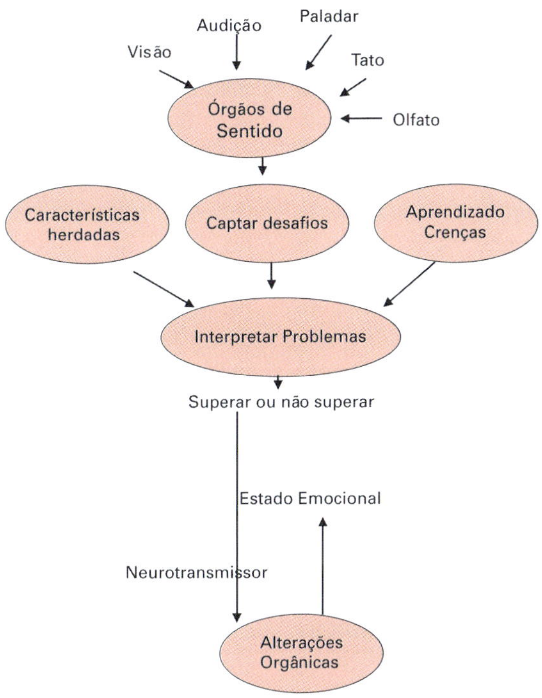

Quadro 5.2. Esquema de processo de adoecimento

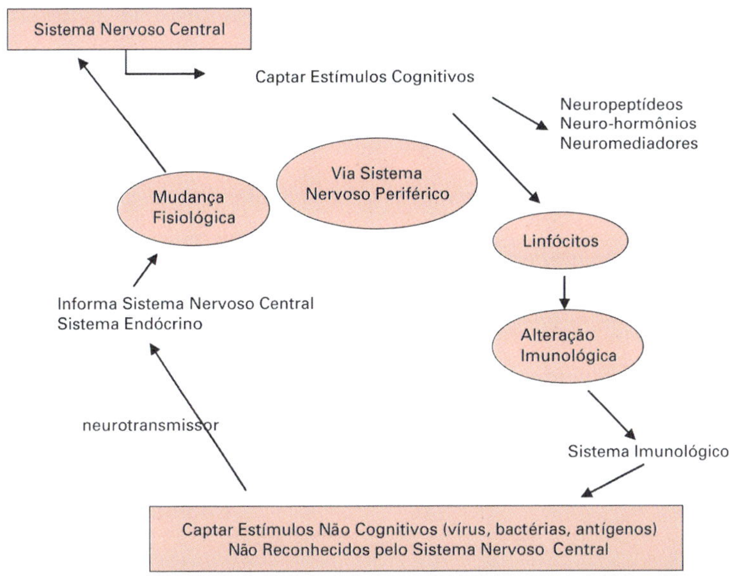

químicos (neuropeptídeos, neuro-hormônios e neuromediadores) pelas vias dos sistemas nervoso periférico e vascular que poderão agir sobre os linfócitos e o sistema imunológico. Por outro lado, estímulos não cognitivos são percebidos pelo sistema imunológico (estímulos não reconhecidos pelo sistema nervoso central, como vírus, bactérias, antígenos), onde se inicia o processo de liberação de mediadores químicos, como as citoquinas (interleucinas, fatores de crescimento, fatores quimiotáticos), fazendo com que o sistema nervoso central perceba o estímulo; este, por sua vez, inicia a liberação de outros mediadores a fim de resolver o processo, fechando assim o segundo ciclo. As duas, aferente e eferente, vias se completam. A mente e suas conexões são como o *hard disk* e suas redes.

Este mecanismo de adoecimento serve para explicar a maioria das doenças. Para complementar, pode-se dizer que o indivíduo gerado (carregando o gen e a memória celular dos pais), sob influência das condições de gestação, e após o nascimento, sob condições de estímulos do meio ambiente, vai ser moldado e vai determinar as suas reações diante de estímulos que vêm do meio ambiente. Diante de desafios que o meio oferece no dia-a-dia, o modo como o indivíduo vai reagir, vencendo ou não estes desafios, é o que irá determinar ou não o processo de adoecimento.

Não se pode esquecer que a doença, principalmente da pele, pode gerar uma nova emoção reativa, que necessita ser cuidada. É o caso de um indivíduo que se sente rejeitado por julgar-se feio, podendo, então, desencadear com isso quadro de acne facial. E a acne instalada, agora real, torna-se motivo de isolamento, tristeza e depressão.

Os pulmões e a pele são considerados órgãos de contato com a vida e relacionamentos interpessoais. A superfície interna da parede pulmonar mede cerca de $70m^2$, ao passo que a pele chega a medir no máximo $2{,}5m^2$. Os pulmões, no âmbito da Medicina Tradicional Chinesa e da metafísica, são considerados órgãos da vida possibilitando o contato do ser humano com o meio ambiente. Reflete a capacidade de cada um de absorver o que existe de bom ao redor, bem como exteriorizar as coisas ruins, pois representa o Movimento Metal concernente ao processo de purificação.

A saúde pulmonar depende da predisposição à vida, do firme propósito de existir, da vontade de interagir com o ambiente e da habilidade de manter as relações interpessoais. A diferença com a pele é que o contato da pele é direto, palpável e depende da vontade, podendo o indivíduo escolher o que tocar e por quem ser tocado. O medo do desconhecido, de receber um "não", a dificuldade de se expor e a recusa em absorver plenamente a vida são fatores emocionais geradores de complicações pulmonares. Aqueles que se mantêm abertos à vida e dispostos a viver e a se relacionar com as mais diversas situações do cotidiano mantêm os pulmões saudáveis.

"O que há de mais profundo
no homem é a sua pele."
Paul Valéry

Capítulo VI

Pele Espiritual

Os termos mente, emoção e espírito são freqüentemente confundidos, e muitas vezes se fundem, principalmente quando se trata da parte não material e não mensurável da emoção e da mente (pensamento). Mas falar de espírito é falar de algo muito sutil de Energia, ainda não comprovado cientificamente, mas sentido muitas vezes. Isso nos faz lembrar a lenda da Atlântida. Não se sabe ainda se realmente existiu, mas existem várias evidencias que procuram comprová-las.

Richard Gerber, no seu livro *Medicina Vibracional*, cita essa lenda, que é importante mesmo que seja uma lenda, pois parece que se segue o mesmo rumo em que o desenvolvimento tecnológico e a presunção foram ingredientes para autodestruição. A lenda diz que a civilização atlante era formada no início por uma sociedade exclusivamente agrícola, que foi evoluindo durante milhares de anos até atingir o seu apogeu com raças de indivíduos altamente evoluídos, principalmente na arte da cura. Os atlantes poderiam controlar o que se chama de força vital, utilizavam a Energia do organismo, energia das plantas, conheciam e manipulavam o que se chama de essência. A origem das doenças não estava no corpo físico, mas sim em uns corpos superiores, podendo vir também de vidas anteriores. Essa abordagem parecia muito simples para esse povo, enquanto a civilização atual ainda engatinha nesta direção.

A Medicina Tradicional Chinesa descreve a alma e o espírito muito integrado à mente e às emoções. Na verdade, não se pode separar o corpo da mente, a mente do espírito, e vice-versa. A parte mais sutil do orgânico funde-se à Energia, que se funde ao pensamento e que se funde ao espírito.

Segundo a Medicina Tradicional Chinesa, a Alma Etérea ou Vegetativa (*Hun*) é a parte da manifestação do *Shen* (espírito) que se aloja no *Xue* (Sangue) e é armazenada no *Gan* (Fígado). O *Hun* tendo esta relação, ficam asseguradas a boa circulação de *Xue* (Sangue) e a facilidade nos movimentos, enfim, a difusão da alma.

A palavra *Shen* (espírito) pode significar atividade do pensamento, consciência, *insight* e memória, que dependem do *Xin* (Coração-Mente). Também indica os aspectos mentais e espirituais do ser humano como a Mente, a Alma Etérea (*Hun*), a Alma Corpórea (Po), a Inteligência e a Força de Vontade (espírito). A palavra *Shen* indica, também, qualidades sutis e indefiníveis de vida, prosperidade ou brilho, que podem ser observados na saúde.

O *Shen* (Mente) que reside no *Xin* (Coração) é o responsável por diferentes atividades mentais, como pensamento, memória, consciência, *insight*, cognição, sono, inteligência, sabedoria, idéias. É, também, responsável pela audição, visão, tato, paladar e olfato.

O pensamento depende do *Shen* (Mente), a memória depende da Mente, do *Pi* (Baço/Pâncreas) e do *Shen* (Rins). A consciência indica a totalidade dos pensamentos e percepções e sentimentos. O *insight* indica a nossa capacidade de auto-conhecimento, auto-reconhecimento. O indivíduo está sujeito a diferentes estímulos emocionais, percepções, sentimentos e sensações e todos são percebidos e reconhecidos pelo *Shen* (Mente). Somente o *Xin* (Coração) pode sentir as emoções, por isso todas as emoções afetam-no.

A cognição representa a atividade mental de perceber e compreender a reação ao estímulo. O sono depende do estado da Mente; a inteligência depende do *Xin* (Coração) e da Mente. A sabedoria é proveniente do *Xin* (Coração) forte e da Mente saudável. O *Xin* (Coração) e a Mente são responsáveis pelas idéias, projetos e sonhos, proporcionando os objetivos de vida.

No capítulo 23 do livro *Ling Shu*, baseado nas passagens da obra *Nei Jing* está dito: *"A Mente é a transformação da Essência e do* Qi*: as duas Essências (Pré-Natal e Pós-Natal) contribuem para a formação da Mente. A Alma Corpórea (*Po*) é a assistente da Essência e do* Qi*: está próximo à Essência, porém move-se para dentro e para fora. A Alma Etérea (*Hun*) complementa a Mente e o* Qi*: é próxima à Mente, porém vem e vai. A Inteligência corresponde à memória: é a memória que depende do* Xin *(Coração). A Força de Vontade (*Zhi*) é como uma mente determinada e focalizada: o* Shen *(Rins) armazena a Essência e por meio da Força de Vontade eles podem cumprir o nosso destino".*

Estes cinco aspectos reunidos formam o *Shen*; os cinco *Shen* alojados nos cinco *Zang* (Órgãos) *Yin* são a residência do *Shen*.

A Alma Etérea (*Hun*) é o ir e o vir da Mente. Por meio da Alma Etérea (*Hun*), a Mente projeta-se para o mundo exterior e para outras pessoas, e pode interiorizar-se, para receber a intuição, a inspiração, os sonhos e as imagens provenientes do inconsciente. Portanto, se o *Xue* (Sangue) e o *Gan Qi* (Energia do Fígado) não forem suficientes, não poderão enraizar a Alma Etérea (*Hun*), tornando o indivíduo deprimido, sem objetivos ou sonhos. Se a Alma Etérea (*Hun*) for desordenada, a Mente Individual será desligada da Mente Universal e torna-se-á infeliz, confusa, isolada, sem objetivos e estéril.

A Alma Corpórea (*Po*) reside no *Fei* (Pulmão) e é a contraparte física da Alma Etérea (*Hun*). É a parte inseparável do corpo, que vai para a terra após a morte. É a expressão somática da Alma.

A Alma Corpórea (*Po*) está intimamente relacionada à Essência, é a saída e a entrada da Essência. É a manifestação da Essência na esfera das sensações e sentimentos. Proporciona movimento à Essência, trazendo-a para tomar parte em todos os processos fisiológicos do corpo.

*"Se a Essência for exaurida, a Alma Corpórea (*Po*) declina, a Energia é dispersa e a Alma Etérea (*Hun*) flutua sem residência".*

A Alma Corpórea (*Po*) é o responsável pelas sensações e pelo prurido e está, portanto, relacionada à pele, pela qual tais sensações são experimentadas. Isto explica a expressão somática sobre a pele de tensões emocionais que afetam a Alma Corpórea (*Po*) via Mente e a conexão entre a Alma Corpórea (*Po*), o *Fei* (Pulmão) e a pele. E a Essência deficiente também falha ao enraizar sua Alma Corpórea (*Po*) e, portanto, leva à deficiência do *Fei* (Pulmão). O *Wei Qi* (Energia de Defesa) do *Fei* (Pulmão), ao nível físico, protege o corpo de fatores patogênicos externos; ao nível mental, a Alma Corpórea (*Po*) protege o indivíduo de influências psíquicas externas.

Relação dos Zang Fu (Órgãos e Vísceras) com o Mental e a espiritualidade:

Físico-Órgão	Sentimentos	Instância Psíquica/Mental/Espiritual
Xin (Coração)	Alegria	Consciente/Mente
Pi (Baço-Pâncreas)	Reflexão	Ideação/Pensar
Fei (Pulmão)	Tristeza	Inconsciente – Alma Corpórea (Po)
Shen (Rins)	Medo	Vontade (*Zhi*)
Gan (Fígado)	Cólera	Inconsciente coletivo – Alma Etérea (*Hun*)

De modo que o organismo (órgãos internos) se comunica com o meio ambiente por meio dos cinco sentidos (cinco cores, cinco sabores, cinco olfatos, cinco sons e cinco tipos de alimentos).

Capítulo VII

Noções de Eletroacupuntura Aplicadas em Acupuntura Estética

Dra. Maria Assunta Y. Nakano

Introdução

A eletroacupuntura é uma técnica em que se utiliza a eletricidade para estimular os pontos cutâneos (pontos de acupuntura).

O relato mais antigo que se tem da utilização da eletricidade para fins terapêuticos data de 420 a.C., quando o Hipócrates recomendava a utilização do peixe torpedo (que possui órgãos que produzem descarga elétrica para paralisar suas presas), para ser cozido e consumido no desjejum por pessoas asmáticas.

O peixe torpedo foi utilizado, no ano 46 d.C., por Scribonius, médico romano, para tratar quadros de dor, recomendando colocar o peixe diretamente na região afetada nos casos de cefaléia e de gota. A partir de então, há vários relatos importantes de utilização da eletricidade para prática terapêutica e de diagnóstico. Inclusive o termo corrente galvânica foi conservado em homenagem a seu descobridor, Galvani, que teve o mérito de dar início efetivo à eletrofisiologia.

A eletroacupuntura começou a ser utilizada com maior freqüência a partir da década de 30, passando a ser mais difundida a partir dos anos 60.

Classificação dos Principais Métodos Utilizados na Eletroacupuntura

Corrente Farádica

É um tipo de corrente elétrica alternada e assimétrica que tem duas fases diferentes de freqüência (50 a 100Hz) e que pode produzir tetania muscular quando se estimulam os músculos. Esse tipo de corrente foi utilizado na eletroacupuntura, mas provoca sensação desagradável de leves picadas. Sua corrente muda constantemente de direção. A corrente subfarádica tem freqüências menores (1 a 50Hz), desencadeando contrações clônicas, é menos desagradável e, durante algum tempo, foi usada na eletroacupuntura sistêmica, locorregional e analgésica profunda, e posteriormente abandonada.

Outro modo é a corrente farádica interrompida, que produz contrações musculares sustentadas e aumenta o tônus e a excitabilidade muscular; por isso é bastante utilizada no tratamento de paralisias, atrofia e hipotrofia musculares, com boa aceitação e bons resultados. A aplicação desta corrente parece estimular a multiplicação de fibras musculares e levar à diminuição do tecido adiposo, o que justifica o seu emprego tanto na medicina estética quanto na terapêutica muscular.

Corrente Galvânica

É corrente elétrica direta e, portanto, contínua. É pouco utilizada na eletroacupuntura. Pode induzir à eletrólise ao redor da agulha de acupuntura. Assim mesmo, esta corrente pode ser excelente quando empregada de forma interrompida na eletroacupuntura e na estimulação subcutânea rápida (galvanopuntura), com bastante eficácia na medicina estética, principalmente nas alterações inestéticas da face.

Corrente Galvânica Interrompida

É uma corrente elétrica direta modificada, de baixa freqüência, e a mais comum nos aparelhos atuais de eletroacupuntura, tanto local quanto sistêmica. Esta corrente oferece diversos tipos de estímulos que dependem da sua forma de onda e, devido à despolarização, produz sensação agradável e reduz os efeitos de eletrólise. É uma corrente semelhante à farádica, com a vantagem de ser unidirecional.

Indicação da Eletroacupuntura de acordo com diferentes modalidades de aplicação e/ou freqüência do estímulo

Regularização sistêmica ou geral

Doenças psicossomáticas/neurovegetativas;

Doenças cuja sintomatologia é numerosa e variada; e

Associada a outros tipos de regularização e como tratamento profilático.

Regularização projecional

Distúrbios funcionais e somáticos em áreas mal delimitadas, distais e migratórias; e

Distúrbios difusos do aparelho músculo-esquelético.

Regularização regional ou setorial

Distúrbios funcionais regionais; e

Distúrbios do sistema músculo-esquelético.

Regularização local

Distúrbios da dor; e

Distúrbios somáticos locorregionais.

Regras de Eletrotonificação e Eletrossedação

Eletrotonificação	Eletrossedação
Freqüência baixa (1 a 10Hz)	Freqüência alta (10 a 50Hz)
Tempo de aplicação até 15 minutos	Tempo de aplicação de 20 a 60 minutos
Forma de onda espiculada ou dente de serra	Forma de onda quadrada ou retangular
Largura do pulso menor	Largura do pulso maior
Eletrotonificante Cátodo (preto)	Eletrossedante Ânodo (vermelho)
Densidade da corrente é maior (agulha fina)	Densidade da corrente é menor (agulhas grossas)
Bastos, SRC. Tratado de eletroacupuntura: teoria e prática. Rio de Janeiro: Numen Ed., 1993.	

Eletrotonificação	Eletrossedação
Freqüência menor	Freqüência maior (10 a 50Hz)
Tempo de aplicação até 15 min.	Tempo de aplicação de 20 a 60 minutos
Forma de onda espiculada ou dente de serra	Forma de onda quadrada ou retangular
Largura do pulso menor (para uma mesma freqüência)	Largura do pulso maior
Eletrotonificante Ânodo (para correntes com componente galvânico)	Eletro sedante Cátodo (para correntes com o componente galvânico)
Densidade da corrente é menor	Densidade da corrente maior
Amestoy, RDF. Eletroterapia e Eletroacupuntura: princípios básicos... e algo mais. Florianópolis: Bristol, 1998.	

Regras Básicas para o Emprego de Eletrodos em Eletroacupuntura segundo Bastos e Amestoy

Na eletroacupuntura de regulação geral, é preferível o uso de aparelhos bipolares, onde o circuito é fechado de agulha para agulha, ou seja, do cátodo para o ânodo.

Cada saída de um aparelho bipolar permite estimular duas agulhas (ânodo-cátodo) e cada aparelho pode ter de duas a dez saídas.

O cátodo (garra preta) é o pólo negativo em eletrônica e positivo (ativo) na eletroacupuntura. O ânodo (garra vermelha) é o pólo positivo em eletrônica e negativo (passivo) na eletroacupuntura. A sensação mais forte é sentida no cátodo, considerando-se a mesma estrutura, mesma profundidade e mesmas características dos dois pontos de inserção (acupuntura).

Em pólos da mesma saída, o pólo preto (cátodo) precede ao pólo vermelho (ânodo), quando colocados sobre o mesmo meridiano, respeitando o fluxo fisiológico energético. Ex.: cátodo no IG-4 (*Hegu*) e ânodo no IG-15 (*Jianyu*).

Em pólos da mesma saída, não se deve inverter a polaridade dos pólos que contrariem o fluxo energético fisiológico de um Meridiano. Ex.: cátodo no P-9 (*Taiyuan*) e ânodo no P-5 (*Chize*) (segundo Bastos). Em pólos de mesma saída, utilizar, preferencialmente, no mesmo Meridiano. Quando não for possível, deve-se respeitar o fluxo energético do grupo de Meridianos, por exemplo, cátodo no TA-5 (*Waiguan*) e o ânodo no IG-11 (*Quchi*).

Em pólos da mesma saída, onde a conexão dos pontos se faz em pontos localizados mais ou menos na mesma altura, paralelamente e de mesma natureza energética, elege-se o ponto mais sensível à palpação ou o ponto mais importante para o tratamento em questão e coloca-se nele o cátodo, e no outro, o ânodo. Por exemplo, cátodo no VB-20 (*Fengshi*) e o ânodo no B-10 (*Tianzhu*) para o tratamento por eletroacupuntura de enxaqueca ou de cefaléia simpaticotônica. Ou o cátodo no B-10 (*Tianzhu*) e o ânodo no VB-20 (*Fengshi*), para o tratamento da cefaléia fronto-oftálmica, sinusite, anosmia.

De acordo com Fernandez Amestoy, pelo fato de a corrente elétrica no corpo humano ser conduzida, principalmente, sob forma iônica, não há um predomínio no sentido dos fluxos elétricos, havendo dificuldade em afirmar que no corpo humano exista, globalmente, um fluxo predominante em um determinado sentido ao se aplicar uma corrente elétrica. O cátodo tem efeito mais estimulante em relação ao ânodo, podendo-se, então, aplicar o cátodo nos pontos de sedação, *Iu, Luo, Mo, Ashi*, e o ânodo em pontos de tonificação, *Iu, Luo, Shu*, dependendo da técnica utilizada.

Como se pode ver, existem muitas controvérsias em relação a utilização de eletroacupuntura. Portanto, a experiência de cada um é que irá determinar o melhor resultado para cada indivíduo.

Indicação de Eletroacupuntura Locorregional e Projecional

No tratamento de alterações inestéticas utiliza-se, com freqüência, a eletroacupuntura de ação local, locorregional e projecional, tendo, respectivamente, indicação para o tratamento de doenças em áreas anatômicas bem demarcadas. A eletroacupuntura pode ser utilizada na harmonização do tônus muscular e da contratilidade muscular, no tratamento de reações inflamatórias agudas e crônicas, estiramento dos ligamentos e distensão ou inflamação articulares, alteração de condução nervosa, seja sensorial, seja motora. Possui ainda efeito vasomotor capaz de regularizar o aporte sangüíneo de forma localizada, com efeito na microcirculação sangüínea (arterial, venosa e linfática).

USO DE ELETROACUPUNTURA NAS RUGAS DA FACE

A musculatura da face tem característica especial, por ser musculatura que expressa as emoções (tristeza, raiva, alegria, medo, preocupação). Existe uma intensa ligação das vias nervosas do sistema límbico, onde se processam as emoções, com as áreas pré-motoras e motoras, principalmente da face. Por isso, por meio da face pode-se observar o *Shen* (Mente/Consciência/Emoções). "*O* Shen *(Mente) expressa a abundância ou a fraqueza de* Qi *e de* Xue *(Sangue) dos* Zang Fu *(Órgãos/Vísceras) na expressão do rosto, elocução e na respiração*".

Para se utilizar a eletroacupuntura de maneira correta, é necessário conhecer a anatomia da musculatura da face e suas funções (músculo antagonista X músculo agonista), o que será detalhadamente apresentado no capítulo "Rugas da Face".

Antes de realizar a tonificação de determinados grupos musculares, deve-se sedar (dispersar) os seus respectivos músculos antagonistas. Por exemplo: as rugas horizontais da região frontal são determinadas pela tensão do músculo frontal e pelo relaxamento do músculo antagonista, que é o músculo piramidal. Neste caso, deve-se dispersar os pontos de acupuntura responsáveis por promover o "enrugar a testa", que são o *Yuyao* e o VB-14 (*Yangbai*). Após este procedimento, tonificam-se os pontos M-CP-3 (*Yintang*), M-CP-9 (*Taiyang*) e o TA-23 (*Shizukong*).

A freqüência da corrente elétrica que se utiliza para a dispersão situa-se em torno de 50Hz a 100Hz e sua estimulação deve ser mantida, aproximadamente, por 20 minutos, enquanto a freqüência para a tonificação é de 2 a 10Hz, também, durante 10 minutos.

Para o tratamento de flacidez da face, utiliza-se a estimulação dos *pontos motores* da face, que, na verdade, relacionam-se com a maioria dos pontos de acupuntura localizados na face, os quais devem ser estimulados com a freqüência de tonificação, durante 10 a 15 minutos. Pode-se utilizar, também, a freqüência de 2Hz, com uma intensidade suficientemente elevada, para promover a contração muscular.

Os *pontos motores* são áreas de grande concentração energética de um músculo (onde existe maior quantidade de terminações nervosas livres). Isto será discutido e localizado detalhadamente no capítulo 15 (Acupuntura Estética na Flacidez).

USO DE ELETROACUPUNTURA NO TRATAMENTO DA CELULITE E DA GORDURA LOCALIZADA

No caso de tratamento por eletroacupuntura de gordura localizada, deve-se primeiramente delimitar a área. Existem dois modos de processar o tratamento:

1. Tratar a gordura localizada como se fosse ponto *Ashi* de dor (pontos fora dos Meridianos e que não constituem os Pontos Curiosos (PC) ou Extras). Nesta técnica, inserem-se de quatro a seis agulhas de acupuntura cercando a área de gordura localizada e colocam-se os eletrodos do aparelho de eletroacupuntura de tal maneira que as correntes se cruzem no meio da gordura localizada (Figura 7.1).

Figura 7.1 ▼ Tratamento por meio de eletroacupuntura da gordura localizada da região do abdome como ponto *Ashi* de dor, inserindo-se as agulhas de acupuntura ao redor da gordura, direcionando-se para o centro, e o modo de conexão dos eletrodos.

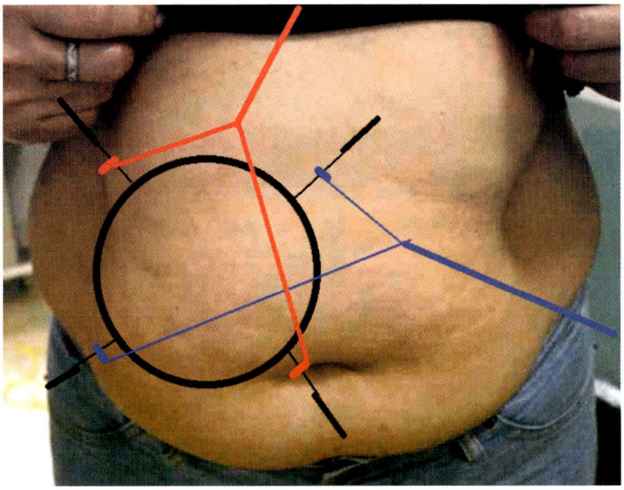

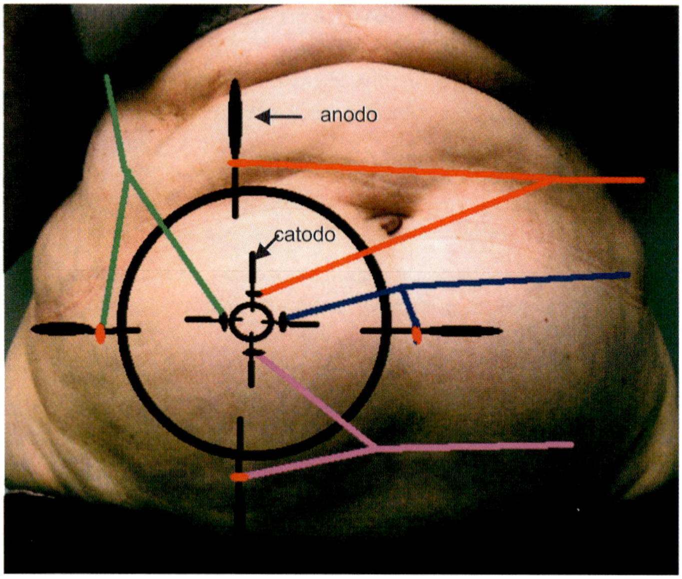

▲ **Figura 7.2**
Tratamento da gordura localizada da região do abdome com a técnica de eletroacupuntura utilizada como em um processo inflamatório, em que são inseridas duas fileiras de agulhas de acupuntura; a figura ilustra o modo de conexão dos eletrodos.

2. Tratar a gordura localizada como área de um processo inflamatório. Neste caso, inserem-se de quatro a seis agulhas de acupuntura, cercando a área de gordura localizada. Depois, insere-se o mesmo número de agulhas na parte central da gordura localizada, tendo o cuidado de conectar o cátodo (preto) no centro da lesão e o ânodo (vermelho) nas agulhas que cercam a lesão (Figura 7.2).

Neste caso, a freqüência elétrica utilizada deve ser bastante alta (aproximadamente 300Hz), com duração de 20 a 30 minutos. Com este estímulo, obtém-se a lise do tecido adiposo, o qual será drenado pelo sistema vascular e eliminado pelo urinário, resultando na sua diminuição gradativa no decorrer do tratamento. A fim de não sobrecarregar a função renal, o tratamento deve-se restringir a duas áreas, semanalmente. Por outro lado, o uso prolongado de eletro-estimulação em alta freqüência pode levar à diminuição da Energia dos Rins (*Shen Qi*).

Nas duas formas de tratamento de gordura localizada, deve-se, também, tonificar os Canais de Energia acometidos que passam pela região, assim como tratar as desarmonias energéticas dos *Zang Fu* (Órgãos e Vísceras). Por exemplo, no tratamento de culote de cheval, deve-se circular e tonificar o Meridiano do *Dan* (Vesícula Biliar) e aplicar técnica *Shu-Mo-Yuan*, para fortalecer o *Gan* (Fígado) e o *Dan* (Vesícula Biliar), respectivamente os pontos B-18 (*Ganshu*), F-14 (*Qimen*) e F-3 (*Taichong*) e B-19 (*Danshu*), VB-24 (*Riyue*) e VB-41 (*Linqi*).

Utiliza-se a mesma técnica acima descrita, também, para dissolver os nódulos celulíticos e as retrações. Os nódulos ne-

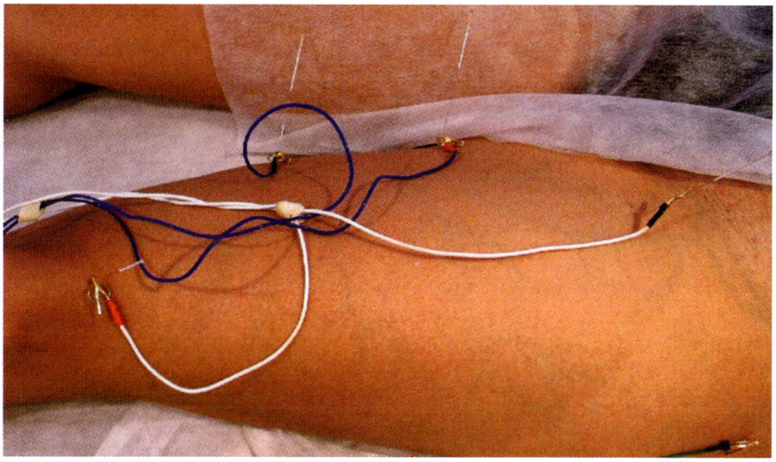

Figura 7.3 ▲ Tonificação locorregional da região da coxa por meio de eletroacupuntura.

cessitam ser dissolvidos, pois podem servir como verdadeiros blocos capazes de bloquear a circulação energética; isso faz com que se agravem cada vez mais os processos celulíticos, promovendo a piora das gorduras localizadas, como os culotes, e da gordura localizada nas regiões mediais do joelho e infraglúteo. Nestes casos, os pontos de acupuntura que podem ser utilizados incluem:

- E-31 (*Biguan*) (cátodo) e E-34 (*Liangqiu*) ou E-35 (*Dubai*) (ânodo);
- VB-29 (*Juliao*) (cátodo) e VB-33 (*Xiyangguan*) (ânodo); e
- B-32 (*Ciliao*) (cátodo) e B-40 (*Weizhong*) (ânodo).

É importante a tonificação locorregional (Figura 7.3).

Para o tratamento de linhas de flacidez que se localizam, geralmente, na face medial da coxa, inserem-se as agulhas perpendicularmente à pele no sentido da musculatura, nos sulcos que se formam pela flacidez muscular. Geralmente, estes pontos correspondem aos pontos motores. Na face medial da coxa, a circulação de Energia processa-se de baixo para cima, por se tratar de área *Yin*. Em relação aos pontos motores, deve-se seguir a regra importante de se colocar o cátodo (garra preta) no ponto onde se deseja a maior ação da eletroacupuntura. Para o tratamento, a freqüência recomendada é em torno de 2Hz aplicada durante 10 minutos.

Obs. Toda região do corpo pode ser tratada em função dos pontos motores (discutido no capítulo 15).

USO DA ELETROACUPUNTURA NAS ESTRIAS DE PELE

Para o tratamento de estrias de pele, na medicina estética ocidental, utiliza-se a corrente contínua filtrada e constante, cujos estudos mostram o aumento numérico de fibroblastos jovens, além de neovascularização e normalização da sensibilidade dolorosa, após algumas aplicações de corrente contínua filtrada.

Em relação à acupuntura, insere-se intradermicamente a agulha de acupuntura no trajeto das estrias (Figura 7.4), seguindo-se manipulação-estimulação manual

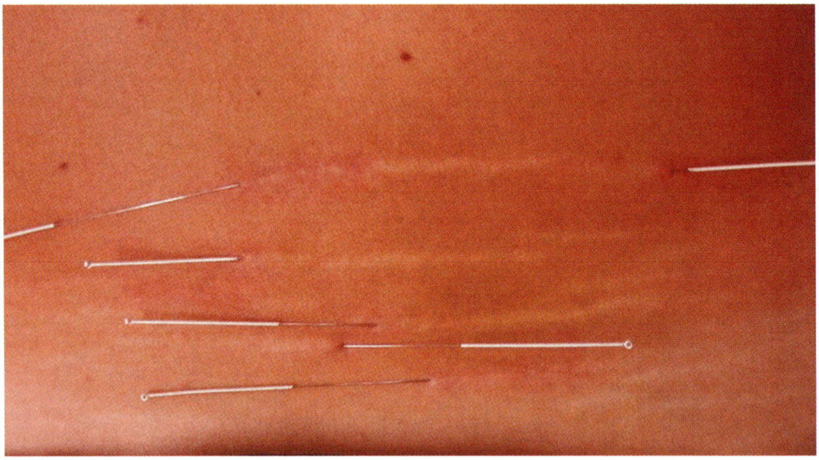

Figura 7.4 Modo de inserção das agulhas de acupuntura paralelamente ao longo das estrias de pele.

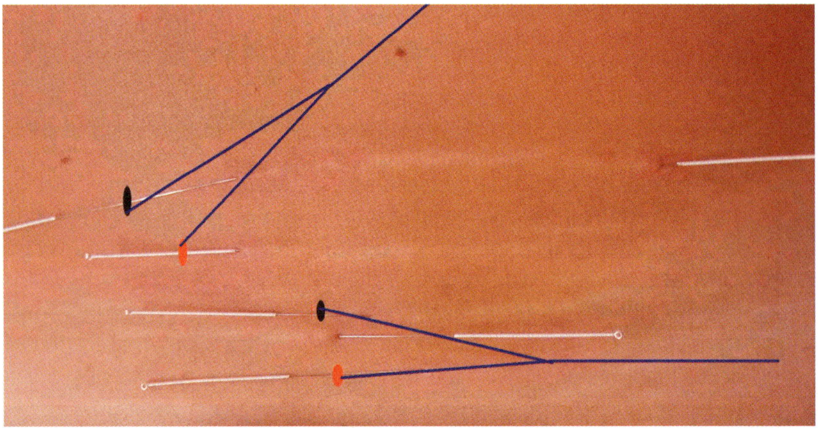

Figura 7.5 Modo de conexão dos eletrodos nas agulhas de acupuntura no tratamento das estrias de pele por eletroacupuntura.

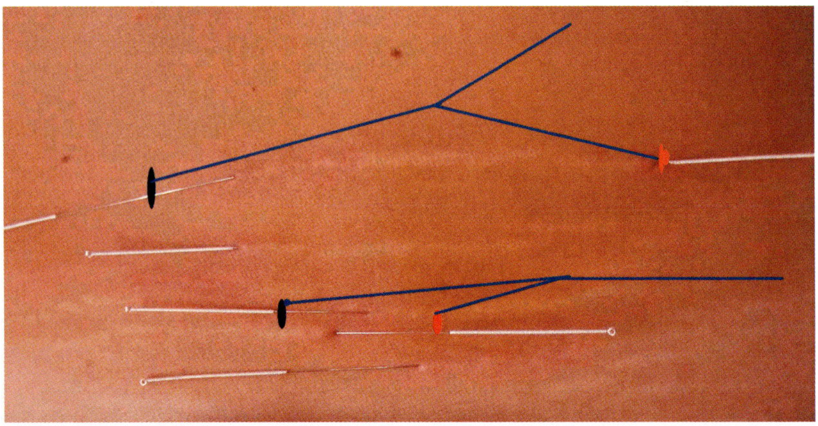

Figura 7.6 Técnica de colocação das agulhas de acupuntura inseridas paralelamente e em direção oposta e conexão dos eletrodos no tratamento de estrias da pele.

das agulhas de acupuntura até o aparecimento de um pequeno edema e de área eritematosa. A manipulação de agulhas desencadeia uma reação dolorosa. Por outro lado, qualquer tratamento médico na área da medicina estética ocidental – como a estimulação elétrica, a intradermoterapia com injeção de substâncias, como a vitamina C e outros, e a subcisão – emprega métodos extremamente dolorosos, muito mais do que em relação ao estímulo da agulha de acupuntura. A fim de eliminar o processo álgico desencadeado pela estimulação manual de agulha de acupuntura, utiliza-se a eletroacupuntura, tornando o tratamento indolor.

As figuras 7.5 e 7.6 mostram como os eletrodos podem ser aplicados nas agulhas de acupuntura. A freqüência utilizada é de 2 a 25Hz, por 10 minutos.

Capítulo VIII

Cabelos e Unhas na Concepção Energética

CABELOS

Quando se faz referência aos cabelos, imagina-se, geralmente, um contexto estético, embora a função primordial dos cabelos seja outra que é a de proteger o couro cabeludo. Nos animais, diferentemente, os pêlos servem como proteção do corpo contra as intempéries do meio ambiente, enquanto no ser humano essa proteção foi substituída pelo sistema pigmentar.

O ser humano, em sua evolução, sofreu a perda dos pêlos do corpo, vivendo um conflito em não tê-los mais e, ao mesmo, manter os cabelos. Na evolução do ser humano através de milhões de anos, observa-se a perda gradativa de todos os pêlos do corpo. O futuro dos cabelos parece ser sombrio e se o ser humano se transforma cada vez mais em ser menos animal e mais sensitivo, o que se pode esperar é um verdadeiro "ET" no futuro, ou seja, cabeça grande e totalmente lisa sem os cabelos, olhos enormes, corpo esguio e sensibilidade à flor da pele.

Os cabelos sempre foram vistos como símbolo de sedução, força e poder. Desde os mais remotos tempos, a perda (queda) de cabelos sempre foi causa de grande conotação emocional. Isto faz com que o paciente sempre procure auxílio médico de modo desesperado por causa da queda dos cabelos.

Mas, por que a perda de cabelos aflige tanto o ser humano?

Pierre Bouhanna, no seu livro *Cabelos e Calvície*, faz um breve relato histórico da importância dos cabelos através dos tempos. A mitologia grega mostra as cabeleiras luxuriantes de numerosas deusas, como a de Afrodite, que cobria a sua nudez com uma longa cabeleira loura; a de Vênus (Figura 8.1), que fazia a sua toalete cercada de divindades mitológicas, porém,

Dra. Maria Assunta Y. Nakano
Dra. Dilma Elisa Morita Maeda

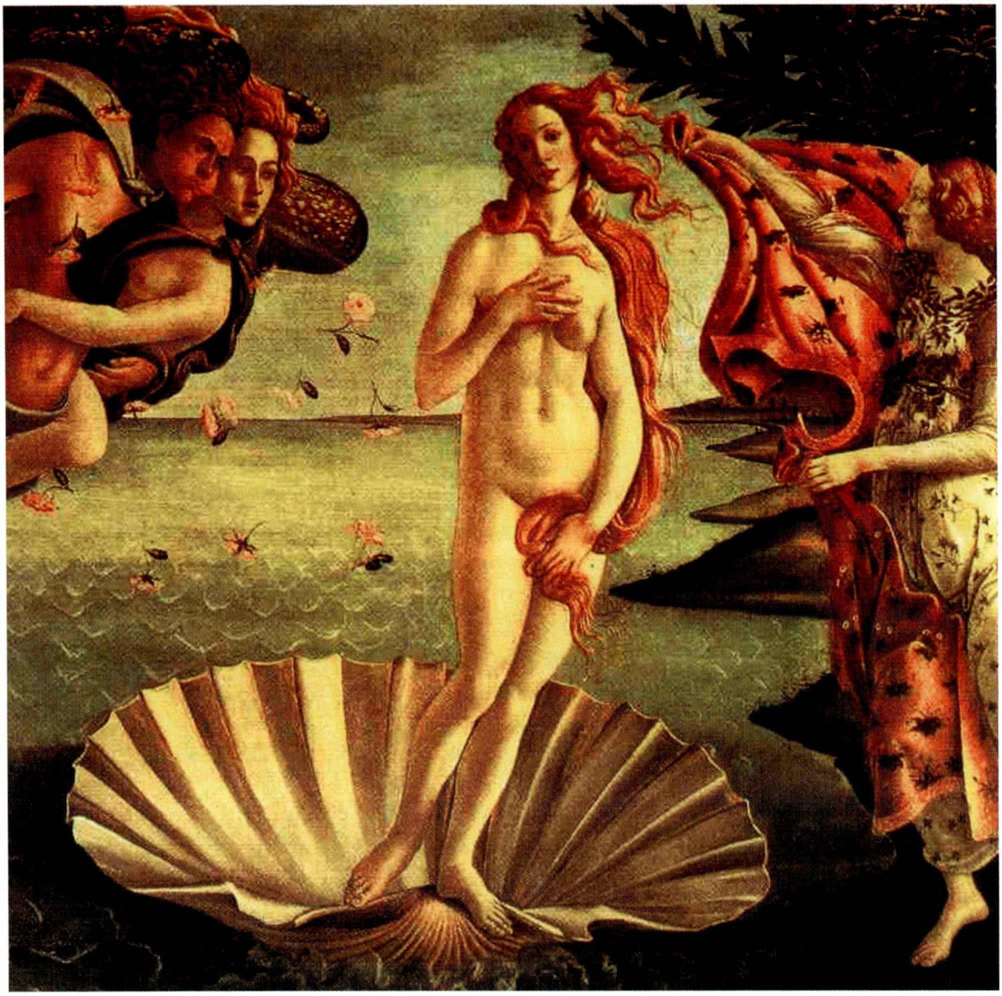

Figura 8.1 ▲
O Nascimento de Vênus.
1484-6 (Botticelli).

só ela mesma tratando de seus cabelos; a de Ariane, cuja bela cabeleira flutuando ao vento contribuiu, talvez, para a atração inesperada que se apossou de Baco (ou Dionísio) ao vê-la. Já para o homem, este significado é diferente e os cabelos são um símbolo de força, como na história de Sansão e Dalila, em que ele perde a força descomunal ao cortarem seus cabelos.

Entre os gregos, a cabeleira tinha tanta importância que cortá-la e entregá-la aos deuses era uma oferta suprema. Foi assim que Berenice ofereceu uma madeixa do seu cabelo a Afrodite a fim de que seu esposo Ptolomeu III voltasse vivo da guerra.

No Egito, os sacerdotes de Isis raspavam a cabeça para mostrar o seu desapego.

Os muçulmanos conservam uma mecha de cabelo no alto do crânio que serve para que Maomé possa levá-los ao paraíso.

Para os hindus, o mundo estaria coberto por uma imensa cabeleira, com um número infinito de fios. Os cabelos de Shiva identificam-se com as direções do espaço e constituem a trama do Universo.

No tempo dos Faraós, as perucas feitas de cabelos naturais, lã ou fibras de folhas faziam furor entre os egípcios. O grau de sofisticação era diretamente proporcional ao nível social.

Às vezes, os cabelos representavam verdadeiros troféus em tempos de guerra, como é o caso dos escalpos retirados pelos índios da cabeça de seus inimigos. Mais recentemente, no fim da Segunda Guerra Mundial, mulheres acusadas de terem tido ligações com os alemães invasores tiveram seus cabelos cortados e eram exibidas ao público. E existem vários relatos históricos das mais variadas tentativas para salvar as cabeleiras. O mais antigo especialista em couro cabeludo é o egípcio Hakiem el Demagh (4000 a.C.).

Dentre os calvos célebres estão a Rainha Nefertiti (Figura 8.2), que sofria de alopécia areata e fazia tratamento com uma mistura de gordura de leão, de hipopótamo, de crocodilo, de gato, de serpente e de cabrito montês. Essa composição foi encontrada no papiro de Ebers No 465.

Os cabelos têm grande importância na Medicina Tradicional Chinesa e, segundo ela, estão sob a regência do *Shen* (Rins), *Zang* (Órgão) que representa a Vontade (*Zhi*), a vitalidade, a juventude; por isso, as quedas de cabelos são relacionadas às alterações energéticas do *Shen* (Rins) e, portanto, do *Jing Shen* (Quintessência dos Rins). Estando o *Jing Shen* abundante, existe grande quantidade de medula óssea, daí o esqueleto é forte e a cabeleira, opulenta. Assim, está relatado no *Su Wen*: "*A manifestação externa do* Shen *(Rins) está na cabeleira*". Por isso, o crescimento, a queda, o brilho e o ressecamento dos cabelos estão ligados ao *Jing Shen (*Quintessência dos Rins). "*Na velhice, o* Jing Shen *declina, daí os cabelos embranquecem e caem*".

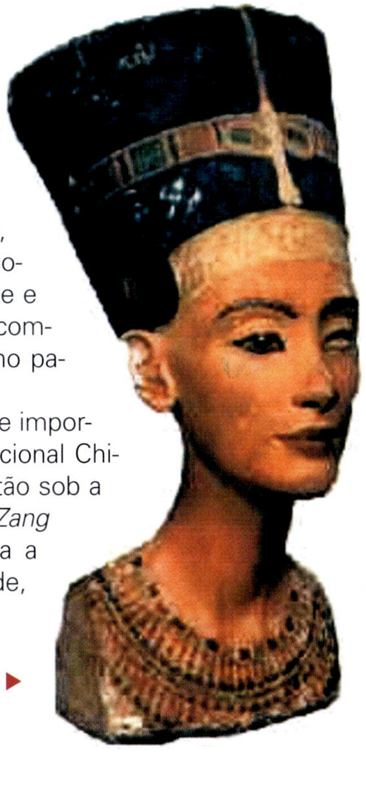

Figura 8.2 ▶ Rainha Nefertiti.

No *Ling Shu* está descrita a relação dos pêlos do corpo e dos cabelos com vários Canais de Energia (Meridianos). O esgotamento energético do *Tai Yin* da mão [Meridiano do *Fei* (Pulmão)] provoca o desbotar dos pêlos. Eis porque a deficiência de *Qi* acarreta o desbotamento dos pêlos e expressa a perda dos humores ao nível cutâneo; este, por sua vez, leva à secura das unhas e à queda dos pêlos e dos cabelos.

O esgotamento do *Xin* (Coração) provoca o bloqueio dos vasos sangüíneos, por isso a cabeleira não tem mais brilho e a pele parece negra como laca. Por outro lado, o esgotamento do *Shen* (Rins) provoca, também, a perda do brilho dos cabelos.

ALOPÉCIA ANDROGENÉTICA

Existem várias alterações dos cabelos, mas nada é tão preocupante quanto a sua perda. A queda de cabelos, ou alopécia, possui várias causas e tipos. A alopécia androgenética é a queixa mais comum entre os homens, podendo haver predisposição hereditária. A queda de cabelos inicia-se e evolui para a rarefação de maneira gradativa e, finalmente, ocorre a total perda de cabelos em área específica do couro cabeludo ("entradas" e "coroa") (Figuras 8.3 e 8.4).

Figura 8.3 Paciente do sexo masculino com alopécia androgenética observando-se o acometimento maior na área do VG-20 (*Baihui*).

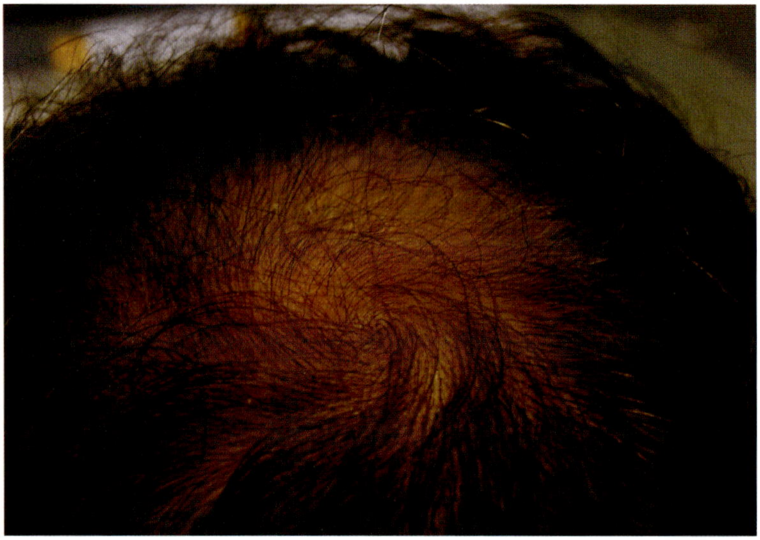

Figura 8.4 Perdas de cabelos da região frontal caracterizando as "entradas".

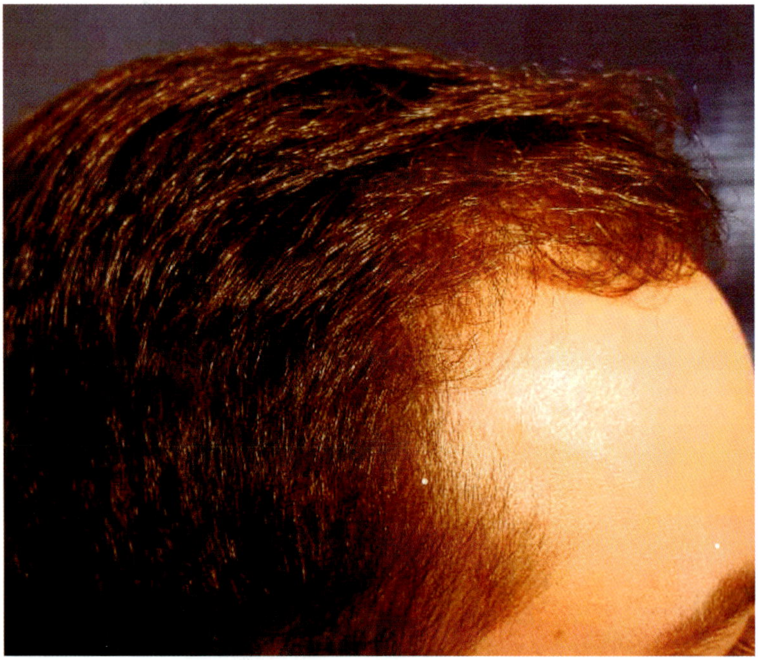

Os autores têm estabelecido a relação entre a alopécia comum e a secreção dos andrógenos, pela observação de que, em indivíduos predispostos à calvície, esta não ocorria após a castração. Por outro lado, a administração de andrógenos provocava a queda de cabelos que evoluía para a alopécia.

Os hormônios masculinos causam, de fato, nos indivíduos predispostos à queda de cabelos, aceleração do ciclo de crescimento dos cabelos, o que leva ao esgotamento precoce da capacidade de renovação dos folículos pilosos. É interessante notar que a Medicina Tradicional Chinesa relaciona os hormônios masculinos ao *Jing Shen* (Quintessência dos Rins), portanto, ao *Shen Qi* (Energia dos Rins).

A alopécia androgenética é a afecção dos cabelos na qual está envolvida a enzima 5 alfa-redutase do tipo 2, que é o responsável pela transformação da testosterona livre em Dehidrotestosterona. Esta age sobre os receptores ao nível de folículos pilosos, levando à miniaturização dos cabelos e, finalmente, ao desaparecimento completo dos cabelos nas áreas específicas do couro cabeludo.

Existem as alopécias androgenéticas no sexo feminino, mas a mulher, apesar de poder ter o componente hereditário, conta com a proteção de hormônios femininos. Desse modo, a mulher passa a manifestar a calvície somente quando coexistirem outros fatores, como alterações hormonais, metabólicas, vitamínicas, etc.

Sob o ponto de vista da Medicina Tradicional Chinesa, os cabelos estão sob a regência do *Shen* (Rins), por isso a queda dos cabelos está relacionada ao enfraquecimento do *Shen Qi* (Energia dos Rins). De modo que se tornam bem compreensíveis os aspectos de hereditariedade, alteração hormonal e acometimento preferencial de homens, pois estes aspectos estão energeticamente associados ao *Shen* (Rins).

A queda de cabelos, por ocorrer ao nível da pele, significa, também, o acometimento energético do *Fei* (Pulmão). A derme, que é responsável pela nutrição, também, pode estar afetada, ou associar-se à seborréia ou a oleosidade excessiva, evidenciando o comprometimento do *Pi* (Baço/Pâncreas). Portanto, é uma afecção associada a vários *Zang Fu* (Órgãos e Vísceras).

Quando a queda de cabelos ocorre em tufos e sem outras manifestações, ela se deve ao Vazio do *Shen Qi* (Energia dos Rins); se for acompanhada de seborréia ou prurido do couro cabeludo, a queda de cabelos deve-se à Plenitude do *Gan-Yang* (Fígado-*Yang*).

A área de aparecimento da queda de cabelos está relacionada, geralmente, com área *Yang*, portanto às zonas regidas pelo *Du Mai* (Vaso Governador), que é a reunião de todos os *Yang* do corpo, e pelo Canal de Energia do *Pangguang* (Bexiga). De modo geral, o início da alopécia ocorre na região do VG-20 (*Baihui*), ponto de encontro de todos os *Yang* (Figura 8.3). Este ponto pertence ao *Du Mai* (Vaso-Governador), onde veicula a Água Orgânica proveniente do *Shen Qi* (Energia dos Rins), havendo, portanto, ligação direta dessa região com o *Shen* (Rins). Na deficiência energética deste *Zang* (Órgão), não ocorre a transformação adequada dos fluidos, em que a parte límpida dos fluidos que deveria ascender fica prejudicada e compromete a nutrição das raízes dos cabelos, levando à queda. No caso do trajeto do Meridiano do *Pangguang* (Bexiga), a alopécia localiza-se na fronte e lateralmente à linha mediana da cabeça (Figura 8.4).

Alopécia Areata

A alopécia areata é uma patologia capilar na qual existe um componente inflamatório. A queda de cabelos ocorre de forma rápida e em áreas bem delimitadas.

Observa-se durante o processo de queda a presença de cabelos peládicos que se destacam facilmente e têm a forma de um ponto de exclamação; é como se o processo inflamatório tivesse "comido" uma parte dos cabelos. Este tipo de alopécia ocorre associadamente com o estresse e com emoções, especialmente raiva reprimida e remoída, medo e tristeza.

Na alopécia areata, além do acometimento do *Shen* (Rins) por se tratar de cabelos, existe, também, a participação importante de Calor do *Gan* (Fígado-Calor); este, por sua característica *Yang*, dirige-se ao alto e pode "queimar" os folículos pilosos; além disso, geralmente, a alopécia manifesta-se conjuntamente com a presença de prurido, seborréia e caspa. O aumento do *Gan-Yang* (Fígado-*Yang*) pode ocorrer pela deficiência do *Shen* (Rins) e/ou por emoções reprimidas, como raiva, revolta, tensão. Daí, pela falta de Água Orgânica, o Calor (*Gan-Yang*) ascende para o couro cabeludo gerando processo inflamatório que se instala cronicamente ao redor dos folículos pilosos. A deficiência de fluidos do *Shen* (Rins) pode dever-se à deficiência do *Xiajiao* (Aquecedor Inferior).

Estados emocionais como raiva reprimida, frustrações, ressentimentos, podem ocasionar estagnação do *Gan Qi* (Energia do Fígado) e, depois, originar o *Gan-Re* (Fígado-Calor), que pode estorvar a função de descida de *Fei Qi* (Energia do Pulmão) e daí enfraquecer o *Shen Qi* (Energia dos Rins), pois este não pode receber o *Ying Qi* do ar inspirado, pela deficiência do *Fei* (Pulmão).

Portanto, as causas de alopécia podem resultar de deficiência do eixo *Shen/Fei* (Rins/Pulmão) associada ao *Gan-Yang* (Fígado-*Yang*). A deficiência do sistema *Shen/Fei* pode resultar de fraqueza hereditária, condições da gestação, parto prematuro, cesariana, amamentação ou imunizações em crianças (razão por que a alopécia areata pode ser observada em crianças). Nos adultos, devem ser considerados, além do aspecto hereditário, os desgastes pelas atividades físicas intensas, o estresse emocional (medo) e atividades sexuais excessivas.

Tratamento das Alopécias pela Acupuntura

O tratamento das alopécias, de modo geral, consiste em:

* Acalmar o *Shen* (Mente),

* Tonificar o sistema de *Shen/Fei* (Rins/Pulmão), e

* Tratar os padrões de desarmonia energética.

Acalmar o *Shen* (Mente):

Estimular os pontos CS-6 (*Neiguan*), C-7 (*Shenmen*), M-CP-3 (*Yintang*), VG-20 (*Baihui*) e VC-17 (*Danzhong*).

Tratar os fatores emocionais pelos Canais de Energia Distintos:

Canais de Energia Distintos do *Xin Bao Luo* (Circulação-Sexo)/*Sanjiao* (Triplo Aquecedor): CS-1 (*Tianchi*), TA-16 (*Tianyou*), VG-20 (*Baihui*).

Canais Distintos do *Gan* (Fígado)/*Dan* (Vesícula Biliar): F-5 (*Ligou*), VB-30 (*Huantiao*), VB-1 (*Tongziliao*).

Canais Distintos do *Shen* (Rins)/*Pangguang* (Bexiga): R-10 (*YIngu*), B-40 (*Weizhong*), B-1 (*Jingming*).

Obs.: Evitar usar os pontos da região dos olhos, pois podem formar-se hematomas.

Para tonificar o sistema *Shen* (Rins)/*Fei* (Pulmão), pode-se utilizar pontos como B-23 (*Shenshu*), VC-4 (*Guanyuan*), B-52 (*Zhishi*), VC-8 (*Qizhong* ou *Shenque*) com aplicação de moxabustão, R-16 (*Huangshi*), P-9 (*Taiyuan*) e B-13 (*Feishu*).

A estimulação dos pontos de acupuntura P-7 (*Lieque*), P-5 (*Chize*), VC-17 (*Dan-

zhong) e B-13 (*Feishu*) ajuda na descida do *Fei Qi* (Energia do Pulmão).

Para tratar os padrões de acometimento como estagnação de *Gan Qi* (Fígado), Fogo do Fígado, Deficiência do *Gan-Yin* (Fígado-*Yin*), utiliza-se a técnica *Shu-Mo-Yuan*, que são o B-18 (*Ganshu*), o F-14 (*Qimen*) e o F-3 (*Taichong*).

Para nutrir o *Gan-Yin* (Fígado-*Yin*), pode-se utilizar pontos como o F-8 (*Ququan*) e o VC-4 (*Guanyuan*).

Para nutrir o *Shen-Yin* (Rim-*Yin*), pode-se utilizar pontos como o BP-6 (*Sanyinjiao*) e o R-3 (*Taixi*).

O CS-6 (*Neiguan*) e o BP-4 (*Gongsun*) são pontos importantes porque abrem o *Chong Mai* e Meridianos de ligação *Yin*, nutrem o *Gan-Xue* (Fígado-Sangue), abrem o tórax e acalmam o *Shen* (Mente). São pontos de acupuntura importantes para o tratamento de mulheres com eflúvio telógeno (queda de cabelo propriamente dita) com tendência à anemia pelo fluxo excessivo na menstruação. São, também, usados na deficiência de ferritina, que pode ocorrer pela deficiência do *Gan* (Fígado) de armazenar o ferro.

Os pontos VG-23 (*Shangxing*) e VB-20 (*Fengchi*) são pontos de acupuntura que ajudam a eliminar o Vento da região cefálica. A queda de cabelos, quando em atividade, não deixa de ser a presença de Vento, pois é uma queda difusa.

Na prática, observa-se que os homens apresentam níveis elevados de ferritina, com padrões de estagnação ou Fogo do Fígado. Nas mulheres, observa-se mais freqüentemente a deficiência de ferritina e, portanto, padrões de deficiência do *Gan* (Fígado).

Finalmente, o uso dos pontos de acupuntura locais torna-se muito importante, principalmente, em pacientes com alopécia areata, com a finalidade de tratar a inflamação local, podendo-se utilizar a eletroacupuntura em tonificação ou estimulação cercando as lesões. Pode-se utilizar a eletroacupuntura em drenagem em freqüência alternada de 2Hz-4Hz por 20 minutos. No caso da alopécia androgenética, pode-se cercar a área de alopécia e tonificar com estimulação de 2Hz durante 10 minutos.

Observa-se, com freqüência, associação de alopécias com oleosidade dos cabelos e dermatite seborréica do couro cabeludo, podendo esta coexistir independentemente da queda de cabelos Geralmente, confunde-se dermatite seborréica com psoríase do couro cabeludo. A dermatite seborréica é uma entidade comum relacionada com a descamação graxenta, úmida e difícil de ser resolvida.

UNHAS

Existem poucas descrições de patologia de unha que procuram relacionar a medicina ocidental com a oriental. A verdade é que o tratamento da unha, exceto a onicomicose, torna-se um desafio, pois muitas alterações da unha são de origem desconhecida. Na unha, podem-se manifestar as alterações de metabolismo que favorecem o descolamento ungueal, coloração, aparecimento de estrias, fragilidade ungueal, pitis, etc. Mas nem sempre se encontra a causa de onicodistrofia, mesmo com a biópsia.

A unha é um apêndice especializado e queratinizado, que difere da pele por não apresentar descamação e dos cabelos por não apresentar atividade cíclica. O que contribui para a relativa dureza da unha é a falta de água, o que a torna impermeável e dificulta o tratamento tópico.

A Figura 8.5 retrata onicodistrofia com espessamento ungueal em paciente com psoríase devida à desarmonia que se estabeleceu por estagnação do *Gan Qi* (Energia do Fígado).

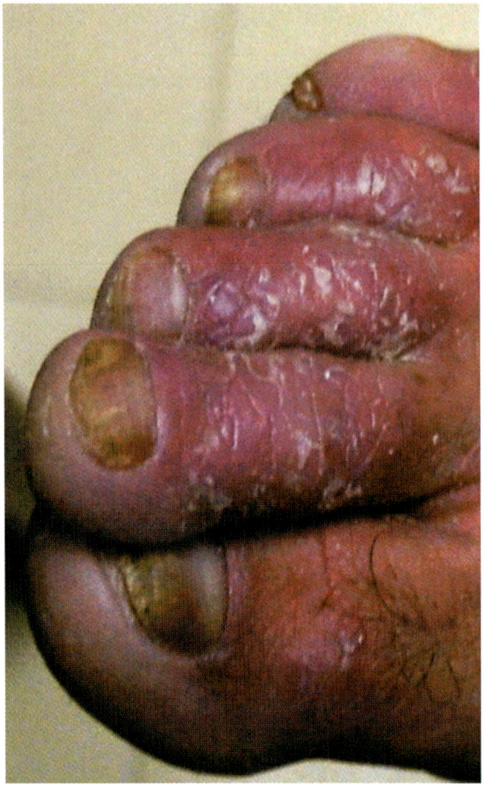

Figura 8.5
Paciente psoriático com onicodistrofia.

A Figura 8.6 mostra as estrias verticais em paciente com psoríase; no caso, o aparecimento destas estrias mostra a alteração na matriz ungueal no período de formação ungueal como um processo inflamatório, mostrando Fogo ou Calor do Fígado.

Na Medicina Tradicional Chinesa, a unha é considerada um tendão modificado relacionado ao Gan (Fígado), de modo que a deficiência da Energia do Fígado (*Gan Qi*) leva à hiponutrição das unhas tornando-as quebradiças, finas, endurecidas, com estrias ou, em casos mais graves, com um aspecto de "casca de árvore podre e ressecada".

As unhas são formadas pela matriz ungueal, crescendo de 3 a 5mm por mês. O crescimento da unha depende do fornecimento de *Xue* (Sangue) à camada germinativa epidérmica. A unha forma um anteparo aos toques e às pressões e age, portanto, como órgão do tato.

A alteração ungueal mais comum é a onicomicose, infecção fúngica da unha que acomete principalmente o hálux, podendo se manifestar como um descolamento ou um

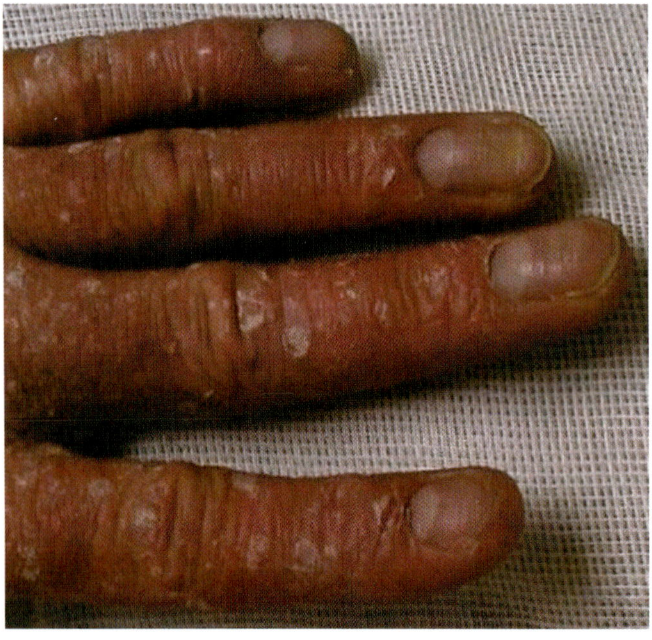

Figura 8.6
Figura ilustra as alterações ungueais do tipo estrias verticais.

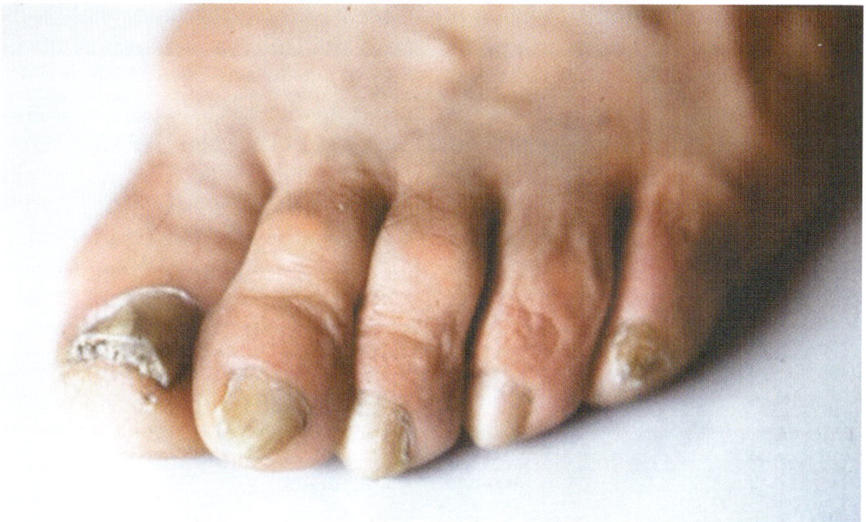

▲ **Figura 8.7** Espessamento e distrofia ungueal do hálux.

espessamento e distrofia ungueal (Figura 8.7). É mais fácil tratar um descolamento do que um espessamento.

Outras queixas bastante freqüentes em relação à unha são a fragilidade ungueal e a descamação relacionadas a diversas alterações sistêmicas, como anemia, alterações hormonais principalmente no climatério e linhas longitudinais pelo envelhecimento da matriz ungueal.

Na Medicina Tradicional Chinesa, a unha é a manifestação externa do *Gan* (Fígado), portanto qualquer alteração relativa a este *Zang* (Órgão), seja ela primária ou secundária à desarmonia de outros *Zang* (Órgãos), pode provocar alterações ungueais. De fato, diz-se que a "*aparência exterior do* Gan *(Fígado) observa-se nas unhas*".

Por outro lado, a quantidade do *Gan-Xue* (Fígado-Sangue) pode se refletir no estado das unhas, pois, no *Su Wen* existe o relato de que: "*Estando o* Xue *(Sangue) abundante, os tendões serão sólidos e fortes e as unhas, resistentes e flexíveis*". Por outro lado, "*se o* Gan-Xue *(Fígado-Sangue) for insuficiente, os tendões serão fracos, as unhas secas de cor esbranquiçada, amolecidas; elas se deformarão ou, então, serão delgadas e quebradiças*".

O *Gan* (Fígado) é o responsável pelo livre fluxo de *Qi*; quando o *Gan* (Fígado) entra em desarmonia, pode ocasionar estagnação do *Gan Qi* e, conseqüentemente, do Canal de Energia do *Gan* (Fígado), podendo ocasionar, então, desde um simples descolamento ungueal até formação de granuloma, como acontece em pacientes com a unha encravada do hálux. Este processo ocorre quando a desarmonia do *Gan* (Fígado) lesa o *Pi* (Baço/Pâncreas) com geração de Umidade-Calor. Quando a desarmonia é preferencialmente do *Gan* (Fígado), ocorre alteração na face lateral da unha do hálux, ao passo que o acometimento preferencial do *Pi* (Baço/Pâncreas), manifesta-se no lado medial da unha do hálux.

Os espessamentos ungueais podem surgir quando a Umidade é muito importante. No caso da presença de Umidade-Calor, geralmente, a onicomicose acompanha-se de intertrigo, maceração ou umidade interdigital, além de queixas gástricas como as gastrites. Isso, provavelmente, ocorre quando ficam afetadas as funções energéticas de subida do *Pi Qi* (Energia do Baço/Pâncreas) e de descida do *Wei Qi* (Estômago) pelo fato de a desarmonia do *Gan* (Fígado) estar estorvando o *Pi* (Baço/Pâncreas) e o *Wei* (Estômago). Neste caso, as unhas afetadas poderão ser a do primeiro e a do segundo dedos do pé.

Por outro lado, estando a função de assimilação do tubo digestivo prejudicada, pode-se observar unhas fracas devido à diminuição de ferritina, estoque de ferro armazenado no fígado. O *Gan* (Fígado) é o responsável pelo encerramento e conservação do *Xue* (Sangue) e, também, o responsável pelos hormônios femininos, por isso as alterações hormonais femininas ocasionadas pela desarmonia do *Gan* (Fígado) podem afetar as unhas. De modo geral, a deficiência do *Gan-Yin* (Fígado-*Yin*) pode ocasionar unhas fracas, ao passo que as estagnações do *Gan Qi*, geralmente, levam ao espessamento das unhas; no caso de Fogo do *Gan* (Fígado-Fogo) pode-se manifestar o descolamento ungueal.

As estrias transversais das unhas que aparecem com o decorrer da idade têm relação com o *Shen Qi* (Energia dos Rins), em que a matriz ungueal passa a produzir a unha de modo irregular, como se houvesse envelhecimento precoce das unhas.

O tratamento de patologia ungueal consiste em tratar os padrões de desarmonia do *Gan* (Fígado), como estagnação de *Qi* e de *Xue* (Sangue), deficiências, Fogo do *Gan* (Fígado-Fogo). Além disso, deve-se tratar a Umidade, Umidade-Calor ou Mucosidade quando estiverem presentes. Deve-se, também, circular o Meridiano acometido e estimular o ponto *Ting*.

Capítulo IX

Acupuntura Estética & Celulite e Gordura Localizada

Dra. Maria Assunta Y. Nakano

Celulite e Gordura Localizada

Houve épocas em que a mulher volumosa, com muitas curvas, gorduras localizadas e celulite representava o que havia de mais bonito numa mulher, como mostra a obra de Renoir (Figura 9.1).

Há ainda representações mais antigas (Figura 9.2), como a Vênus do Período Paleolítico, em que a perfeição de uma mulher era representada pelo seu poder de feminilidade e de fecundidade.

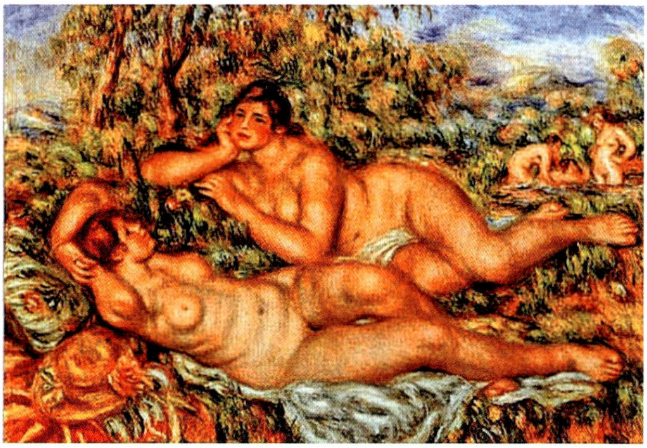

▲ **Figura 9.1**
Pintura de Renoir retratando mulheres segundo o padrão de beleza da época.

As duas obras artísticas mostram dois pontos de vista para a representação da mesma mulher feminina e fecunda. Porém, a Vênus representa a mulher no poder, deusa, pois em muitas civilizações antigas as mulheres estavam no poder e comando sem medo de ser mulher. Na obra de Renoir, as mulheres eram muito mais objetos de prazer dos homens, donas de casas, submissas e mães; o simples fato de não poder gerar um herdeiro selava para sempre o destino desta mulher vista como infeliz.

Com as mudanças sociais após as guerras mundiais, quando as mulheres tiveram que sair de casa para trabalhar, todo este quadro mudou, originando mulheres mais independentes, auto-suficientes e competitivas. Junto com isso, as vestimentas tiveram uma mudança no quadro e o corpo mais esguio e esbelto veio combinar com o quadro. No entanto, as preferências masculinas ainda recaem sobre as mulheres voluptuosas, mas os padrões de beleza feminina mudaram com a mídia divulgando cada vez mais mulheres raquíticas, porém vencedoras no trabalho.

Então, "ficar bonita" passou a ser, muito mais do que atrair um homem, atrair a atenção do mundo. E o homem, antes não tão exigido, está passando a ser cobrado também pelo aspecto estético, apesar de ainda muito menos do que uma mulher.

Talvez o equilíbrio seja a palavra correta para se falar da acupuntura aplicada à estética, em todos os aspectos, seja corporal ou facial. Pois a maioria das mulheres vencedoras não são nem voluptuosas demais nem esguias demais. São mulheres normais. E, dentro desta normalidade, encontram-se mulheres com características físicas diferentes umas das outras. A acupuntura estética veio valorizar cada uma dessas mulheres, devolvendo o equilíbrio e fortalecendo a auto-estima.

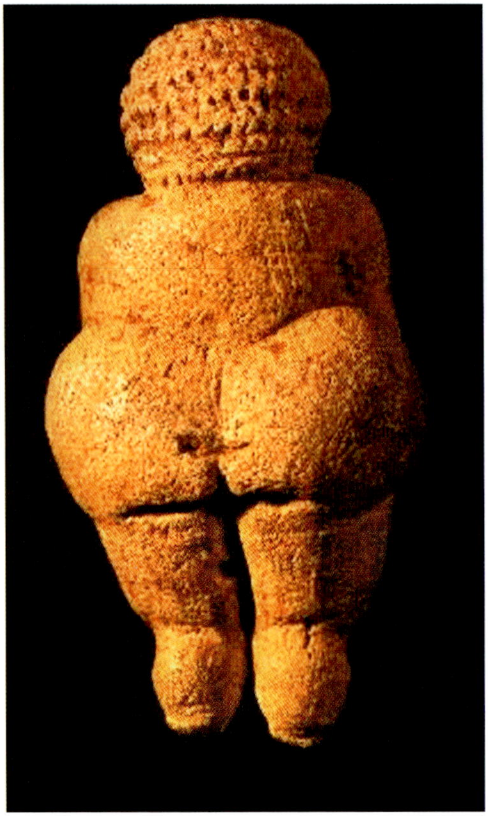

▲ **Figura 9.2**
Vênus do Período Paleolítico.

Celulite

A Hidrolipodistrofia Ginóide (HLDG), conhecida também como celulite ou lipodistrofia ginóide, é uma afecção do tecido conjuntivo-adiposo que acomete cerca de 80% das mulheres ocidentais e considerada por alguns autores como uma das características associadas ao sexo feminino.

O nome *hidrolipodistrofia* origina-se de três raízes: *hidro* (relativo à água), *lipo* (relativo ao tecido gorduroso) e *distrofia* (relativo às alterações de trofismo e trocas metabólicas). Por sua vez, *ginóide* refere-se à forma feminina.

O aspecto estético é o principal motivo que leva as pessoas a procurarem ajuda frente à presença de celulite, cujo processo mórbido, uma vez iniciado, tende a evoluir gradativamente para formas mais avançadas.

A celulite é definida como paniculopatia de áreas específicas do corpo humano, que acomete, principalmente, as mulheres, e raramente os homens; está relacionada com modificação do tecido conjuntivo subcutâneo por um empastamento intercelular devido às alterações da substância fundamental e da microcirculação vascular.

A celulite apresenta evolução gradativa, a principio desenvolvendo-se para a fase edematosa, depois para a etapa edemato-fibrosa, fibro-esclerótica, e finalmente ao estágio tardio, que é a fase esclerótica ou cicatricial. Com isso, observa-se aumento da espessura do tecido gorduroso e da consistência e a sensibilidade da região fica acometida, além de apresentar um aspecto de pele acolchoada do tipo *peau d'orange* (pele com aspecto de casca de laranja), devido às aderências e traves fibróticas que aparecem no tecido adiposo comprometido.

Fisiopatogenia da Celulite

A unidade microcirculatória é constituída de uma arteríola, sistemas capilares, vênulas e coletores linfáticos envolvendo o tecido conjuntivo. Esta unidade microcirculatória (Figura 9.3) é o centro do equilíbrio tecidual onde o sistema vascular deve se adaptar às variações circulatórias. Quando os mecanismos compensatórios são superados poderão levar a alterações nas estruturas vascular e tecidual, dando início ao processo de celulite.

Figura 9.3 Unidade microcirculatória constituída de arteríolas, capilares e coletores linfáticos

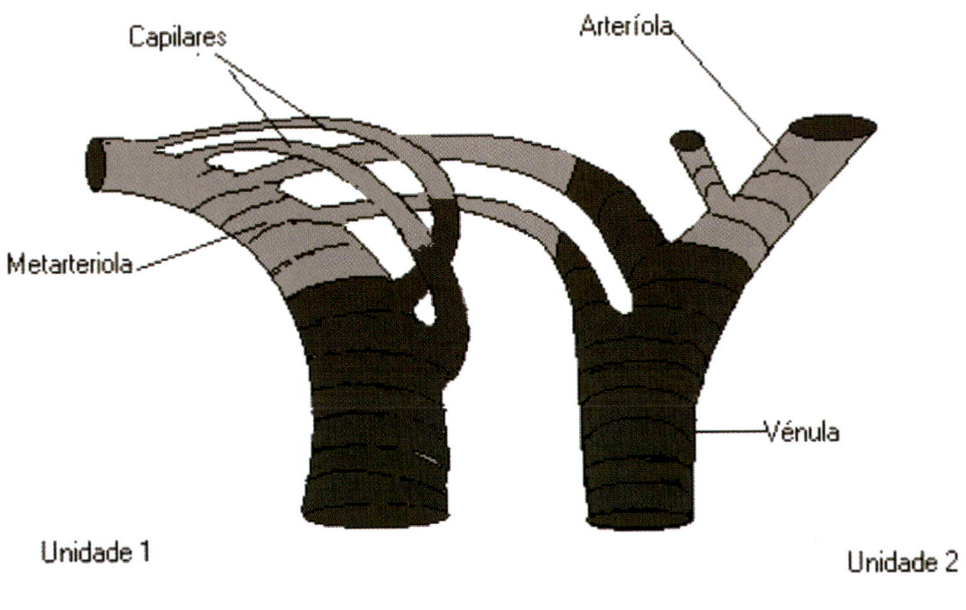

Na fisiopatologia da celulite, na primeira fase, ocorre a estase venosa, em que existem uma fase hidráulica, na qual a circulação vascular se torna lenta e as células endoteliais ficam túrgidas, e a seguir uma etapa biológica na qual vai ocorrer a agregação de glóbulos vermelhos, o que leva à estase venosa, aumentando a pressão intracapilar com aumento da permeabilidade vascular e edema de líquidos e substâncias protéicas do plasma para o tecido conjuntivo. Ocorrem, então, a sobrecarga linfática e, ao mesmo tempo, a liberação de substâncias como histamina, serotonina e prostaglandinas, o que caracteriza um processo "inflamatório" tissular. Se os macrófagos não despolimerizarem as proteínas, pode ocorrer estimulação dos fibroblastos com conseqüente transformação em fibrose e esclerose.

No tecido "celulítico", os adipócitos hipertrofiam-se e se fundem em blocos; o aumento das distâncias entre as células e os capilares altera as trocas nutritivas entre o tecido e os vasos sangüíneos, além de diminuir, também, os estímulos nervosos em relação à lipólise.

No segundo estágio, o sistema linfático responsável pela eliminação de toxinas e pela drenagem dos tecidos passa a ter ação limitada e qualquer acúmulo de líquido pode dar origem ao edema. As células adiposas aumentam de volume e passam a armazenar mais gordura do que uma célula adiposa normal.

Essas células adiposas aumentadas de tamanho e o edema formado comprimem as estruturas conjuntivas vasculares vizinhas, originando microvarizes, o que pode levar ao rompimento dos capilares sangüíneos e ao derramamento de mais líquido, com conseqüente aumento do dano tecidual.

Como conseqüência, ocorre a liberação desordenada de macromoléculas, principalmente por ação hormonal, as quais aumentam a viscosidade da substância fundamental. As fibras elásticas rompem-se, promovendo a formação de esclerose de fibras colágenos e, com isso, prejudicando as trocas metabólicas dos tecidos comprometidos, enquanto os fibroblastos, que dependem da boa troca metabólica para um funcionamento adequado, produzem substância fundamental com alteração do pH e excesso de proteína.

Nessa fase, já se percebe a celulite pela palpação e a pele apresenta-se com aspecto de acolchoado, com ondulações que se formam pelo edema e pela esclerose.

No terceiro estágio da celulite, observam-se nódulos visíveis e palpáveis, os quais muitas vezes são dolorosos. Nesta fase, a pele fica áspera, com poros cutâneos dilatados e aspecto de acolchoado ou casca de laranja, com microvarizes, edema de membros inferiores; advém a flacidez, com o comprometimento das trocas metabólicas local e regional, fato este que não consegue manter o trofismo tissular.

Fatores envolvidos no desenvolvimento da celulite

São vários os fatores envolvidos na gênese da celulite como:

1. Hormônios

O quadro de retenção hídrica, o aumento da permeabilidade capilar e a alteração do metabolismo dos mucopolissacarídeos são relacionados com as ações dos hormônios sexuais, supra-renais, tireoideanos e pancreáticos. (puberdade, gravidez, tensão pré-menstrual, climatério e menopausa) (Esquema 9.1).

Estrógeno: O hiperestrogenismo facilita a retenção de sódio e de potássio nos tecidos e aumenta a disponibilidade de

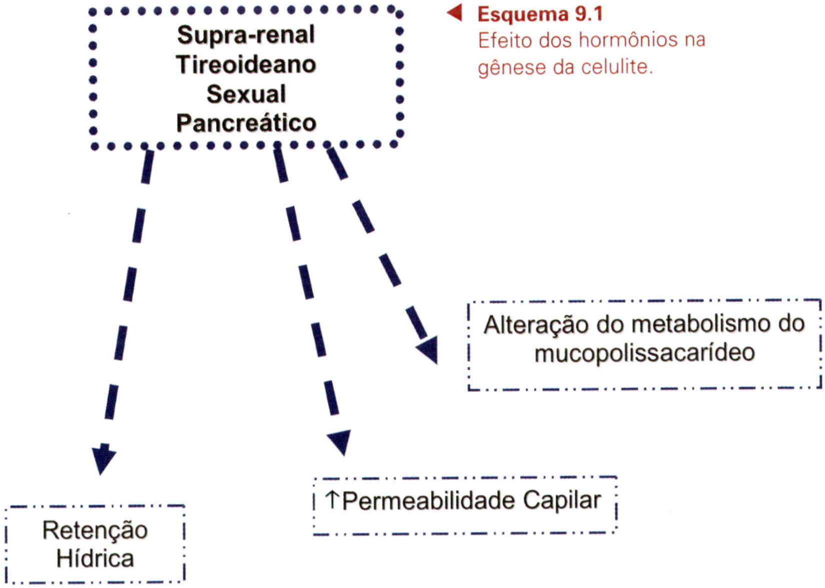

Esquema 9.1
Efeito dos hormônios na gênese da celulite.

Esquema 9.2
Manifestação do hiperestrogenismo na celulite.

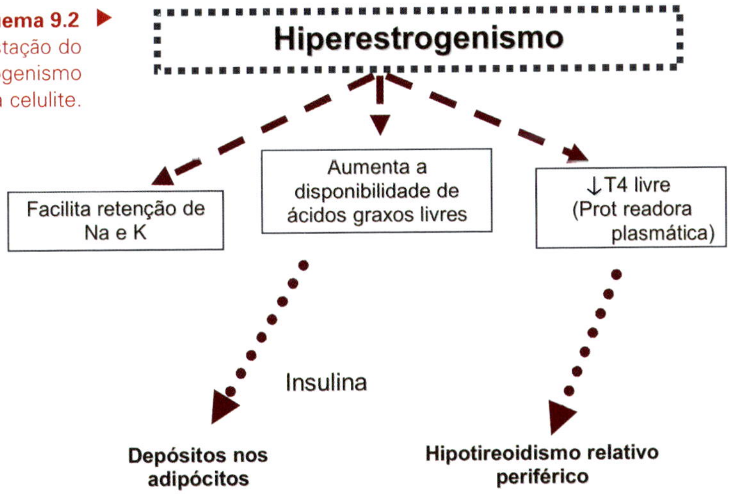

ácidos graxos livres, que irão se depositar como triglicérides nos adipócitos pela ação da insulina. Também diminui a cota livre de hormônio tireoideano ligando-a às proteínas carreadores plasmáticas e promovendo uma espécie de hipotireoidismo periférico relativo, o que agrava as alterações teciduais (Esquema 9.2).

Prolactina: A hiperprolactinemia, que ocorre muitas vezes nos estados de estresse, favorece a celulite diretamente pela retenção líquida do tecido adiposo e indiretamente por meio de influências sobre a secreção ovariana-hipofisária.

Insulina: O hiperinsulinismo periférico localizado pode ser secundário ao hiperes-

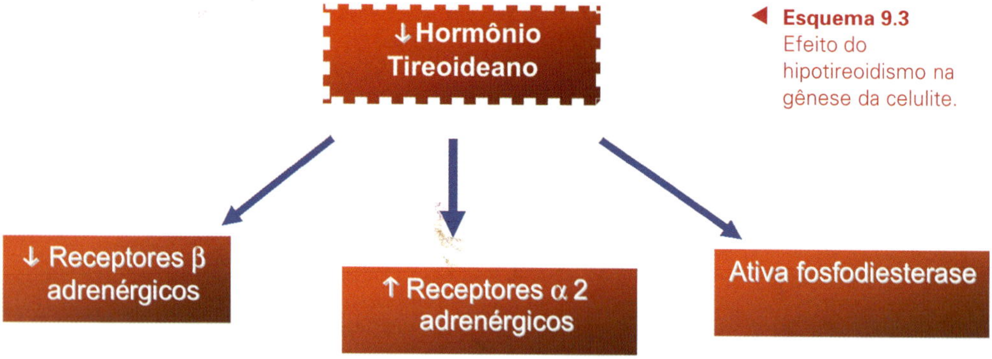

Esquema 9.3
Efeito do hipotireoidismo na gênese da celulite.

trogenismo e também pode interferir na formação de celulite, uma vez que esses dois são hormônios favorecedores de lipossíntese.

Hormônios tireoideanos: O hipotireoidismo leva à diminuição dos receptores beta-adrenérgicos e aumenta os receptores alfa 2 adrenérgicos, além de ativar a fosfodiesterase, os hormônios tireoidianos influenciam negativamente na lipólise (Esquema 9.3).

2. Estresses Cumulativos

São alterações dos ritmos biológicos, as variações climáticas, as modificações da temperatura ambiental, fadigas e alterações do equilíbrio neuropsíquico. A vida moderna leva os indivíduos a situações em que o acúmulo de fatores negativos lesa a integridade psicofísica, cujos efeitos se somam chegando a um platô de crises às vezes irreversíveis (Esquema 9.4).

Esquema 9.4
Efeito do estresse na retenção hídrica.

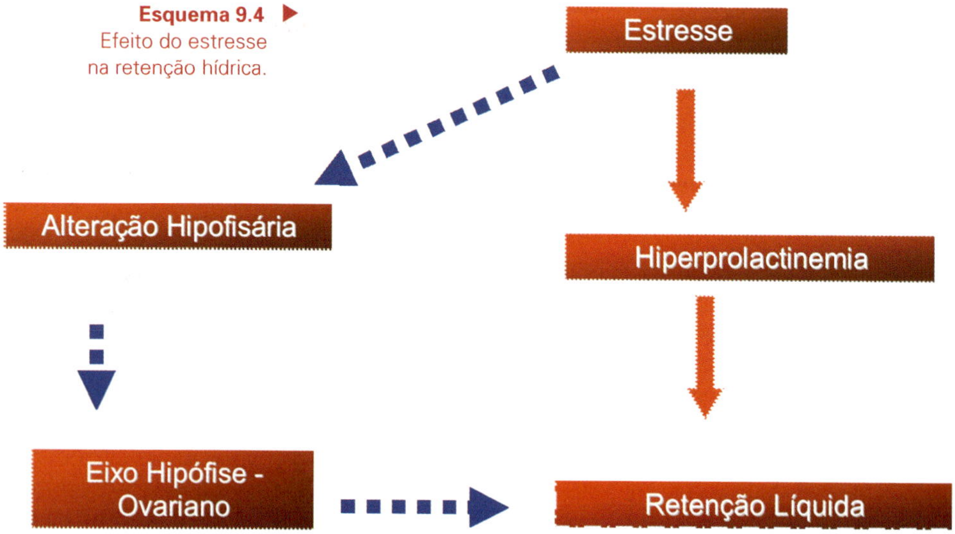

3. Calçados e Vestuários Inadequados

O pé representa uma parte importante do corpo na circulação linfática dos membros inferiores. O salto alto comporta sobrecarga de peso para o antepé, levando à contratura da muscular da panturrilha, o que promove obstáculo às circulações venosas e linfáticas.

O aspecto mecânico de calçados e vestimentas, como vestes íntimas apertadas ao nível da bacia, leva à compressão e estiramento, constituindo obstáculos à livre circulação veno-linfática e facilitando a instalação de celulite.

4. Anomalia da Postura

As alterações da postura podem ser um dos fatores coadjuvantes na instalação de celulite, pois favorecem à estase venosa e linfática, como:

* Aumento de peso em um dos lados da coluna (anterior ou posterior) como o abdome ou a gordura cervical, com conseqüente hiperlordose lombar e cervical;

* Permanência prolongada na posição sentada;

* Permanência por longo tempo em pé;

5. Sedentarismo e Inatividade Física

Pode ocorrer por preguiça, hábito ou necessidade, como, por exemplo, atividade profissional; associadas ao aumento do peso corpóreo, contribuem muito para a piora da circulação local e geral do corpo como um todo.

Sedentarismo é o fator exógeno mais importante para desencadeamento e piora de celulite.

6. Obesidade e Celulite

Apesar de a obesidade não ser sinônimo de celulite, é um fator favorecedor tão importante quanto o sedentarismo por estar associado a reduzida atividade física, dificuldade circulatória geral, postura inadequada e reduzida atividade respiratória (oxigenação inadequada resultando em comprometimento de trocas metabólicas teciduais).

7. Alimentação

As pessoas que estão sob dieta podem estar submetidas a mecanismos compensatórios do organismo, nos quais o consumo cada vez menor de alimentos (farináceos) estimula mecanismos endócrinos que regulam os gastos e os consumos. O hiperinsulinismo é um exemplo dessa situação.

Um outro aspecto importante é o equilíbrio entre os componentes dos alimentos. Assim, os alimentos acidificantes, como carnes, açúcares refinados e produtos refinados dos cereais são considerados inadequados para o tecido gorduroso e todo o mecanismo de desintoxicação do organismo tem a finalidade de eliminar radicais ácidos da circulação sangüínea. Os alimentos alcalinizantes, como verduras, frutas e cereais integrais, e os acidificantes devem estar em equilíbrio para uma melhor troca metabólica tecidual.

Álcool: A ingestão de bebidas alcoólicas induz a transformação do álcool em carboidratos, podendo levar a aumento de peso corporal. Além disso, a sobrecarga hepática pode levar à diminuição temporária da função hepática, com desvio do metabolismo a favor do estrógeno e hiperestrogenismo temporário relativo.

Refrigerantes: Além dos açúcares, o sódio é um dos ingredientes que favorecem a retenção líquida;

Café e chá preto: A cafeína, sistemicamente, atua diretamente no sistema nervoso central, cuja excitabilidade funciona como estresse favorecedor de celulite, apesar de o uso local da cafeína agir como inibidora da fosfodiesterase, favorecendo a lipólise.

Cigarro: Suas toxinas impedem a circulação sangüínea provocando vasoconstricção capilar e, ao nível dos pulmões, promovem trocas gasosas inadequadas, com menor oxigenação de sangue e conseqüente diminuição de trocas metabólicas teciduais.

Ingesta insuficiente de líquidos: O líquido é um importante veículo carreador de nutrientes por meio do sangue e também importante carreador de toxinas para excreção. A ingesta adequada de água acelera a excreção de toxinas pelas vias renal e intestinal.

Quadro Clínico de Celulite

A celulite pode ser classificada em quatro graus, de acordo com o estágio evolutivo.

Celulite Grau I

Neste grau de celulite, não se observam ondulações ou depressões da pele visualmente importantes, mas quando se palpa, tem-se a sensação no local de "casca de laranja".

Celulite Grau II

Nesta fase, já se podem observar leves ondulações na pele, sendo poucas as áreas acometidas.

Observa-se na Figura 9.4 uma paciente com celulite grau I-II, onde existem áreas na pele onde não há ondulações e áreas com leve ondulação.

Figura 9.4 Aspecto de celulite da região posterior da coxa de grau I-II.

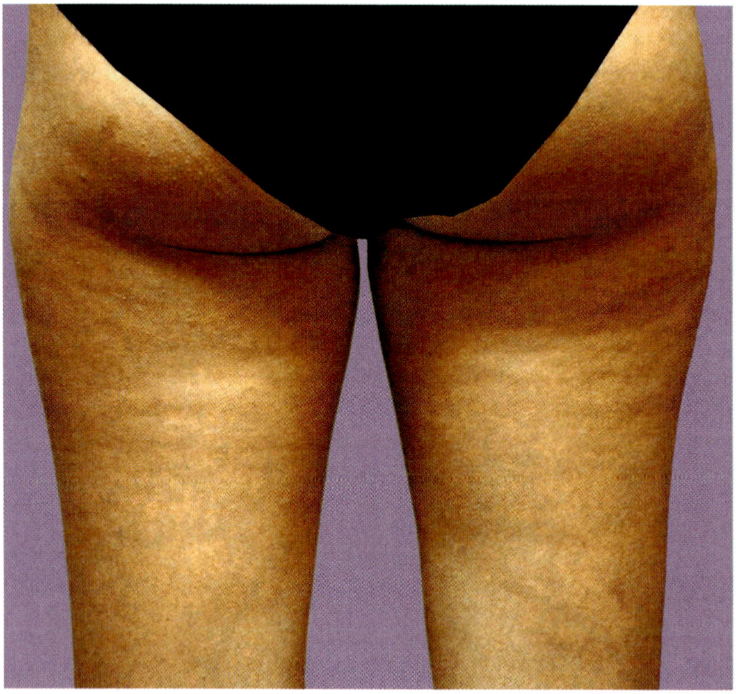

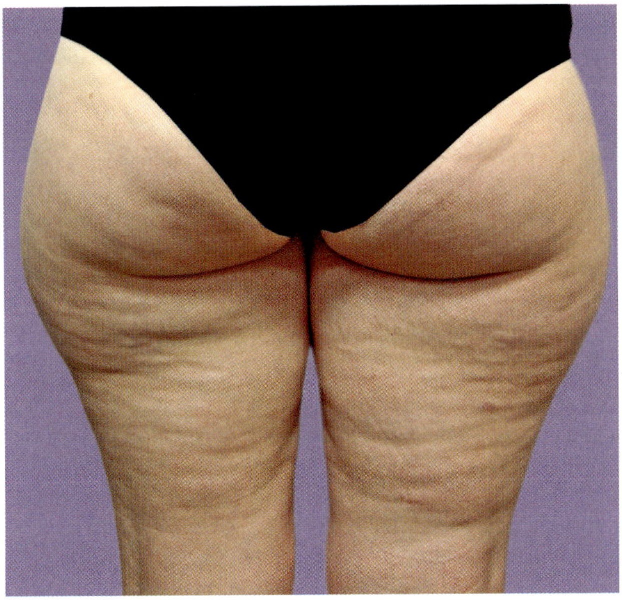

Figura 9.5
Aspecto de celulite de grau III com áreas de ondulações da pele.

Celulite Grau III

Observam-se neste grau de celulite áreas com retrações, nódulos e fibrose da pele mais importante (Figura 9.5).

Celulite Grau IV

Neste grau de celulite, observa-se que a maior parte do membro está acometida com nódulos, poros dilatados e micro varizes (Figura 9.6). É um estágio avançado, no qual se observam nitidamente a alteração do trofismo, o sofrimento cutâneo e toda a alteração circulatória.

Tratamentos para celulite e gordura localizada

Tratamento preventivo

Uma vez que os tipos físicos e genéticos acenam para o desenvolvimento da celulite e da gordura localizada, podem ser adotadas algumas medidas para retardar ou até mesmo impedir que formas avançadas de celulite se esta-

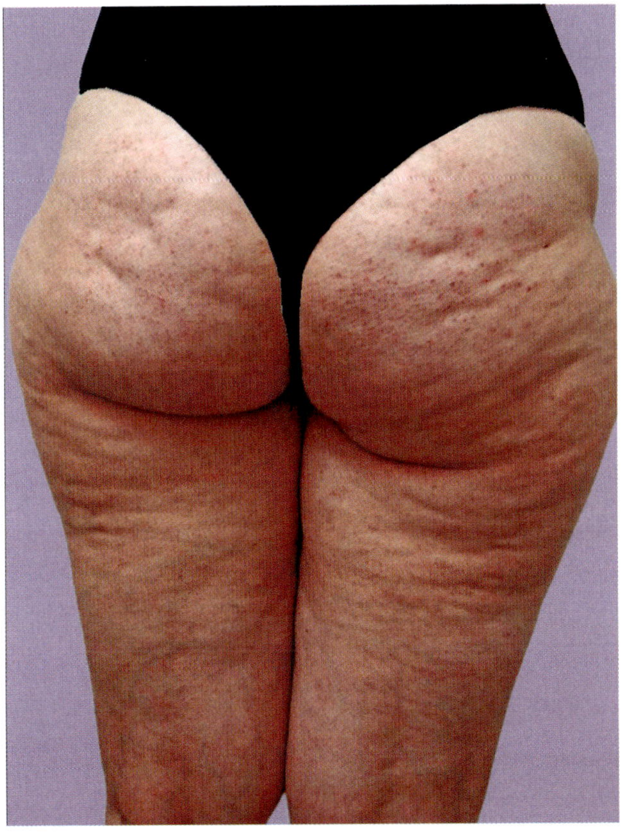

Figura 9.6
Aspecto de celulite grau IV, no qual se observa aspecto de "*peau d'orange*" e ondulações da pele.

beleçam, pois neste estágio se torna mais difícil o tratamento.

Os exercícios físicos moderados e regulares, aliados a uma alimentação balanceada e adequada, a manutenção do estado endócrino regular e a ingesta de líquidos suficientes para boa eliminação urinária de resíduos seriam suficientes para a manutenção adequada do equilíbrio em uma fase inicial ou como medida de prevenção da celulite e da gordura localizada.

O estado de estresse de cada indivíduo dificilmente pode ser mensurado e, sobretudo no caso de pessoas que moram em grandes centros urbanos, vivendo em um ritmo frenético e, na grande maioria das vezes, obrigados a um sedentarismo profissional, torna-se difícil fazer a prevenção de qualquer doença.

Tratamento de celulite propriamente dito

Podem ser utilizadas as seguintes técnicas: acupuntura e eletroacupuntura, eletrolipólise e eletrolipoforese, endermologia, mesoterapia, ultra-som, drenagem linfática, ionização, subcisão, medicamentos, lipoaspiração com lipoescultura.

Celulite sob o ponto de vista da Medicina Tradicional Chinesa

Segundo as concepções da Medicina Tradicional Chinesa, a existência de um estado Vazio inato de *Yang Qi* (hereditariedade) no *Zhongjiao* (Aquecedor Médio), a agressão pelo Frio-Umidade de origem exógena ou o excesso de alimentos (comida-bebida) podem consumir em demasia o *Pi-Yang* (Baço-*Yang*), acarretando a desarmonia energética da função de transporte/transformação deste Órgão (*Zang*). Com o acúmulo de exsudato conseqüente à estagnação de *Xue* (Sangue) consolida-se o quadro "*Humores viscosos transbordam e vão estagnar nos membros, criando edema*" (Esquema 9.5).

▼ **Esquema 9.5**
Concepção energética de formação de celulite.

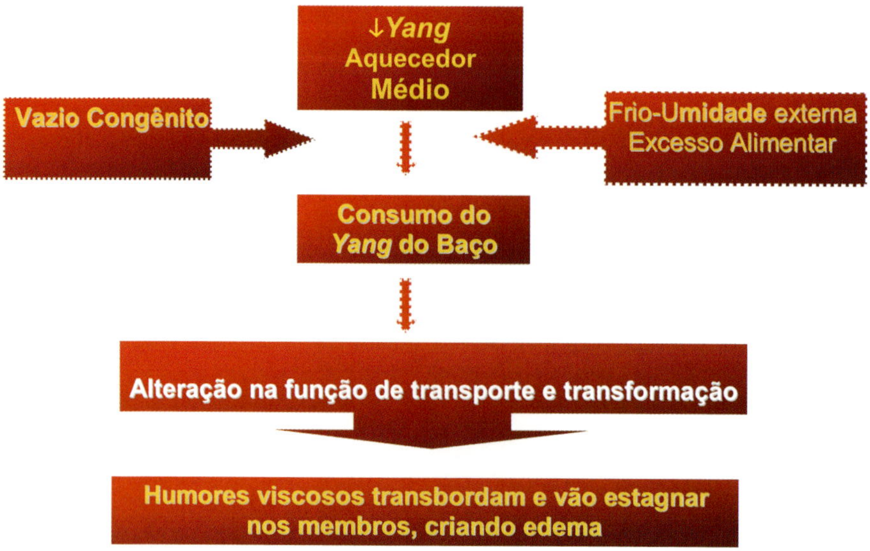
↓Yang
Aquecedor
Médio
Vazio Congênito
Frio-Umidade externa
Excesso Alimentar
Consumo do
Yang do Baço
Alteração na função de transporte e transformação
Humores viscosos transbordam e vão estagnar
nos membros, criando edema

O *Pi* (Baço/Pâncreas) tem a importante função energética de dirigir o transporte e a transformação dos alimentos, a subida do puro e contenção do *Xue* (Sangue) nos vasos sangüíneos; relaciona-se com a renovação e a repartição do *Jin Ye* (Líquidos Orgânicos). Segundo o *Nei Jing*, *"Se o* Pi *(Baço/Pâncreas) for insuficiente os líquidos transbordam"* e também *"o* Pi *(Baço/Pâncreas) comanda a carne e os membros"*; e *"se o* Pi *(Baço/Pâncreas) for insuficiente, não poderá pôr em circulação os humores do Wei (Estômago) e os membros ficarão privados de alimentos"*. Portanto, é o *Pi* (Baço/Pâncreas) que mantém o tônus muscular e a força dos membros.

O *Fei* (Pulmão) controla, energeticamente, a descida e a eliminação do *Jin Ye* (Líquidos Orgânicos), regulariza a circulação da Via das Águas; controla a descida da Energia Celeste (*Tian Qi*) para o *Shen* (Rins) (se este estiver insuficiente, a Energia tornará a subir). Controla a descida da Água do *Shangjiao* (Aquecedor Superior), para o *Xiajiao* (Aquecedor Inferior) (Via das Águas). Rege a difusão e se manifesta na pele. O *Fei Qi* (Energia do Pulmão) acelera a distribuição do *Xue Qi* (Energia do Sangue) e do *Jin Ye* (Líquidos Orgânicos).

O *Shen* (Rins) tem a função de armazenar o *Jing* (Quintessência), recebe o *Tian Qi* e rege os líquidos corporais. Recebe o *Qi* Inato (herança dos pais) e o *Qi* Adquirido por meio dos alimentos transformados pelo *Pi* (Baço/Pâncreas) e pelo *Wei* (Estômago).

As mulheres, por volta dos 14 anos, já podem engravidar. Nesta fase, a produção de hormônios sexuais vai caracterizar secundariamente uma mulher com depósito de gorduras determinado hereditariamente. Essas gorduras localizadas funcionam como um verdadeiro obstáculo para a circulação de sangue e, pelo fato de o *Qi* ser o comandante do *Xue* (Sangue), associam-se logicamente à estagnação da circulação energética.

As flutuações hormonais e outros fatores exógenos funcionam como fatores negativos na tentativa de manutenção do equilíbrio entre o *Yin* e o *Yang*, fase em que se iniciam as manifestações de afecções herdadas. Neste contexto, manifesta-se o primeiro e mais importante desequilíbrio energético existente em todas as formas de celulite, que é a estagnação de *Qi* e *Xue* (Sangue). O *Gan* (Fígado) em desarmonia perde a principal função energética que é o "livre fluxo de *Qi*".

Por outro lado, a alimentação inadequada e desregrada e a fadiga constituem fatores causais de enfraquecimento do *Pi* (Baço/Pâncreas). Em conseqüência, o *Jin Ye* (Líquidos Orgânicos) não pode se elevar para umedecer os *Zang* (Órgãos) do *Shangjiao* (Aquecedor Superior) e a Água estagnada no *Zhongjiao* (Aquecedor Médio) enfraquece o *Pi-Yang* (Baço/Pâncreas-*Yang*) podendo levar à formação de edema.

Os excessos sexuais ou a fadiga mental podem enfraquecer o *Shen Qi* (Energia dos Rins); neste caso, pode ocorrer a perda da ação de controle na abertura e no fechamento dos orifícios do *Pangguang* (Bexiga) e, igualmente, o que pode acarretar estagnação de líquidos e promover a formação de edema.

Assim, podem-se agrupar as celulites em duas formas básicas, segundo a concepção da Medicina Tradicional Chinesa (Figura 9.7).

1. Celulite por Estagnação de *Gan Qi* (Energia do Fígado)

A celulite por estagnação de *Gan Qi* (Energia do Fígado) manifesta-se por ser mais infiltrativa e dolorosa, com períodos de piora no período pré-menstrual e melhora após a menstruação. Relaciona-se, geralmente, com a síndrome de tensão pré-menstrual (TPM) e manifesta-se com alterações clínicas conseqüentemente à estagnação de *Qi* como sudorese, edemas das mamas, abdome, mãos e tornozelos. As mulheres mais jovens apresentam geralmente esta forma de celulite (Figuras 9.7 e 9.8).

Figura 9.7
Celulite sob a concepção energética por deficiência de *Qi* e *Pi-Yang* (Baço/Pâncreas-*Yang*) e do *Shen-Yang* (Rim-*Yang*).

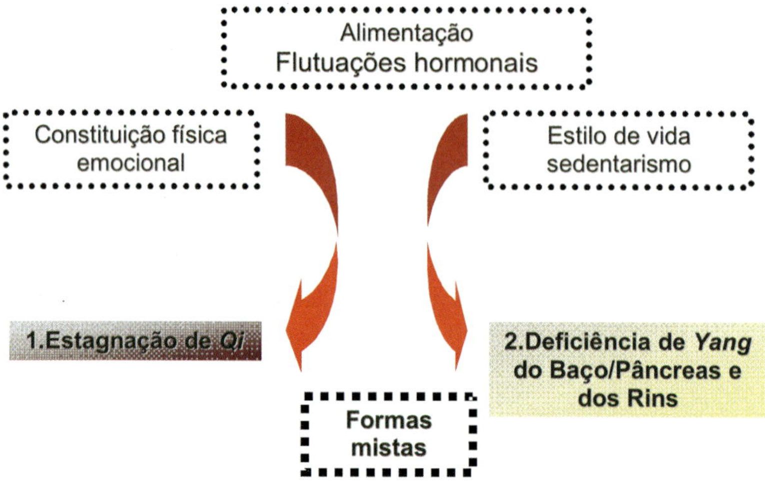

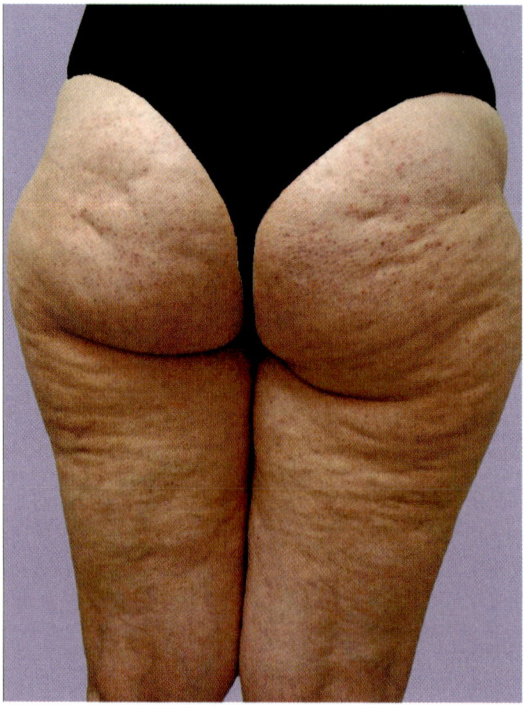

Figura 9.8
A foto ilustra uma celulite por estagnação do *Gan-Yang* (Fígado-*Yang*) promovendo a forma *Yang* de celulite.

2. Celulite pelas deficiências do *Pi-Yang* (Baço/Pâncreas-*Yang*) e do *Shen* (Rins)

A celulite originada de deficiências do *Pi-Yang* (Baço/Pâncreas-*Yang*) e do *Shen* (Rins) (Figura 9.9) é uma forma mais flácida e se desenvolve de maneira gradual, com piora no período pré-menstrual, sem queixas dolorosas, mas sim de flacidez. A piora do quadro de celulite relaciona-se com o frio, menstruação abundante e fezes soltas e ocorre em pacientes de mais idade.

Apesar de a celulite ser classificada em duas formas, *Yang* e o *Yin*, observa-se, na prática, que toda celulite manifesta-se, inicialmente, por uma fase de estagnação de *Qi*, já que o início do processo de adoecimento refere-se à unidade microcirculatória, a qual pode estar relacionada com o *Wei Qi* (Energia de Defesa). Ou seja, ocorre a falha do sistema de aquecimento cutâneo regional promovida pela estagnação de *Gan Qi* (Energia do Fígado).

De modo que a forma mista, com os componentes simultâneos de estagnação de *Gan Qi* (Energia do Fígado) e deficiência de *Pi-Yang* (Baço/Pâncreas-*Yang*) e de *Shen* (Rins), é a forma mais freqüentemente encontrada, podendo apresentar características tanto de um componente como do outro. No entanto, pode-se prever a

▼ Figura 9.9 Exemplo de celulite por deficiência do *Pi-Yang* (Baço-*Yang*) e do *Shen-Yang* (Rim-*Yang*) promovendo a celulite forma *Yin*.

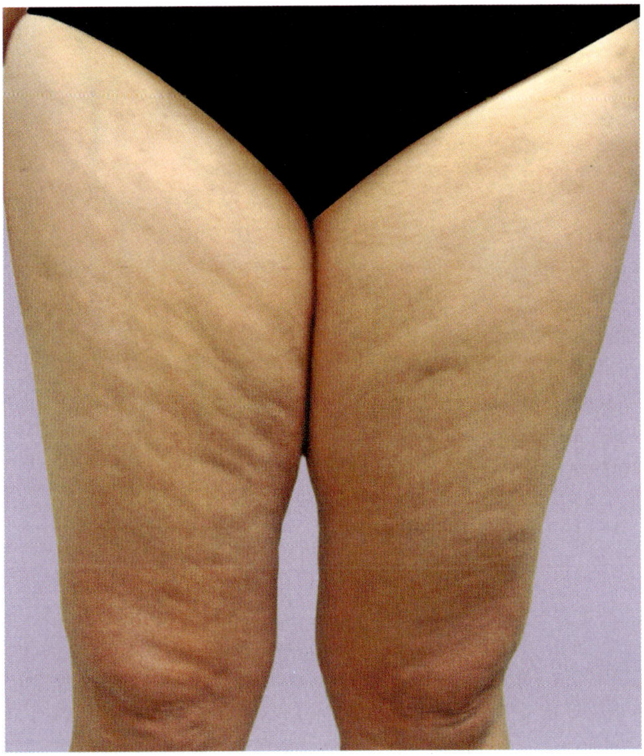

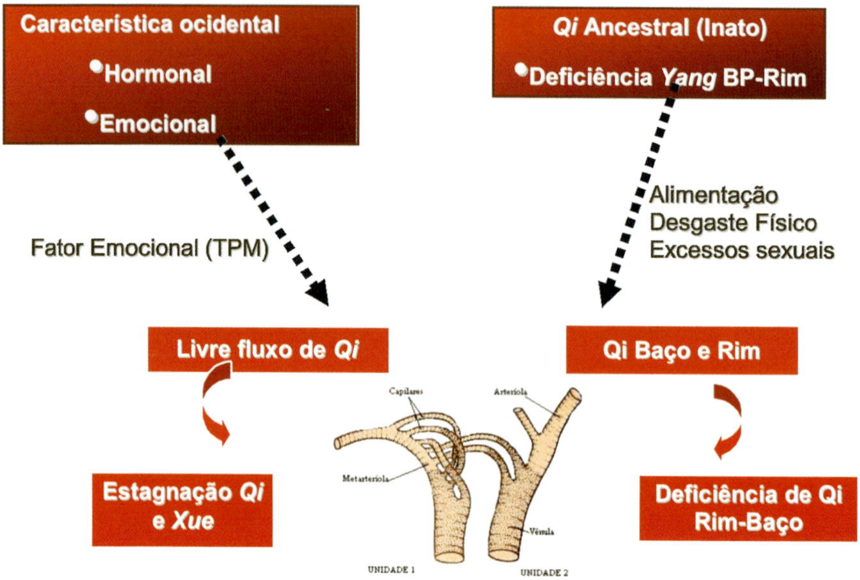

▲ **Figura 9.10** Fisiopatologia de celulites *Yang* [Estagnação de *Qi* e de *Xue* (Sangue)] e *Yin* [Deficiência do *Pi* (Baço/Pâncreas) e do *Shen* (Rins)].

evolução da celulite de uma paciente conforme as características energéticas observadas de estagnação ou de diminuição de *Yang* (Figura 9.10).

A forma mais *Yang* de celulite sofre maior influência de fatores emocionais e hormonais e de alimentos que geram Umidade e Calor e está relacionada com a tensão pré-menstrual.

A forma mais *Yin* de celulite sofre maior influência de fatores como desgastes físicos e alimentos que geram Umidade e Frio e está relacionada com a flacidez.

Tratamento da celulite com acupuntura, eletroacupuntura e aplicação de ventosa

1) Estagnação de *Gan Qi* (Energia do Fígado):

Podem ser utilizados os seguintes pontos de acupuntura:

F-3 (*Taichong*), VB-34 (*Yanglingquan*), F-14 (*Qimen*) e B-18 (*Ganshu*), para drenar o *Gan* (Fígado);

TA-6 (*Zhigou*), para mover o *Qi* e promover a transformação de fluidos no *Sanjiao* (Triplo Aquecedor);

VC-5 (*Shimen*) e VC-6 (*Qihai*), para ajudar na dispersão de Umidade, Umidade-Calor, harmonizar a Via das Águas e harmonizar o *Xiajiao* (Aquecedor Inferior);

VC-9 (*Shuifen*), para transformar os fluidos e aliviar o edema;

CS-6 (*Neiguan*), para acalmar o *Shen* (Mente), harmonizar o *Sanjiao* (Triplo Aquecedor) e dispersar a Mucosidade.

O tratamento local da celulite com a utilização de ventosa com técnica de deslizamento utilizando óleos essenciais (por exemplo, mistura de óleos de laranja, de tangerina, de eucalipto, de alecrim, etc.), tem a finalidade de liberar as energias es-

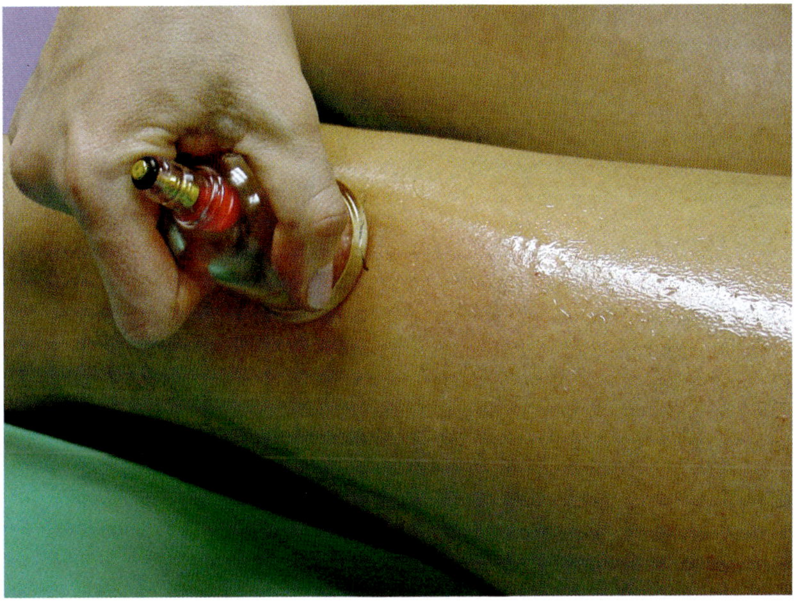

Figura 9.11 Técnica de aplicação de ventosa por deslizamento no tratamento de celulite.

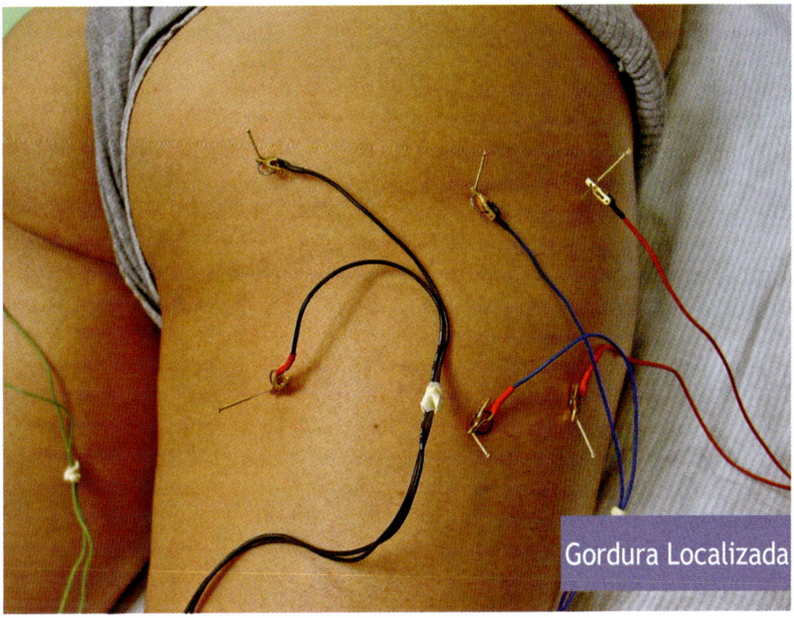

Figura 9.12 Colocação de agulhas e o modo de conexão dos eletrodos para a realização de eletroacupuntura na área de celulite e de gordura localizada.

tagnadas do local, permitindo a melhora da circulação de *Qi* e de *Xue* (Sangue) (Figura 9.11).

Um outro método de tratamento da celulite pode ser a aplicação de eletroacupuntura, em dispersão, e com estimulação com freqüência de 50 a 300Hz, durante 20 a 30 minutos, nos locais onde estão presentes os nódulos e as gorduras localizadas (Figura 9.12).

A eletroacupuntura, em tonificação, pode ser aplicada nos Meridianos localizados, principalmente, na região *Yin* dos membros superiores e inferiores (face medial da coxa e do braço). Podem-se utilizar os pontos motores (*motor points*) para auxiliar na tonificação muscular, pois ajudam a fortalecer a musculatura e o tônus da região tratada.

2) Deficiência de *Pi-Yang* (Baço/Pâncreas-*Yang*) e de *Shen* (Rins)

O tratamento sistêmico da celulite pode ser realizado aplicando-se a moxabustão nos pontos B-20 (*Pishu*), B-22 (*Sanjiaoshu*) e B-23 (*Shenshu*) e acupuntura em VC-12 (*Zhongwan*), R-7 (*Fuliu*), E-36 (*Zusanli*), VC-9 (*Shuifen*), E-28 (*Shuidao*), BP-9 (*Yinlingquan*), VC-5 (*Shimen*) e P-7 (*Lieque*) para fortalecer as funções energéticas de transporte, transformação e de excreção dos fluidos; e em VC-5 (*Shimen*), ponto *Mo* (Alarme) do *Sanjiao* (Triplo Aquecedor), para mover o líquido do *Xiajiao* (Aquecedor Inferior). Deve-se, igualmente, tonificar o *Shen* (Rins) e o *Pi* (Baço/Pâncreas) pela técnica *Shu-Mo-Yuan*.

Deve-se, ainda, aplicar a eletroacupuntura locorregional, em tonificação, nos Canais de Energia (Meridianos) que passam pela região. A acupuntura e a aplicação de moxabustão tornam-se recursos dos mais importantes no tratamento de todas as formas de celulite, uma vez que se obtém a harmonização energética do organismo como um todo.

No caso de flacidez que, geralmente, acomete a face medial da coxa com aparecimento de linhas de flacidez que se acentuam em posição ortostática (Figura 9.13), deve-se tonificar intensamente os Meridianos e os *motor points* dessa região. A região medial da coxa é o local que normalmente evolui para a flacidez independentemente do tipo de celulite.

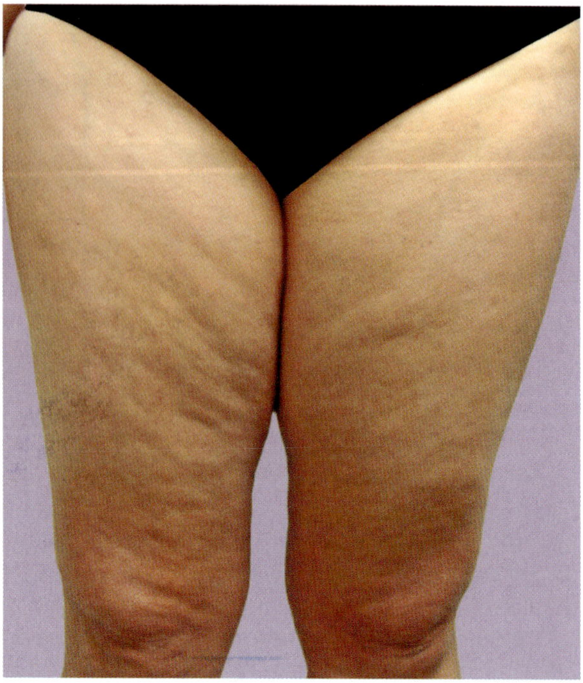

Figura 9.13 ▶ A ilustração mostra as linhas de flacidez na face medial da coxa.

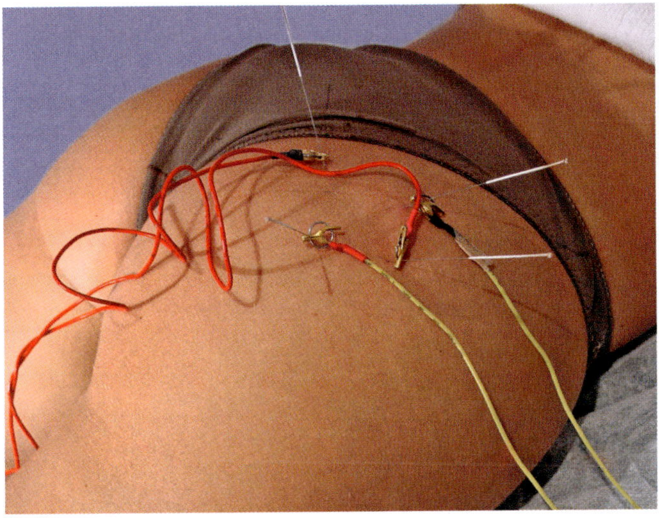

Figura 9.14
Tratamento por eletroacupuntura da retração de celulite da região glútea mostrando a disposição das agulhas e dos eletrodos.

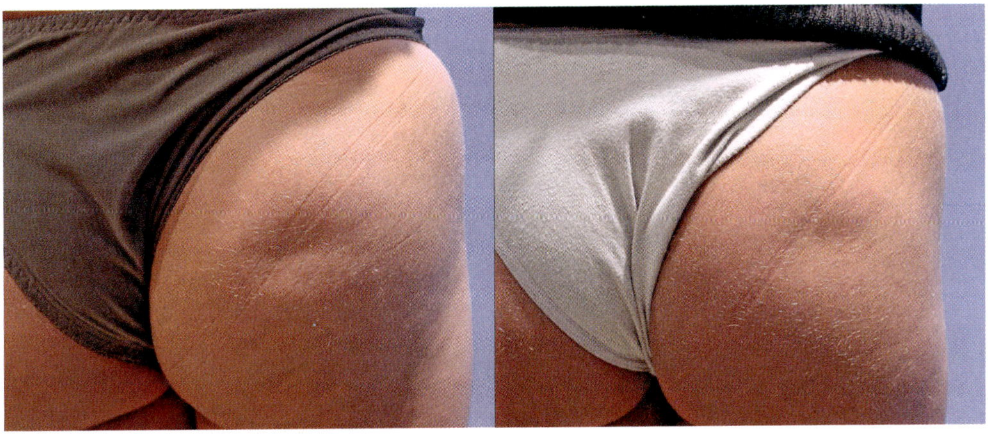

Figura 9.15
Paciente com retração na região glútea D: aplicação de eletroacupuntura e o resultado obtido com o tratamento.

Tratamento das retrações da celulite

As retrações da celulite aparecem com muita freqüência na região glútea próximo, ao ponto VB-30 (*Huantiao*), onde se observa, geralmente, nódulo ou fibrose próximo à retração. Seu tratamento deve objetivar dissolver as fibroses ou nódulos palpados, utilizando-se freqüências altas de estimulação na ordem de 300Hz com duração de 20 a 30 minutos, em cada sessão (Figuras 9.14 e 9.15).

Para tratamento da gordura localizada, como, por exemplo, a gordura abdominal, cerca-se a gordura em pequenas ou médias áreas com quatro a oito agulhas e o eletrodo é colocado cruzado, como no tratamento da dor. Utiliza-se alta freqüência de 300Htz durante 20 a 30 minutos. As Figuras 9.16 e 9.17 mostram as duas formas de colocação das agulhas e dos eletrodos.

O culote de cheval é tratado como gordura localizada. Cerca-se a área como um ponto *Ashi* de dor, porém em uma área maior, submetendo-a à eletrodispersão em alta freqüência (300Hz, durante 20 minutos). Muitas vezes observa-se um acúmulo no meio do culote de difícil dissolução. Neste caso, colocam-se 4 agulhas cercando a área e mais 4 agulhas no centro da gordura (ver técnica de eletroacupuntura). O cátodo (garra preta) deve ficar no meio (centro da gordura) e os anodos (garra vermelha), na periferia (Figura 9.18).

Resultado do Tratamento e Celulite

As ilustrações das Figuras 9.19 a 9.29) mostram os resultados obtidos com tratamento de acupuntura, eletroacupuntura e ventosa realizados no Ambulatório de Acupuntura Estética do Setor de Medicina Chinesa-Acupuntura da UNIFESP.

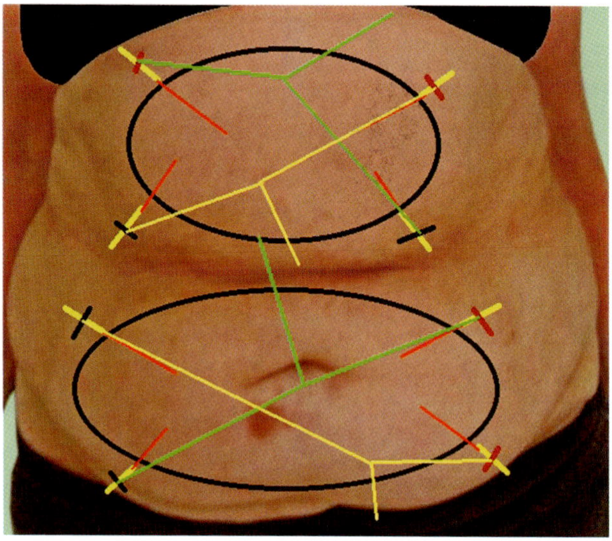

▲ **Figura 9.16**
Tratamento da gordura abdominal escolhendo-se duas áreas médias e esquema de colocação de agulhas de acupuntura e de eletrodos.

Figura 9.17 ▼
Tratamento da gordura abdominal escolhendo-se quatro áreas pequenas e esquema de colocação de agulhas de acupuntura e dos eletrodos.

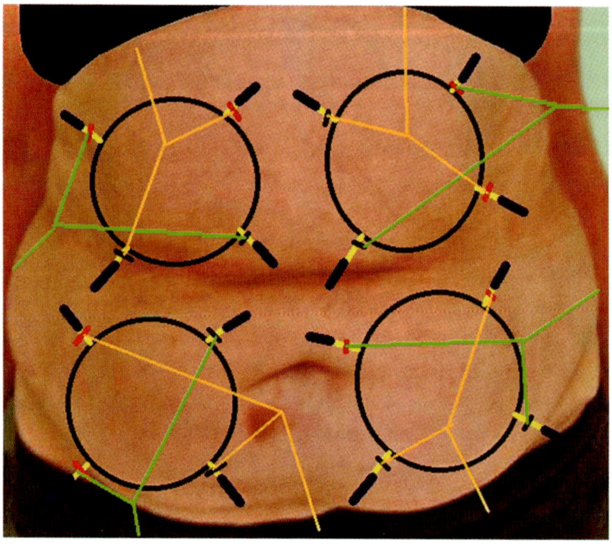

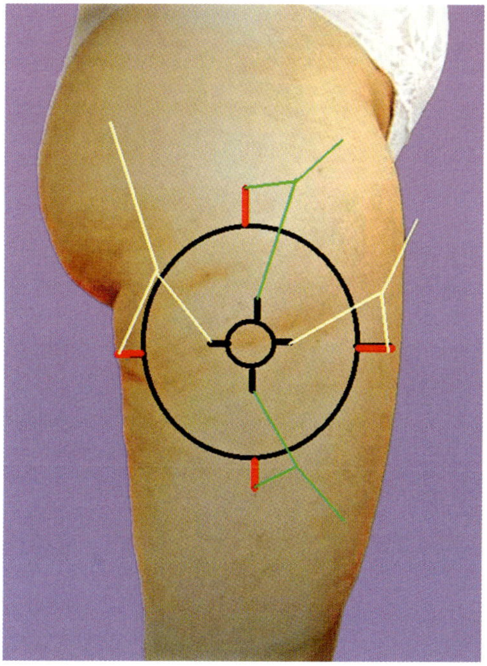

Figura 9.18
Esquema de inserção de agulhas de acupuntura e de eletrodos para o tratamento por eletroacupuntura de culote de cheval.

Figura 9.19
Tratamento de celulite: **(A)** com eletroacupuntura e intradermoterapia com alcachofra e centelha asiática e **(B)** após 12 aplicações.

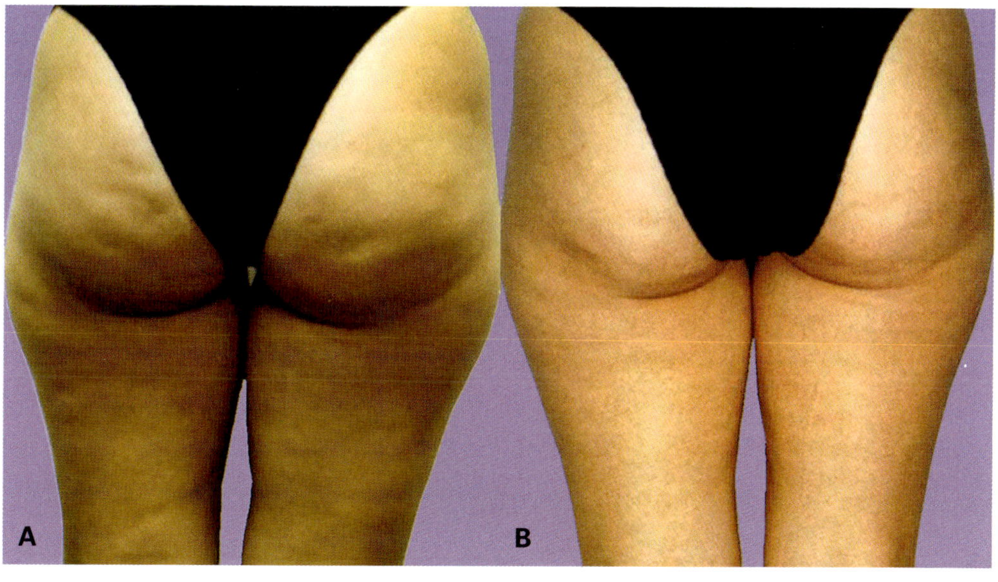

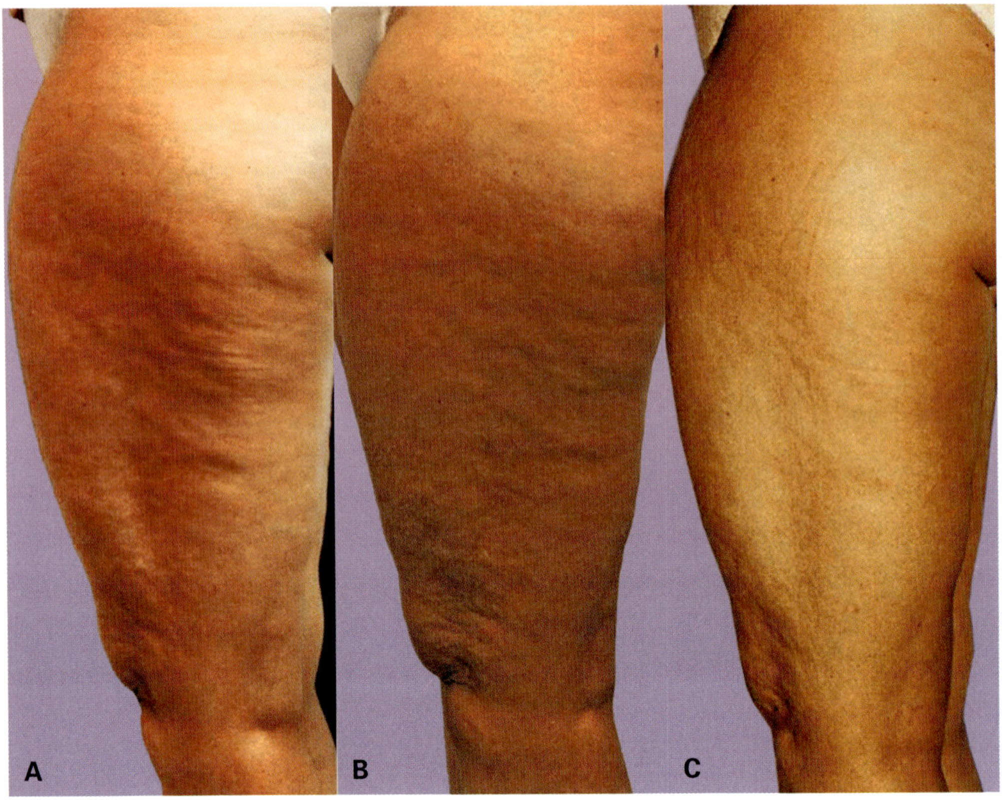

Figura 9.20 ▲ Tratamento de celulite da coxa: **(A)** com eletroacupuntura e intradermoterapia, **(B)** com 15 aplicações e **(C)** após 12 aplicações.

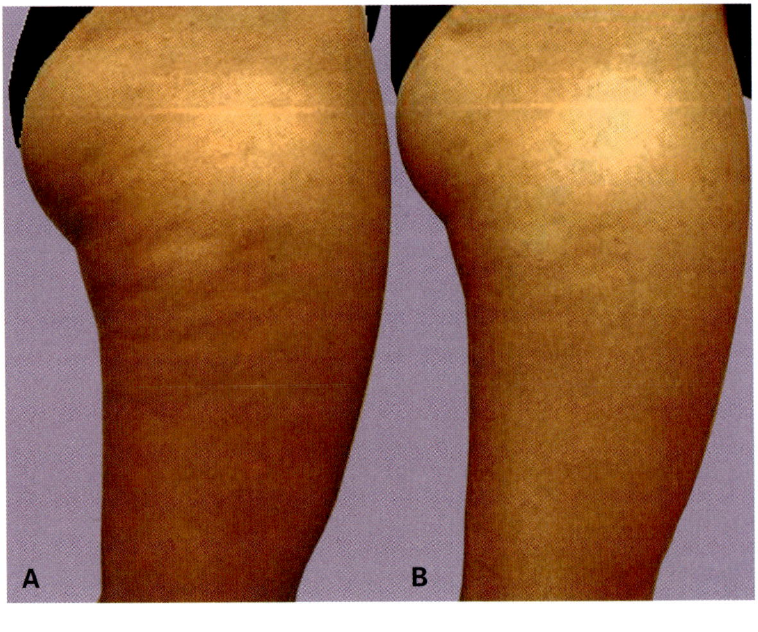

Figura 9.21 ▶ Celulite da coxa: (A) tratada com eletroacupuntura e ventosa e (B) após 12 aplicações.

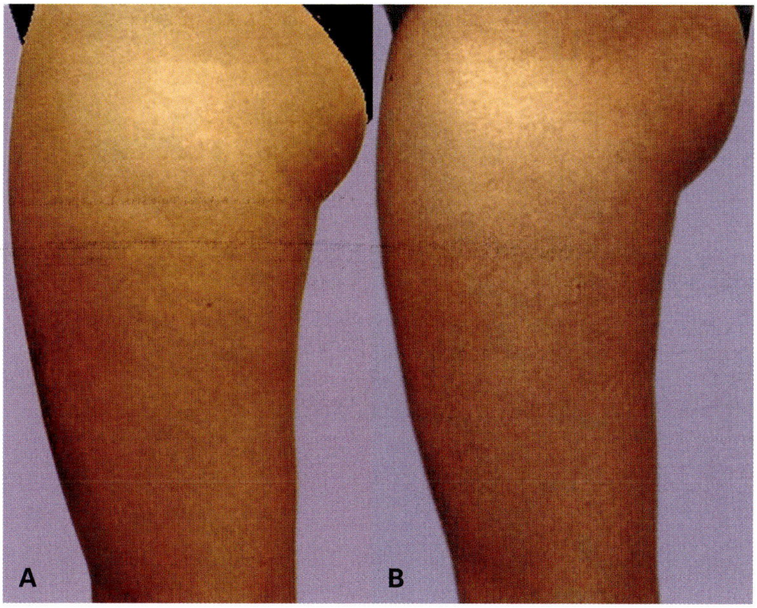

Figura 9.22 Celulite da coxa **(A)** tratada com eletroacupuntura e ventosa e após 12 aplicações **(B)**.

Figura 9.23 Flacidez da face medial da coxa **(A)**. Resultado após 7 aplicações de tratamonto **(B)**.

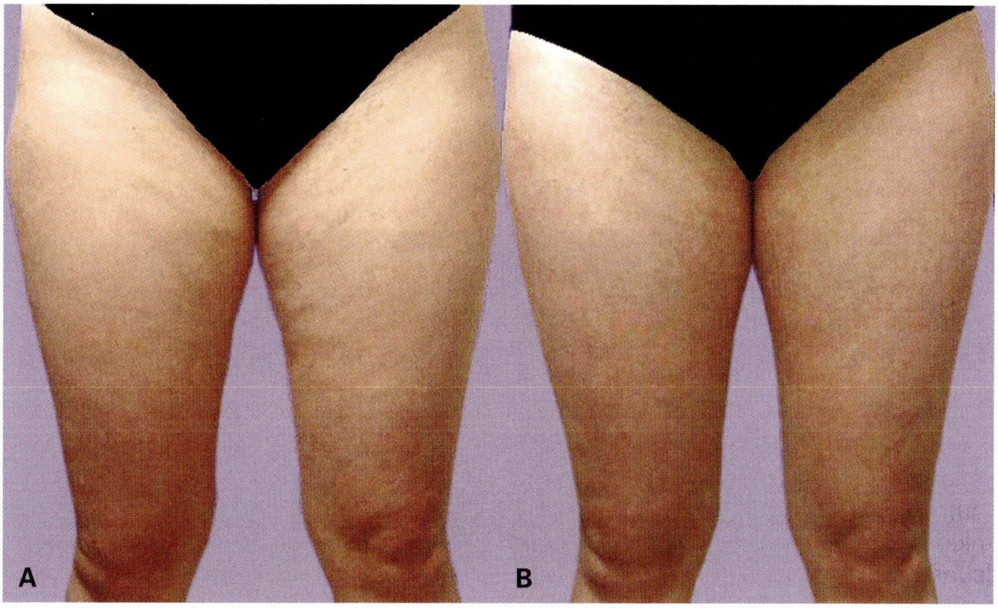

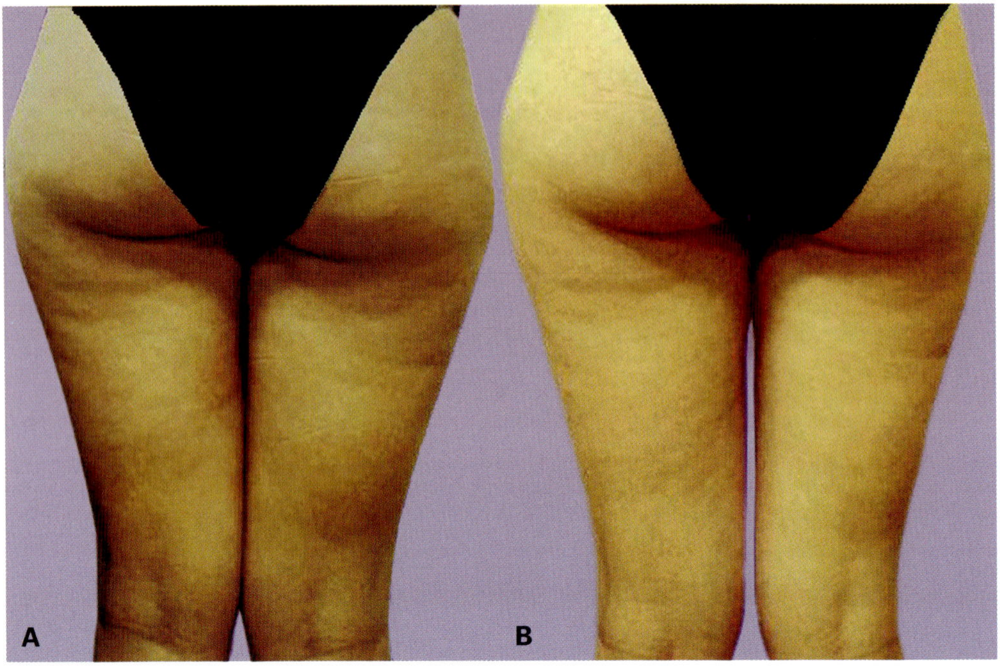

Figura 9.24 ▲
Gordura localizada tipo culote e celulite **(A)**. Resultado após 12 aplicações de tratamento **(B)**. Houve diminuição de 4 cm em cada coxa.

▼ **Figura 9.25**
Celulite da região glútea **(A)**. Resultado após 7 aplicações de eletroacupuntura **(B)**.

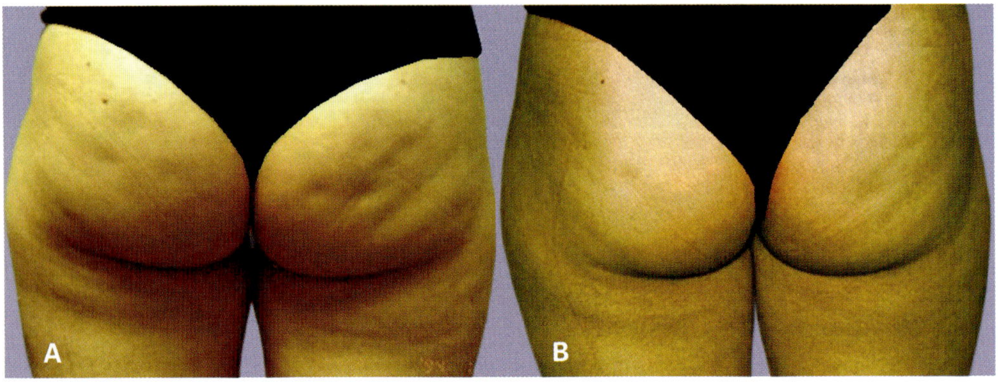

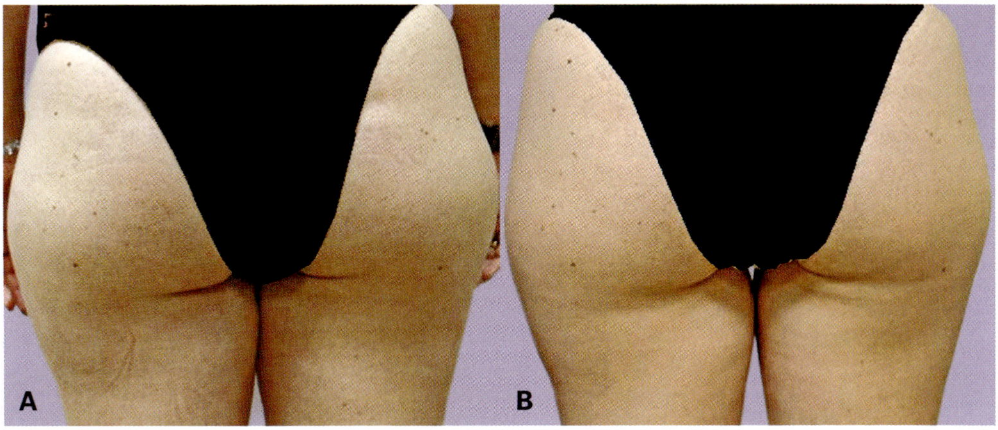

Figura 9.26 ▲
Celulite do tipo culote de cheval **(A)**. Resultado após 12 aplicações de eletroacupuntura **(B)**. Houve a redução de 10 cm de diâmetro em cada coxa.

▼ **Figura 9.27**
Tratamento da gordura do pescoço **(A)**. Resultado após 10 aplicações de eletroacupuntura **(B)**. Paciente não emagreceu, perdendo apenas a gordura no pescoço com melhora das condições tróficas da pele.

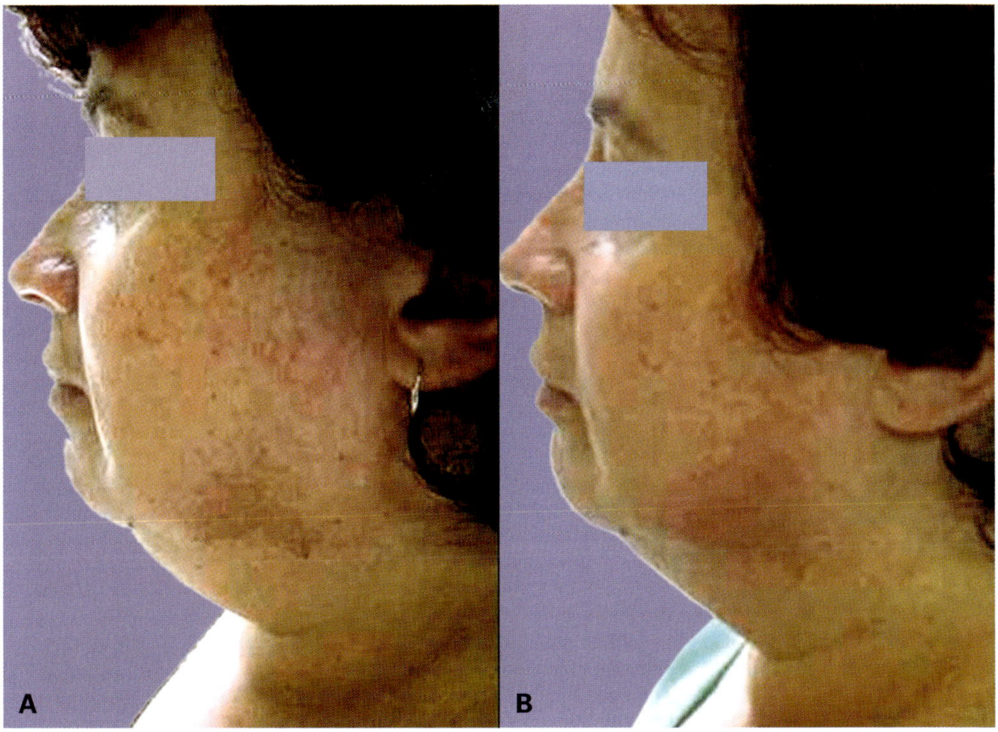

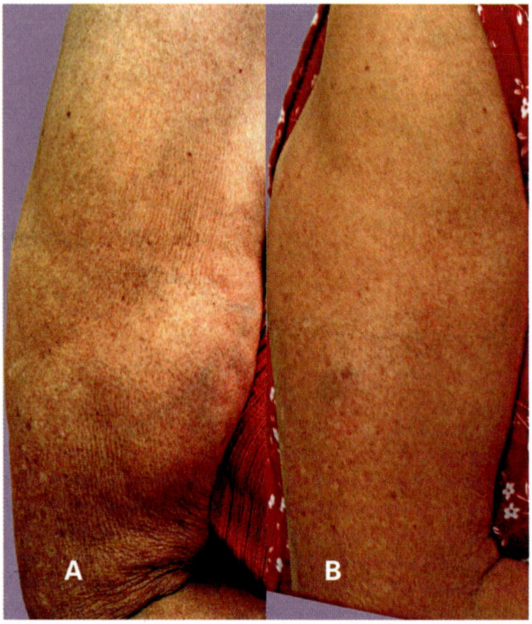

Figura 9.28 ▶ Celulite e flacidez do braço direito **(A)**. Após 10 aplicações de eletroacupuntura em tonificação nos pontos motores **(B)** com a melhoria da flacidez e do trofismo da pele e dos músculos.

A aplicação de eletroacupuntura de ação locorregional e/ou a aplicação de ventosa são indispensáveis no tratamento de celulite e gordura localizada, uma vez que as alterações locais demoram muito para a sua regressão, devendo ser utilizadas também técnicas de tratamento para a obtenção de equilíbrio energético geral.

Apesar de a celulite e a gordura localizada poderem ser consideradas uma "quase patologia" incurável, pode-se dizer com certeza que a acupuntura e a eletroacupuntura contribuem para a estabilização, regressão ou "quase cura" ou mesmo a cura se se souber conduzir a prevenção, conforme a nossa experiência no Ambulatório de Acupuntura Estética do Setor de Medicina Chinesa-Acupuntura da UNIFESP.

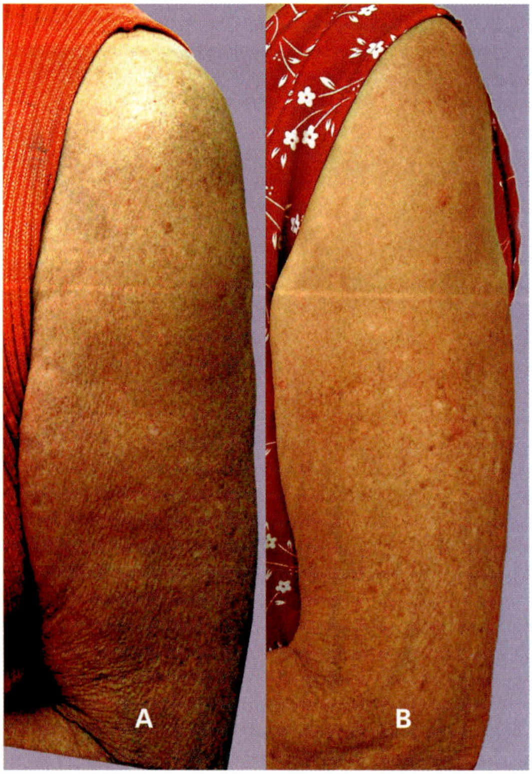

Figura 9.29 ▶ Paciente da **Figura 9.28** mostrando a evolução com o tratamento do braço esquerdo.

Capítulo X

Acupuntura & Estética da Mama

Introdução

A mama, além da sua importância fisiológica na lactação, também participa da identidade da mulher. Seu significado erótico exerce grande influência sobre a auto-estima feminina, e por isso as alterações inestéticas da mama afetam grandemente o comportamento social da mulher.

Excetuando-se as mamoplastias realizadas para correções posturais, pós-mastectomias ou outras indicações médicas propriamente ditas, atualmente, é comum observar a realização de mamoplastias em idades cada vez mais precoces, de pacientes em busca de um padrão estético imposto pela sociedade.

O estudo da técnica de acupuntura estética para a mamária surgiu a partir do desejo de disponibilizar para mamas flácidas e ptóticas um tratamento estético que não fosse cirúrgico. Isto porque o tratamento cirúrgico pode resultar em cicatrizes hipertróficas, retrações fibróticas do tecido mamário e até mesmo a persistência da ptose após o procedimento cirúrgico.

Contudo, é importante reconhecer que a técnica de acupuntura apresenta limitações, como mamas volumosas ou com excessos de pele; nestas circunstâncias, é imperiosa a indicação cirúrgica.

Embriologia da Mama

A glândula mamária é uma glândula modificada da pele e, assim como ela, origina-se da ectoderme. O seu desenvolvimento inicia-se precocemente e já na quinta semana de gestação aparecem as raias ventrais, que originam depois as cristas mamárias. À medida que o embrião se desenvolve, persiste somente

Dra. Paula Shin Coutinho
Dra. Maria Assunta Y. Nakano

a sua porção superior formando o botão mamário na região correspondente ao tórax, e eventualmente a cauda de Spence até a axila. A falha da involução da crista mamária pode originar a mama acessória, desde a região axilar até a região inguinal.

Ao longo de toda a gestação ocorrem interações dos tecidos glandulares mamários com o estroma, de forma que no feto a termo já se observam redes simples de ductos ramificados.

A telarca precede a menarca, e com a maturidade do eixo hipotálamo-hipófise-ovariano, na puberdade, intensifica-se o desenvolvimento mamário. Os botões mamários aumentam, e inicia-se a diferenciação lobular.

O desenvolvimento mamário continua ao longo da vida adulta e vem a se completar somente com a gestação e a lactação.

Terminada a lactação, muitos lóbulos involuem, e à medida que a mulher envelhece, o tecido mamário é substituído por tecido gorduroso.

Anatomia da Mama

A glândula mamária localiza-se na parede torácica, entre a clavícula e a 6ª e a 8ª costelas. Pode estender-se medialmente até o esterno e lateralmente até a linha axilar média, atingindo freqüentemente a margem lateral do músculo peitoral maior e porções superiores da axila.

A mama é uma glândula compartimentada por traves de tecido conjuntivo – os ligamentos de Cooper. Este tecido conjuntivo forma picos denominados *retinacula cutis*, que se fixam à pele.

As imagens da Figura 10.1 mostram algumas estruturas mamárias importantes.

Anatomia Topográfica da Mama

Para se situar topograficamente, e para se prevenirem as eventuais punções inadvertidas, convém ter conhecimento da anatomia da mama.

Subjacente à pele da mama, encontra-se uma camada de tecido celular subcutâneo; logo abaixo, a fáscia superficial e depois o tecido glandular mamário propriamente dito; subjacente ao mesmo, encontra-se outra camada de tecido subcutâneo preenchendo o que se chama de espaço

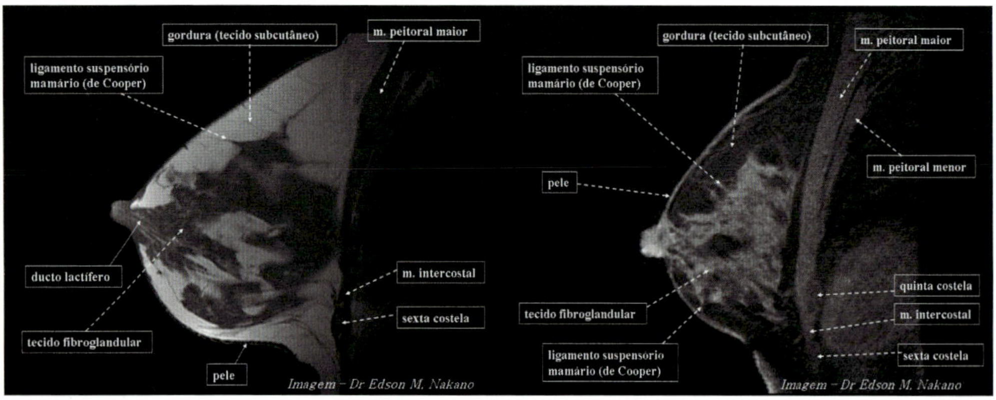

Figura 10.1
O tecido mamário visto na ressonância nuclear magnética mostrando os componentes da mama e tecidos adjacentes.

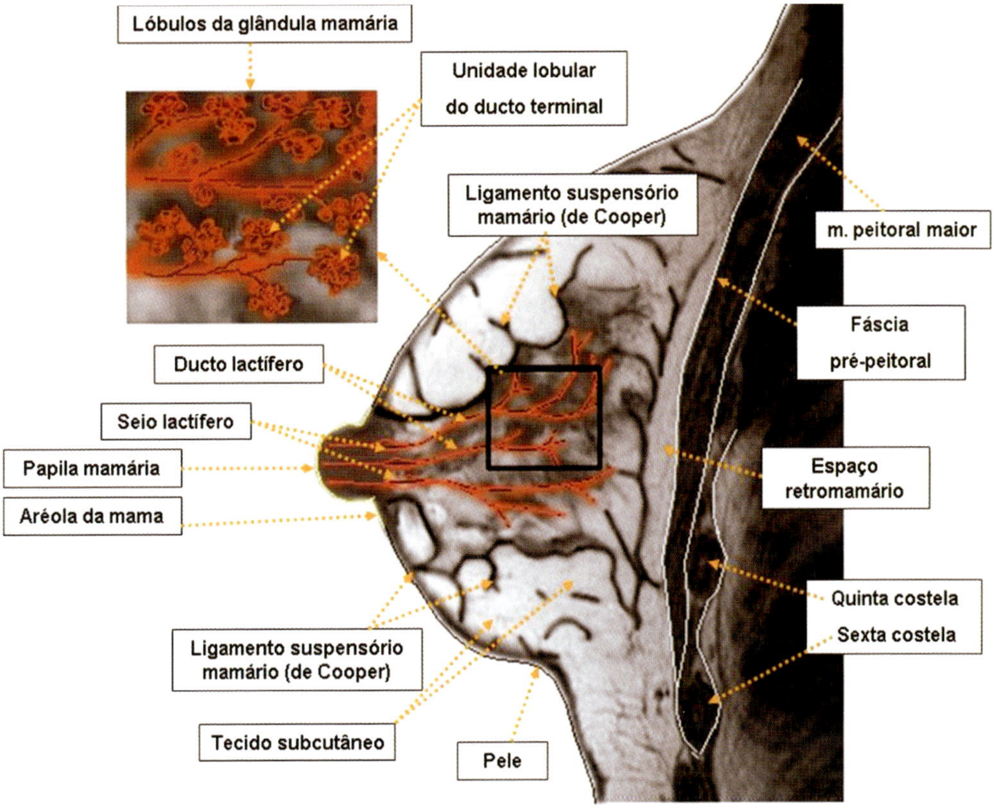

Esquematização da anatomia da mama e sua correlação com estruturas anatômicas retromamárias

Figura 10.2 ▲
Relações da mama com os tecidos e características dos lóbulos da mama.

retromamário; em seguida, em direção ao interior, a fáscia pré-peitoral, os músculos peitoral maior e menor, as costelas e os músculos intercostais, a pleura e o pulmão (Figura 10.2).

Aréola Mamária

A aréola diferencia-se pelo seu tecido mais delgado e pigmentado, ao redor do mamilo. Nela se pode identificar glândulas sudoríparas, apócrinas e sebáceas (Montgomery), além de folículos pilosos. As pequenas nodulações que se evidenciam são as aberturas das glândulas sebáceas, chamadas de tubérculos de Morgani.

Mamilo

No mamilo, existem múltiplas terminações nervosas e fibras musculares lisas, onde desembocam de 8 a 20 ductos principais. Cada ducto principal ramifica-se em ductos segmentares e subsegmentares, sucessivamente, até formarem o ducto terminal, que desemboca no lóbulo (Figuras 10.1 e 10.2).

Um ducto principal e suas ramificações são considerados um segmento da mama, porém não existe separação histológica definida e podem ocorrer anastomoses entre diferentes redes segmentares.

O lóbulo mamário é a ramificação final do ducto terminal em pequenos ductos de terminação romba, onde se formam os ácinos, como dedos de luva. A Unidade Lobular do Ducto Terminal, formada pelo ducto terminal e seu lóbulo, é considerada a estrutura mais importante da glândula mamária, sendo freqüente local de origem das neoplasias malignas.

Irrigação Sangüínea e Inervação da Mama

A artéria torácica lateral irriga predominantemente o quadrante súpero-lateral da mama, enquanto as porções centrais e mediais são irrigadas pelos ramos perfurantes da artéria mamária interna. A drenagem venosa é realizada por meio das veias mamárias interna, intercostal e axilar.

A inervação realiza-se pelos nervos torácicos intercostais e ramos dos plexos cervicais, para as porções superiores da mama.

Linfáticos da mama

Os linfáticos da mama são de suma importância no diagnóstico e estadiamento do câncer mamário. O estudo dos linfáticos da mama influenciam bastante na conduta terapêutica.

Basicamente, a drenagem linfática é realizada dos tecidos profundos em direção à pele, daí drenando para o plexo subareolar e para a axila. Uma pequena porção pode drenar para abdome superior e para a cadeia mamária interna.

Fisiologia da Mama

As variações hormonais que ocorrem durante o ciclo menstrual, provocam mudanças evidentes tanto no endométrio como no desenvolvimento folicular ovariano. Do mesmo modo, o tecido mamário sofre sua influência em três fases:

Fase folicular – Nesta fase, a secreção dos esteróides ovarianos está se iniciando; a mama encontra-se pouco desenvolvida.

Fase da ovulação/formação de corpo lúteo – Nesta fase, a secreção de estradiol encontra-se no seu ápice, o que promove a proliferação do tecido mamário, similarmente ao tecido endometrial.

Fase secretora – Nesta fase, aumenta a secreção de progesterona, e há um segundo pico de secreção do estradiol; ao redor do 24º/25º dia do ciclo, estradiol e progesterona atingem o ápice de secreção, fase em que a atividade mitótica da mama está no seu máximo.

Sem a fecundação, o corpo lúteo regride e os níveis de esteróides ovarianos vão gradativamente decrescendo. Este é um importante fator indutor da apoptose nos lóbulos mamários.

Havendo a fecundação, o corpo lúteo persiste até a 12ª semana de gestação e continua secretando quantidades crescentes de estradiol e progesterona, o que aumenta a proliferação do tecido mamário.

Após a 12ª semana da gestação, a placenta substitui o corpo lúteo na secreção dos hormônios, que continuam em elevação constante, bem como a proliferação do tecido mamário.

Após o quarto mês de gestação, ocorre a diferenciação deste tecido mamário, com hipertrofia das células mioepiteliais e tecido conjuntivo, deposição de gorduras, e aumento do fluxo sangüíneo. Tal desenvolvimento se completa ao final da gestação.

MAMA NA MEDICINA TRADICIONAL CHINESA

Segundo o *Hoangdi Nei Jing Su Wen*, Capítulo I, "a Essência da mulher surge aos 7 anos de idade e torna-se abundante aos 14 anos", época em que se iniciam os ciclos menstruais.

Para a Medicina Tradicional Chinesa, o ciclo menstrual é a manifestação das variações do *Yin* e *Yang* na mulher (Figura 10.3):

Fase folicular – Sangue (*Xue*) e *Yin* Vazios; *Chong Mai* e *Ren Mai* exauridos. Do ponto de vista da Medicina Ocidental, como observado anteriormente, esta é a fase do ciclo em que os níveis hormonais estão no seu mínimo (mama pouco desenvolvida).

Fase da ovulação/formação do corpo lúteo – Sangue (*Xue*) e *Yin* gradativamente enchem os Meridianos *Chong Mai* e *Ren Mai*. Os níveis de estradiol estão aumentando gradativamente, atingindo o máximo na ovulação (proliferação do tecido mamário).

Fase secretora – O *Yang Qi* sobe e o *Gan Qi* (Energia do Fígado) se movimenta, preparando-se para o próximo ciclo. Esta é a fase em que ocorre o aumento da secreção de progesterona e estradiol, atingindo seu máximo ao redor do 24º/25º dia (pico de atividade mitótica na mama).

Se não houver a fecundação, há um livre fluxo do *Gan Qi* (Energia do Fígado) e do *Gan Xue* (Sangue do Fígado). O Sangue (*Xue*) está se movimentando.

Com a fecundação, cessam as menstruações. Na Medicina Chinesa, o sangue menstrual é considerado um líquido orgânico precioso – chamado de *Gui* Celestial. Ele é transformado em Essência e nutre o corpo materno e fetal. Portanto, há um suprimento abundante de Sangue (*Xue*) e de *Jing* (Essência). Os Meridianos *Ren Mai* e *Chong Mai* estão saudáveis.

O sangue menstrual (*Gui* Celestial) gradativamente se transfere do *Xiajiao* (Aquecedor Inferior) para o *Shangjiao* (Aquecedor Superior) e se transforma em leite.

Recordando, o Aquecedor Superior é responsável pela distribuição dos fluidos corpóreos (*Jin Ye*) para todo o organismo, por meio do Pulmão (*Fei*). E o leite materno assume a coloração correspondente do *Fei* (branca).

Após o parto, os canais *Ren Mai* e *Chong Mai* encontram-se esvaziados; os meridianos esvaziados ficam propensos à invasão de Energia Perversa.

A condição patológica predominante então é de deficiência de *Qi*, Sangue (*Xue*) e de *Yin*.

Como se observa, a fisiologia da mulher é determinada pelo Sangue (*Xue*), que é a origem dos ciclos menstruais, da fertilidade, concepção, gravidez, parto e lactação. E o Baço-Pâncreas (*Pi*) é o órgão essencial na produção tanto do Sangue (*Xue*) como do *Qi*. Portanto, em última instância, o Baço-Pâncreas (*Pi*) é um Órgão muito importante para a mulher.

Estando este órgão enfraquecido, seja por trabalho excessivo, atividade mental excessiva e/ou hábitos alimentares desregrados, poderão ser prejudicadas não somente a sua função na produção de *Qi* e Sangue (*Xue*), como também a sua função de promover a subida do puro. É esta força que mantém os Órgãos em suas topografias habituais. O prolapso de diversos Órgãos é secundário ao enfraquecimento do Baço-Pâncreas (*Pi*), como, por exemplo, prolapso uterino, vesical, ptose renal, gástrica, mamária, etc.

O *Gan* (Fígado) rege o tecido mamário, que é dependente dos hormônios femininos, enquanto a aréola mamária é regida pelo *Wei* (Estômago); por isso as doenças do tecido mamário não afetam neces-

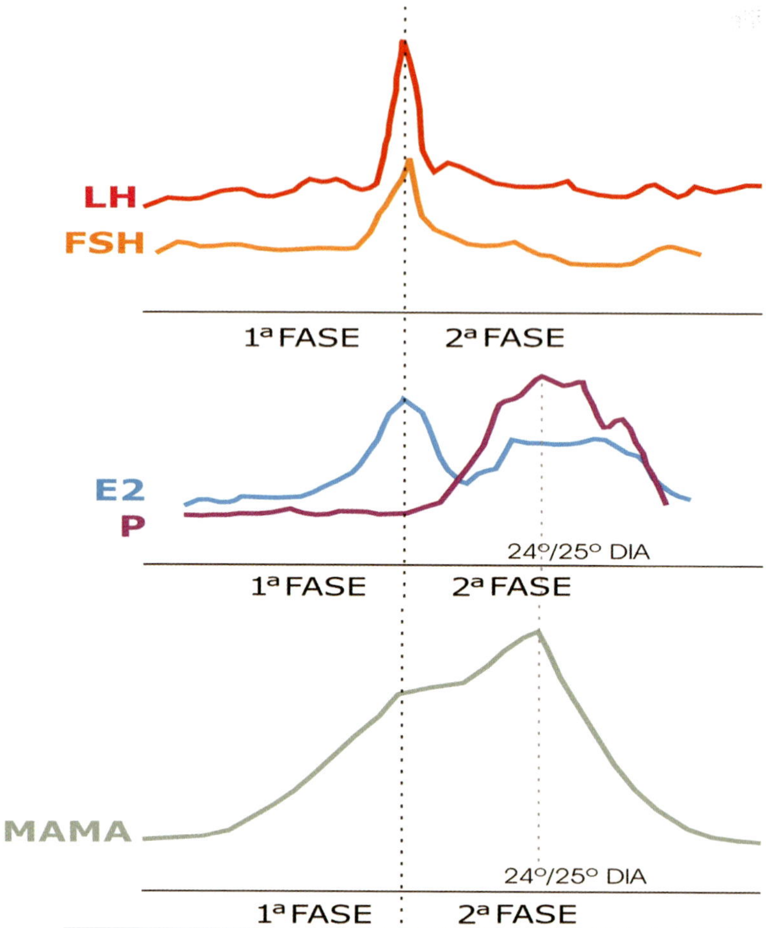

Ciclo	Após o Ciclo	Meio do Ciclo	Antes do Ciclo
Menstruação	Fase pós menstrual estrógeno-folicular proliferativo	Ovulação	Fase pré menstrual lútea ou progesterônica
Sangue se movendo	Yin do Sangue vazio	Yin do Sangue enche completamente os Canais Ren Mai e Chong Mai	Subida do Yang Qi Subida do Qi do Gan

- - - - - - Ovulação
FSH Hormônio Folículo Estimulante
LH Hormônio Luteinizante
E2 Estradiol
P Progesterona
MAMA Atividade mitótica do tecido mamário

Drª Paula Shin Coutinho

▲ **Figura 10.3**
Relações do tecido mamário com o ciclo hormonal e com a energética humana da medicina chinesa.

sariamente a aréola mamária, e vice-versa. Há autores, como o Dr. Van Nghi, que consideram isso de maneira inversa.

Ptose Mamária

A ptose mamária é definida simplesmente como a queda da glândula mamária. Na Medicina Ocidental, há diversas classificações para graduação da ptose mamária, assim como diversas técnicas cirúrgicas para sua correção.

É importante observar que, dentre as diferentes técnicas cirúrgicas para mamoplastia redutora, existem as que preservam a integridade dos ductos galactóforos e da aréola, e as que não preservam. Cirurgias que envolvem descolamento de tecido mamário retroglandular ínfero-externo ou incisões periareolares ínfero-externas podem lesar fibras nervosas envolvidas na produção hormonal e lactação. Portanto, pacientes candidatas à cirurgia redutora da mama, em especial as adolescentes, precisam estar cientes da técnica cirúrgica empregada, para preservarem a lactação no futuro.

Uma intervenção cirúrgica pode resultar em cicatrizes hipertróficas, retrações fibróticas e até mesmo na persistência da ptose – aspectos estes inestéticos, não desejados e inesperados.

Para casos de pacientes com ptose leve a moderada, é proposto um tratamento não-cirúrgico, dentro dos conceitos da Acupuntura Estética.

Em primeiro lugar, deve-se avaliar o grau de ptose mamária. Segundo Oliveira e col., 1997, a medida da ptose é realizada colocando-se a mão da própria paciente abaixo da mama, e o grau de ptose é avaliado de acordo com a parte da mama que cai sobre a mão.

Para obter um valor mais objetivo, já que o tratamento com eletroacupuntura é feito para graus mais leves de ptose mamária, optou-se por medir a distância entre o sulco infra-mamário e a parte da mama que cai sobre a pele em centímetros (Figura 10.4).

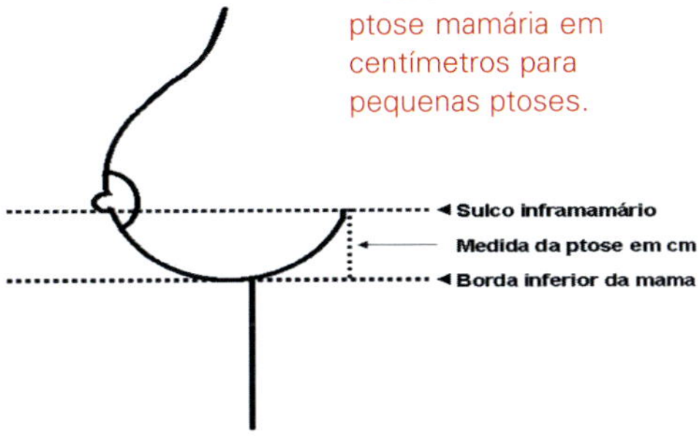

Figura 10.4
Método de medida da ptose mamária em centímetros para pequenas ptoses.

Pacientes com ptose leve a moderada devem ser submetidas a uma avaliação pré-tratamento, que incluiu:

1. Avaliação de exames de mama recentes (ultra-sonografia e/ou mamografia e/ou ressonância nuclear magnética e resultados de exames anatomopatológicos, quando necessário).

2. Anamnese, excluindo-se pacientes com antecedentes de cardiopatia e uso de marca-passo.

3. Medida da distância entre o sulco inframamário e a borda inferior da mama.

Tratamento pela Acupuntura da Ptose Mamária

O tratamento consiste de aplicação de eletroacupuntura em tonificação, ou seja, em freqüência de 2Hz, durante 10 minutos, por 10 sessões semanais.

São utilizados os seguintes pontos (Figura 10.5 e 10.6):

- Ponto motor na projeção do ponto BP-18 (*Tianxi*) – Regula o fluxo do *Qi* e a circulação do *Xue* (Sangue);

- Ponto motor BP-19 (*Xiongxiang*);
- E-18 (*Rugen*): Difunde o Fei Qi (Energia do Pulmão);
- ID-10 (*Naoshu*) – Promove a circulação de *Xue* (Sangue) nos vasos sangüíneos);
- B-42 (*Pohu*): Harmoniza e difunde o *Fei Qi* (Energia do Pulmão) e o ponto *Fei Jing* (Quintessência do Pulmão);
- B-45 (*Yixi*) – Harmoniza e fortalece o *Pi* (Baço-Pâncreas), harmoniza o *Wei Qi* (Energia do Estômago), afasta a Umidade/Calor.

Resultados do Tratamento da Ptose Mamária

Os resultados, a seguir, obtidos após dez sessões de eletroacupuntura mostraram melhora significativa da ptose mamária (Figuras 10.7 e 10.8).

Sabe-se, entretanto, que as condições facilitadoras do enfraquecimento do *Pi Qi* (Energia do Baço), ou da deficiência do Sangue (*Xue*) tendem a favorecer e/ou piorar a ptose mamária, bem como a ptose de outros órgãos e das estruturas.

Figura 10.5 ▼ Localização dos pontos de acupuntura da região anterior do tórax para o tratamento da ptose mamária.

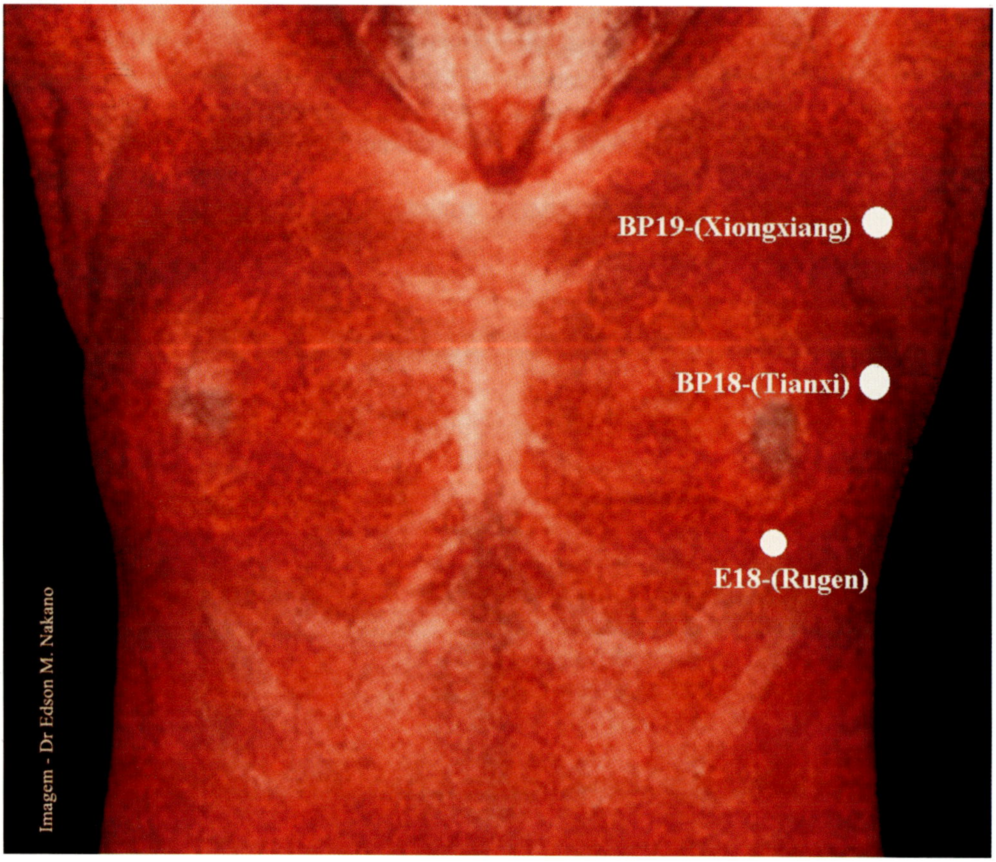

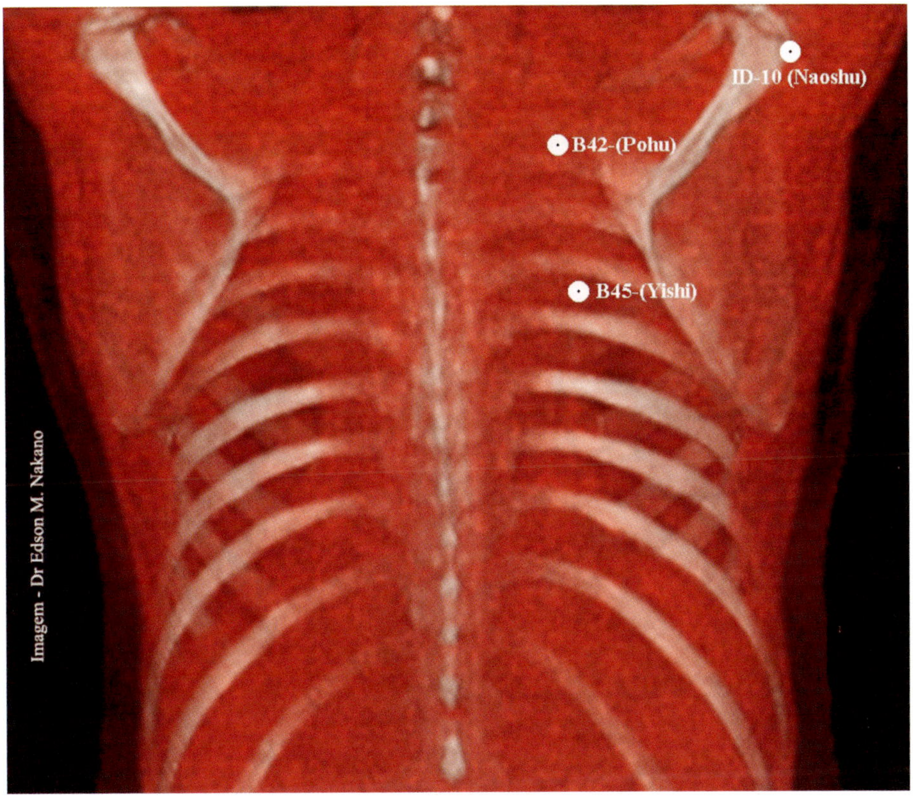

Figura 10.6 ▲
Localização dos pontos de acupuntura da região dorsal para o tratamento da ptose mamária.

▼ **Figura 10.7**
Ptose mamária grau leve **(A)** vista à direita e após o tratamento **(B)**. Observar o efeito da eletroacupuntura na projeção do mamilo.

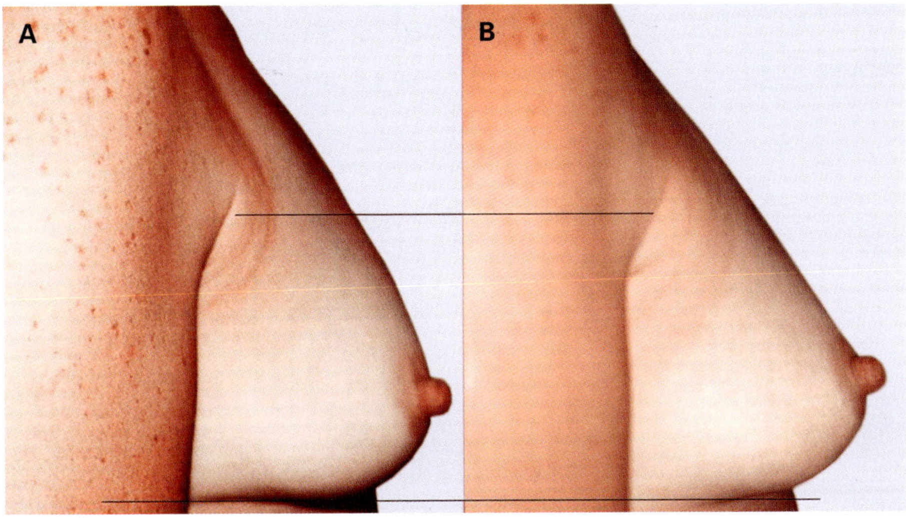

Portanto, é importante o re-equilíbrio de *Qi* e de *Xue* (Sangue), seja por meio de orientação dietética, acupuntura geral, exercícios físicos, seja por quaisquer métodos que sejam mais apropriados para cada paciente.

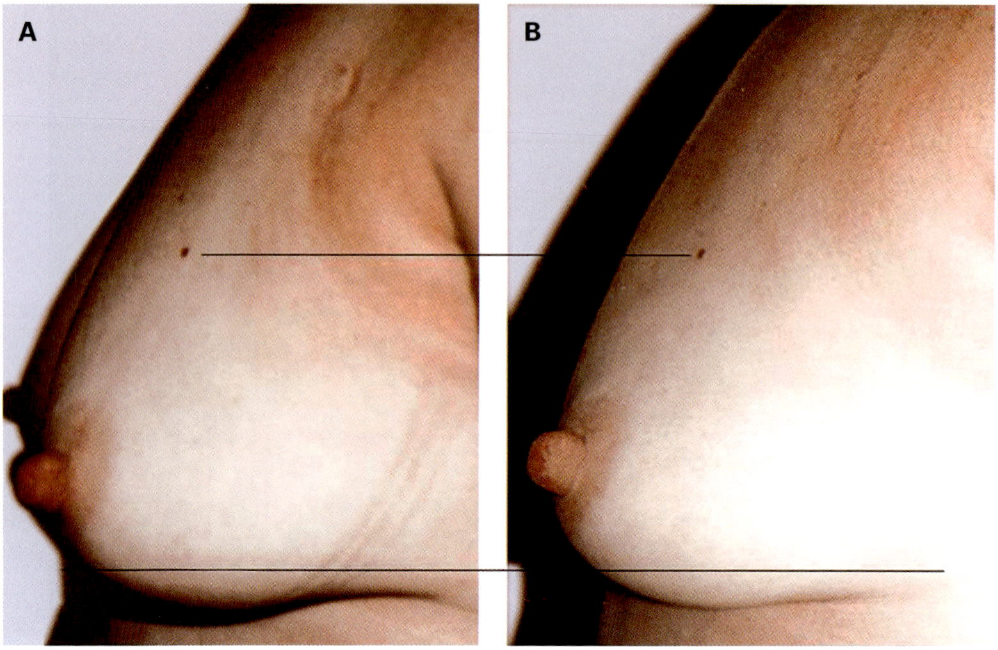

▲ Figura 10.8
Ptose mamária grau leve **(A)** vista à esquerda da paciente anterior e após o tratamento. Observar o efeito da eletroacupuntura na projeção do mamilo.

Capítulo XI

Acupuntura & Paralisia Facial Periférica

INTRODUÇÃO

É uma neuropatia periférica aguda muito comum e de grande impacto na população. As disfunções do nervo facial podem afetar de maneira dramática muitos aspectos gerais da qualidade de vida do paciente. O rosto humano é o ponto de foco para a expressão e a comunicação interpessoal. Além disso, os movimentos motores contribuem para a proteção dos olhos, articulação da fala, mastigação, deglutição e expressão das emoções. Os sintomas e sinais mais freqüentes da paralisia facial são muito chamativos, assustando e angustiando o paciente. A paralisia facial dá origem a problemas estéticos, funcionais, psicológicos e profissionais.

1. Paralisia Facial sob o Ponto de Vista da Medicina Ocidental

Na Medicina Ocidental, a paralisia facial é classificada em paralisia facial periférica e paralisia facial central, de acordo com os sintomas manifestos. A paralisia facial periférica é caracterizada pela diminuição ou pela abolição temporária da mobilidade da musculatura da face e, na maioria das vezes, é unilateral. Clinicamente se diferencia da paralisia facial central, pois esta preserva a mobilidade do terço superior da face.

1.1. Anatomia do nervo facial

O nervo facial, também denominado nervo intermédio-facial, é um nervo essencialmente motor (80% de suas fibras são motoras). O seu núcleo está localizado junto ao núcleo do nervo abducente (6º par craniano).

Dr. Ademar Sikara Tanaka
Dr. Marcelo Navarro Niero
Dra. Maria Assunta Y. Nakano
Prof. Dr. Ysao Yamamura

O núcleo do nervo facial é composto de muitos neurônios e pode ser subdivido em três tipos:

- Núcleo motor principal,
- Núcleo parassimpático e
- Núcleo sensorial

O núcleo motor principal situa-se na formação reticular da parte inferior da ponte e apresenta duas porções. Uma porção dorsal, que inerva a metade superior da face que recebe aferências corticais ipsi e contralateral, e uma porção ventral, que inerva a metade inferior da face e que recebe somente aferências contralaterais (Figura 11.1).

Essa noção anatômica é importante para distinguir a paralisia facial de origem cen-

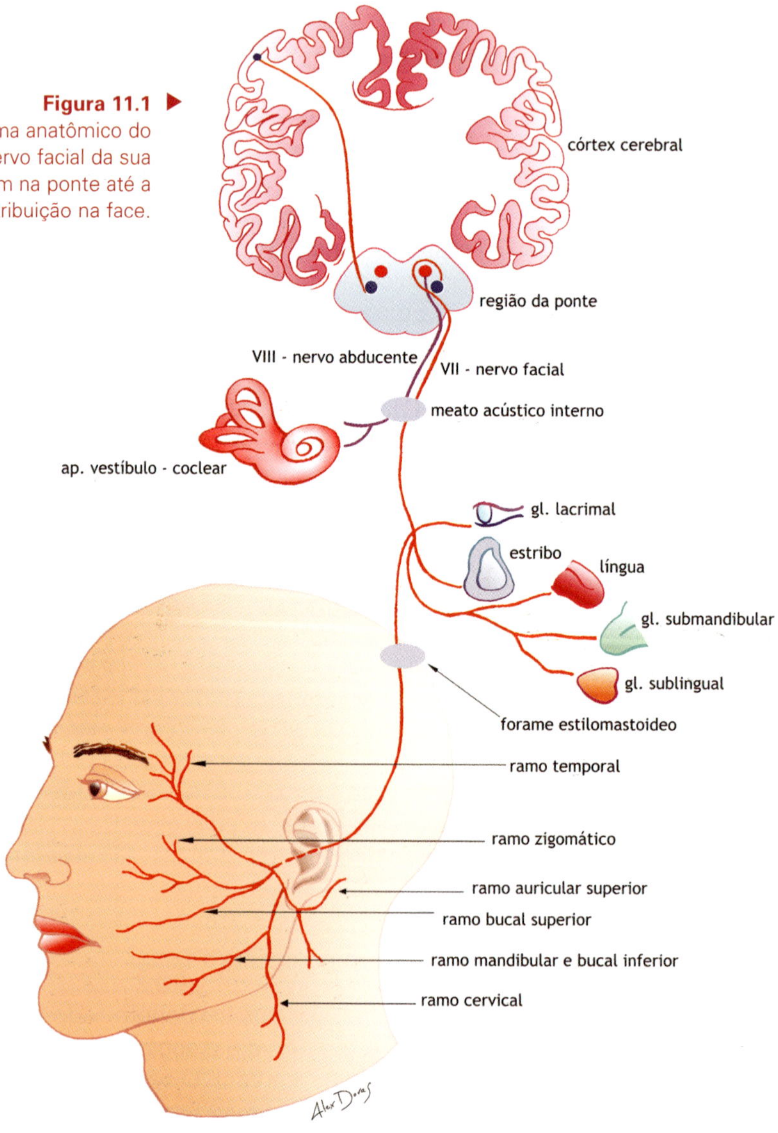

Figura 11.1 ▶ Esquema anatômico do nervo facial da sua origem na ponte até a distribuição na face.

tral da paralisia facial periférica, pois as lesões supranucleares unilaterais, responsáveis pela paralisia do tipo central, afetam a motricidade/mímica da parte inferior contralateral da face (Figura 11.2).

O núcleo parassimpático é constituído pelos núcleos salivatório superior e lacrimal localizados póstero-lateralmente ao núcleo motor principal. O núcleo salivatório superior é o responsável pela inervação das glândulas submandibular, sublingual, nasal e palatina; o núcleo lacrimal inerva as glândulas lacrimais.

O núcleo sensorial localizado perto do núcleo motor recebe informações das sensações gustativas que trafegam pelos

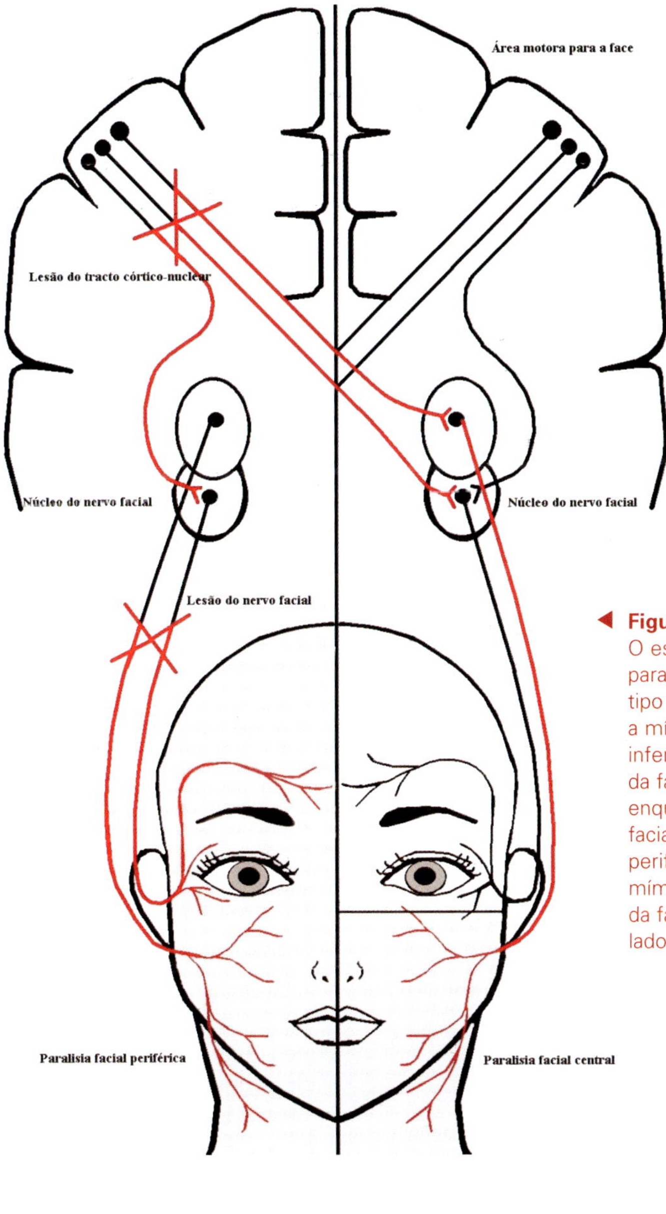

Figura 11.2
O esquema mostra a paralisia facial do tipo central que afeta a mímica da parte inferior contralateral da face esquerda, enquanto na paralisia facial do tipo periférico afeta a mímica da totalidade da face, no caso o lado direito.

axônios periféricos das células nervosas localizadas no gânglio geniculado do nervo facial. Este núcleo recebe as sensações gustativas dos 2/3 anteriores da língua, parte posterior das fossas nasais e face superior do palato mole.

As fibras nervosas constituintes dos núcleos parassimpático e sensorial constituem o nervo intermédio, que é dificilmente distinguível das fibras motoras no nervo facial (nervo facial propriamente dito).

As fibras nervosas do nervo facial, ao deixarem o núcleo, dirigem-se posteriormente e contornam o núcleo do nervo abducente, voltando-se novamente anteriormente para sair lateralmente na transição bulbopontina. No espaço sub-aracnoídeo, o nervo facial (e intermédio) situa-se ao lado do nervo vestibulococlear (8º par craniano) para penetrar no osso temporal por meio do meato acústico interno. Dentro do osso temporal, separa-se do nervo vestibulococlear, segue pelo estreito canal facial até emergir pelo forame estilomastoideo. Ao atravessar a glândula parótida, o nervo facial abre-se como um leque para inervar toda a musculatura mímica da face.

Para efeito didático, podem-se dividir os músculos da mímica da face em 4 grupos (Figura 11.3):

- Frontal
  - Músculo occipito-frontal
  - Músculo orbicular do olho
  - Músculo piramidal
  - Músculo corrugador superciliar
- Zigomático
  - Músculo levantador do lábio superior e asa do nariz
  - Músculo levantador do lábio superior
  - Músculo levantador do ângulo da boca
  - Músculo zigomático maior
  - Músculo zigomático menor
- Mandibular
  - Músculo bucinador
  - Músculo risório
  - Músculo abaixador do lábio inferior
  - Músculo abaixador do ângulo da boca
  - Músculo orbicular da boca
  - Músculo mentual
- Pescoço

1.2. Fisiopatologia do nervo facial

O nervo facial está envolvido pelo epineuro. Em seu interior está o perineuro, que envolve o conjunto de fibras nervosas agrupadas – o fascículo. Cada fibra é envolvida por uma camada de tecido conjuntivo frouxo, o endoneuro. A estrutura neural compreende o axônio e as células de Schwann, que envolvem o axônio formando o neurolema (bainha de Schwann).

Degeneração walleriana: É um processo no qual o nervo degenera a partir do ponto da lesão axonal que leva à interrupção do fluxo axoplasmático. Esta progride distalmente até o órgão efetor atingindo um grau avançado nas primeiras 36 a 48 horas após a lesão. Os músculos sofrem alterações a partir da terceira semana e passam a perder a massa muscular nos primeiros meses de paralisia nervosa.

O processo de regeneração do nervo ocorre pela reposição axonal por meio de um cone de crescimento. A velocidade de regeneração é de aproximadamente 1mm por dia. As sincinesias ocorrem por erro de direção de crescimento durante a regeneração.

1.3. Classificação das lesões de acordo com a extensão

Neuropraxia: É definida como interrupção temporária da função do nervo sem lesão morfológica do axônio. Ocorre apenas desmielinização focal, sem que haja degeneração walleriana. Há uma regeneração completa da função do nervo.

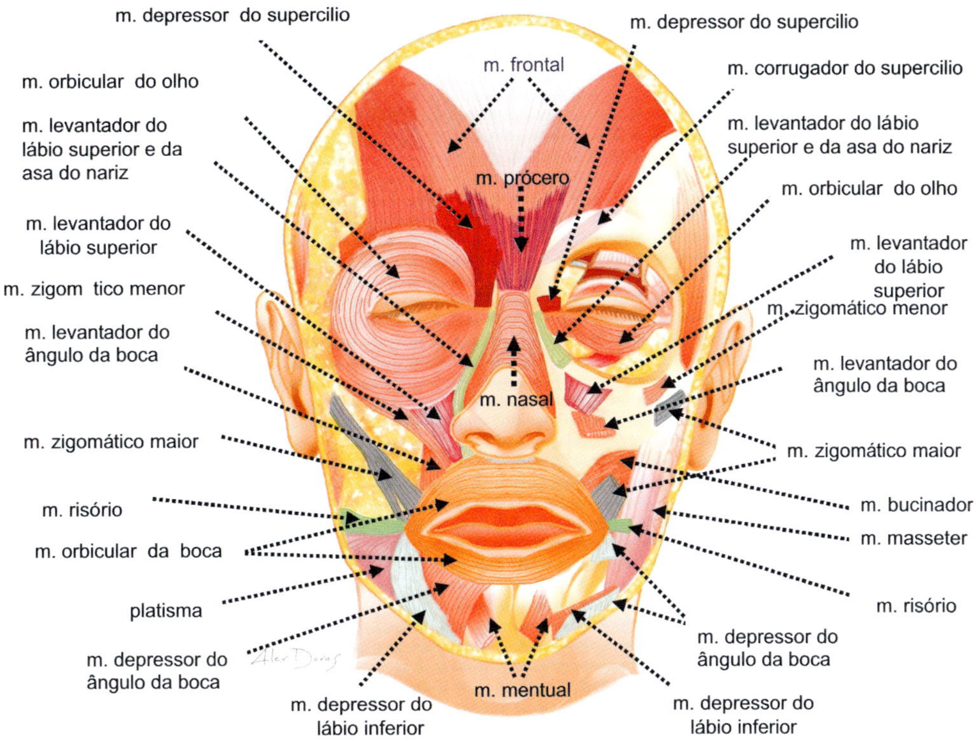

Figura 11.3 ▲
Músculos da face.

Axoniotmese: Caracteriza-se por interrupção do fluxo axoplasmático que acomete o axônio e a mielina, porém preservando os tubos endoneurais. Ocorre processo de degeneração walleriana. Se a causa da lesão for interrompida ou tratada rapidamente, a regeneração costuma ser completa.

Neurotmese: Caracteriza-se pela lesão axonal e dos tubos endoneurais, com perda da continuidade da fibra nervosa. A regeneração, neste caso, pode ocorrer em tubos neurais inespecíficos ou não ocorrer, caso a lesão seja extensa, o que deixa, na maioria das vezes, seqüelas.

1.4. Semiologia e quadro clínico da paralisia facial

Em pacientes acometidos pela paralisia facial encontram-se:

* Assimetria facial, desvio de rima bucal para o lado normal e apagamento dos sulcos faciais do lado comprometido.

* Ausência de enrugamento ou assimetria ao se tentar franzir a testa (paralisia periférica).

* Piscamento mais lento e incompleto no lado paralisado, supercílio mais flácido, pálpebra inferior caída e afastada da conjuntiva, permitindo que as lágrimas escorram pelo rosto. Menor resistência ao dedo do examinador na abertura da pálpebra do lado afetado em relação ao lado normal.

* Sinal de Bell, que é caracterizado pelo desvio do globo ocular para cima e para

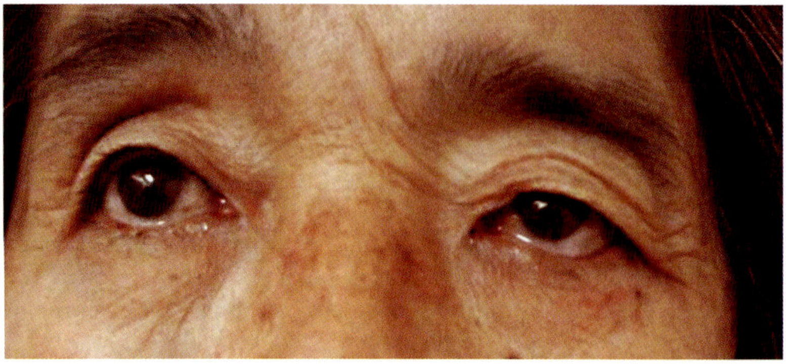

Figura 11.4 Observar a pálpebra esquerda onde a queda palpebral imita a imagem de um sino.

fora ao se fechar os olhos, sendo que esse desvio é invisível com o fechamento palpebral normal, tornando-se visível quando ocorre a paralisia (Figuras 11.4 e 11.5).

* Sulco nasogeniano apagado e narina mais estreita (a asa do nariz se aproxima do septo nasal).

* Assimetria da comissura labial. O ar escapando pelo lado acometido ao se insuflar as bochechas, ou escape de líquidos pela boca ao se alimentar. A comida pode se se acumular entre os dentes e os lábios.

* Dependendo do nível da lesão do nervo facial, pode-se encontrar, ainda, perda de gustação nos dois terços anteriores da língua no lado acometido, hiperacusia, surdez, tinidos e tontura, entre outros.

Se a paralisia facial persistir por algum tempo sem a recuperação completa das funções motoras, podem aparecer contra-

Figura 11.5 Sinal de Bell (sino) formado pelas pálpebras do lado esquerdo.

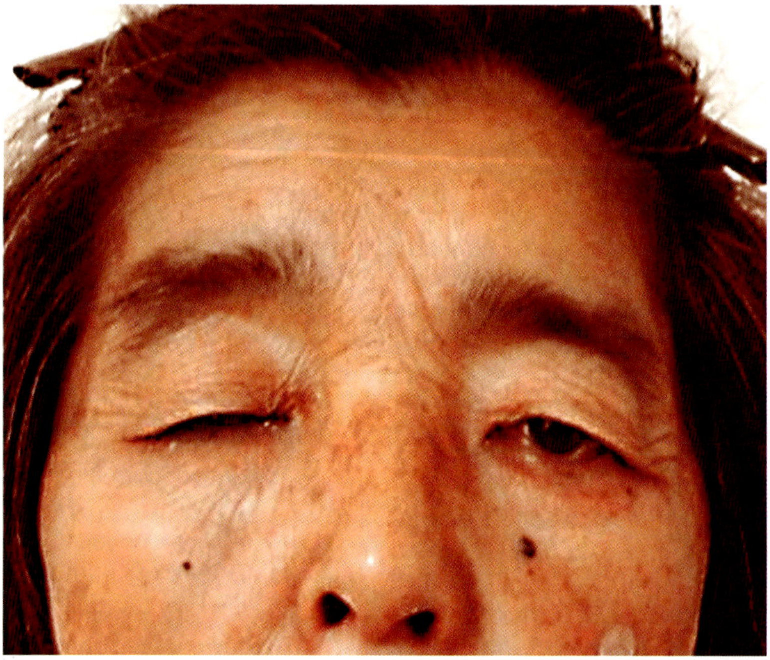

ções difusas contínuas dos músculos faciais. A fissura palpebral se torna estreita e a linha nasolabial se acentua. As regenerações anômalas das fibras do nervo podem resultar sincinesias e outros fenômenos problemáticos para o paciente: o fechamento das pálpebras causando retração dos lábios ou abertura da mandíbula causando fechamento das pálpebras (movimento de piscar os olhos). Lágrimas anômalas (lágrimas de crocodilo) podem aparecer com qualquer atividade dos músculos faciais, como comer, por exemplo. As tentativas de mover um grupo muscular podem resultar em contração de todos os músculos da hemiface, ocorrendo, então, espasmos musculares hemifaciais.

Na anamnese, é importante caracterizar a paralisia como aguda ou crônica, de evolução gradual ou súbita, sinais e sintomas acompanhantes e o tempo de início até a consulta médica.

1.5. Classificação de House-Brackmann

Esta classificação fornece a identificação do grau da paralisia facial e a evolução clínica.

■ Grau I – Normal

o Mobilidade normal e simétrica da face em todas as áreas.

■ Grau II – Disfunção leve

o Ligeira paralisia, notada apenas à inspeção cuidadosa. Durante o repouso, a simetria é normal e o tônus muscular está preservado. Ao movimento, a fronte normalmente está pouco prejudicada e há a possibilidade de fechar as pálpebras completamente com mínimo esforço, porém com leve assimetria. Ligeira assimetria no sorriso ao fazê-lo ao máximo esforço. Não apresenta espasmos, sincinesias ou contratura.

■ Grau III – Disfunção moderada

o Paralisia evidente, mas sem a desfiguração do rosto. Em repouso, a simetria e o tônus ainda estão preservados. Diminuição ou abolição dos movimentos na fronte. As pálpebras fecham-se completamente apenas com esforço máximo e com evidente assimetria. O mesmo ocorre com a movimentação da boca. Apresenta espasmos, sincinesias ou contraturas, porém amenas.

■ Grau IV – Disfunção moderadamente grave

o Paralisia evidente com a desfiguração do rosto. Em repouso, a simetria e o tônus ainda estão preservados. Não há movimentos na fronte, ocorrendo incapacidade de fechar os olhos completamente ao esforço máximo, com assimetria da boca ao mesmo esforço. As sincinesias, os espasmos e as contraturas são mais graves.

■ Grau V – Disfunção grave

o Movimentos faciais quase imperceptíveis. Não há movimentos na fronte, há incapacidade de fechar os olhos completamente e geralmente não se observam espasmo facial, contratura ou sincinesia.

■ Grau VI – Paralisia completa

o Perda total do tônus e da simetria em repouso e paralisia total à tentativa de movimento. Ausência de sincinesia, espasmo ou contratura.

1.6. Topodiagnóstico da paralisia facial

Do ponto de vista da extensão da lesão, o diagnóstico topográfico da lesão do nervo facial é importante, bem como o prognóstico e o tratamento a ser instituído, principalmente quando há necessidade de tratamento cirúrgico. Podem-se utilizar os seguintes testes:

Teste do lacrimejamento (*Schirmer*)

Este teste avalia a secreção lacrimal que é função do nervo petroso superficial. Considera-se como teste alterado quando a secreção do lado afetado é menor que 30% da secreção do lado normal (hipolacrimejamento), indicando que a lesão está no nível do gânglio geniculado ou acima deste. Pode-se classificar a lesão em suprageniculada e infrageniculada.

Reflexo estapediano

Neste teste, verifica-se a presença de contração ou não do músculo estapediano, que é inervado pelo nervo estapédio, pela imitanciometria. Pode separar uma lesão supraestapediana de uma infraestapediana. É considerado diagnóstico quando numa lesão em que o reflexo estava ausente, torna-se presente, ou vice-versa.

Teste do paladar e da secreção salivar

Este teste é pouco usado na prática. Pode ser pesquisado com sabores doce, salgado, azedo e amargo, com soluções aplicadas nos dois terços anteriores da língua, região inervada pelo nervo corda do tímpano. Ou através do gustômetro.

Estudo radiológico

A ressonância magnética com contraste paramagnético é o melhor exame para mostrar um processo inflamatório ou tumoral no nervo facial, podendo localizar melhor a região acometida, principalmente quando comparada com teste de *Schirmer*. Porém, devido ao alto custo solicita-se somente em casos especiais como tumores, evolução clínica desfavorável ou para programação cirúrgica.

Testes eletrofisiológicos

Teste elétrico de prognóstico.

Eletroneurografia e teste de estimulação máxima e mínima são usados para detectar a degeneração axonal na fase aguda da paralisia.

Eletromiografia usado na terceira semana, quando a degeneração já ocorreu.

1.7. Etiopatogenia da paralisia facial

Existem várias causas de paralisia facial periférica que devem ser consideradas no diagnóstico diferencial; dentre elas, podemos citar:

1.7.1. Idiopática: Paralisia Facial de Bell

O prognóstico é bom; em 70 a 84% dos casos ocorrem recuperações completas, sem nenhum tratamento, em até dois meses. Por esta razão, é relegada pelos médicos a uma doença de menor importância. No entanto, as seqüelas, muitas vezes irreversíveis, deixadas nos restantes dos pacientes justificam o tratamento.

Embora haja controvérsias na literatura, a incidência é maior em mulheres, principalmente, no primeiro trimestre de gestação e em pessoas com diabetes e hipertensos. Nos homens, aumenta após 40 anos de idade.

A etiologia não está ainda firmemente estabelecida. Supõe-se que seja devido a desmielinização segmentar do nervo facial secundária a neuropatia inflamatória induzida por vírus, agressão imunomediada, alterações vasculares e distúrbios neurovegetativos. O início é abrupto, atingindo o máximo de paralisia em 48 horas. Dor na região retro-auricular precede a paralisia um ou dois dias antes. O sinal prognóstico mais favorável é a ausência de paralisia completa após a primeira semana de instalação.

O diagnóstico ainda é de exclusão e representa 55 a 80% dos casos de paralisia facial periférica.

Como a etiologia é desconhecida, existem vários protocolos de tratamento na literatura. O uso de corticoesteróides é indicado para diminuir o edema e a conseqüente isquemia, resultantes do processo inflamatório. Sua administração deve ser o mais precoce possível até o décimo dia de paralisia. Para alguns, a corticoterapia não seria eficaz se iniciada após o quarto dia de início do quadro.

A Paralisia de Bell é associada à presença do vírus herpes simplex tipo 1 DNA no fluido endoneural e no músculo auricular posterior, sugerindo que a reativação deste vírus no gânglio geniculado possa ser o responsável. No entanto, o papel desempenhado pelo vírus na paralisia não foi provado. Diante disto, as drogas antivirais passaram a fazer parte da terapêutica na Paralisia de Bell.

Os pacientes devem ser monitorados pelos testes de prognóstico além do topodiagnóstico. Quando os testes mostrarem prognóstico desfavorável e a paralisia ainda tiver um grau avançado, sem recuperação satisfatória nas primeiras duas ou três semanas, será indicada descompressão cirúrgica do nervo. A via de acesso dependerá do topodiagnóstico e da experiência de cada serviço em relação à evolução com as deferentes técnicas cirúrgicas.

1.7.2. Paralisia facial traumática

Possui diversos mecanismos de lesão, como traumatismo crânio-encefálico, traumas na região parotídea, ferimentos por arma de fogo ou arma branca (na face) e lesões iatrogênicas, em transoperatórios. O trauma extracraniano ocorre na região parotídea, lesando o tronco do nervo ou seus ramos terminais: cirurgia da parótida, em remoção de tumores ou por ferimentos penetrantes nesta região. Quando a lesão é identificada precocemente, deve ser feita reparação nos três primeiros dias. No caso de infecção instalada, a reparação deve ser feita após três semanas do trauma. Se a lesão for mais extensa, a reparação do nervo pode ser realizada por anastomose término-terminal ou com enxertos neurais. O trauma intracraniano é mais comum nos acidentes automobilísticos, com ou sem fratura. A paralisia facial ocorre em 10 a 20% dos casos das fraturas longitudinais e em 40 a 50% dos casos de fraturas transversas, havendo ainda as fraturas mistas. Nas fraturas do osso temporal, a região do gânglio geniculado é a mais acometida. Quando a paralisia é imediata ao trauma, o prognóstico costuma ser pior, principalmente se a paralisia for completa. As lesões intracranianas do nervo facial podem ser secundárias à remoção de tumores, como schwannoma vestibular (neurinoma do acústico), meningioma ou glomus jugular, entre outros. Ferimentos por arma de fogo usualmente causam fraturas mistas, geralmente com lesão no segmento timpânico ou mastoídeo. Lesões iatrogênicas do nervo facial podem ser intencionais, como no neurinoma do nervo facial ou acidentalmente nas cirurgias otológicas (timpanomastoidectomias, por exemplo). O local mais comum da lesão é a região do segundo joelho e a região mastoídea. A lesão pode ser completa, quando reparada por anastomose primária ou com enxertos, ou ainda incompleta, quando se torna necessária a descompressão do nervo com abertura de sua bainha.

1.7.3. Paralisia facial por tumores

São vários os tumores que podem evoluir para paralisia facial. Pode ser intracraniano: schwannoma vestibular, schwannoma facial, o meningioma e, em crianças os gliomas. Tumores do osso temporal freqüentemente evoluem com paralisia facial. É importante salientar que a paralisia nos tumores costuma ser lenta e gradual, podendo haver recorrência da paralisia. Os exames de imagem (tomografia ou ressonância) são fundamentais para o diagnóstico e a exérese do tumor é o tratamento de escolha; quando possível, deve ser feita a reparação do nervo. Quando a reparação não é viável, opta-se por anastomose, como hipoglosso-facial, ou cirurgias estéticas, como transposições musculares ou retalhos musculares, entre outros.

1.7.4. Paralisia facial de causas infecciosas

Síndrome Ramsay-Hunt (*Herpes Zoster Oticus*)

É a segunda causa mais comum de paralisia facial que representa de 3 a 12% dos pacientes. A infecção pelo vírus herpes zoster ocasiona paralisia facial mais grave do que a Paralisia de Bell, havendo maior porcentagem de casos com degeneração nervosa intensa. A dor é mais intensa nas regiões auricular e peri-auricular e, geralmente, associa-se com o aparecimento de vesículas no pavilhão auricular e na região da concha, o que caracteriza a síndrome. É comum a manifestação de vertigens por acometimento do VIII par craniano, além da apresentação de alterações auditivas. O prognóstico costuma ser ruim em 70% dos casos e o tratamento com corticosteróides e antiviral é o mais indicado. Muitas vezes é necessária a descompressão cirúrgica do nervo.

Otite média aguda purulenta

Esta infecção pode levar a um quadro de paralisia facial em crianças. A paracentese está indicada para diminuir a compressão da otite que a efusão causa sobre o nervo, além do processo inflamatório propriamente dito. A associação com antibioticoterapia costuma ter resultados satisfatórios.

Otite média crônica

Pode causar paralisia facial por processo osteítico nas otites colesteatomatosas, entretanto, é rara. Como a paralisia costuma ser gradual, deve ser feito diagnóstico diferencial com tumores. O tratamento costuma ser por meio de descompressão cirúrgica, porém sem abertura da bainha do nervo, devido ao processo inflamatório crônico.

Doença de Lyme

É uma meningorradiculoneurite causada por uma bactéria espiroqueta, a *Borrelia burgdorferi*, e transmitida por picada de carrapato. Além da paralisia facial (10% dos casos), podem ocorrer eritema migrante, febre alta, náuseas, artrite, além de nevralgias e mialgias. O tratamento é feito com penicilina cristalina (20 milhões de unidades por dia, durante 14 dias) ou com tetraciclina ou ainda a amoxacilina, com bons resultados.

1.7.5. Paralisia facial congênita

Relativamente rara, podem ser traumáticas durante o trabalho de parto em fórceps de alívio ou trabalho de parto prolongado, ou causada por displasias, sendo comum, nesses casos, a associação de outras malformações. A síndrome mais freqüente relacionada à paralisia facial é a de Möebius, na qual há envolvimento do VI e VII pares cranianos, e, menos freqüentemente, fissura palatina e sindactilia.

1.7.6. Outras causas

As intoxicações por metal pesado, etilenoglicol, álcool ou monóxido de carbono, entre outros, têm sido relatadas como causas raras de paralisia facial.

Pacientes com diabetes possuem risco aumentado de paralisia facial, além da porfiria aguda (causas metabólicas).

A sarcoidose, na forma de síndrome de Heerfordt que corresponde a iridociclite, hipertrofia parotídea e paralisia facial, também é causa rara e costuma evoluir bem com uso de corticóide.

A síndrome de Melkerson-Rosenthal costuma evoluir com paralisia facial periférica recidivante, língua *plicata* ou fissurada e edema labial ou facial. Acredita-se que sua origem seja genética ou imunológica e a evolução dos surtos costuma ser favorável.

Outras causas mais raras de paralisia facial são a mononucleose causada pelo vírus Epstein-Barr e a síndrome de Guillain-Barré.

1.8. Tratamento das seqüelas de paralisia facial

As seqüelas da paralisia facial podem ser amenizadas por técnicas cirúrgicas, como a derivação dos nervos hipoglosso-facial ou trigêmio-facial, não se devendo aguardar mais de um ano de paralisia, período em que a musculatura ainda não sofreu atrofia importante. As técnicas de cirurgia plástica têm, na maioria das vezes, resultados parciais.

As sincenesias podem ser tratadas por meio de fisioterapia motora ou fonoterapia especializada. O espasmo hemifacial pode ser tratado por meio da injeção de toxina botulínica no tronco no nervo facial ou injeção de álcool. As contraturas musculares normalmente melhoram com o uso de relaxantes musculares de ação central.

2. Paralisia Facial sob o Ponto de Vista da Medicina Tradicional Chinesa

2.1. Patogênese energética da paralisia facial

A paralisia facial é proveniente da invasão dos *Jing Luo* (Meridianos e Colaterais) da face pelo Vento-Frio que pode vir de uma deficiência constitucional (deficiência de Energia-Fonte). Outra causa energética é a Ascensão do *Gan-Yang* (Fígado-*Yang*) que provoca distúrbio no fluxo de *Qi* na área da face; isso resulta em desarmonia do fluxo de *Qi* e de *Xue* (Sangue) levando a uma má nutrição dos músculos e tendões, o que compromete a contração e o relaxamento dos músculos.

A etiologia energética da paralisia facial é diferente quando se trata dos tipos central e periférico (Paralisia de Bell) e a fisiopatogenia da paralisia facial não é compartilhada por todos os estudiosos. Pois é sabido que a paralisia facial periférica pode ter a mesma patogênese da paralisia central se for considerada a deficiência anterior à entrada do Vento-Frio. Mas o tratamento é diferente quando é considerado totalmente periférico e tem um excelente resultado quando se atua perifericamente nos Meridianos. No caso da paralisia central, geralmente há um envolvimento dos *Zang Fu* (Órgãos e Vísceras) anterior ao acometimento do Meridiano, e, portanto, a diferença no tratamento já começa neste nível.

Segundo He Shuhuai, a paralisia facial periférica pode ser devido a:

1. Obstrução pelo Vento-Frio no Meridiano e Colateral,

2. Invasão do Meridiano do *Wei* (Estômago) pelo Vento-Frio,

3. Calor-Umidade no *Gan* (Fígado) e no *Dan* (Vesícula Biliar) e

4. Deficiência do *Gan* (Fígado) e do *Shen* (Rins).

Na fase inicial da paralisia facial ocorre síndrome de Estagnação ou de Deficiência com Estagnação dos Meridianos da face. Os sintomas de estagnação são causados pela obstrução dos Meridianos e Colaterais pelo Vento-Frio-Calor-Umidade ou Mucosidade do *Gan* (Fígado) e do *Dan* (Vesícula Biliar), ou lesão dos Meridianos e Colaterais na face pela estagnação do *Gan Qi* (Energia do Fígado), resultando em estase de *Qi* e de *Xue* (Sangue). A Deficiência com Estagnação consiste em Deficiência de *Qi* e de *Xue* (Sangue) com resistência corporal diminuída e invasão de colaterais pelo Vento-Frio (ou Vento-Calor ou Vento-Umidade).

A condição emocional pode ser um fator importante no desencadeamento da paralisia facial (Ver capítulo XX). A raiva intensa aguda gera Fogo do Fígado, que sobe, afetando o *Xin-Shen* (Coração-Mente). O nervo facial é o responsável pela mímica facial, a expressão das emoções. Se a raiva for acompanhada de sentimentos que não se pode expressar momentaneamente, este conflito entre o expressar e não expressar pode paralisar a metade facial energeticamente mais comprometida no momento ao propiciar a penetração do Vento-Frio.

2.2. Tratamento da paralisia facial pela acupuntura

Na fase inicial da paralisia facial, a acupuntura é usada para dispersar o Vento-Frio e drenar os Meridianos e Colaterais da face. Os pontos de acupuntura mais utilizados para dispersão do Vento são: TA-17 (*Yifeng*), VB-20 (*Fengchi*) e VB-12 (*Wangu*).

Na fase tardia da paralisia facial existe um quadro de Deficiência tanto do *Gan* (Fígado) e do *Shen* (Rins) quanto do *Qi* e do *Xue* (Sangue), do *Pi* (Baço) com Ascensão do *Gan-Yang* (Fígado-*Yang*) e do Vento Interno do *Gan* (Fígado).

Como pontos de acupuntura locais são usados pontos dos seis Meridianos *Yang* da face. Dos pontos de acupuntura distais, os mais freqüentemente usados são IG-4 (*Hegu*), E-36 (*Zusanli*), F-3 (*Taichong*) e os do Meridiano *Yang Ming* [IG-11 (*Quchi*), E-37 (*Shangjuxu*) e E-40 (*Fenglong*)].

Pode-se utilizar a eletroacupuntura tanto na fase aguda como na crônica em baixa freqüência, que são as características fisiológicas mais próximas da transmissão dos impulsos elétricos dos nervos e dos músculos. Assim, a estimulação em baixa freqüência com eletroacupuntura induz à contração das fibras musculares, acelera a circulação de sangue e aumenta o metabolismo, levando à absorção do exsudato inflamatório e ajudando na regeneração das fibras nervosas.

Apesar de controvertido, o uso de eletroacupuntura na fase aguda da paralisia facial, devido a possibilidade de fasciculações posteriores, o que se observa na prática é que a maioria dos pacientes que são encaminhados para este tratamento e que apresentam fasciculações não receberam nenhum tipo de estímulo elétrico, acreditando-se que são casos que evoluiriam para fasciculação independentemente do tratamento. Nestes casos, o tratamento com eletroacupuntura em dispersão local, em alta freqüência (100-200Hz) por 20-30 minutos, ajuda no relaxamento muscular local, assim como podem ser utilizados em dispersão os pontos de acupuntura para o tratamento do Vento Perverso [VB-20 (*Fengchi*), TA-17 (*Yifeng*), B-12 (*Fengmen*), VB-12 (*Wangu*)] com a utilização de eletroacupuntura. Existem vários trabalhos dos chineses que mostram a eficácia da eletroacupuntura, inclusive na fase aguda da lesão.

Os seguintes pontos de acupuntura podem ser utilizados conforme a fase da paralisia facial (flácida ou espástica) e a localização da paralisia (fronto-occipital, peri-orbicular, zigomática, mandibular ou no pescoço):

* Região fronto-occipital; VB-14 (*Yangbai*), TA-23 (*Shizhukong*),M-CP-6 (*Yuyao*), B-2 (*Zanzhu*);

* Região peri-orbicular: B-2 (*Zanzhu*), VB-1 (*Tongziliao*), M-CP-6 (*Yuyao*), M-CP-8 (*Qiuhou*), E-2 (*Sibai*);

* Região zigomática: E-2 (*Sibai*), E-3 (*Juliao*), E-4 (*Dicang*), E-7 (*Xiaguan*), IG-20 (*Yingxiang*), *Mianyan,Tong Qi;*

* Região mandibular: VC-24 (*Chengliang*), E-3 (*Juliao*), E-4 (*Dicang*), E-5 (*Daying*), IG-19 (*Heliao*), VG-26 (*Shenting*), M-CP-18 (*Jiachengjiang*) e

* Região cervical: *Waiyuye,* M-CP-21 (*Shanglianquan*), VC-23 (*Lianquan*).

O uso do aparelho de eletroacupuntura é na freqüência de 2Hz por 10 minutos em casos de tonificação e na freqüência de 50 a 100Hz nos casos de dispersão.

2.3. Localização de alguns pontos de acupuntura usados no tratamento de paralisia facial

IG-4 (*Hegu*): Situa-se na metade do 2º metacarpo, entre o 1º e o 2º metacarpos, ou sobre a saliência muscular quando se faz a adução do polegar (5, 6).

E-2 (*Sibai*): Situa-se a três décimos de *cun* (três *fen*) distais ao E-1 (*Chengqi*).

E-4 (*Dicang*): Situa-se a quatro décimos de *cun* (quatro *fen*) lateral ao ângulo da boca, na linha perpendicular da pupila.

E-6 (*Jiache*): Situa-se um *cun* abaixo do lóbulo da orelha, sobre a saliência do músculo masseter, da mordida, ou reentrância no repouso, exatamente acima do ângulo da mandíbula.

E-7 (*Xiaguan*): Situa-se na incisura da mandíbula, depressão palpada logo abaixo do arco zigomático e à frente da cabeça da mandíbula.

E-36 (*Zusanli*): Situa-se a três *cun* distais ao E-35 (*Dubai*) e a um *cun* lateral à margem anterior da tíbia, entre os músculos tibial anterior e extensor longo dos dedos.

VB-1 (*Tongziliao*): Situa-se meio *cun* lateral ao epicanto lateral do olho.

VB-14 (*Yangbai*): Situa-se na região frontal, a um *cun* superiormente pela linha que passa pelo meio da sobrancelha.

VB-20 (*Fengchi*): Situa-se em uma depressão óssea localizada entre o músculo esternocleidomastoídeo e a inserção superior do músculo trapézio, ou na reentrância óssea localizada entre a protuberância occipital externa e o processo mastoídeo.

TA-5 (*Waiguan*): Situa-se a dois *cun* proximais da prega dorsal do punho, entre os ossos rádio e ulna. Exatamente oposto ao CS-6 (*Neiguan*).

TA-17 (*Yifeng*): Situa-se posteriormente ao lóbulo da orelha, em uma depressão interóssea, localizada entre o processo mastoídeo e o ramo da mandíbula.

TA-23 (*Shizhukong*): Situa-se numa depressão óssea, na extremidade lateral do supercílio.

F-3 (*Taichong*): Situa-se no dorso do pé, no espaço entre o 1º e 2º ossos do metatarso e a um e meio *cun* proximais ao F-2 (*Xingjian*).

B-2 (*Zanzhu*): Situa-se na extremidade medial da sobrancelha, onde existe uma pequena reentrância óssea.

B-10 (*Tianzhu*): Situa-se na nuca, caudal à protuberância occipital externa, na margem lateral do músculo trapézio e a um e meio *cun* laterais ao ponto VG-5 (*Yamen*).

ID-17 (*Tianrong*): Situa-se inferiormente ao ângulo da mandíbula, na margem anterior do músculo esternocleidomastoídeo.

ID-18 (*Quanliao*): Situa-se na vertical que passa pelo epicanto lateral do olho, em uma reentrância muscular abaixo e sob a margem inferior do osso zigomático.

IG-19 (*Heliao*): Situa-se a meio *cun* ao ponto VG-26 (*Renzhong*) situado no filtro do lábio superior.

IG-20 (*Yingxiang*): Situa-se entre o sulco nasolabial e a asa do nariz, a meio *cun* desta.

VC-24 (*Chengjiang*): Situa-se na linha mediana anterior da face, no sulco mentolabial.

VG-26 (*Renzhong*): Situa-se no filtro do lábio superior, na união do terço superior com os dois terços inferiores.

M-CP-3 (*Yintang*): Situa-se na linha mediana anterior da face, na correspondência de uma linha horizontal unindo as extremidades mediais da sobrancelhas.

M-CP-6 (*Yuyao*): Situa-se na reentrância óssea localizada no meio da sobrancelha, na vertical que passa pela linha da pupila.

M-CP-8 (*Qihou*): Situa-se na margem infra-orbital, aproximadamente a um quarto de *cun* lateral à vertical que passa na pupila.

N-CP-8 (*Shangming*): Situa-se na margem superior da órbita, na linha vertical que passa pela pupila.

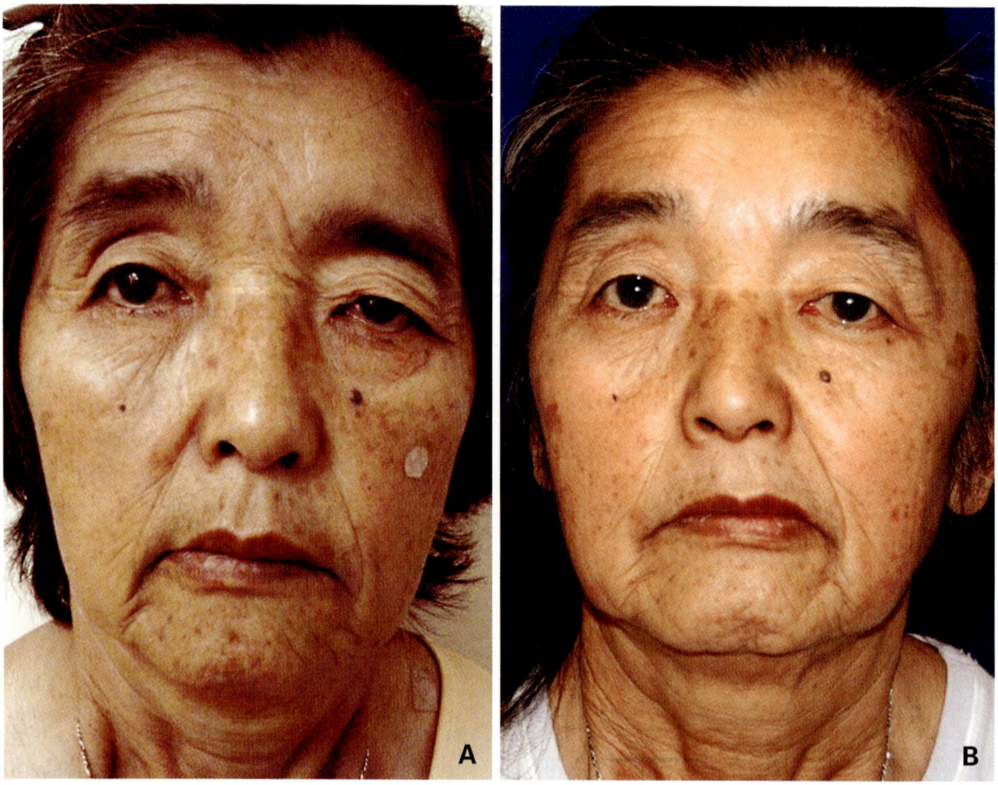

Figura 11.6
Imagem da ptose palpebral esquerda antes do tratamento **(A)** e após o tratamento com eletroacupuntura **(B)**.

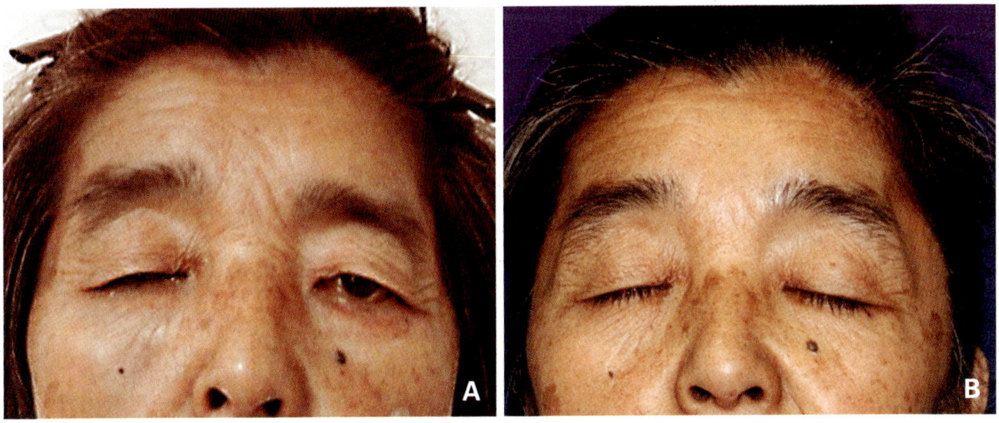

Figura 11.7 ▲
Mostra o fechamento palpebral insuficiente do lado acometido na figura antes do tratamento **(A)** e melhora após o tratamento **(B)**.

▼ **Figura 11.8**
Impossibilidade de assobiar antes do tratamento **(A)**, recuperação deste movimento após o tratamento com a eletroacupuntura **(B)**.

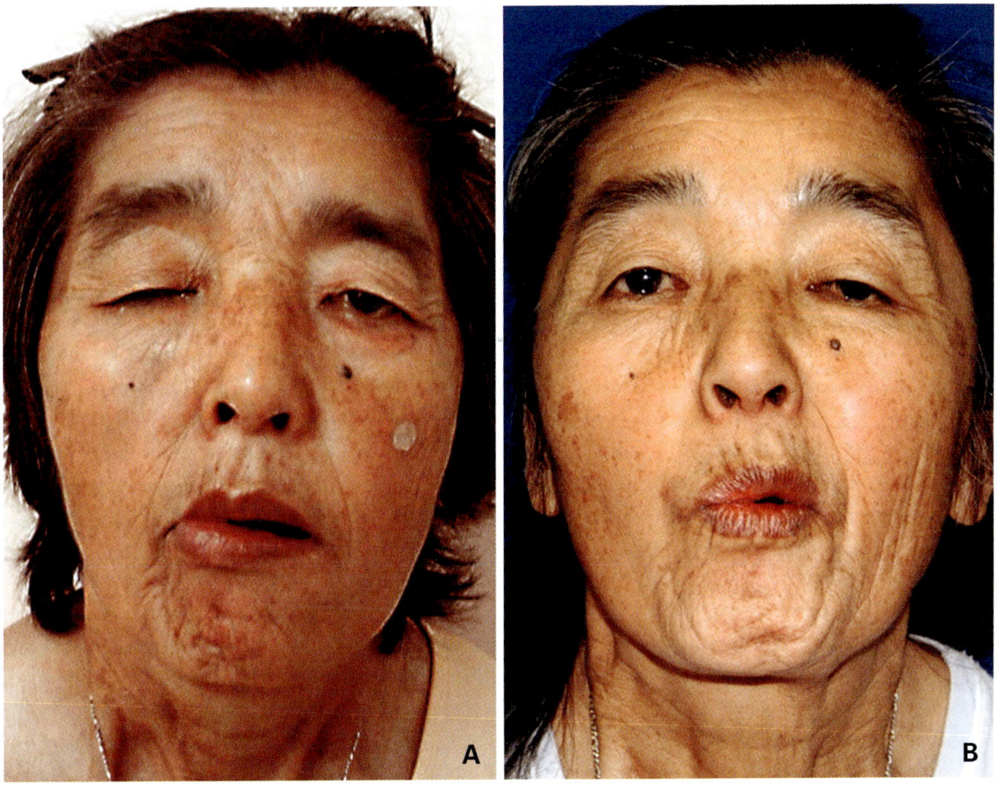

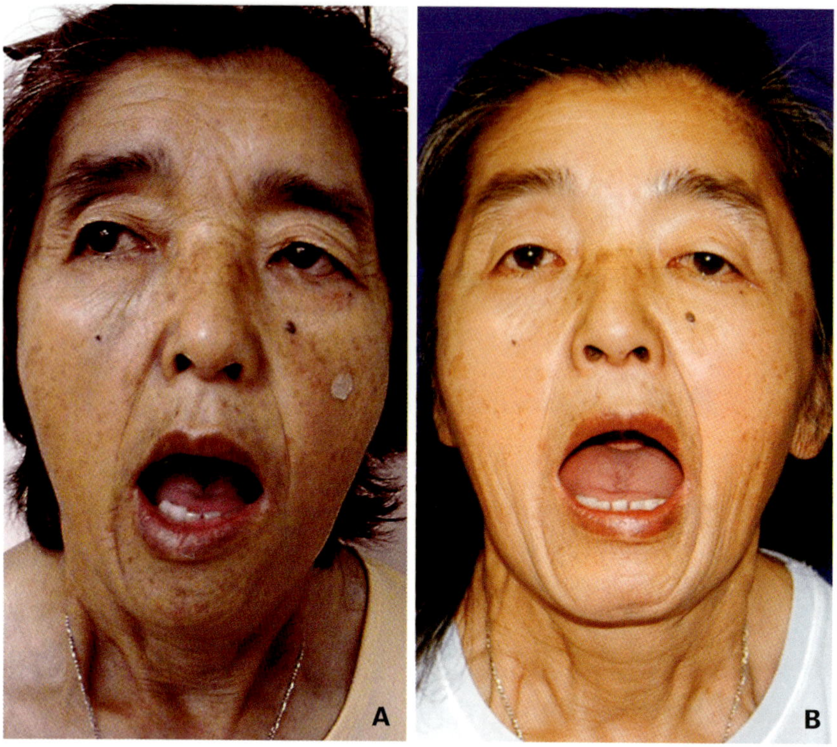

▲ **Figura 11.9**
Assimetria dos movimentos da face **(A)** e recuperação após o tratamento **(B)**.

M-CP-14 (*Bitong*): Situa-se em uma reentrância óssea localizada ao lado do osso nasal, extremidade superior do sulco nasolabial.

M-CP-18 (*Jiachengjiang*): Situa-se a um e meio *cun*, lateralmente, do ponto VC-24 (*Chengjiang*), onde se encontra o forame mental, na linha vertical que passa pelo ponto E-4 (*Dicang*).

A Figura 11.6 (A) mostra antes do tratamento da paralisia facial com assimetria facial, desvio de rima bucal para o lado normal e apagamento dos sulcos faciais do lado comprometido, ausência de enrugamento ou assimetria ao se tentar franzir a testa, supercílio mais flácido, pálpebra inferior caída. Após o tratamento com eletroacupuntura, melhora importante da mesma (Figura 11.6 B).

A paralisia facial pode mostrar como funcionam os músculos faciais da mímica e permite observar nitidamente os músculos agonistas e antagonistas em ação. Observa-se que a mesma musculatura pode funcionar como agonista ou antagonista. Por exemplo, no caso da paralisia facial, o músculo frontal do lado normal torna-se mais contraído devido ao relaxamento do músculo paralisado. Muitas vezes procede-se a dispersão do lado normal para facilitar a tonificação do lado acometido.

É importante também a observação de que as rugas nem sempre são maléficas. Neste caso, o retorno das rugas torna estes pacientes muito mais estéticos, inclusive melhorando muito a própria auto-estima.

Capítulo XII

Acupuntura Estética & Envelhecimento Cutâneo e Rugas da Face

Dra. Maria Assunta Y. Nakano
Prof. Dr. Ysao Yamamura

ENVELHECIMENTO, SEGUNDO O *LING SHU*

A fim de compreender o processo de envelhecimento e de desenvolvimento das rugas da face será transcrito o capítulo 1 do livro Huangdi Nei Jing Su Wen, intitulado "*A verdade segundo os preceitos divinos da Antiguidade*" (1).

Parágrafo 1

Certa vez, Huangdi (2) dirigiu-se ao Mestre do Céu (3), Khi Pa: *"Ouvi dizer que, nos tempos Antigos, os seres humanos viviam mais de 100 anos, permaneciam sadios sem serem esgotados por suas atividades. Hoje em dia, entretanto, com a metade desta idade já estamos cansados e esgotados. Será que isso é devido às mudanças de circunstâncias do nosso mundo ou negligência da lei da natureza do homem?"*

O médico Khi Pa respondeu: *"Na Antiguidade, os seres humanos viviam segundo o* Tao *(4), seguiam a lei do* Yin *e do* Yang*, conservavam-se em harmonia com as grandes leis e proteção da vida (5), eram moderados na sua alimentação, acordavam e descansavam de forma regular e trabalhavam sem excessos. Com isso, mantinham o corpo unificado ao espírito (*Shen*), cumpriam seus destinos e atingiam o máximo de vivência, ultrapassando os 100 anos (6). Em nossa época, os seres humanos não seguem esta filosofia. Eles usam o vinho como água e adotam o anormal* *como comportamento normal. Praticam excessos sexuais em estado de embriaguez; suas paixões esgotam o* Jing *(7) e dissipam a Energia Essencial do corpo (8). Eles jamais encontram satisfação interior e não sabem controlar seus espíritos. Só pensam em "satisfazer o coração" (9), encurtando, desta forma, a felicidade da longevidade. Acordam e descansam sem regularidade. Por isso, o corpo esgota-se, não podendo alcançar a idade de 100 anos".*

Explicações e Comentários

(1) Preceitos divinos da Antigüidade

*a) O termo "antigo" indica as primeiras manifestações da vida no Homem. O termo "origem celeste" vem do segundo Tronco Celeste, o "*I*" (bambu) = primavera (Madeira - Vento) = nascimento, que cronologicamente compreende duas partes: o "*Kia*", representando a concentração da Energia, e o "*I*", a manifestação da Energia. Nos Troncos Celestes, o* Kia*" é o* Yang *e o "*I*" é o* Yin*. No presente caso, o "*Kia*" representa a concentração da Energia, isto é, o movimento* Yang *dirigindo-se para o* Yin *(concentração), enquanto o "*I*" representa a manifestação da Energia, ou seja, o* Yin *indo para o* Yang *(manifestação). Aqui, esses dois termos são encarados sob seus aspectos dinâmicos.*

b) O termo "antiga origem celeste" significa, então, a primeira manifestação da Energia do homem, o Jing *(Energia Ancestral, cromossômica). Por isso, este capítulo é consagrado ao estudo da longevidade, segundo os princípios de vida no Homem perfeito da Antiguidade, com a finalidade de conservar e manter o* Jing *durante nascimento, crescimento, declínio e velhice.*

(2) Imperador Huangdi

Segundo a história, Huangdi tinha como nome de família Cong Ton e, por sobrenome, Hien Vien. Era o filho do rei do Estado Huu Hung *e sucedeu o rei Than Nong. Ergueu sua capital sobre a colina Hien Vien, terra muito rica. Por isso, deu-se o nome de Huangdi (*Huang *= Amarelo, cor da terra;* Di *= Imperador) e foram-lhe dados talentos divinos. Começou a falar precocemente; na juventude, teve um aprendizado muito rápido e profundo e, quando cresceu, tornou-se bastante sábio e compreensivo.*

(3) Mestre do Céu

É a posição mais alta da sabedoria.

(4) O Tao

Na medicina, o Tao *é o conjunto de princípios que permitem cuidar das diferentes Energias do ser humano: Energia Ancestral (*Jing*), Energia Mental (*Shen*), Energia Essencial (*Yong *= Nutritiva e* Wei *= Defensiva) e Sangue (*Xue*).*

(5) Leis e proteção da vida

*O conjunto dos princípios (*Tao*) da longevidade, de acordo com o* Yin *e o* Yang*, que são a origem de todas as coisas e de todos os seres. Obedecer os princípios é a vida; contrariá-los é a morte.*

(6) Bases fundamentais da longevidade

As duas bases fundamentais da longevidade são o desenvolvimento da Mente pelo trabalho e repouso regrados, e a conservação do Jing*. Assim, quando estas duas Energias são suficientes, não se deve temer morte precoce.*

(7) Causas principais de morte prematura

As três principais causas de uma morte prematura são excesso de bebidas, atos irrefletidos e excessos sexuais em estado de embriaguez. O vinho lesa o Pi *(Baço/ Pâncreas), e, estando esta Energia lesada, manifestam-se indigestão e distúrbio da Energia Vital, pois ela não é mais reforçada pela Energia dos alimentos. Os atos irrefletidos lesam a Energia Mental, enquanto excessos sexuais, durante a embriaguez, lesam o* Jing.

(8) Satisfazer o Coração

*Em fisiologia "energética" chinesa, a Energia Mental (*Shen*) é conservada no* Xin *(Coração). Por isso, não se deve "satisfazer muito o Coração", pois ele precisa estar calmo e sereno, para executar suas funções energéticas. Há um preceito que diz: " Satisfazer o* Xin *(Coração) é lesar o espírito (Energia Mental). Este* Zang *corresponde à alegria, e alegria excessiva lesa o* Xin *(Coração)".*

Parágrafo 2

"Na Antiguidade, os ensinamentos dos sábios eram seguidos. Eles ensinavam que as fraquezas, as influências nocivas e os Ventos Perversos deviam ser evitados em tempos específicos e viviam tranqüilos e satisfeitos com tudo e com todos, sempre acompanhados por uma força vital verdadeira. Seus espíritos vitais preservavam-nos, e os seus corpos eram protegidos contra agressões das doenças. Por isso, os seres humanos antigos possuíam o espírito calmo e pouca paixão. Eram tranqüilos e não duvidavam de nada, seus corpos podiam estar cansados, mas moderadamente. Por isso, suas Energias Ancestrais eram harmoniosas (1). Sentiam-se totalmente satisfeitos com seus atos. Qualquer tipo de comida tornava-se saborosa, viviam contentes com quaisquer vestimentas. Os seres humanos dessa época possuíam costumes pacíficos. Viviam em harmonia uns com os outros, sem ciúmes e sem desejos. Possuíam a pureza no coração. Nenhum tipo de desejo podia tentar os olhos de seres humanos puros, e sua mente não era enganada pela abundância e pela perversidade. Não importava se os seres humanos eram eruditos ou ignorantes, virtuosos ou maus, eles viviam sem temer os fenômenos exteriores. Estavam sempre em harmonia com o Tao*. Assim, podiam viver mais de 100 anos e permanecer ativos sem se verem esgotados. Isso porque suas virtudes eram perfeitas e nunca estavam em perigo" (2).*

Explicações e Comentários

(1) Energia Ancestral harmoniosa

Graças à serenidade, o ser humano generoso e bom tem menos desejos. Porque o Jing *e a Energia Mental são sólidos, o* Shen *(Coração) é tranqüilo e não teme nada. A população dos quatro cantos do mundo vive em paz e trabalha na alegria.*

(2) Virtude perfeita

Segundo Nguyen Tu Siêu (1952), a definição da "virtude perfeita" é a de que "virtude" é a alta moralidade, concedida pelo Céu, e "perfeita" implica em tudo que não se deixa atingir pelo desejo. Por isso, Tchang Tzeu (1115-1260 d.C.) dizia: "No Homem que conserva o Tao*, a virtude é perfeita. A virtude sendo perfeita, a forma é perfeita. A forma sendo perfeita, está conforme o* Tao *dos sábios".*

Parágrafo 3

Huangdi perguntou: "Chegando à velhice, não se pode ter filhos; isso é devido ao esgotamento ou por destino da Natureza (1)"?

Khi Pa respondeu: "Aos sete anos (2) fortalece-se, no sexo feminino, a Energia do Shen (Rins) (3), os dentes estão em pleno desenvolvimento, os cabelos alongam-se".

"Na idade de "dois sete" (2 x 7 = 14 anos), a Essência Sexual – o "Koei Celeste" (4) – entra em jogo, o Ren Mai (Vaso-Concepção) circula abundantemente, o Chong Mai é próspero (5), as menstruações manifestam-se seguindo um determinado ciclo, a jovem pode engravidar".

"Na idade de "três sete" (3 x 7 = 21 anos), a Energia do Shen (Rins) está em plena atividade, os dentes do siso nascem".

"Na idade de "quatro sete" (4 x 7 = 28 anos), os músculos e os ossos se fortalecem com grande desenvolvimento, os cabelos atingem seu maior comprimento, o corpo torna-se robusto".

"Na idade de "cinco sete" (5 x 7 = 35 anos), a Energia Yang Ming (6) começa a enfraquecer, o rosto a se enrugar, os cabelos a cair".

"Na idade de "seis sete" (6 x 7 = 42 anos), a Energia dos três Yang (7) enfraquece-se no Alto do corpo, o rosto enruga-se mais e se torna ressequido, os cabelos embranquecem".

"Na idade de "sete sete" (7 x 7 = 49 anos), a Energia do Ren Mai (Vaso-Concepção) torna-se escassa, a do Chong Mai enfraquece-se, os "canais da Terra" (8) ficam obstruidos, a atividade do abdome inferior cessa. Por isso, o corpo esgota-se, a mulher torna-se estéril".

"No sexo masculino, aos oito anos de idade (9), a Energia do Shen (Rins) entra em atividade, os cabelos alongam-se, os dentes de leite são trocados".

"Na idade de "dois oito" (2 x 8 = 16 anos), a Energia do Shen (Rins) torna-se potente, a Essência Sexual aparece, o Jing Qi transborda e se une ao Yang e ao Yin (10), o rapaz pode fecundar".

"Na idade do "três oito" (3 x 8 = 24 anos), a Energia do Shen (Rins) está em plena atividade, os músculos e os ossos tornam-se firmes e fortes, aparecem os dentes do siso".

"Na idade do "quatro oito" (4 x 8 = 32 anos), o homem atinge o máximo de força muscular".

"Na idade do "cinco oito" (5 x 8 = 40 anos), a Energia do Shen (Rins) começa a enfraquecer, os cabelos caem, os dentes começam a se estragar e a cair".

"Na idade do "seis oito" (6 x 8 = 48 anos), a Energia Yang esgota-se na parte superior do corpo, o rosto começa a se enrugar, os cabelos começam a ficar grisalhos".

"Na idade do "sete oito" (7 x 8 = 56 anos), a Energia do Gan (Fígado) vai enfraquecendo (11), os músculos e os tendões perdem a sua tonicidade, a Essência Sexual desaparece, o Jing (secreção das Essências) torna-se lento, a estrutura dos rins torna-se fraca, o corpo enfraquece, chegando ao final da sua potencialidade".

"Na idade do "oito oito" (8 x 8 = 64 anos), os dentes e os cabelos caem".

"O Shen (Rins) dirige o equilíbrio dos líquidos orgânicos, recebendo e acumulando todas as substâncias energéticas dos cinco Zang (Órgãos) e dos seis Fu (Vísceras). Por isso, quando esses Órgãos e essas Vísceras estão em plena atividade e em perfeito funcionamento, eles podem secretar, e o Jing Shen (Essência dos Rins) espalha-se. Se eles se esgotam, os músculos relaxam-se e os ossos deformam-

se, as secreções das Essências ficam exauridas, os cabelos da região temporal tornam-se brancos, o corpo torna-se pesado, o andar, cambaleante, e o homem e a mulher não conseguem mais procriar" (12).

Explicações e Comentários

(1) Números celestes

Os "números celestes" são números que determinam a duração das diferentes fases evolutivas da transformação corporal. Exemplo: o número "7" é o número celeste pertencente ao sexo feminino, o "8", ao masculino.

(2) A Menina, o Shao Yin *e o número "7"*

A menina é Yin *ou, mais exatamente,* Shao Yin, *que é o "*Yin *Menor", e este não pode ser colocado em atividade, portanto à vida (= movimento), sem a raiz* Yang. *O* Yang, *então, é determinante neste estágio. Por isso, um número "*Yang*", ímpar, o "7", é escolhido como base para regular a evolução cíclica na mulher.*

(3) Energia Ancestral – Jing

O Jing, *neste capítulo, deve ser entendido como Energia Ancestral ou "cromossômica", vindo dos progenitores e desempenhando um papel importante no desenvolvimento corporal e sexual.*

(4) Koei *Celeste (Essência Sexual)*

*O "*Koei*" é o 10º Tronco Celeste e corresponde à Água = Rins. Portanto, é o* Jing *de natureza* Yin, *proveniente do* Shen *(Rins).*

Entre os "Troncos Celestes", o Jen, *9º, é* Yang, *enquanto o* Koei, *10º, é* Yin. *No presente caso, o* Jen *representa a concentração da Energia, isto é, o movimento do* Yang *para o* Yin *(concentração), enquanto o* Koei *representa a manifestação da Energia, isto é, o movimento do* Yin *para o* Yang *(manifestação). Segundo Khi Pa, o "*Koei *Celeste" é inato, enquanto o* Qi *"posterior" é reforçado pelo* Jing *dos alimentos, que são "os sabores", os quais chegam ao* Pi *(Baço/Pâncreas), e depois são encaminhados diretamente aos* Zang *(Órgãos) correspondentes. Por exemplo: o azedo dirige-se ao* Gan *(Fígado), o picante, ao* Fei *(Pulmão).*

Quando existe muito Jing *nos* Zang *(Órgãos), o* Shen *(Rins) absorve-o e o conserva para, em seguida, distribuí-lo para todo o corpo. O* Jing *conservado no* Shen *(Rins) chega ao* Xin *(Coração) por intermédio do* Gan *(Fígado), seguindo o princípio de geração dos Cinco Movimentos, e lá se transforma em* Xue *(Sangue) (= Coração), que se espalha nos dois Canais de Energia Curiosos* Chong Mai *e* Ren Mai, *a fim de nutrir a carne e fazer crescer os cabelos e os pêlos.*

*Assim, nos meninos, no período em que a Energia vital está potente, o "*Koei *Celeste" transforma-se, e o* Xue *(Sangue) chega ao* Chong Mai *e ao* Ren Mai, *cujos Meridianos terminam no queixo e nos lábios, por isso aparecem a barba e o bigode. De maneira semelhante, nas meninas, quando o "*Koei *Celeste" chega, aparecem as menstruações. Em suma, o "*Koei *Celeste" designa o* Jing *e o* Xue *(Sangue) ao mesmo tempo e não somente as menstruações, como Wang Ping considerava. Por isso, a tese deste autor não é concordante com os princípios de* Huangdi Nei Jing Su Wen: *"As menstruações e o esperma são manifestações do "*Koei *Celeste".*

A Energia do Shen *(Rins) é, portanto, constituída de Energia Inata (Energia Ancestral),* Jen *e* Koei, *Energia Adquirida*

(Jing *dos sabores dos alimentos)* e Yong *(Energia Nutritiva). Na infância, ela se distribui para as regiões mais essenciais, a fim de assegurar crescimento e desenvolvimento para os ossos e medula (Rins), músculos e Sangue (Fígado), seguindo o princípio de geração dos Cinco Movimentos. Na puberdade, o* Qi *é sempre próspero (inato e adquirido), mas é menor a necessidade de nutrir, por prioridade, os fatores de crescimento. No entanto, uma parte desta Energia é destinada aos órgãos genitais e aos Canais de Energia Curiosos, dos quais eles dependem.*

Na andropausa e na menopausa, a Energia Inata enfraquece-se, mas pode ser reposta pela Energia Adquirida de origem alimentar, uma vez que é essencial manter a vida. Quando o potencial energético encontra-se limitado, é encaminhado preferencialmente para os setores vitais, em detrimento de outros setores menos vitais (particularmente o genital).

*Por isso, no pensamento chinês, o "*Koei*" designa, ao mesmo tempo, o Tronco Celeste, sua manutenção e suas manifestações.*

(5) Ren Mai *e* Chong Mai

O Ren Mai *e o* Chong Mai *fazem parte do grupo de Canais de Energia Curiosos, em número de oito:* Ren Mai *(Vaso-Concepção),* Du Mai *(Vaso-Governador),* Chong Mai *(Vaso Penetrante),* Dai Mai *(Canal da Cintura),* Yin Qiao *(Canal Equilibrador do* Yin*),* Yang Qiao *(Canal Equilibrador do* Yang*),* Yin Wei *(Canal de Ligação* Yin*) e* Yang Wei *(Canal de Ligação* Yang*). O* Ren Mai *e o* Chong Mai *constituem o sistema de conservação do* Qi *e do* Xue *(Sangue), daí a denominação de "Mar de* Qi *e do Sangue". Em ginecologia, o* Ren Mai *controla as funções do útero, enquanto o* Chong Mai *supervisiona o* Xue *(Sangue) (menstruações). E somente a partir de 14 anos de idade é que estes dois Canais de Energia Curiosos comunicam-se. Assim, segundo o* Nei Jing Ling Shu*: "O* Chong Mai *e o* Ren Mai *originam-se no* Shen *(Rins) e são a origem de todos os Canais de Energia Principais e Secundários. Eles emergem do abdome e vão em direção à garganta, chegam ao queixo e contornam os lábios. Nos indivíduos em que o* Xue *(Sangue) e o* Qi *(Energia) estão em equilíbrio, o* Qi *destes dois Canais de Energia transborda e vai para a carne, aquecendo-a. Nos indivíduos em que o* Xue *(Sangue) é florescente, o* Qi *destes dois Canais de Energia Curiosos vai para a carne, impregna a pele e dá origem aos pêlos. Geralmente, na mulher, o* Qi *é potente e o* Xue *(Sangue) é enfraquecido (devido às menstruações); por isso, os ramos bucais do* Ren Mai *e do* Chong Mai *estão também enfraquecidos e, em conseqüência, elas não apresentam bigode e nem barba".*

Esta explicação, contida no Nei Jing *é extremamente importante, esclarecendo a noção de "Sangue-Energia" (*Yin-Yang*): O homem possui mais* Xue *(Sangue) do que* Qi*, advindo o aparecimento de bigode e de barba, enquanto a mulher possui mais* Qi *do que* Xue *(Sangue), daí a ausência de bigode e de barba. Quando se fala de* Qi *e de* Xue *(Sangue), o* Qi *é* Yang *e o* Xue *(Sangue) é* Yin*. Na mulher (*Yin*), o Sangue (*Yin*) esgota-se mais rapidamente do que o* Qi *(*Yang*), enquanto, no homem, acontece o inverso.*

(6) Energia Yang Ming

A Energia Yang Ming *vai para face, contorna o crânio e energiza a raiz dos cabelos, por meio dos Canais de Energia Principais e Secundários do Intestino Grosso (Canal Tendino-Muscular) e do Estômago (ramo ascendente da face). É por esta razão que, quando a Energia do* Yang Ming *está em Vazio (deficiente), o rosto enru-*

ga-se e os cabelos passam a cair. O Canal do Yang Ming *do pé (Estômago) apresenta relações muito importantes com os dois Canais Curiosos* Ren Mai *e* Chong Mai *recebendo muitas ramificações destes, no ponto E-25 (*Tianshu*). O* Qi *proveniente destes Canais Curiosos é encaminhado ao* Wei *(Estômago), depois chega ao tórax através dos Canais secundários, em particular o* Luo *Longitudinal e o Canal Distinto. Esta relação explica porque, quando o* Qi *do* Ren Mai *e do* Chong Mai *está em Vazio, o do* Yang Ming *também está.*

(7) *Os três* Yang *são* Tai Yang, Shao Yang *e* Yang Ming, *os quais estão divididos em: três Canais* Yang *da mão [*Tai Yang *(Intestino Delgado),* Shao Yang *(Triplo Aquecedor) e* Yang Ming *(Intestino Grosso)] e três Canais* Yang *do pé [*Tai Yang *(Bexiga),* Shao Yang *(Vesícula Biliar) e* Yang Ming *(Estômago)]. O* Qi *destes Canais* Yang *sobe para a região cefálica através da via dos Canais secundários, e "globalmente", isto é, independentemente dos trajetos dos Canais de Energia. Quando o* Qi *destes Canais enfraquece, obrigatoriamente o rosto enruga-se e os cabelos embranquecem.*

(8) Canais da Terra

Os "canais da Terra" designam os Canais de Energia situados no baixo ventre, principalmente o Canal interno do Canal Principal dos Rins, segundo consta no Nei Jing Ling Shu, *no capítulo que versa sobre* "As três partes e as nove regiões do corpo"*: "A região inferior (baixo ventre) é a região do canal* Shao Yin *do pé (Rins). Quando as secreções das Essências estão esgotadas, o* Shao Yin *do pé (Rins) não circula mais, daí o aparecimento de esgotamento e esterilidade".*

(9) *O menino, o* Shao Yang *e o algarismo "8". Os meninos são* Shao Yang. *Este não pode ser gerado nem viver sem a sua raiz* Yin. *Por isso, o algarismo* Yin, *de número par, o "8", é o escolhido como base para regular a evolução cíclica do homem (ver exemplo nº 2 acima).*

(10) O **Yin** *e o* **Yang**

Aqui, o Yin *designa a menina, e o* Yang, *o menino.*

(11) **Gan Qi** *(Energia do Fígado) e o* **Shen Qi** *(Energia dos Rins)*

O Gan Qi *(Energia do Fígado) e o* Shen Qi *(Energia dos Rins) possuem, cada um, funções energéticas bem determinadas. O* Gan Qi *(Energia do Fígado) mantém os músculos e os tendões e controla a formação sangüínea, enquanto o* Shen Qi *(Energia dos Rins) mantém os ossos e a medula e controla a formação energética. Portanto, o* Gan *(Fígado) e o* Shen *(Rins) apresentam relações muito importantes, por causa da interação* Yin-Yang, *Sangue-*Qi, *Água-Fogo e, sobretudo, devido ao ciclo de geração dos Cinco Movimentos: "A Água (Rins) gera a Madeira (Fígado)". Por isso, a insuficiência renal sempre perturba as funções hepáticas.*

*(12) Secreção das Essências ("***Koei** *Celeste" no homem)*

A Essência sexual "Koei *celeste" desaparece, no homem, na idade de "oito-oito" (8 x 8 = 64 anos) e, na mulher, na idade de "sete-sete" (7 x 7 = 49 anos). Esta é a duração aproximada do* "Koei *Celeste". O* Qi *e o* Xue *(Sangue) continuam a circular nas pessoas idosas, e os ossos e os músculos permanecem fortes, graças ao bom funcionamento do* Pi Qi *(Energia do Baço/Pâncreas) e do* Wei Qi *(Energia do Estômago). Em algumas mulheres com idades acima de "sete-sete" (7 x 7 = 49 anos), as menstruações demoram a desaparecer, e isto ocorre pela presença de* Xue *(Sangue circulante) nos Canais perfeitos [são Canais que conseguiram guardar o* Xue *(Sangue) mais tempo que o normal], os quais "inundam" os dois Canais Curiosos,* Chong Mai *e* Ren Mai. *Além disso, nessas mulheres, o rosto é amarelado, o corpo, seco e magro, e são freqüentes as queixas de dores nos ossos (reumatismo da menopausa) e fadiga muscular.*

É importante lembrar que o Sangue (Yong) pertencente aos Canais "perfeitos" circula nos Canais Principais, enquanto o Sangue (Yong) pertencente ao Chong Mai *e ao* Ren Mai *difunde-se para fora dos Canais (menstruações).*

Parágrafo 4

Huangdi interrogou:

"Mas existem pessoas idosas que podem ter filhos; como se explica isso?"

Respondeu o médico Khi Pa:

"Isso se deve ao fato de o Qi *e o* Xue *(Sangue) de alguns idosos continuarem em atividade, o* Qi *"Inato" (1) ser próspero, o* Qi *"Adquirido" dos Canais ser (2) abundante, e o* Shen Qi *(Energia dos Rins) estar perfeito. No entanto, o homem não pode procriar depois dos 64 anos e a mulher não pode reproduzir após os 49 anos. Isso porque o* Jing Qi *do Céu e da Terra (3) estão esgotados".*

Huangdi perguntou:

"Os seguidores do Tao que atingem os 100 anos de idade ainda podem procriar?"

Khi Pa respondeu:

"As pessoas que seguem o Tao podem atingir a longevidade do Céu, não envelhecendo e também salvaguardando a integridade de seus corpos. Apesar de suas idades, podem ter filhos, porque o Qi *permanece ativo e o* Shen Qi *ainda existe".*

Explicações e comentários

(1) Qi "Inato"

Trata-se do Jing *"Ancestral".*

(2) Qi " Adquirido"

Trata-se do Jing *(Essência) "alimentar", isto é, a essência do* Yong Qi *(Nutritiva) e do* Wei Qi *(Defensiva). Portanto, o termo "Jing" designa as formas puras da Energia. Pode tratar-se, então, da Energia Ancestral, da forma pura da Energia alimentar e da forma pura da Energia cósmica.*

(3) Energia Jing do Céu e da Terra

Trata-se da Energia Ancestral, proveniente de dois progenitores: pai = Céu e mãe = Terra.

Parágrafo 5

O Huangdi contou:

"Na alta Antiguidade, os perfeitos (1) podiam comandar as forças da natureza, harmonizar o Yin *e o* Yang *(2), respirar a Energia pura (3), conservar firmes o corpo e o espírito; suas carnes não se alteravam. Eram pessoas que viviam conforme o* Tao*; por isso, podiam viver até a eternidade. Na idade média, os sábios (4) procuravam a virtude, uniam-se ao* Tao*, harmonizavam-se com o* Yin *e o* Yang*, acomodavam-se às quatro estações do ano, distanciavam-se da vida e das coisas materiais, conservavam o* Jing*, tornavam perfeito o* Shen *(Energia Mental), passeavam na Natureza, dirigiam seus olhares*

para lá das oito fronteiras (5), tornavam-se robustos e viviam longo tempo como os perfeitos, porque eles sabiam se conservar e disciplinar. Num grau inferior, encontrava-se uma categoria de seres humanos chamados santos, que viviam no espaço harmonioso do Céu e da Terra, seguindo as regras dos "Oito Ventos" (6). Ainda que eles tivessem os mesmos desejos que nós, possuíssem roupas e se penteassem como nós, freqüentassem templos e palácios como nós, não conheciam o descontentamento, nem o rancor. Exteriormente, seus corpos não eram esgotados pelo trabalho; no Interior, seus espíritos não eram esgotados pela inquietude. Para eles, a alegria era um bem; a satisfação de si mesmo, um prazer... Por esse motivo, suas formas físicas não eram atingidas pela fadiga, e suas Energias mentais permaneciam intactas. Por isso eles podiam viver mais de 100 anos. Num grau ainda mais abaixo, os virtuosos (7) asseguravam-se de reconhecer os movimentos do Céu e da Terra, da Lua e do Sol, responder à subida e à descida do Yin *e do* Yang *(8), distinguir as quatro estações do ano... Eles praticavam o* Tao*, como os seres humanos antigos. Também podiam viver muito tempo".*

Explicações e Comentários

(1) Os "perfeitos"

Os "perfeitos" eram aqueles que sabiam conservar suas Energias mentais no contexto "origem mesmo da Energia". Segundo Hoai Nam Tu: "Desde o nascimento, alguns seres humanos antigos eram iniciados no Tao *e conservavam para sempre a sua 'origem celeste'. Por isso eram chamados de 'os perfeitos' ".*

(2) O Yin *e o* Yang

O Yin *e o* Yang *representam os dois aspectos mais complementares existentes em todos os seres e em todas as coisas, isto é, em todos os fenômenos do mundo natural. Por exemplo: o Sol é* Yang*, a Terra é* Yin*; o dia é* Yang*, a noite é* Yin*; o homem é* Yang*, a mulher é* Yin*; o* Qi *é* Yang*, o* Xue *(Sangue) é* Yin*. Mas não é tão simples assim, pois cada ser ou objeto reveste-se de um dos dois grandes aspectos* Yin *ou* Yang*, sendo que em cada um destes aspectos já estão presentes outros aspectos. Daí a importância da definição do* Yin *e do* Yang *dada, por Khi Pa: "O* Yin *e o* Yang *têm o nome, mas não a forma; contar cem, mas julgar mil; contar mil, mas julgar cem mil". A evolução do dia e da noite, mencionada no* Nei Jing*, explica a complexidade da noção do* Yin-Yang*: "No* Yin*, há o* Yang*; no* Yang*, há o* Yin*. Da alvorada até meio-dia, é a parte* Yang *do dia, correspondente ao* Yang *no* Yang*; do meio-dia até o crepúsculo, também é o* Yang *do dia, mas corresponde ao* Yin *no* Yang*; do crepúsculo até o canto do galo, é a parte* Yin *do dia, correspondente ao* Yin *no* Yin*; da meia-noite até a alvorada, é também a parte* Yin *do dia, mas corresponde ao* Yang *no* Yin*". Na medicina, as atividades orgânicas, o aparecimento e o desaparecimento das doenças também são ligados aos fenômenos de mutação de* Yin-Yang*, cujos caracteres essenciais são a oposição e a complementariedade.*

(3) Respiração do Qi *Puro*

Segundo Tchang Tsing Yao (aliás Kai Pin, 1561-1639), "A expiração respiratória marca a continuidade do Homem e do Céu, por isso o Homem está relacionado ao Qi*, enquanto a inspiração respiratória marca a continuidade do Homem e da Ter-*

ra, por isso o Homem está relacionado ao Jing. *O* Qi *e o* Jing *designam 'origem energética' ".*

(4) Na idade média, os sábios

"Idade média": não corresponde à Idade Média da história ocidental. E os "sábios" eram seres humanos que tinham vontade de não se afastar das suas "origens celestes".

(5) Além das Oito Fronteiras

Significa que os "sábios" compreendiam, viam e entendiam tudo o que se passava em torno deles (Ver exemplo nº 6).

6) Os Oito Ventos

São os Ventos provenientes de oito pontos cardeais: Leste, Oeste, Norte, Sul, Sudeste, Sudoeste, Nordeste e Noroeste.

(7) Os virtuosos

Eram seres humanos virtuosos que, mesmo tendo vivido num mundo profano como o nosso, não estavam preocupados com os prazeres. Quando se sentiam acometidos por um distúrbio, sabiam corrigi-lo imediatamente. Seus espíritos permaneciam claros como "o Sol e a Lua", como o Jing *e o* Shen *(*Qi *Ancestral e* Qi *Mental).*

Quanto aos "perfeitos" e aos "sábios", eram seres humanos que se distanciavam das sociedades e dos costumes, para praticar tranqüilamente o Tao *e conservar "a origem celeste". Não eram unidos a nada, nem a ninguém, pois não tinham nenhuma ligação e nenhuma cobiça. Ao contrário, os "santos" viviam no mundo, realizavam as ligações sociais e morais, mas utilizavam o princípio de jamais se preocupar com nada, para se harmonizar. Seus corpos e seus espíritos não ficavam cansados. Por isso, eles podiam viver além de 100 anos".*

PROCESSO DE ENVELHECIMENTO

Apesar de se saber que o envelhecimento é um processo fisiológico gradual e irreversível, existem outros fatores que podem interferir para acelerar o processo de envelhecimento, como a exposição à luz solar, características individuais herdadas, estilo de vida, alimentação, meio ambiente e, principalmente, as condições emocionais. Alguns destes fatores podem ser melhorados e assim retardar o processo de envelhecimento.

As estruturas e as funções mecânicas dos diversos compartimentos do tecido conjuntivo variam com a idade do indivíduo. De fato, a adaptação do tecido conjuntivo é determinada no genoma e um elemento de controle é exercido pelas tensões às quais o tecido está submetido. Os estímulos mecânicos agem sobre o tecido em crescimento, para modelar o produto final adulto, mas agem também sobre o tecido adulto, para adaptá-lo às exigências mecânicas locais, e constituem as rugas de expressão.

O processo de envelhecimento manifesta-se na pele que se torna de tonalidade amarelada e translúcida associada a um adelgaçamento da derme, pela fusão do tecido adiposo, pelo aparecimento de rugas e pela redução da tonicidade cutânea.

O processo de envelhecimento ocorre de forma gradual, lenta, evolutiva e irreversível, que se segue ao período de crescimento em seu contexto clínico, mas que começa no momento da concepção em termos da biologia celular; segundo a Medicina Tradicional Chinesa, o processo de envelhecimento segue a seqüência dos números celestiais.

A derme embrionária contém concentração elevada de glicoproteínas estruturais e de proteoglicanos. Em uma grande proporção, o colágeno é do tipo III, enquanto as fibras elásticas são raras. O recém-nascido, a criança, o adolescente e o adulto jovem, à medida que vão crescendo, terão diminuídas progressivamente as concentrações de glicoproteínas estruturais, proteoglicanos e ácido hialurônico, em que a proporção do colágeno tipo I cresce à custa do tipo III. As fibras elásticas formam sua rede e depois a sua síntese será reduzida obtendo-se o equilíbrio característico que ocorre no adulto e que só será adquirido ao final da puberdade.

As influências extrínsecas ambientais são bem definidas no mesmo indivíduo, segundo a localização. Por exemplo, as regiões expostas longamente ao Sol terão suas fibras degeneradas muito mais precocemente e estas diferenças podem ser observadas entre as áreas expostas e as cobertas (uso de vestimenta). Além disso, as micro-agressões mecânicas, de temperatura (frio, calor, umidade, secura, vento externo), também, interferem nesse processo. Por outro lado, a saúde ou a doença, a alimentação, o *stress* do dia-a-dia terão valor na somatória final do bem-estar da pele.

Os músculos da face apresentam algumas características especiais, como a de serem capazes de manifestar as mais diversas emoções. Assim, o desequilíbrio entre os músculos da face, geralmente, representa distúrbios emocionais, que podem ser conseqüentes às desarmonias dos *Zang Fu* (Órgãos e Vísceras) ou somente a manifestação das emoções sem o comprometimento dos *Zang Fu* (Órgãos e Vísceras).

O conjunto de fatores acima, associado ao excesso ou à diminuição da utilização de determinados grupos musculares, irá determinar o tipo de rugas de expressão (Figura 12.1). Por isso, para o tratamento

Figura 12.1
Mostra uma paciente com o envelhecimento e rugas da face.

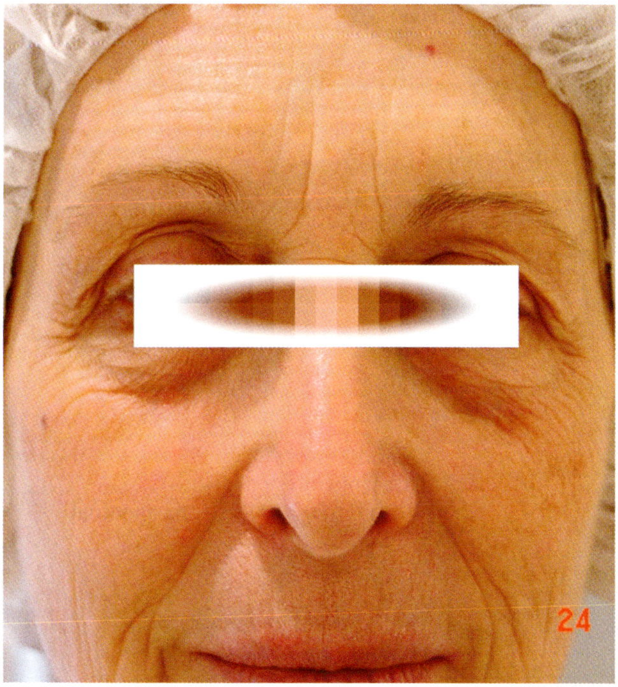

Pontos da Face

LOCALIZAÇÃO E COMANDO

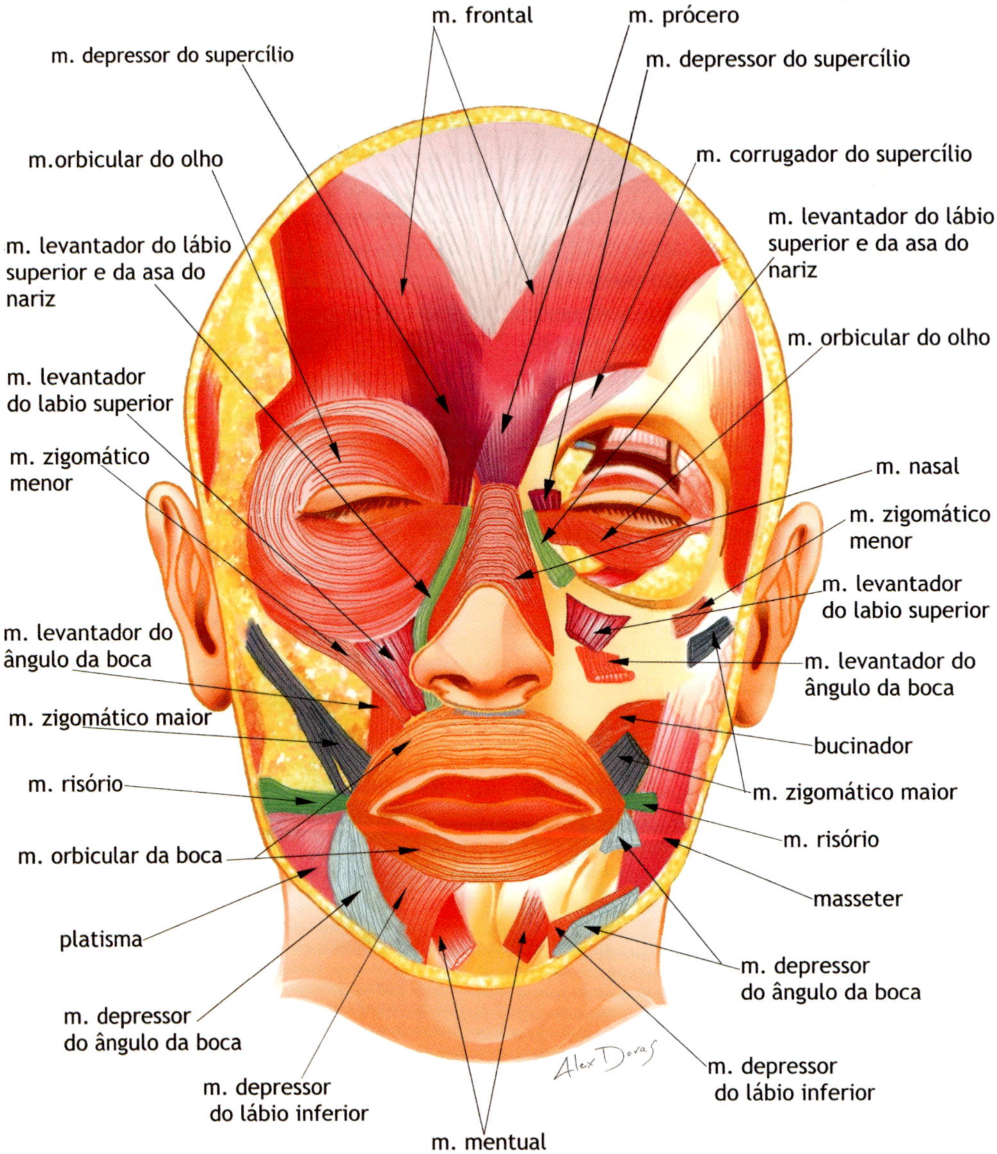

▲ **Figura 12.2**
Músculos da face vista frontal.

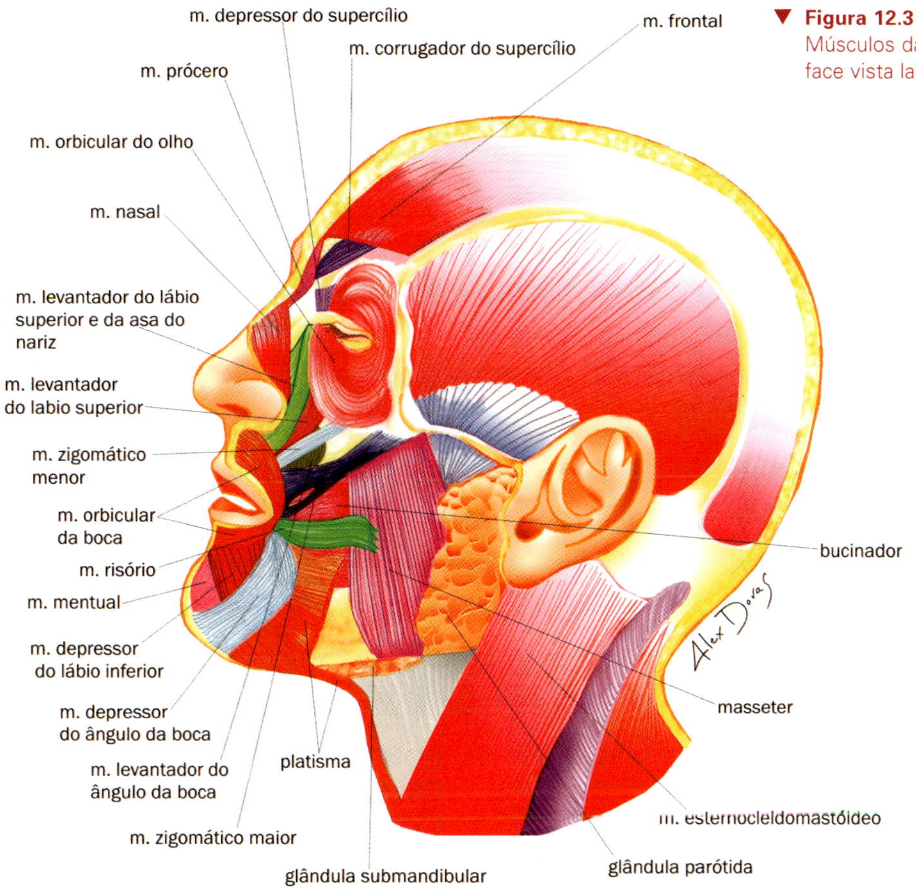

Figura 12.3 Músculos da face vista lateral.

Para o tratamento das rugas faciais, é importante determinar os músculos agonistas e antagonistas envolvidos em cada tipo de ruga, e harmonizar os grupos musculares.

Músculos frontal
Função: Franzir a testa e elevar a sobrancelha - **Antagonista**: m. orbicular do olho e m. piramidal
Comando: **M-CP-6 (*Yuyao*) e VB-14 (*Yangbai*).**

Músculos orbicular do olho
Função: Abrir e fechar os olhos - **Antagonista**: músculo frontal
Comando: **VB-1 (*Tongziliao*), M-CP-8 (*Qiuhou*), E-2 (*Sibai*), N-CP-4 (*Shangming*), TA-23 (*Sizhukong*).**

Músculo Prócero
Função: Unir e descer a parte interna da sobrancelha - **Antagonista**: músculo frontal
Comando: **M-CP-3 (*Yintang*).**

Músculo corrugador do supercílio
Função: Puxar a sobrancelha para baixo e medialmente - **Antagonista**: músculo frontal
Comando: **M-CP-6 (*Yuyao*), TA-23 (*Sizhukong*).**

Músculo depressor do supercílio
Função: Unir e descer a parte interna da sobrancelha - **Antagonista**: músculo frontal

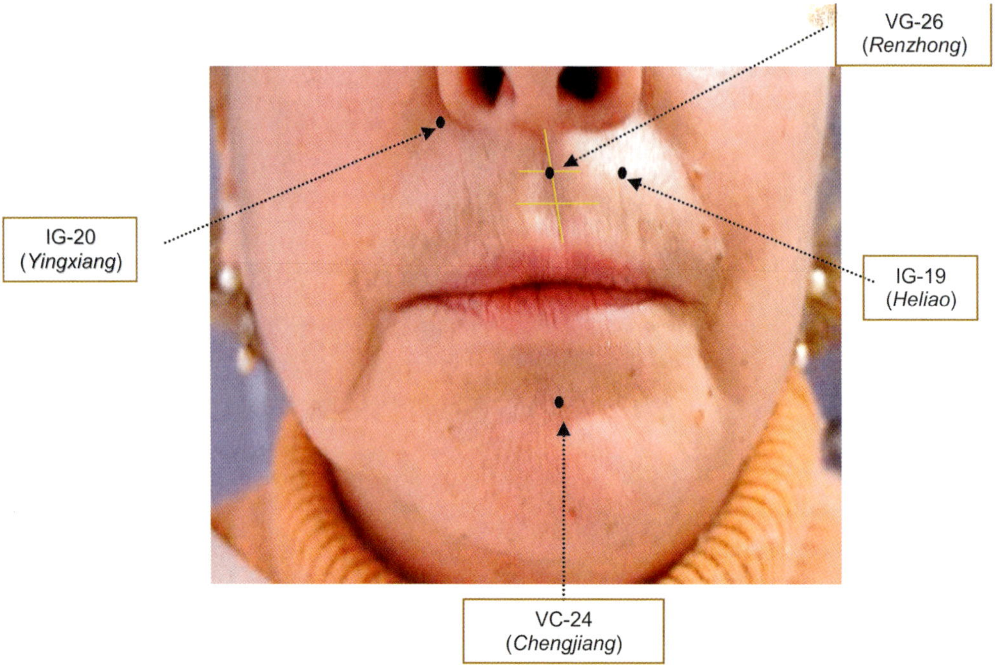

Figura 12.4 ▲
Localização dos pontos de acupuntura situados no terço inferior da face.

das rugas faciais, é importante a harmonização dos músculos da face.

Segundo o livro *Ling Shu*, aos 20 anos de idade, os músculos do corpo estão na fase do desenvolvimento, aos 30 anos os músculos estão bem firmes, aos 40 anos os *Cou-li* (junções entre os músculos e a pele) começam a se relaxar. O brilho do rosto atenua-se, aos 50 anos, a Energia dos *Zang Fu* (Órgãos e Vísceras) começa a declinar, começando pelo *Gan* (Fígado) aos 50 anos; o *Xin* (Coração) aos 60 anos; o *Pi* (Baço) aos 70 anos; o *Fei* (Pulmão) aos 80 anos e o *Shen* (Rins) aos 90 anos. Aos 100 anos, a insuficiência energética dos cinco *Zang* (Órgãos) é total, daí, a forma física corporal encaminhar-se para a morte.

PONTOS DE ACUPUNTURA DA FACE: LOCALIZAÇÕES E FUNÇÕES

Para o tratamento por acupuntura/eletroacupuntura é importante o conhecimento da anatomia da face, assim como da localização das funções dos músculos faciais, dos pontos motores e das correspondências com os pontos de acupuntura, que são mostrados nas Figuras 12.2 e 12.3.

- IG-19 (*Heliao*): Situado a meio *cun* lateral ao VG-26 (*Renzhong* ou *Shuigou*). Tem o comando sobre o músculo orbicular oral superior e é o responsável pela manifestação de ruga peribucal superior (Figura 12.4).

- IG-20 (*Yingxiang*): Localizado a meio *cun* da asa do nariz, entre o sulco nasolabial e a asa do nariz. Tem o comando sobre o músculo elevador comum da asa do

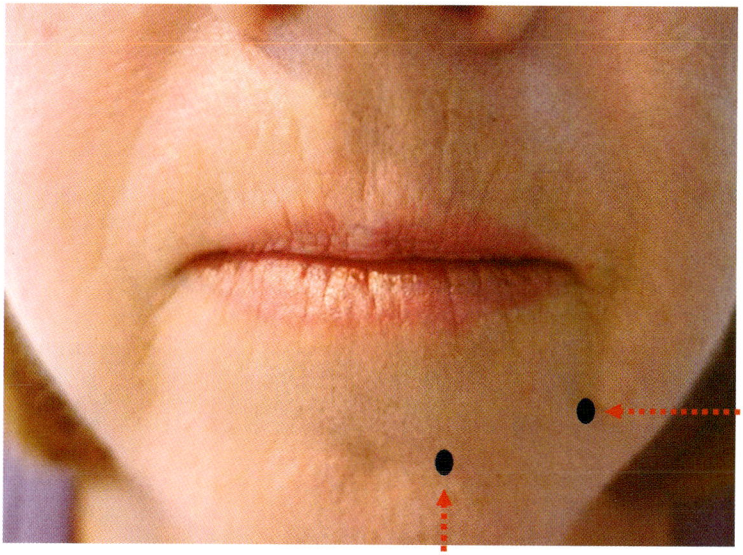

▲ **Figura 12.5**
Localização do ponto extra *Jiachengjiang* e do ponto depressor do lábio inferior.

nariz e do lábio superior e é o responsável pela ruga paranasal ou "rugas de antipatia" (Figura 12.4).

- VG-26 (*Renzhong* ou *Shuigou*): Localizado no filtro do lábio superior, entre o 1/3 superior e o 2/3 inferior. Tem o comando sobre o lábio superior e o músculo orbicular oral superior (Figura 12.4).

- VC-24 (*Chengjiang*): Localizado no sulco mentolabial. Tem o comando sobre o músculo orbicular oral inferior e, também, sobre o lábio inferior (Figura 12.4).

M-CP-18 (*Jiachengjiang*): Ponto extra situado a um e meio *cun* do VC-24 (*Chengjiang*), no forame mental. Tem a ação sobre o músculo depressor do ângulo bucal (Figura 12.5).

Ponto Extra (Depressor do lábio inferior): Este ponto motor do músculo depressor do lábio inferior está situado a meio *cun* lateralmente ao ponto VC-24 (*Chengjiang*) (Figura 12.5).

M-CP-6 (*Yuyao*): Localizado no meio da sobrancelha. Possui o comando sobre o músculo corrugador, que é o responsável pela formação de ruga vertical (Figura 12.6).

M-CP-8 (*Qiuhou*): Localizado na margem infra-orbitária entre o ponto E-2 (*Sibai*) e o VB-1 (*Tongziliao*). Possui o comando sobre o músculo orbicular do olho e é o responsável pela formação de ruga periocular externa inferior (Figura 12.6).

M-CP-9 (*Taiyang*): Situado a um *cun* lateralmente ao epicanto lateral do olho, onde se encontra com o prolongamento da sobrancelha. Tem o comando sobre o músculo orbicular do olho, que é o responsável pela formação da ruga periocular externa superior (Figura 12.6).

E-2 (*Sibai*): Situado a 3/10 *cun* inferiormente na linha vertical ao E-1 (*Chengqi*). Tem o comando sobre o músculo orbicu-

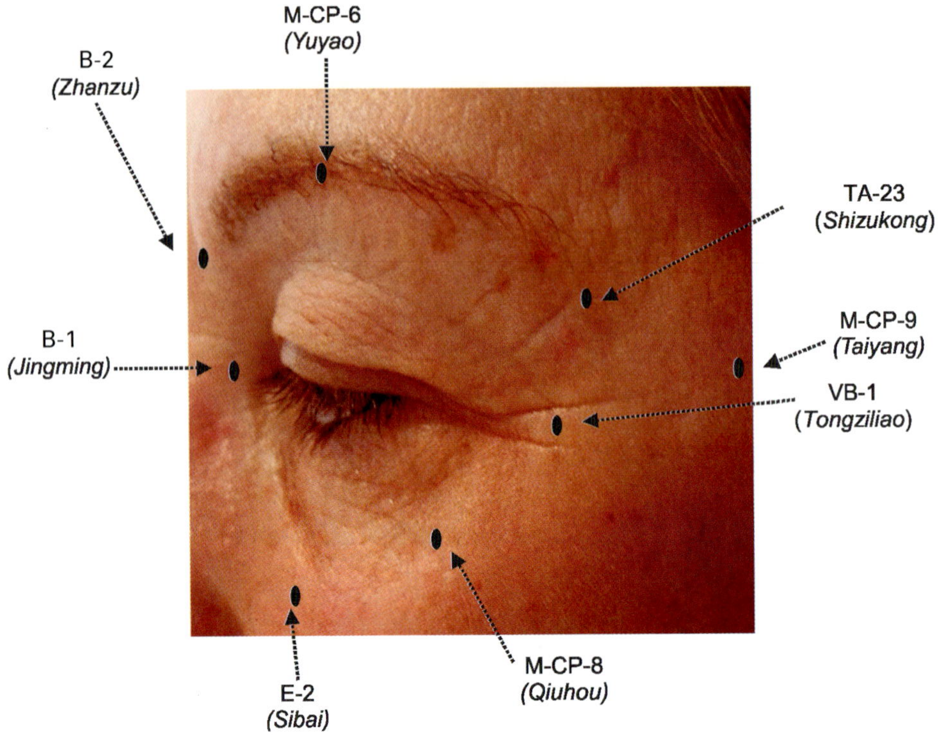

Figura 12.6 ▲
Pontos de acupuntura situados ao redor do olho.

lar do olho, na sua porção inferior (Figura 12.6).

VB-1 (*Tongziliao*): Situado a meio *cun* do epicanto lateral do olho. Tem o comando sobre o músculo orbicular do olho, na sua porção lateral, e é o responsável pela formação da ruga periocular em toda a sua parte externa (Figura 12.6).

TA-23 (*Shizukong*): Situado na extremidade lateral da sobrancelha. Tem o comando sobre o músculo frontal, se a agulha de acupuntura for direcionada para cima; se direcionada para baixo e lateralmente, o comando será sobre o músculo orbicular ocular, na sua porção externa superior (Figura 12.6).

B-2 (*Zanzhu*): Situado na extremidade medial da sobrancelha. Tem o comando sobre o músculo corrugador; mas se a agulha for direcionada para acima, terá o comando sobre o músculo frontal; e se for direcionada para baixo e medialmente, terá o comando sobre o músculo piramidal (Figura 12.6).

E-3 (*Juliao*): Situado lateralmente ao sulco nasolabial na vertical que passa pelo olho. Tem o comando sobre o músculo elevador do lábio superior, mas tem, também, atuação sobre a região da pálpebra inferior (Figura 12.7).

E-4 (*Dicang*): Localizado a 4/10 *cun* lateralmente ao canto labial na mesma linha vertical que passa pelo ponto E-3 (*Juliao*). É um ponto importante na acupuntura estética, uma vez que, dependendo da direção da agulha, terá ação sobre diferentes musculaturas. Se a agulha for inserida lateralmente e para cima, atingirá os músculos do sorriso. São eles o músculo risório, os músculos zigomáticos maior e menor, o

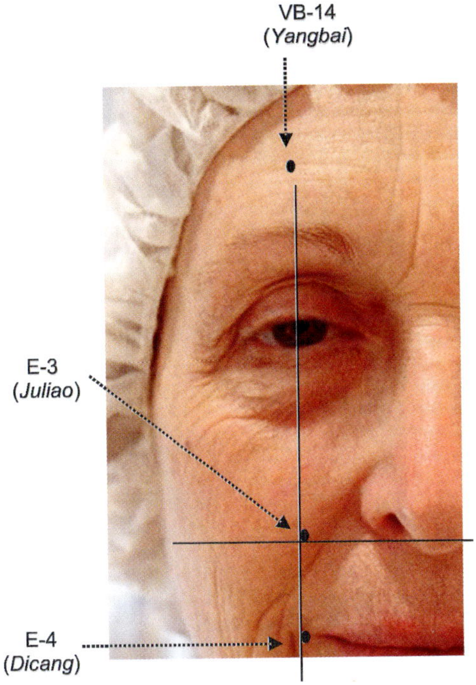

Figura 12.7
Pontos de acupuntura situados na linha ântero-lateral da face.

músculo elevador do ângulo oral e o músculo bucunador (este último importante na mastigação). Se a agulha for inserida caudalmente, atingirá o músculo depressor do ângulo oral e, se for para o meio, o músculo orbicular (Figura 12.7).

VB-14 (*Yangbai*): Situado 1 *cun* cranialmente ao *Yuyao*. Tem o comando sobre o músculo frontal (Figura 12.7).

E-7 (*Xiaguan*): Situado na incisura da mandíbula, inferiormente ao arco zigomático. A Figura 12.8 mostra o comando deste ponto para todos os músculos do sorriso – atuação sobre o nervo facial (Figuras 12.8 e 12.9).

Demonstração dos efeitos da acupuntura sobre os pontos de comando

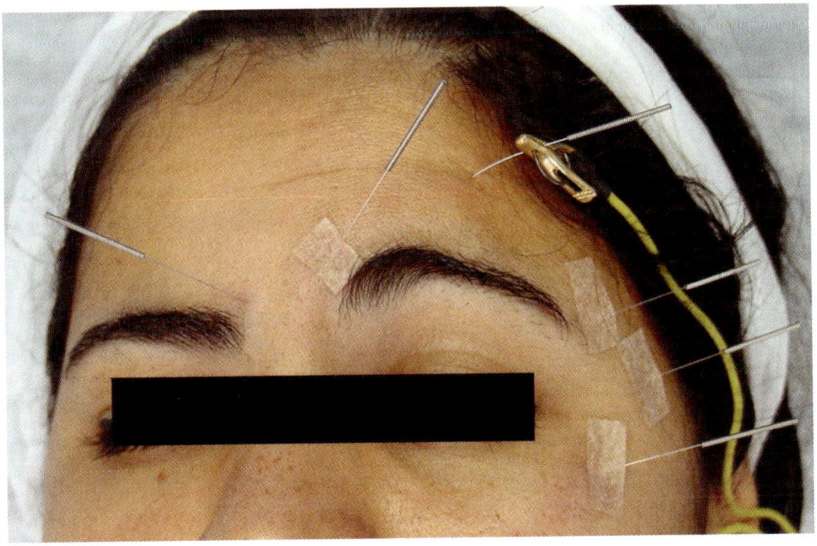

Figura 12.8
Inserção de agulha e estimulação por eletroacupuntura no ponto VB-14 (*Yinbai*). Observe a elevação da pálpebra superior esquerda pelo comando deste ponto sobre o músculo frontal.

Figura 12.9 ▶
Eletroacupuntura no ponto E-7 (*Xiaguan*) mostrando o comando deste ponto sobre as musculaturas da face.

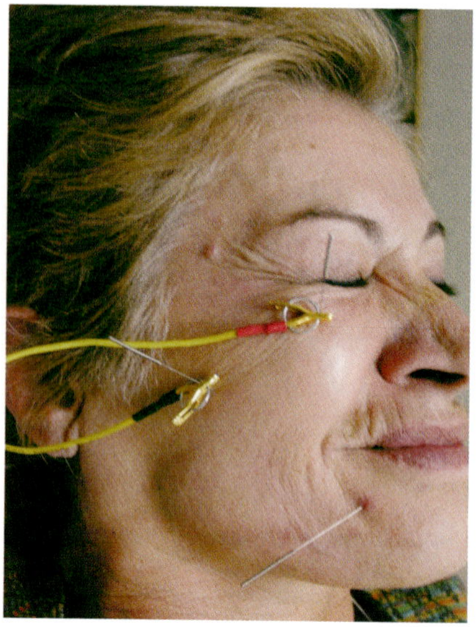

Figura 12.10 ▼
Musculatura do pescoço e pontos de acupuntura que promovem a tonificação desta região.

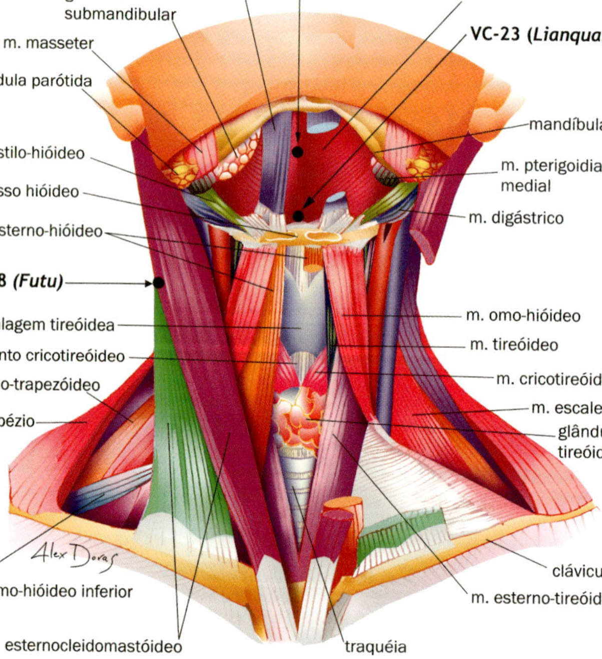

IG-18 (*Futu*) ______ 03 ***cun*** para fora da borda superior da cartilagem tireóidea na borda posterior do m. esternocleidomastóideo.

VC-23 (*Lianquan*) ______ na face anterior da garganta, na linha mediana, acima da borda superior do osso hióideo.

M-CP-21 (*Shanglianquan*) na linha mediana a meia distância entre **VC-23 (*Lianquan*)** e o queixo.

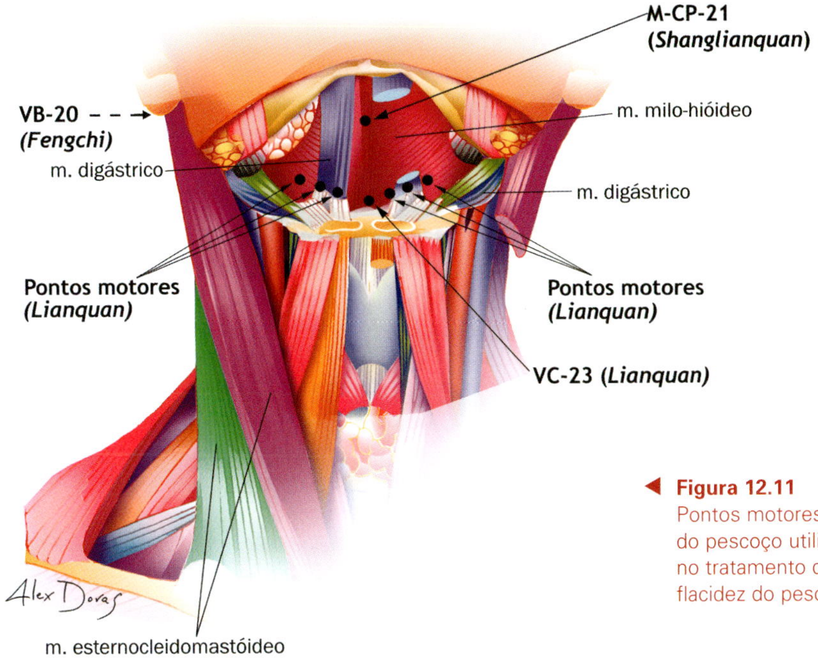

Figura 12.11 Pontos motores da região do pescoço utilizados no tratamento da flacidez do pescoço.

VB-20 *(Fengchi)* região retroauricular entre a tuberosidade occipital externa e o processo mastóide.

Pontos motores *(Lianquan)* estão localizados a 01 ***cun*** e a 02 ***cun*** lateral ao ponto **VC-23 *(Lianquan)*.**

M-CP-21 *(Shanglianquan)* na linha mediana a meia distância entre **VC-23 *(Lianquan)*** e o queixo.

As Figuras 12.10 e 12.11 mostram os pontos de acupuntura utilizados para tratar a flacidez muscular da região do pescoço. O ponto M-CP-21 (*Shanglianquan*) está localizado a 1 *cun* cranialmente ao VC-23 (*Lianquan*). Lateralmente ao VC-23 (*Lianquan*), existem 3 pontos motores com ação na região.

TRATAMENTO DAS RUGAS DA FACE

Apesar de existir preconização no tratamento de diversos tipos de rugas faciais, quando se observam os pacientes como um todo, ou mesmo que seja somente a face como um todo, é difícil definir exatamente os grupos musculares acometidos. Na maioria das vezes, depara-se com várias combinações de rugas da face. Observa-se que os grupos musculares atuam o tempo todo como agonistas e como antagonistas, e que os mesmos grupos musculares podem funcionar como antagonistas uns aos outros em lados opostos.

Observa-se, também, no envelhecimento cutâneo, além das rugas da face determinadas pela contração de grupos musculares específicos, o não acompanhamento da contração pela pele, o que lhe confere aspecto de pele flácida, observando-se, então, áreas onde parece não existir a ancoragem derme-hipoderme com a musculatura. Segundo a Medicina Tradicional Chinesa, o *Wei Qi* (Energia de Defesa) é o responsável por nutrir o espaço entre a pele e o osso; a sua deficiência acarreta diminuição no aquecimento deste espaço, tornando a pele não aderente da sua musculatura. Daí, a necessidade de tonificar o *Wei Qi* (Energia de Defesa) para o tratamento do envelhecimento cutâneo, a fim de tornar a pele novamente hígida.

Além de tonificar o *Shen Qi* (Energia dos Rins), deve-se, também, tonificar o *Pi* (Baço/Pâncreas) e o *Fei* (Pulmão), a fim de tratar o tônus dos músculos, do tecido conjuntivo e da epiderme. Desde a infância, os músculos sempre se movimentaram para expressar as emoções; no entanto, durante o curso da vida, os Órgãos desequilibram-se e a pele vai se tornando mais flácida, fazendo com que as contrações se traduzam em rugas sobre uma pele danificada.

1. Rugas Frontais e Verticais

As rugas frontais são determinadas por uma hiper-contração dos músculos frontais e deficiência dos músculos antagonistas, como os músculos orbicular, piramidal e corrugador, ao passo que as rugas verticais são determinadas pela hiper-contração do músculo corrugador e do piramidal. No entanto, deve-se ter o cuidado de observar caso a caso, já que, dada a flacidez intensa da pele ou a avançada idade das pacientes, a sedação do músculo agonista deve ser feita com precaução. Muitas vezes também se observam as duas formas de rugas concomitantemente, o que deixa dúvidas quanto aos músculos a sedar ou a tonificar.

Observe a seguir diversos tipos de rugas frontais e verticais concomitantes (Figuras 12.12 a 12.17).

As figuras acima mostram tipos diferentes de rugas frontais e verticais. Nota-se também uma assimetria entre o lado direito e o lado esquerdo nas Figuras 12.14 e 12.15, mostrando desequilíbrio direito/esquerdo que se deve à desarmonia energética do *Gan* (Fígado).

2. Rugas Verticais

As rugas verticais podem se apresentar de formas diferentes, como se pode observar nas Figuras 12.16 a 12.18.

▼ **Figura 12.12**
Mostra uma paciente de 60 anos com rugas frontais e verticais. A pele mostra flacidez e as rugas são profundas e bem marcadas. É um caso em que a sedação da musculatura deve ser alternada com a tonificação da pele.

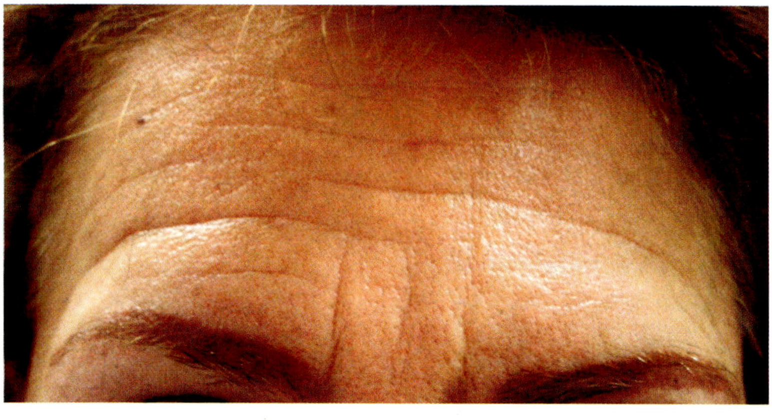

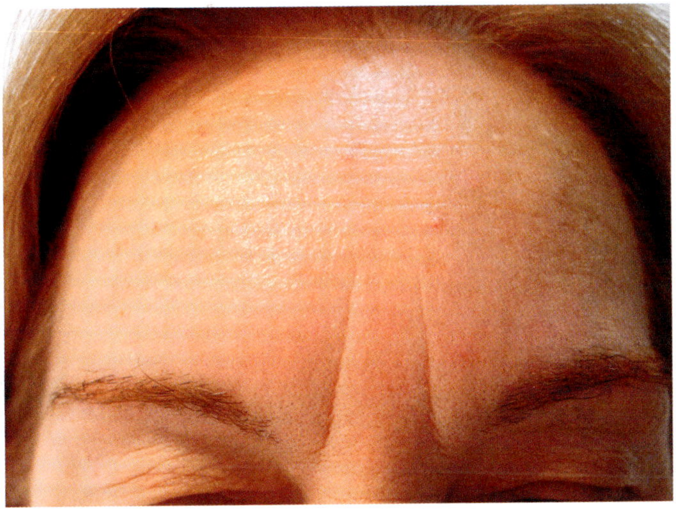

Figura 12.13
Paciente com rugas verticais e frontais marcadas suavemente com a linha na pele bem firme. Neste caso precede-se a sedação de todos os pontos {VB-14 (*Yangbai*), M-CP-6 (*Yuyao*), B-2 (*Zanzhu*)}. Inserir a agulha intradermicamente dentro dos sulcos das pregas, como se fosse dissolver a ruga, porém visando chegada de Energia para preencher o espaço intradérmico faltante.

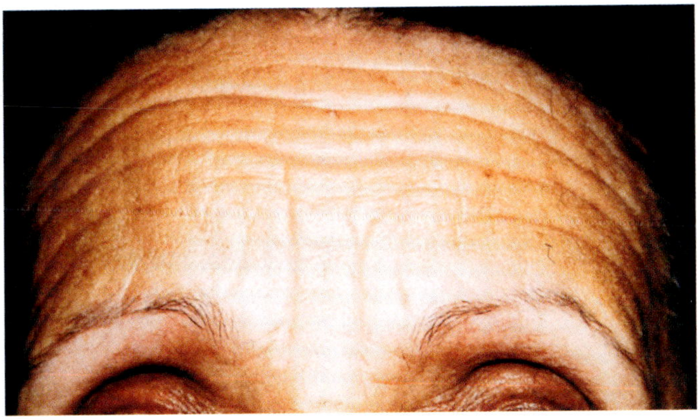

Figura 12.14
Paciente de 65 anos, com marcas (rugas) profundas, pele descolando da musculatura (impressão de pele fofa entre as rugas). Neste caso é mais importante a tonificação, pois é necessário primeiramente, trazer o *Wei Qi* (Energia de Defesa) para a derme; na segunda etapa, após uma melhoria no aspecto da pele, pode-se estimular a musculatura propriamente dita.

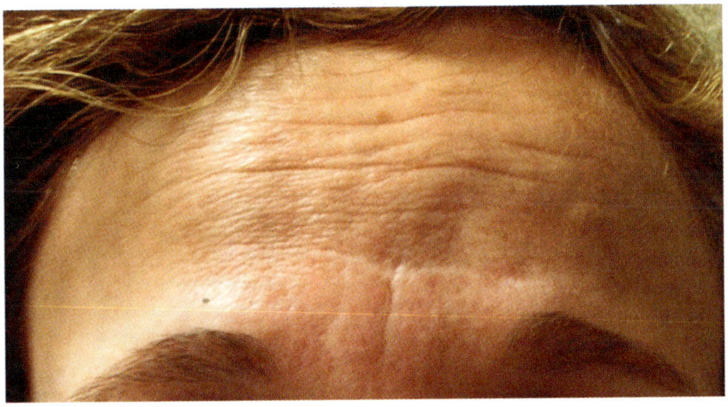

Figura 12.15
Mostra rugas frontais devido à hiper-contração da musculatura frontal, mas não se observa ainda flacidez importante. É uma paciente mais jovem de aproximadamente 35 anos. Neste caso, podem-se dispersar os pontos VB-14 (*Yangbai*) e TA-23 (*Shizukong*) e tonificar os pontos M-CP-6 (*Yuyao*) e B-2 (*Zanzhu*).

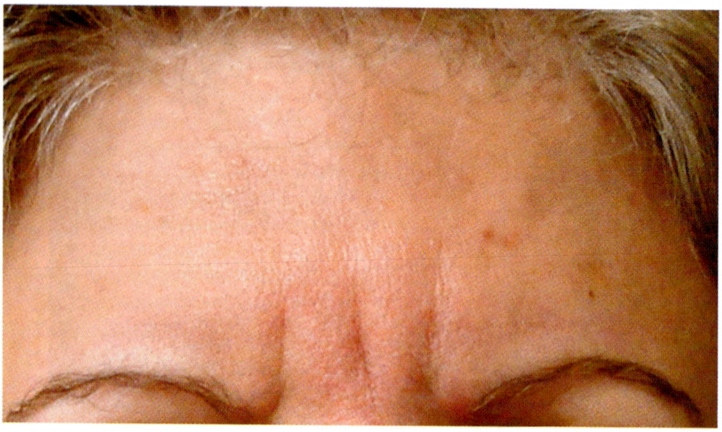

Figura 12.16 ▶ A figura mostra músculos corrugador e piramidal extremamente potentes, não apresentando rugas frontais. É um caso em que a sedação dos pontos B-2 (*Zanzhu*) e M-CP-6 (*Yuyao*) deve ser bem vigorosa, procedendo, posteriormente, à tonificação dos antagonistas que são VB-14 (*Yangbai*) e TA-23 (*Shizukong*).

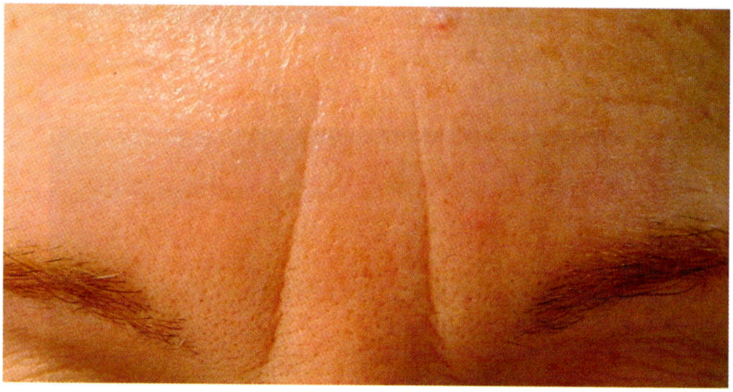

Figura 12.17 ▶ A figura mostra rugas verticais não muito profundas, porém bem marcadas na pele. Além da dispersão dos pontos B-2 (*Zanzhu*) e M-CP-6 (*Yuyao*), deve-se estimular a linha intradermicamente.

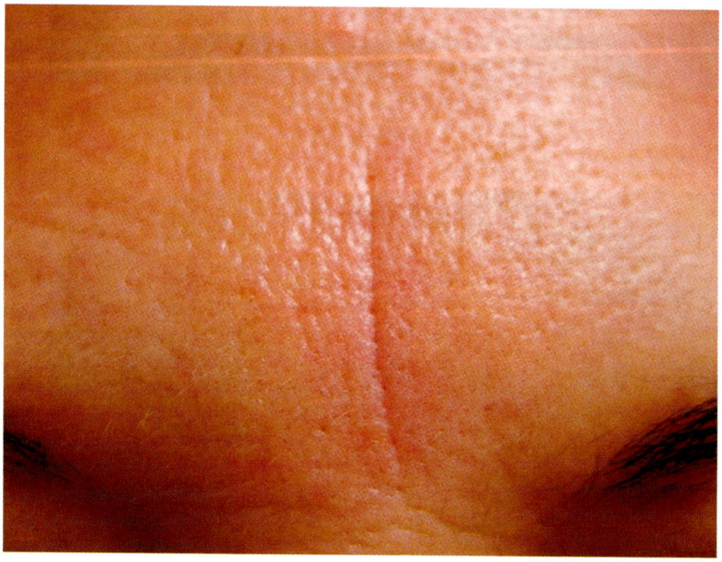

Figura 12.18 ▶ A figura mostra uma linha vertical profunda do lado esquerdo. É o caso de se dispersar o ponto M-CP-6 (*Yuyao*) e o B-2 (*Zanzhu*), mais do lado esquerdo. A linha da ruga deve ser tratada intradermicamente.

3. Rugas Perioculares

As rugas perioculares dependem principalmente do músculo orbicular ocular, mas se a flacidez da pele for muito importante, a pele responderá melhor à tonificação. As Figuras 12.19 a 12.21 mostram exemplos de rugas periorbiculares.

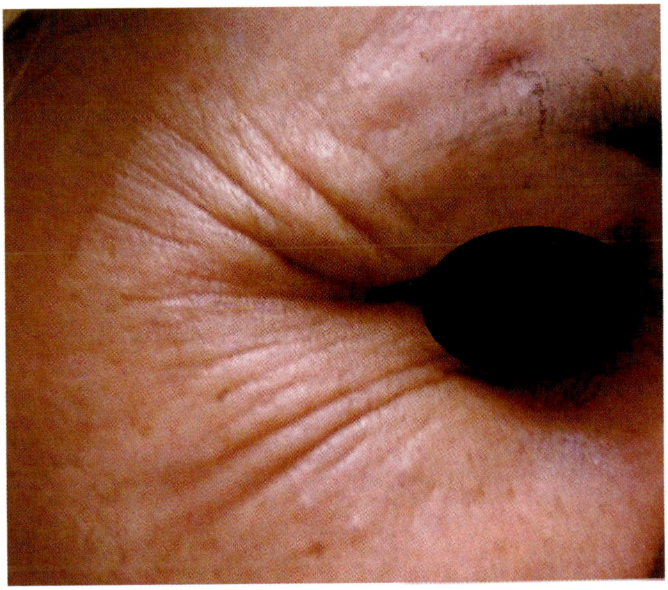

Figura 12.19
A figura mostra a contração excessiva da musculatura orbicular ocular externa. É caso em que se deve dispersar intensamente os pontos TA-23 (*Shizukong*), VB-1 (*Tongziliao*) e M-CP-8 (*Qiuhou*) com E-4 (*Dicang*). A agulha no E-4 (*Dicang*), neste caso, deve ser direcionada cranialmente em direção ao músculo zigomático, já que a parte inferior desta ruga depende também deste músculo que é do sorriso. OBS: TA-23 (*Shizukong*) agulha inserida direcionada para cima. TA-23 (*Shizukong*) agulha inserida direcionada medialmente.

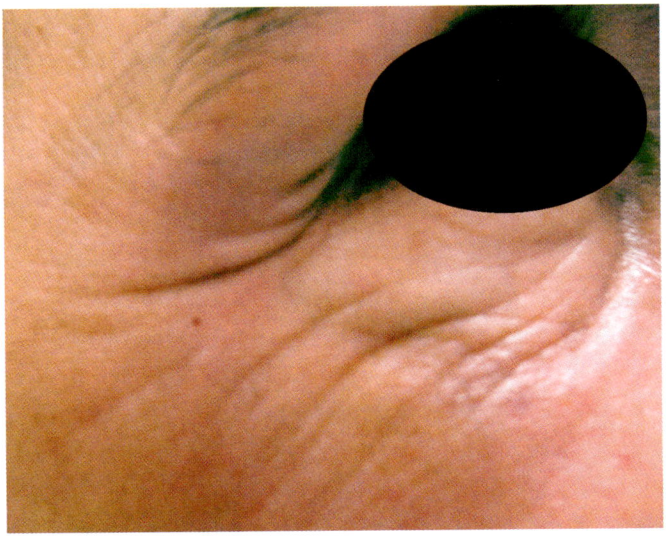

Figura 12.20
A figura mostra a parte inferior da região periocular ser mais importante. Neste caso, utilizam-se os pontos VB-1 (*Tongziliao*), M-CP-8 (*Qiuhou*) e E-4 (*Dicang*). Observar, também, a flacidez da pele palpebral acima e abaixo. Deve-se tonificar a pele localmente utilizando-se os pontos TA-23 (*Shizukong*) e o M-CP-9 (*Taiyang*), assim como região do M-CP-8 (*Qiuhou*), que pode ser utilizado superficialmente e tonificando. OBS: TA-23 (*Shizukong*) agulha inserida direcionada para cima.

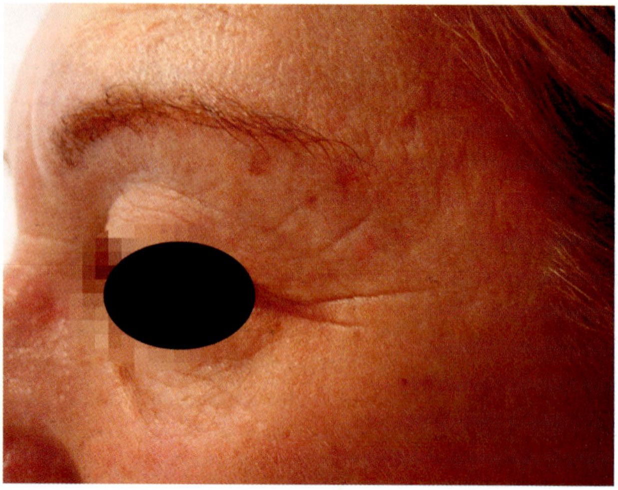

Figura 12.21 ▶
A figura mostra ruga periocular mais importante na parte superior e lateral da pálpebra. Observando a imagem, o sulco parece desaparecer se se erguer a pálpebra superior. É caso em que a avaliação criteriosa será importante. Se a contração da musculatura ainda se mostrar importante, pode-se dispersar os pontos VB-1 (*Tongziliao*) e TA-23 (*Shizukong*). E a tonificação da pele é importante e deve utilizar os pontos TA-23 (*Shizukong*) e M-CP-9 (*Taitang*).

Rugas Nasogenianas

As Figuras 12.22 e 12.23 mostram sulco nasogeniano em pacientes de idades diferentes. Na Figura 12.22, apesar de ser de paciente jovem, o sulco parece ser mais importante devido à pele que cai e faz sombra no sulco nasogeniano, confirmada pela Figura 12.24 (mesma paciente - vista lateral). A linha também é bem marcada. É um caso no qual a tonificação dos pontos E-7 (*Xiaguan*) e E-4 (*Dicang*) será uma boa conduta. Além disso, o sulco cutâneo deve ser estimulado intradermicamente.

A Figura 12.23 mostra uma pele muito mais flácida, onde esta flacidez é observada no canto labial inferior e no contorno facial, como mostra a Figura 12.25. É um caso em que, além dos pontos E-7 (*Xiaguan*) e E-4 (*Dicang*), devem ser tonificados os pontos E-3 (*Juliao*) e o platisma, assim como os pontos situados na região

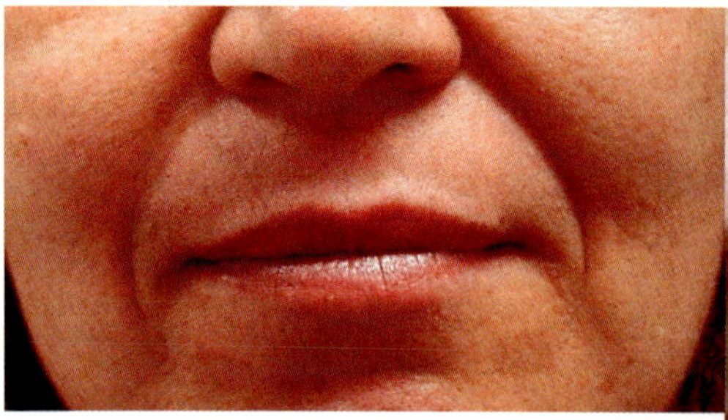

Figura 12.22 ▲
Paciente jovem com sulco nasogeniano.

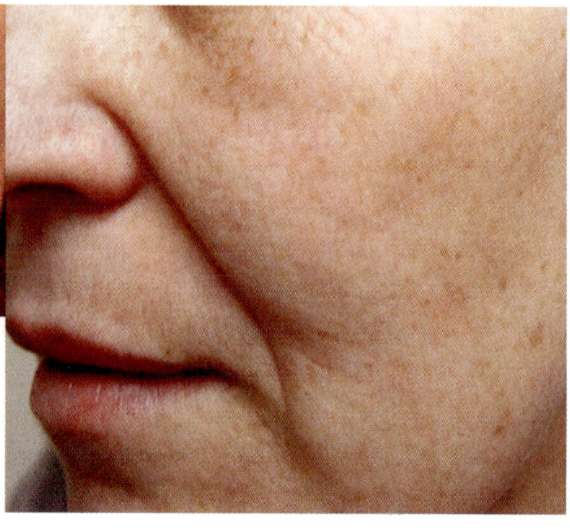

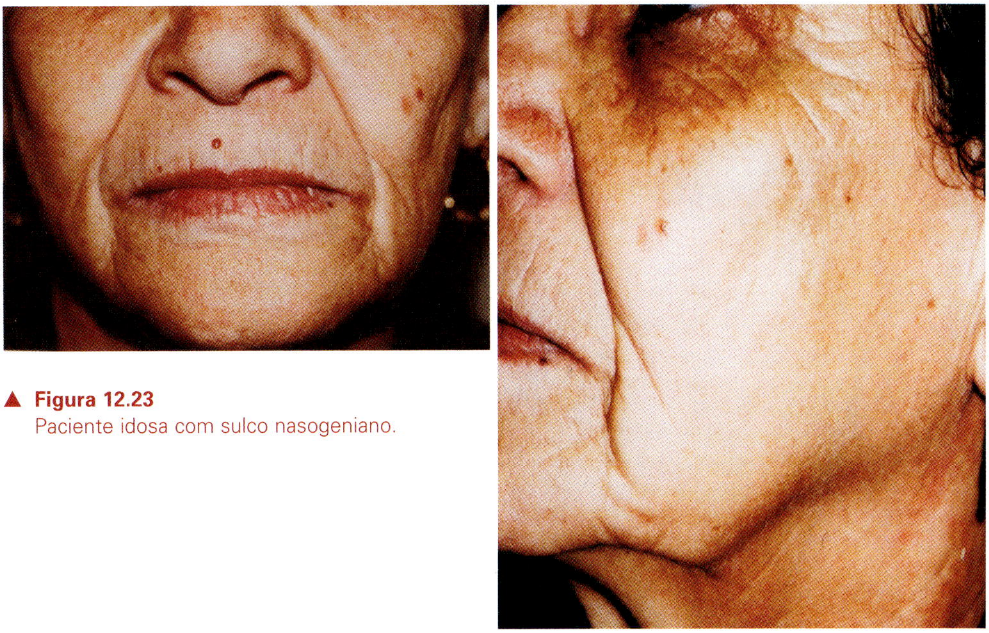

▲ **Figura 12.23**
Paciente idosa com sulco nasogeniano.

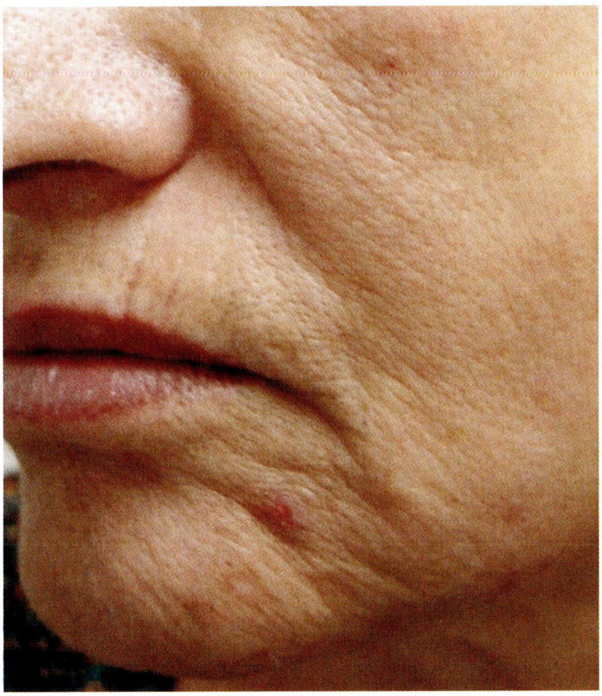

◄ **Figura 12.24**
A figura mostra sulco nasogeniano acentuado pela contração dos músculos platisma e do depressor do lábio inferior. Neste caso, deve-se dispersar os pontos E-4 (*Dicang*) e M-CP-18 (*Jiachengjiang*) e, depois, tonificar os pontos E-7 (*Xiaguan*) e ponto E-3 (*Juliao*).

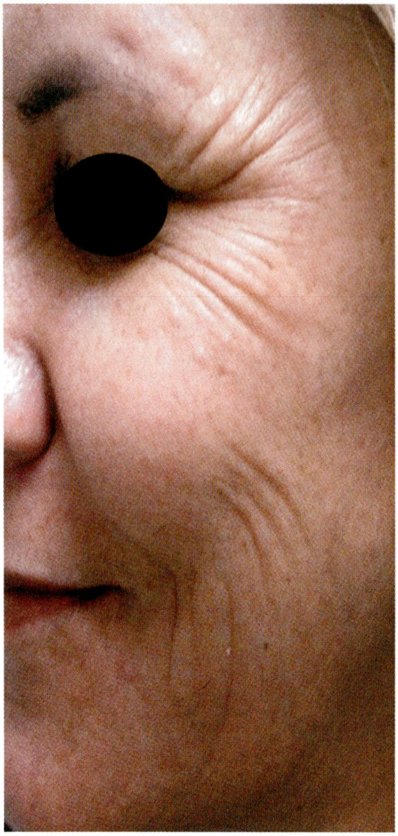

Figura 12.25
A figura mostra sulco nasogeniano pela hiper-contração de todos os músculos do sorriso A sedação. Dos pontos M-CP-8 (*Qiuhou*) e E-4 (*Dicang*) ajuda no tratamento das rugas nosogenianas.

do pescoço como os pontos E-4 (*Dicang*), M-CP-18 (*Jiachengjiang*) e o Ponto Extra (Depressor do lábio inferior) situado no pescoço, meio cun a 1 *cun* lateral ao ponto VC-23 (*Lianquan*) (Figura 12.5).

Rugas Peribucais

As rugas peribucais são com certeza as rugas que mais denunciam a idade de uma pessoa. É como se o corpo estivesse murchando e caminhando para o fim. Muitas vezes estas rugas aparecem precocemente em indivíduos que fumam, seja por exercitarem demais a musculatura peribucais, seja por deficiência na troca metabólica por causa da nicotina. Um dos motivos do seu aparecimento é a hiper-contração da musculatura peribucal e da flacidez com perda da elasticidade da pele da região. Além disso, observa-se flacidez da musculatura antagonista, como o músculo zigomático maior e o menor, o músculo risório e o músculo elevador do lábio superior. Pode haver desarmonias musculares das faces (Figura 12.26).

O tratamento das rugas peribucais superiores consiste em dispersar os pontos IG-19 (*Heliao*) e E-4 (*Dicang*), direcionando as agulhas medialmente, enquanto as rugas peribucais inferiores devem ser tratadas com dispersão dos pontos M-CP-18 (*Jiachengjiang*) e, eventualmente, os pontos depressores do lábio inferior. Mas é importante tonificar os seus antagonistas com uso dos pontos E-7 (*Xiaguan*), E-4 (*Dicang*) direcionado lateralmente (Figuras 12.27, 12.28 e 12.29) e E-3 (*Juliao*). Os pontos VC-24 (*Chengjiang*) e VG-26 (*Renzhong*) podem ser dispersados dependendo do caso, mas em pacientes com idades mais avançadas é recomendada a tonificação, uma vez que a pele está mais flácida e fina.

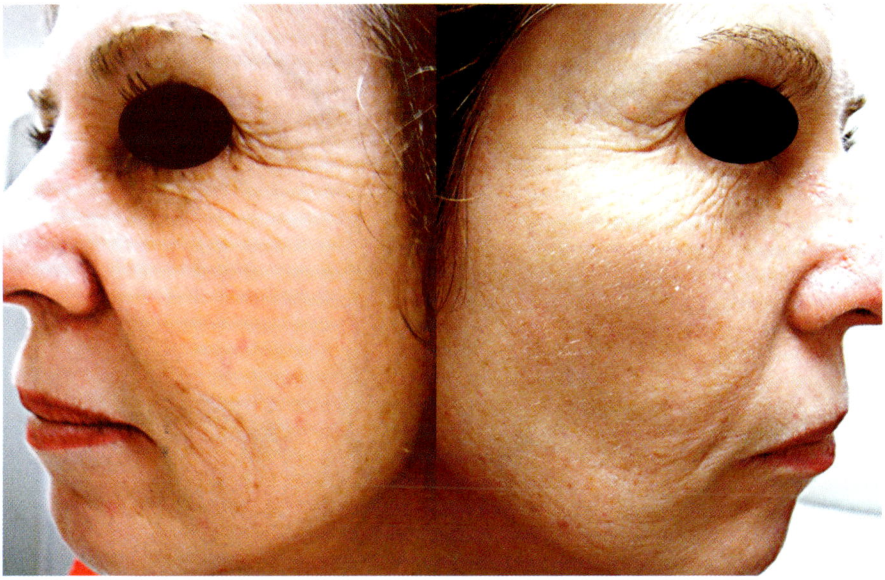

Figura 12.26 ▲
As figuras mostram a desarmonia da face entre os lados direito e esquerdo observada em muitas pessoas. A mesma paciente apresenta lados completamente distintos um do outro. O lado esquerdo é mais contraído e o direito, mais flácido, evidenciando que se deve proceder ao tratamento de diferentes maneiras até harmonizar os dois lados.

▼ **Figura 12.27**
A figura mostra rugas peribucais provenientes, principalmente, da flacidez dos músculos zigomáticos maior e menor, assim como do músculo risório. É muito importante neste caso a tonificação dos pontos E-7 (*Xiaguan*) e E-4 (*Dicang*).

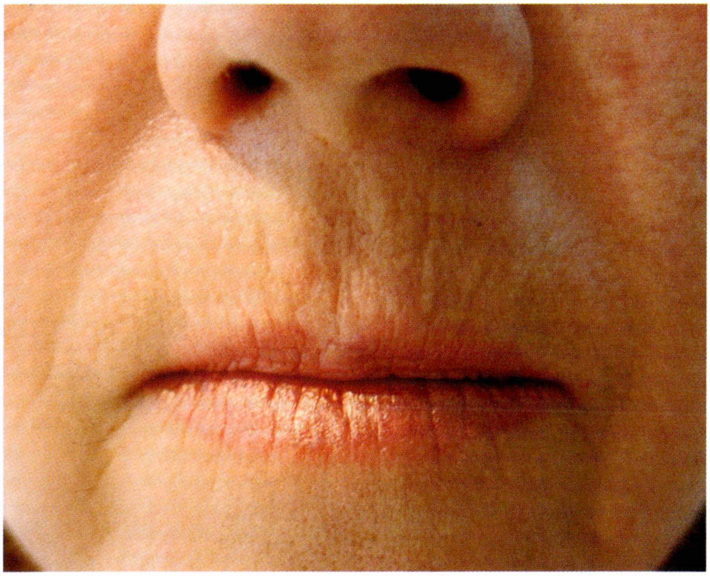

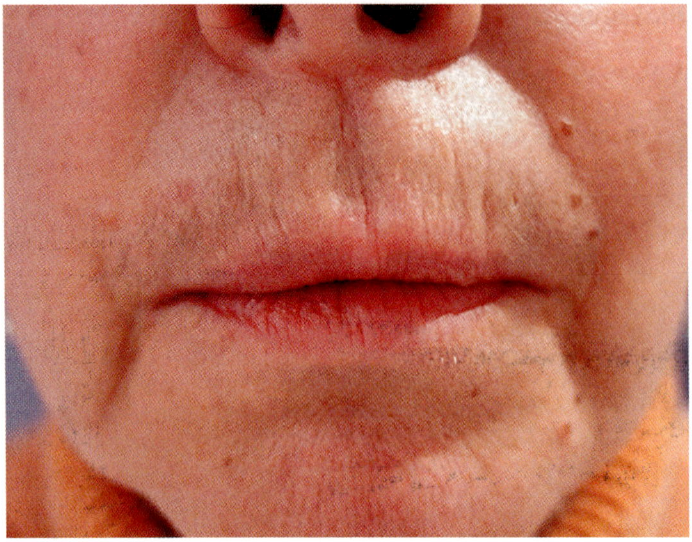

◀ **Figura 12.28**
A figura mostra músculo orbicular muito contraído e músculo depressor do canto labial muito contraído. Neste caso, a dispersão dos pontos IG-19 (*Heliao*) e M-CP-18 (*Jiachengjiang*) são bastante importantes e eficazes.

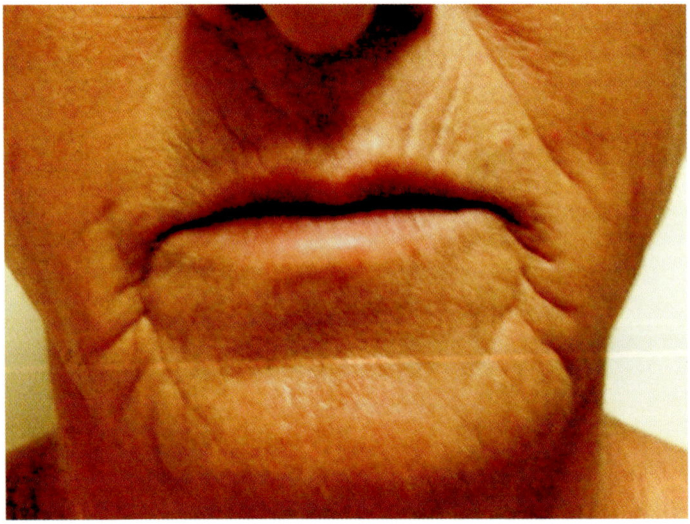

▲ **Figura 12.29**
A figura mostra um exemplo bem complexo de rugas peribucais com rugas superiores e inferiores. A região supralabial apresenta rugas proveniente da contração do músculo orbicular e da flacidez dos seus antagonistas e da pele. Na região infralabial o paciente não apresenta rugas, mas apresenta rugas lateralmente devido ao relaxamento do músculo risório e, também, da pele local. É caso em que se deve dispersar e tonificar em tempos diferentes os pontos IG-19 (*Heliao*), M-CP-18 (*Jiachengjiang*) e E-4 (*Dicang*). Mas, é importante a tonificação dos pontos E-7 (*Xiaguan*) e E-4 (*Dicang*) e dos pontos do pescoço para o platisma (Figuras 12.10 e 12.11).

RUGAS PARANASAIS OU "RUGAS DE ANTIPATIA"

As rugas paranasais aparecem devido a contração excessiva do músculo elevador comum da asa nasal e do lábio superior. São de pessoas que sorriem principalmente com esta musculatura. Portanto, o músculo orbicular na sua parte externa e o zigomático e o orbicular oral estão enfraquecidos. Existe um ponto motor, além do IG-20 (*Yingxiang*), que tem ação mais determinante e que se localiza sobre a musculatura elevador comum da asa nasal e do lábio superior, aproximadamente, a 1 *cun* acima do IG-20 (*Yingxiang*) (Figura 12.30). Este ponto motor deve ser dispersado juntamente com os pontos IG-20 (*Yingxiang*) e E-3 (*Juliao*). E depois deve-se tonificar os pontos E-4 (*Dicang*) associadamente ao M-CP-8 (*Qiuhou*) e ao IG-19 (*Heliao*).

Deve-se lembrar que muitas vezes o mesmo músculo serve de antagonista no lado contra-lateral. Podemos exemplificar com a paralisia facial, em que o lado normal se torna ainda mais expressivo devido à fragilidade do lado acometido (Figura 10.31).

Resultados de Tratamento das Rugas por Acupuntura

A seguir os resultados de tratamento com eletroacupuntura de rugas e de flacidez da face (Figuras 12.32 à 12.38).

Figura 12.30
Efeito da estimulação do ponto motor situado a 1 *cun* acima do IG-20 (*Yingxiang*).

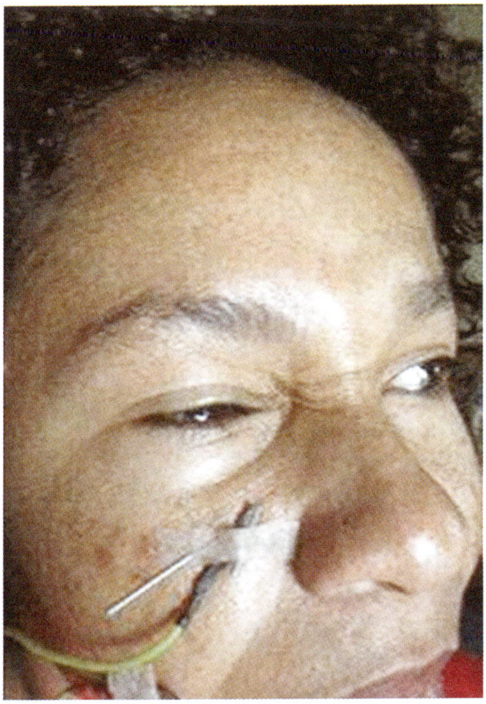

Figura 12.31
Mostra a assimetria do músculo frontal em que o lado normal está contraído excessivamente além do normal.

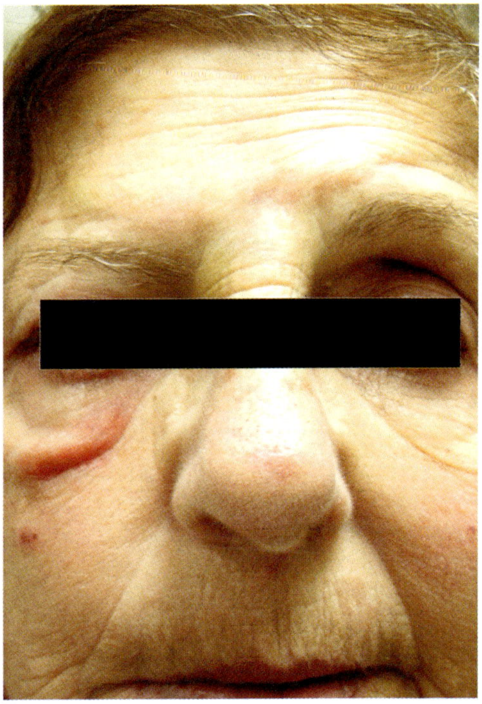

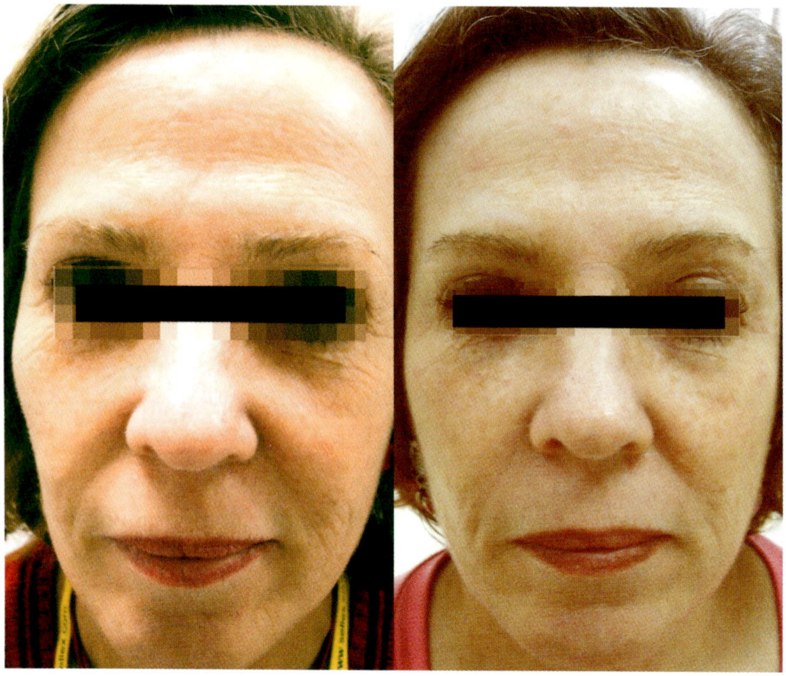

▲ **Figura 12.32**
Resultado de tratamento das rugas da face com 10 aplicações de eletroacupuntura.

▼ **Figura 12.33**
Observar a melhora do contorno facial e definição da musculatura esternocleidomastóideo com a tonificação dos músculos do pescoço com a eletroacupuntura utilizando-se os pontos motores do pescoço em tonificação 2Hz durante 10 minutos (Ver Figuras 12.9 e 12.10).

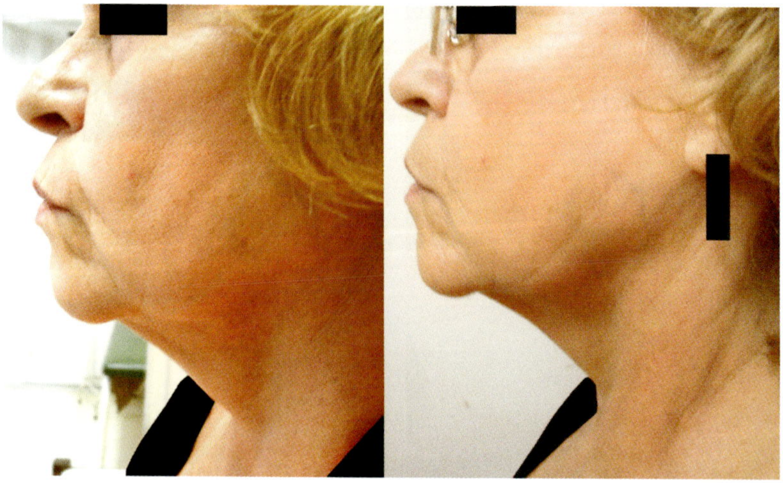

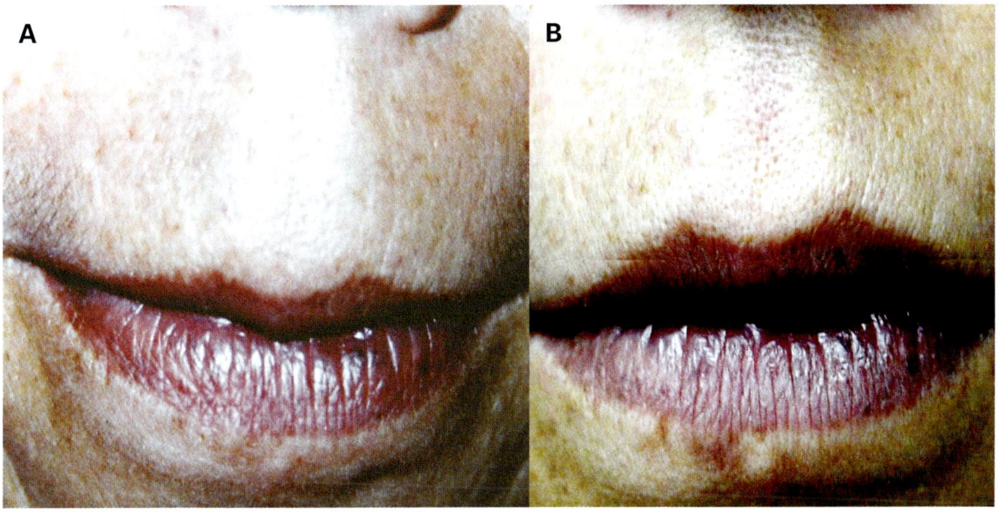

▲ **Figura 12.34**
Mostra a harmonização da região peribucal. Figura **(A)** mostra antes e imediatamente após a acupuntura **(B)**.

▼ **Figura 12.35**
Mostra o efeito da harmonização direita/esquerda. A figura **(A)** mostra um ligeiro repuxamento labial para a direita e um lábio um pouco mais contraído. A figura **(B)** mostra um lábio mais harmonioso. Resultado de 10 aplicações de acupuntura nos pontos motores da face.

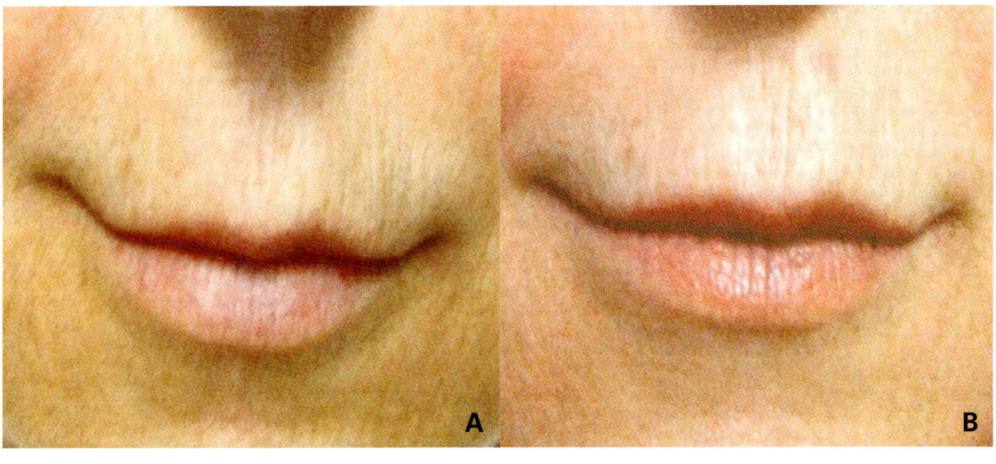

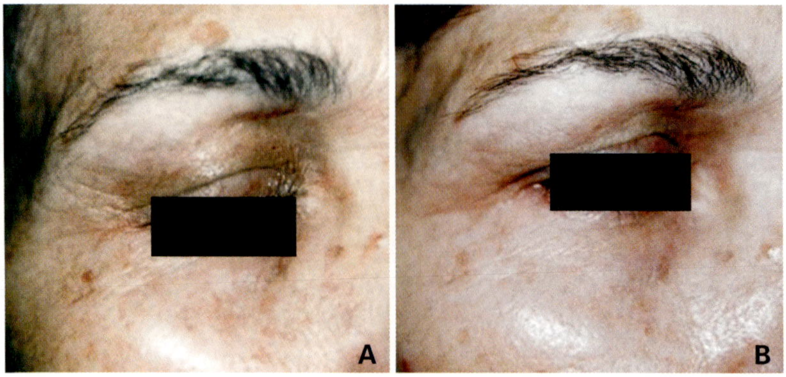

▲ **Figura 12.36**
Demonstração do tratamento das rugas da região periocular antes **(A)** e após 10 sessões de tratamento **(B)**. Neste caso, foram utilizados em dispersão (100Hz – 20 minutos) os pontos VB-1 (*Tongziliao*), TA-23 (*Shizukong*) e M-CP-8 (*Qiuhou*). Posteriormente, foi realizada a tonificação dos pontos B-2 (*Zanzhu*), E-2 (*Sibai*) e N-CP-4 (*Shangming*).

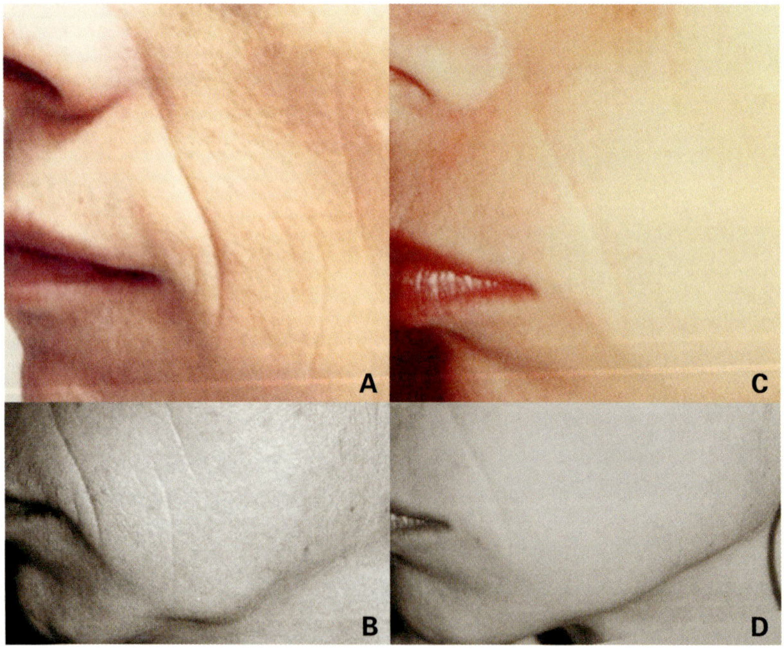

▲ **Figura 12.37**
Paciente com rugas e envelhecimento da face **(A** e **B)**. Resultado de tratamento com eletroacupuntura em tonificação nos pontos E-7 (*Xianguan*), E-4 (*Dicang*) e E-3 (*Juliao*), com freqüência de 2Hz durante 10 minutos. Observar a melhora da textura da pele e a melhora da tonicidade da pele **(C** e **D)**, o último em preto e branco. As figuras **B** e **D** mostram a melhora do contorno facial.

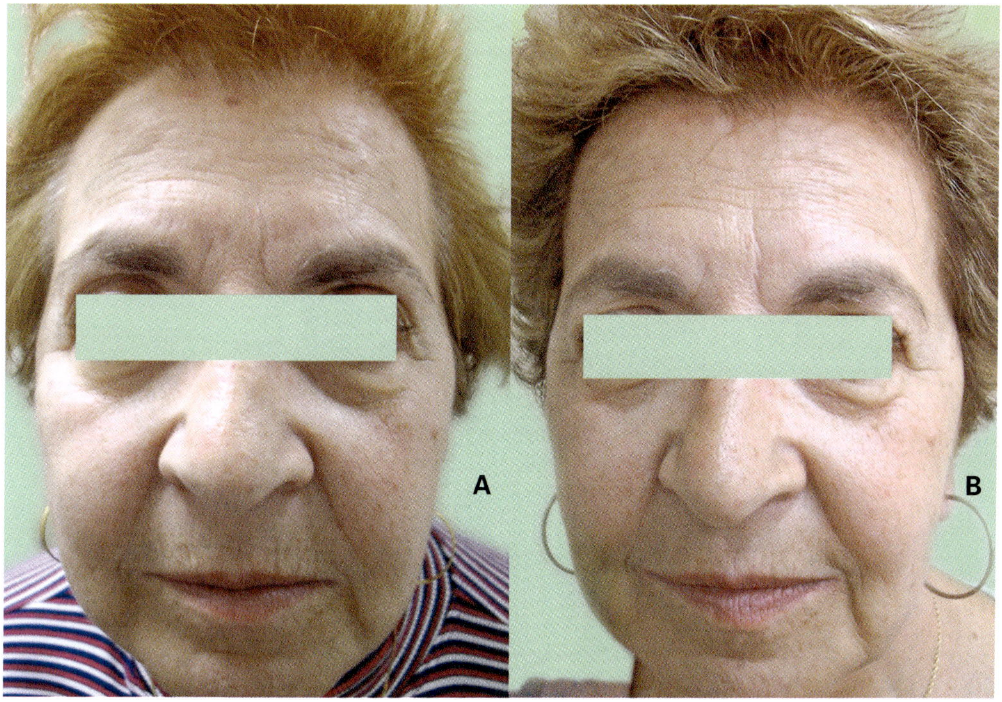

▲ **Figura 12.38**
As fotos **A** e **B** mostram o aspecto de rejuvenescimento com o tratamento pela eletroacupuntura, mesmo sem haver a melhora evidente das rugas como um todo. Isto se deve à melhora do tônus muscular obtida, mas também – e principalmente – pela melhora do *Shen* (Mental), com a melhora evidente da auto-estima.

"Se as rugas na face são inevitáveis, não deixes que elas se inscrevam no coração. O espírito não precisa envelhecer."

Capítulo XIII

Acupuntura & Vitiligo

Introdução

Pode-se definir vitiligo como patologia que acomete os melanócitos, principalmente da pele, podendo afetar, também, outras estruturas como epitélio pigmentado da retina, membrana da orelha interna e meninge, que compromete a pigmentação e que provoca, muitas vezes, alterações funcionais das estruturas acometidas.

A literatura egípcia antiga revela várias descrições dessa doença, assim como a literatura médica clássica da Índia, descreve várias fórmulas para o tratamento de vitiligo.

A palavra vitiligo, provavelmente, derivou do latim *vitium*, que significa imperfeição, ou *vitelius*, com a conotação de manchas brancas de pele de bezerros. O termo vitiligo foi utilizado pela primeira vez por Celsus, no seu clássico latim médico *De Medicine* (cerca de 30 d.C.). Na literatura indiana, o *Atharvaveda*, datado de 1500 a 1000 a.C., relata *kilas* ("*kil*" de branca e "*as*" de disseminar, arremessar violentamente) e *palita* ("*pal*" que significa encanecer, envelhecer, idoso) como manchas brancas na pele.

No *Sagrado Livro do Budismo*, Vinay Pitak (624-544 a.C.) relata que pessoas com *kilas* eram incapazes de serem ordenadas. Na escritura indiana *Manusmriti* (200 a.C.), são citados os membros da sociedade que sofriam de *svitra* (manchas esbranquiçadas) como não sendo respeitados. No *Alcorão*, a palavra *baras*, com o significado de pele branca, é usada para descrever a condição que Jesus curou. Na Antiguidade, o vitiligo foi confundido muitas vezes com a lepra. Hipócrates (460 a 355 a.C.) não diferenciou as duas entidades e esta confusão foi perpetuada na Bíblia, no Velho Testamento, constituindo importante causa do estigma que se criou em torno de vitiligo.

Dra. Maria Assunta Y. Nakano

Dados Epidemiológicos

O vitiligo inicia-se, geralmente, na infância ou na adolescência, observando-se que 50% dos casos têm início antes dos 20 anos (Lerner, 1959, Stephen e col., 1998) e a incidência diminui com o decorrer dos anos. A prevalência desta doença gira em torno de 1%, nos Estados Unidos (Stephen e col., 1998), embora outros estudos descrevam que na Dinamarca a prevalência é de 0,38% (Howitz e col., 1977), em Surat, Índia, de 1,38% (Mehta e col., 1973), e essa incidência pode aumentar para 8 a 20% em pessoas que apresentam doenças associadas como hipertireoidismo, tireoidites, insuficiência adrenal, anemia perniciosa, uveítes, oftalmia simpática (Lener, 1978). Pode acometer os sexos masculino e feminino e todas as raças (Howitz e col., 1977, Lener, 1978, Stephen, 1998).

O estudo realizado por Barona e col., 1995, sugere a existência de dois tipos distintos de vitiligo. Pacientes com vitiligo bilateral, que têm o início da doença mais tardia, e os de comprometimento unilateral, que possuem relação maior com doenças auto-imunes e para as quais a repigmentação é mais difícil.

Classificação e Apresentação Clínica do Viligo

A doença vitiligo é caracterizada de acordo com a extensão do envolvimento e a distribuição da despigmentação.

As áreas mais comumente afetadas são a face, particularmente periorbital, peribucal, dorso das mãos e dedos, axilas, virilha, região umbilical e genital.

Segundo Fitzpatrick, o vitiligo é classificado em focal, acrofacial, segmentar e vulgar.

* O vitiligo focal apresenta uma ou raras máculas de acrômicas;

* O vitiligo segmentar apresenta as máculas distribuídas em dermátomos;

* O vitiligo acrofacial apresenta lesões na face e extremidades; e

* O vitiligo vulgar não apresenta distribuição característica. É a forma de vitiligo mais comumente encontrada.

Quando o vitiligo acomete grande parte da superfície cutânea recebe o nome de vitiligo universal. Muitos pacientes experimentam início das lesões em áreas expostas ao Sol. O encanecimento prematuro dos cabelos pode ocorrer nos indivíduos portadores de vitiligo. O fenômeno de *Köbner* pode manifestar-se em vitiligo (Papadavid e col., 1996), ou seja, nas áreas de traumatismo, como locais de abrasão, cicatriz cirúrgica, radiações, eczemas, psoríases, antigas lesões de dermatites de contato e queimaduras severas.

Lener e col., 1978, e Sharquie, 1984, diferenciaram os tipos de vitiligo em: *vitiligo total* ou *completo* (a maior parte da pele, dos pêlos e dos cabelos se torna despigmentada, exceto os olhos); *vitiligo segmentar* (distribuição em dermátomos); *nevo halo* (despigmentação ao redor do nevus); *encanecimento* (acometimento dos cabelos); *vitiligo ocular* (alteração ocular); *vitiligo ocupacional* (substâncias químicas levando à destruição dos melanócitos por contato, como compostos fenólicos).

O vitiligo é raramente associado com o uso de algumas medicações como cloroquina (Selvaage, 1996) e clofazimina.

O vitiligo pode estar relacionado com o melanoma. Esta associação se deve, principalmente, à produção de anticorpo antimelanoma na doença metastática, que acaba destruindo os melanócitos normais da pele. Estudos têm mostrado que 1,37% dos 800 pacientes de melanoma (Milton e col.) e 4,07% dos 1.130 pacientes com melanoma tinham nevo halo (Bystryn e col.).

A despigmentação ou a hipopigmentação inicia-se no tronco e se espalha centrifugamente de maneira assimétrica para outras áreas do corpo. Na maioria das vezes, a despigmentação do melanoma inicia-se em uma idade mais tardia, em pacientes que não tenham história familiar de vitiligo ou de outras doenças associadas. Os grânulos de melanina gigante são observados em queratinócitos de pacientes com melanoma, na periferia da lesão branca.

O vitiligo pode estar associado a algumas doenças sistêmicas. Pacientes com vitiligo têm maior risco de desenvolver doenças auto-imunes como doenças tireoideanas (tireoidite de Hashimoto, doença de Graves), doença de Addison, anemia perniciosa, diabetes insulino-dependente e alopecia areata. As células pigmentadas dos olhos e orelhas também podem ser afetadas.

Como já visto anteriormente, o epitélio pigmentado da retina deriva da crista neural cefálica, enquanto a da coróide deriva da crista neural espinal. Embora a cor da íris não se altere nos pacientes com vitiligo extenso, podem ocorrer áreas despigmentadas do epitélio da coróide em 40% dos casos de vitiligo.

A incidência de uveíte nos pacientes com vitiligo é elevada e também a incidência de vitiligo nos pacientes com uveíte é mais alta do que o previsto. O labirinto membranoso da orelha interna contém melanócitos, por isso ocorre a pigmentação mais intensa na área vestibular. Devido à alteração da atividade dos melanócitos desta área, podem ocorrer problemas de audição nos pacientes com vitiligo. Estudos realizados em pacientes portadores de vitiligo com idade inferior a 40 anos mostraram que 16% apresentavam hipoacusia discreta. Há relatos de casos de vitiligo familiar associado à hipoacusia.

A síndrome de Vogt-Koyanagi-Harada é caracterizada pela presença de vitiligo associada a sinais de meningismo, disacusia, alopecia, zumbidos e poliose. A meningite asséptica observada nesta síndrome deve-se à destruição dos melanócitos da leptomeninge. Esta síndrome é sempre citada em estudos do vitiligo, pois parece existir um elo entre essas doenças, uma vez que as alterações da orelha interna e dos olhos parecem seguir a mesma seqüência fisiopatogênica.

Etiopatogenia de Vitiligo

As manchas de vitiligo são decorrentes da perda de pigmentação da pele devido às alterações adquiridas e progressivas da função dos melanócitos, causadas por sua destruição. Existem, atualmente, três hipóteses para explicar este fenômeno: teorias auto-imunes, auto-citotóxicas e a neuroquímica.

Segundo a teoria auto-imune, existe a formação de anticorpos circulantes que lesam o melanócito e têm base na coexistência de vitiligo com outras doenças auto-imunes, como tireoidites e anemia perniciosa. Alguns estudos mostram anticorpos contra o antígeno de superfície dos melanócitos, e que a extensão da despigmentação está relacionada ao nível de anticorpos contra melanócitos.

Outros estudos têm mostrado que 80% dos anticorpos dos pacientes com vitiligo se direcionam contra antígeno tecidual comum de 40 a 45Kd ou 75Kd e contra antígeno específico pigmentar de 65Kd e 90Kd. O anticorpo anti-tirosinase tem sido encontrado em alguns pacientes com vitiligo focal ou generalizado.

A atividade do anticorpo é mais pronunciada na doença ativa do que na doença estável. Anticorpos antimelanina e linfócito melanina-sensibilizada têm sido encontrados no soro dos pacientes com a síndrome Vogt-Koyanagi-Harada, enquanto anticorpos intracelular anti-queratinócito não citotóxico são relacionados com a atividade e a extensão da doença.

O aumento dos títulos de anticorpos dirigidos contra o anel benzeno, que estruturalmente se relaciona com compostos como fenol, catecol, hidroquinona e monobenzil éter de hidroquinona, causa despigmentação na pele.

A teoria autocitotóxica relata que o melanócitos, durante a produção da melanina, fabricariam os precursores, que atuam como tóxicos para os melanócitos. Isto acontece quando existe falha no mecanismo protetor que remove os tóxicos químicos da melanogênese. O aumento da atividade dos melanócitos leva a sua própria morte. O exame com microscópio eletrônico tem mostrado o acúmulo de material granular extracelular e a vacuolização basilar de pele pigmentada na interface entre a pele normal e a pele com vitiligo em pacientes com doença rapidamente progressiva.

Alguns estudos mostraram poucos infiltrados linfocitários contíguos aos melanócitos, favorecendo, então, a teoria autocitotóxica. Estudos também têm mostrado o aumento da susceptibilidade dos melanócitos aos precursores moleculares, como dopacromo, que se relaciona com melanotropina (MSH).

Outro mecanismo para a autotoxicidade é a inibição da tioredoxin redutase, um varredor de radicais livres localizado na membrana dos melanócitos. Estas enzimas são inibidas pelo cálcio. Altos níveis de cálcio extracelular causam aumento dos radicais superóxidos que leva à inibição da tirosinase pelo desequilíbrio entre o tioredoxin oxidado e reduzido na epiderme, causando posteriormente vacuolização e eventual morte celular.

O aumento do cálcio intracelular nos melanócitos parece ser um mecanismo importante para o tratamento com UVA. Os níveis de catalase, enzima que reduz os superóxidos em água, são reduzidos na área do vitiligo e pele normal dos pacientes com vitiligo, causando morte celular.

A morte prematura *in vitro* de melanócitos da pena das galinhas (da linhagem Barred Plymouth Rock and White Leghorn) pode ser evitada pela adição de antioxidantes. A dopamina consegue suportar a auto-oxidação mais do que as catecolaminas e a hidroxidopamina tem poder de destruir as células da linhagem dos melanomas e das neuroblastomas, pela produção de radicais livres.

A teoria neural do vitiligo foi descrita pelo Lener há aproximadamente 40 anos e se baseia em casos relatados de lesão neural e no aparecimento de vitiligo, com evidência clínica de vitiligo dermatomal ou segmentar, aumento de sudorese e vasoconstricção nas áreas de vitiligo, mostrando aumento da atividade adrenérgica e de despigmentação, em modelos animais, após a secção de fibras nervosas.

Os estudos mostram a diminuição da cor da íris de coelhos submetidos à simpatectomia, enquanto o aumento da atividade colinérgica é observado pelo aumento da temperatura e da produção de suor e pelo aumento do tempo de sangramento na placa despigmentada. Os queratinócitos e os melanócitos da área envolvida apresentam aumento da atividade de monoaminoxidase-A, formando 4 vezes mais norepinefrina e 6 vezes menos epinefrina do que os queratinócitos normais.

Foi mostrado que os melanócitos derivados da crista neural estão em contato com terminações nervosas na pele despigmentada, embora estes achados, na pele normal, sejam raros. A presença de nervos autonômicos degenerados e regenerados na membrana basal das células de Schwann no centro e na periferia das placas despigmentadas também foi descrita, bem como níveis elevados de fator de necrose tumoral (molécula-1 de adesão intercelular) e de interferon-gama na pele perilesional dos pacientes com vitiligo.

Estudos *in vitro* mostram que a neurotensina, que é um neuropeptídeo, induz à produção 500 vezes maior de fator de necrose tumoral pelos melanócitos do que normalmente e 50 vezes maior que a radiação UVB, sugerindo que o controle neurogênico possa ser plausível. Aumento da excreção urinária de ácido homovalinico, que é um metabólito da dopamina e de ácido vanilmandélico (metabólito da norepinefrina e epinefrina) foi documentado em pacientes com doença recente e em atividade.

Estudos recentes têm sugerido que o vitiligo representa a desordem primária dos queratinócitos, conseqüente à instabilidade da relação simbiótica entre um melanócito e os 36 queratinócitos da unidade epidérmica. O defeito é causado pela anormalidade da biossíntese das catecolaminas e do mecanismo que regula o cálcio intracelular epidérmico.

Alguns estudos têm sugerido que o trauma emocional e a vida estressante sejam fatores colaboradores no desenvolvimento inicial do vitiligo.

Existem poucos estudos publicados relacionando os aspectos emocionais com o aparecimento de vitiligo. Papadopoulos e col. relatam que 28% dos pacientes iniciaram as lesões de vitiligo após a morte de um membro da família e 13% dos pacientes com vitiligo, com morte de um amigo próximo.

O trabalho dos autores acima relaciona, também, os pacientes com vitiligo como sendo aqueles que apresentam distúrbios do sono e da alimentação mais intensos e dificuldades sexuais mais graves. Estes sintomas têm sido citados como fazendo parte da depressão, porém, este estado pode estar relacionado com alterações hormonais, principalmente as tireoideanas.

Além disso, alterações hormonais podem ser encontradas em situações de ansiedade, o que pode ser relevante para a patogênese do vitiligo, evidenciando a teoria auto-imune. Existem relatos de encontros de auto-anticorpos específicos no vitiligo, assim como anormalidades nos subtipos de células T circulantes e células *natural killer*. O estresse também pode modular a resposta imune e a atividade das células *natural killer*. Le Poole e col. sugerem que o estresse leva a um aumento da produção de catecolaminas influenciando diretamente na despigmentação. O estresse também pode levar a um aumento dos hormônios adrenocorticotróficos, aumentando a secreção de corticosteróides que mobiliza a glicose e ácidos graxos livres estimulando a secreção de insulina. Esta pode diretamente estimular o L-tryptofano no cérebro promovendo o aumento da síntese da serotonina local. As melatoninas (metabólito da serotonina) e a hiperativação dos receptores da melatonina têm papel sobre a gênese de vitiligo, cuja hiperativação pode levar ao aumento da atividade das enzimas inibitórias da melanogênese.

Alguns autores relacionam traumas e doenças locais desencadeando o processo vitiligóide. O vitiligo apresenta o fenômeno de Köbner, ou seja, traumas locais, como queimaduras solares e outros, são fatores que podem desencadear a mancha do vitiligo.

Kovacs, 1998, acredita que existe um paradigma diátese-estresse em que a diátese seria a predisposição, que pode permanecer oculta até que exista um estímulo nocivo estressante (biológico ou psicológico) atuando como gatilho.

Acredita-se que exista predisposição genética para o vitiligo, pois 40% dos pacientes possuem história familiar positiva, com padrão de herança sugerindo traços poligênicos envolvendo três ou mais genes.

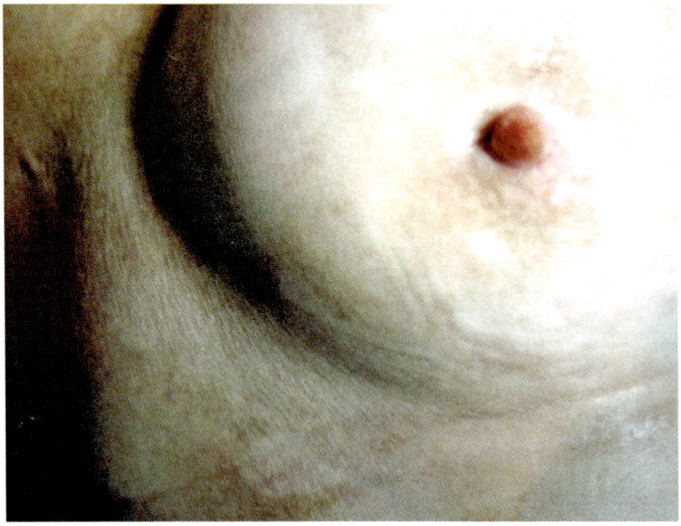

Figura 13.1
Paciente de pele muito clara com vitiligo. A mancha, às vezes, fica com difícil visualização.

Diagnóstico de Vitiligo

O diagnóstico de vitiligo é predominantemente clínico. Quando as manchas assumem aspecto acrômico, com localizações e distribuições habituais, não suscita dúvidas a respeito do diagnóstico (Figuras 13.1 e 13.2).

A American Academy of Dermatology´s Guidelines/Outcomes Committee desenvolveu um guia para avaliar o vitiligo. Os critérios diagnósticos clínicos são baseados na história e no exame físico. A história inclui o questionamento de uso de qualquer droga, idade de início da lesão, curso da lesão (rápida ou lenta ou estagnada),

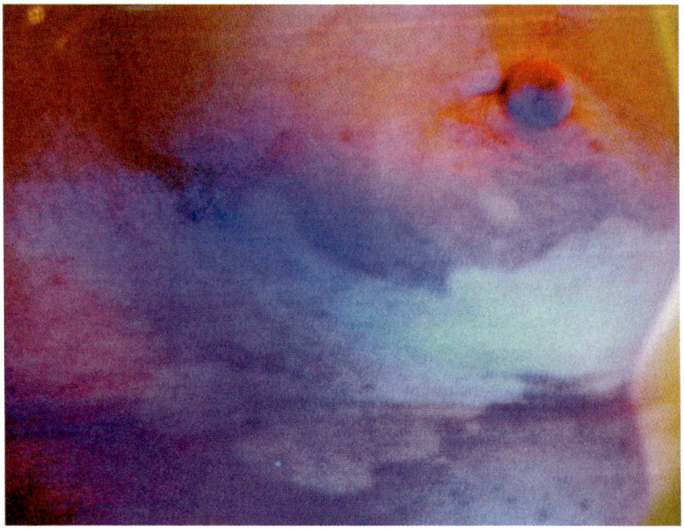

Figura 13.2
Fotografia da mesma paciente, porém com as manchas visibilizadas por meio da luz de Wood. As manchas de vitiligo ficam bem delimitadas, possibilitando o diagnóstico de vitiligo.

inflamação, irritação ou *rash*, precedendo a despigmentação, eventos desencadeantes incluindo estresses emocionais, queimadura solar, doença física, outros traumas físicos, história de fotossensibilidade, disfunção ocular ou auditiva, tratamento prévio incluindo doses, efeitos e toxicidades, história ocupacional, história familiar de vitiligo ou encanecimento precoce, história familiar de doenças auto-imunes, desordens tireoideanas, alopecia areata, diabetes mellitus, anemia perniciosa, doença de Addison e estresse emocional relacionado à doença.

O exame físico deve ser realizado de maneira sistêmica, da área acometida, além de áreas despigmentadas, observando-se a presença de sinais inflamatórios ao redor das lesões. No exame físico, deve ser feita a classificação do vitiligo segundo padrão de acometimento (generalizado, acral/acrofacial, focal/localizada ou segmentar). Deve-se observar a base dos cabelos brancos, para verificar se está despigmentada, acometimento dos cabelos, sobrancelhas, áreas de barba e cílios. Observar, também, alterações de pigmentação na coróide e no epitélio pigmentado retinal e presença de uveítes. Utilizar a lâmpada de Wood para diferenciar eventuais dúvidas diagnósticas e a delimitação da verdadeira área de vitiligo.

Algumas doenças podem ser confundidas com vitiligo como: linfomas de células T cutâneo, lúpus eritematoso sistêmico ou discóide, hanseníase, pintas, nevo anêmico, nevo despigmentoso, piebaldismo, pitiríase alba, despigmentação pós-inflamação, sarcoidose, esclerodermia e tínea versicolor.

O exame laboratorial pode auxiliar na detecção de doenças associadas como insuficiência adrenal, diabetes mellitus, anemia perniciosa, doença tireoideana.

Um outro método diagnóstico é a biópsia com estudo anatomopatológico e a técnica de coloração para a melanina (Fontana-Masson). Os melanócitos estão uniformemente ausentes na pele afetada. A cultura de melanócitos da periferia da mancha vitiligóide revela evidências de degeneração com vacuolização citoplasmática, agregação de melanossomos, vacúolos autofágicos, degeneração gordurosa e picnose. Além disso, estes melanócitos tendem a crescimento deficiente com morte prematura. Outros estudos têm mostrado dilatação do retículo endoplasmático rugoso em células afetadas da periferia da mancha, e em melanócitos da pele normal do indivíduo afetado. Alguns estudos mostram alterações inflamatórias na derme entre as áreas pigmentadas e as despigmentadas, embora outros estudos não confirmem estes dados.

Tratamento de Vitiligo

Existem vários tratamentos para o vitiligo. O tratamento utilizado com maior freqüência é o PUVA tópico e sistêmico, que consiste de uma substância denominada 8-metoxipsoraleno que pode ser empregada local ou sistemicamente, seguida por exposição à radiação ultravioleta com comprimento de onda de 320 a 400nm. Outro tratamento utilizado rotineiramente é o uso de corticosteróide sistêmico ou tópico.

Os medicamentos como a fenilalanina e tirosina são utilizados com a finalidade de estimular a melanogênese. As vitaminas antioxidantes, também, têm sido utilizadas por alguns autores, que relatam melhora. A melagenina, uma substância derivada de placenta, tem sido utilizada com algum resultado.

Tratamentos cirúrgicos como enxertos de pele ou transplantes de cultura de epiderme *in vitro* são algumas das modalidades de tratamento mais invasivo. Quando a área despigmentada é bem maior do que a pele normal, pode ser discutida com o paciente a possibilidade de despigmentar o resto de pele normal utilizando para esta finalidade o monobenzil éter de hidroquinona. Existem as camuflagens, que dão ajuda psicológica ao paciente.

E, finalmente, existem muitos casos de melhora espontânea ou a fé em determinado tratamento sem nenhum benefício comprovado que leva à cura o paciente. Atualmente, acredita-se cada vez mais na força da mente e sua capacidade para gerar doença, assim como de estabelecer a cura. Assim os tratamentos alternativos como a psicoterapia, a homeopatia, a cromoterapia, Medicina Tradicional Chinesa e outras formas de medicina vêm sendo considerados de importância cada vez maior para se obter a cura dos pacientes.

VITILIGO SOB O PONTO DE VISTA DA MEDICINA TRADICIONAL CHINESA

As lesões de pele podem ser classificadas, segundo os conceitos da Medicina Tradicional Chinesa, em lesões extremamente agudas, que queimam como *Yang* do *Yang* e que poderiam corresponder às vasculites. Neste estado energético, as reações são tão violentas e rápidas que podem levar à necrose tecidual. Outras são as lesões crônicas de pele de estabelecimento lento e gradual, produzindo lesões que modificam a estrutura da pele como as tumorações.

Dentre as lesões de evolução intermediária citam-se a psoríase e o vitiligo, que podem evoluir aguda ou cronicamente.

VITILIGO E *ZANG FU* (ÓRGÃOS E VÍSCERAS)

Os indivíduos que desenvolvem vitiligo apresentam história prévia de medos, distúrbios de sono, vícios alimentares ou excessos de atividade sexual, induzindo a uma desarmonia energética do *Shen* (Rins), que em geral se associa a trauma emocional agudo (quase 50% dos casos de vitiligo referem relato de morte na família, de ente querido, de amigos, ou de algum trauma com diminuição súbita da auto-estima) como fator desencadeador imediato da doença.

Os portadores de vitiligo são, também, indivíduos com imaturidade emocional (o início da doença ocorre, em 50% dos casos, nas crianças e adolescentes), em período da vida em que não existe ainda a maturidade do *Shen* (Rins). Neste contexto, o vitiligo é uma patologia decorrente da deficiência do *Qi* (tanto *Yin* como *Yang*). Trata-se, então, de doença relacionada à patologia do *Qi*.

Pelo fato de o vitiligo se instalar em mais de 50% dos casos antes dos 20 anos de idade, isto é, na infância e na adolescência, pode-se entender que ele surge quando o amadurecimento do *Shen* (Rins) está ainda em desenvolvimento. Considerando que o *Jing Shen* (Quintessência energética dos Rins) produz a medula espinal, incluindo o encéfalo que é a morada do *Shen* original (*Yuan Shen*), que representa o *Shen* (Consciência), então, o vitiligo aparece, principalmente, em indivíduos cujo processo de percepção dos fenômenos vindos do exterior (componente constituinte da atividade mental) esteja ainda imaturo.

Desta maneira, as emoções como tristeza ou medo, em intensidade mais elevada como ocorre na depressão e no pavor, afetam o principal *Zang* (Órgão) aplainador das emoções, que é o *Gan* (Fígado), e secundariamente comprometem o *Xin Qi* (Coração). O *Gan* (Fígado) pode se tornar deficiente (vazio) pelo desgaste com essa atividade aplainadora ou pela deficiência do *Shen Qi* (Rins) pela imaturidade. Várias relações podem ser formadas em decorrência das desarmonias energéticas supracitadas.

Assim, estabelece-se a relação *Xin-Fei* (Coração-Pulmão): o "*Xin Qi* (Energia do Coração) insuficiente ou *Xin-Yang* (Coração-*Yang*) diminuído". Neste caso, o *Xue* (Sangue) circula mal e a função de difusão do *Fei* (Pulmão) pode se tornar comprometida.

A relação *Xin-Shen* (Coração-Rins) estabelece-se: "*O* Xin *(Coração) está situado no Alto, sua natureza é o Fogo, dependente do* Yang. *O* Shen *(Rins) está situado no Baixo, sua natureza é a Água, dependente do* Yin. *Necessitam um do outro, para que suas qualidades se equilibrem. O* Xin *(Coração) rege o* Xue *(Sangue), o* Shen *(Rins) armazena a Quintessência* (Jing*). O* Jing *serve para produzir o* Xue *(Sangue), este serve para a produção do* Jing. *A relação Alto/Baixo está alterada, mas não se observa manifestação evidente, uma vez que o* Xin-Yang *(Coração-*Yang*) está lesado*".

A relação *Fei-Shen* (Pulmão-Rins) estabelece-se: "*O* Shen *(Rins) rege a Água e o* Fei *(Pulmão) é a fonte superior da Água. O* Fei *(Pulmão) governa a respiração, o* Shen *(Rins) governa a recepção da respiração. O* Fei *(Pulmão) é o soberano da respiração (*Qi*), o* Shen *(Rins) é a raiz da respiração*". Se a atividade funcional do *Fei* (Pulmão) ou a do *Shen* (Rins) for insuficiente, haverá obstáculo ao metabolismo da Água. Os líquidos *Yin* do *Fei* (Pulmão) e do *Shen* (Rins) fortificam-se mutuamente. Se a atividade do *Shen Qi* (Energia dos Rins) for insuficiente, o *Shen* (Rins) não terá força para recepcionar a parte *Yin* da respiração (sopro vital); se a atividade do *Fei* (Pulmão) estiver fraca, a respiração torna-se deficiente e o *Shen* (Rins) não poderá receber o sopro.

A relação *Fei-Gan* (Pulmão-Fígado) estabelece-se: "*O* Gan *(Fígado) e o* Fei *(Pulmão) concorrem à função de subida e descida de* Qi. *O* Fei *(Pulmão) faz descer e o* Gan *(Fígado) ajuda na subida. O Meridiano deste vai do Baixo para o Alto, atravessa o diafragma e se espalha no* Fei *(Pulmão) e o seu* Qi *tem a função energética de 'elevar'. O Vazio de* Gan *(Fígado) gera dificuldade na sua função auxiliadora de subida do* Qi*; o* Fei *(Pulmão), não recebendo o* Qi*, gera as alterações observadas na pele, que podem ser o vitiligo*".

Vitiligo e Teoria dos Cinco Movimentos

Em relação às afecções da pele, o *Fei* (Pulmão) representa o Metal que estaria afetado na sua função de purificar e de fazer descer a Energia; a natureza do Metal é a pureza e de retornar a si mesmo. A mancha de vitiligo aparece porque, localmente, a purificação está prejudicada, com a permanência de elementos tóxicos.

A deficiência do *Fei* (Pulmão) pode ocorrer porque o *Xin* (Fogo) domina o *Fei* (Metal), ou porque a mãe *Pi* (Terra) está fraca ou porque existe a contra-dominância do *Gan* (Madeira) ou porque o filho *Shen* (Água) está fraco. O que se observa no vitiligo é estado de Vazio de *Qi*. A Água deficiente prejudica a formação da Madeira. O excesso de Fogo do *Xin* (Coração), de maneira brusca, consome a Madeira e a Água e derrete o Metal. No fim, resta pouca Madeira, o que faz gerar pouco Fogo. A Terra tem suas propriedades de transformação prejudicadas, enfim, o Metal não pode ser gerado, estabelecendo um círculo vicioso em que a Energia como um todo está deficiente.

Etiopatogenia Energética do Vitiligo

O vitiligo, segundo os conceitos da Medicina Tradicional Chinesa, pode se manifestar quando o *Zheng Qi* (*Qi* Correto) não consegue vencer o *Xie Qi* (Energia Perversa). O *Zheng Qi* pode estar comprometido pela existência de numerosos fatores como constituição fraca; estado emocional; comprometimento do meio ambiente; alimentação desregrada e, principalmente, estado emocional alterado.

A constituição fraca refere-se à hereditariedade, que é a qualidade transmitida pelos progenitores e que gera indivíduo com características específicas.

O estado emocional tem influência imediata na atividade funcional do *Qi* e do *Xue* (Sangue) dos Órgãos. No ser humano de mente sólida (bom *Shen*), que se apresenta "bem em sua pele", a atividade dos *Zang Fu* (Órgãos e Vísceras) é regular, o *Qi* e o *Xue* (Sangue) circulam bem, o *Qi* Correto é abundante e rechaça facilmente o Xie Qi (Energia Perversa). No ser humano de mente desorganizada, que se apresenta "mal em sua pele", os *Zang Fu* (Órgãos e Vísceras) não funcionam em harmonia, o *Qi* e o *Xue* (Sangue) são freados, o *Qi* Correto é enfraquecido e o Perverso penetra facilmente no corpo, provocando doenças.

A pele pode ser considerada como "o espelho da mente" e isso pode estar baseado no conceito de ser a mesma a origem embriológica da pele e do sistema nervoso central.

O meio que nos rodeia e os nossos hábitos de vida podem ter influência no aparecimento de doenças. Assim, uma vida desregrada ou com excessos acarreta perturbações das atividades fisiológicas, tornando-se nociva à integridade do *Qi* Correto. A alimentação desregrada associada à vida sedentária enfraquece o *Qi* Correto.

As origens etiológicas de uma doença, segundo a Medicina Tradicional Chinesa, são os Seis Excessos e os Sete Sentimentos.

Os Seis Excessos referem-se ao Vento, Umidade, Calor, Secura, Frio e Canícula. Todos os Seis Excessos, incluindo a Canícula (por exemplo, a queimadura solar), podem atuar em maior ou menor intensidade, isolados ou associados, dependendo da forma, tipo e fase da doença.

Os Sete Sentimentos (*Qi Qing*) referem-se à Alegria, Raiva, Preocupação, Pensamento, Tristeza, Medo e Pavor, dos quais derivam as Cinco Emoções (*Wu Zhi*), que são a Alegria, Raiva, Pensamento, Tristeza e Medo.

Sem dúvida, o conflito emocional é o principal fator de adoecimento do ser humano. A Alma Vegetativa (*Hun*) é a manifestação do *Shen* (espírito), que se aloja no *Xue* (Sangue), e é armazenada no *Gan* (Fígado). Tendo esta relação, assegura-lhe boa circulação de *Xue* (Sangue) e facilidade nos movimentos, enfim, a difusão da alma.

A partir de exemplos clínicos de pacientes com vitiligo tratados no Ambulatório de Acupuntura Estética do Setor de Medicina Chinesa-Acupuntura da UNIFESP e no consultório particular, pode-se observar os mecanismos etiopatogênicos da doença vitiligo, como se segue:

Relato de caso 1: Paciente MT, feminina, branca, 27 anos, casada, idealista, carga importante de rejeição intra-útero, antecedente de medos e fobias, na infância. Apresentou vitiligo na face (região palpebral superior) acometendo os supercílios. O vitiligo teve início logo após o choque emocional (namorou um rapaz que, ao lhe tirar a virgindade, não quis saber mais dela, pois era noivo e chegou a mostrar a foto da noiva dizendo que o caso entre eles nada representou). Sentiu-se humilhada, auto-estima lesada, entrou em depressão e tinha medo de estar grávida. Definiu a sensação como de pânico e de tristeza, vindo logo depois o medo. Apresentava dor lombar, na correspondência do ponto VG-4 (*Mingmen*) (Porta da Vida), e também frigidez sexual, em relação ao que contou com a compreensão do atual marido.

Comentários: No primeiro momento, sentiu pânico que lesa o *Jing Shen* [Essência do *Shen* (Rins)] e, também, o *Shen* (Consciência). A fraqueza da Água promove um Vazio do *Gan* (Fígado). A tristeza muito profunda dispersa o *Qi*, enfraquecendo a vitalidade dos *Zang Fu* (Órgãos e Vísceras) e suas funções energéticas. A tristeza fere a Alma Corpórea (*Po*), o *Shen* (Consciência) e o *Jing Shen* (Essência dos Rins). Como conseqüência, se instala a depressão, com lesão mais grave do *Qi* dos *Zang Fu*. A persistência do medo consome ainda mais o *Qi*. O vitiligo manifesta-se em decorrência do Vazio do *Gan Qi* (Energia do Fígado), do *Shen* (Rins) e do *Fei* (Energia do Pulmão), em uma paciente com deficiência básica do *Shen* (Rins) como conseqüência da lesão no *Shen* (Consciência) por problemas emocionais.

Relato de caso 2: Paciente CES, 17 anos, masculino, branco, pragmático porém com duas irmãs mais velhas, calado, fechado com aspecto de palidez facial, pais separados, histórico de conjuntivites de repetição. Apresentou vitiligo na região genital e face medial das coxas, após a morte da avó, por quem tinha grande sentimento de afeto e ligação forte. Disse ter entrado em um estado de tristeza muito profunda, relacionando a isso o desencadeamento do vitiligo.

Comentários: No momento da notícia da morte da avó, provavelmente predominou emoção de choque, mais parecido com o pânico, sobressalto ou medo repentino, seguido de estado depressivo. Este é um caso de um adolescente que vinha sofrendo cronicamente de deficiência de *Gan-Yin* (Fígado-*Yin*) sem manifestação do falso *Yang*, uma vez que o *Xin* (Coração), já sobrecarregado, vinha apresentando deficiência de *Qi*. Sobre esta base, o choque emocional do tipo medo e pânico consumiu o *Qi*, acarretando Vazio do *Gan* (Fígado) e do *Dan* (Vesícula Biliar) e, a seguir, do *Shen Qi* (Energia dos Rins) e do *Jing Shen* (Quintessência dos Rins). O *Fei* (Pulmão) é lesado, pois representa o *Po* (Alma Corpórea) e como conseqüência é o aparecimento da tristeza profunda que diminui o *Qi*. O *Wei Qi* (Energia de Defesa) estando comprometido leva às alterações de defesa geral do corpo e, também, da pele. Uma das manifestações clínicas conseqüentes é o aparecimento do vitiligo, em que a falta de melanócitos nada mais representa do que uma condição de queda de resistência contra as radiações ultra-violetas, ocasionando conjuntivites de repetição [a conjuntiva é comandada pelo *Fei* (Pulmão)].

Relato de caso 3: AL, 32 anos, casado, masculino, branco, idealista, pré-diabético, preocupado e ansioso. Trauma emocional na adolescência, quando viu a avó se queimar em incêndio. Aparecimento de vitiligo na extremidade dos dedos das mãos há alguns anos, iniciando-se durante a gestação da esposa. O amor pela esposa era tão grande que ficou com muito medo de perdê-la. Depois, durante a gestação, ficou com medo de que acontecesse algo ao filho durante o nascimento e o pensamento de que houvesse a troca de bebê era pavorosa. Só sentiu alívio após estar em casa com a esposa e a criança.

Comentários: Trata-se de um paciente com extrema ansiedade, sudorese fria associada a sensação recorrente de medo. É possível que o paciente tenha sofrido rejeição intra-útero (sétimo filho de uma família humilde), por outro lado, sentiu muito medo e ansiedade durante a vida, teve um grande impacto emocional ao ver sua avó se queimar e tentar salvá-la do incêndio e, depois, sofreu conflito emocional durante a gestação da esposa. Em primeiro lugar, ficou feliz com o fato de ser pai, em seguida a preocupação e o medo de perder a esposa e a criança. Sempre muito ansioso, a gestação representou conflito entre a alegria de ser pai e o medo dominante de uma perda hipotética, em relação à esposa e ao filho. O medo de perder provavelmente foi registrado em sua mente, desde o incidente da queimadura de pele da avó e assim as lesões do vitiligo lembravam a despigmentação pós-queimadura em mãos. Referia muita preocupação durante todo período com tendência para diabetes. Houve a prevalência do medo, que se tornou maior, quase pânico, frente a uma notícia que deveria na verdade deixá-lo feliz fazendo, com que o *Shen Qi* (Rins) e o *Jing Shen* fossem lesados, perturbando a relação com o *Shen* (Mente). Como resultado o vazio de *Gan* (Fígado), *Shen* (Mente) e *Fei* (Pulmão) desencadeou vitiligo.

Relato de caso 4: RA, 21 anos, feminino, parda, mora com os pais, pragmática e tem um irmão mais velho. Apresentou sérias doenças infecciosas como otite e infecção urinária de repetição na infância e ovários policísticos desde que menstruou aos 15 anos.

A infância foi um período conturbado, com o pai alcoólatra. Várias vezes fugiu de casa, para não ver o pai bêbado. Descobriu que o irmão usava drogas. Foi um choque emocional do tipo medo/pavor, seguido por tristeza muito intensa. Logo depois deste episódio, aos 15 anos de idade, passou a apresentar lesões no pescoço, axilas, região infra-mamária, face medial das coxas e umbigo.

Comentários: Trata-se de uma condição na qual o *Shen* (Consciência) está abalado, em associação com uma deficiência do *Shen* (Rins), de base. Este caso compara-se com o do exemplo número 2. Em ambos, a instalação do vitiligo ocorreu durante a adolescência, diretamente relacionados a conflitos emocionais em família e emoção aguda, com sentimento de perda. Porém, trata-se aqui de paciente de sexo feminino, na qual a deficiência do *Shen* (Rins) e do *Gan* (Fígado) levaram às alterações de menstruação, além de uma deficiência imunológica e acometimento do *Fei* (Pulmão), que se manifestou na orelha, estrutura regida pelo *Shen* (Rins).

Em todos os casos relatados, pode-se observar a existência do medo e da tristeza profunda, relacionados com algum choque emocional (emoção aguda) e sentimento de impotência diante da situação, porque a Essência, a Mente e a Alma Corpórea foram lesadas. Este sentimento de impotência diante da situação é potencializado pela condição de imaturidade do *Shen*-Consciência e também do *Shen*-Essência (Rins), além de sobrecarga do *Xin* (Coração) desde muito cedo.

Tratamento do Vitiligo pela Acupuntura

Considerando o vitiligo como afecção de pele conseqüente à deficiência básica da Essência (Rins), do *Fei* (Pulmão) e do *Shen* (Consciência), o tratamento pela acupuntura visa, primordialmente, acalmar o *Shen* (Mente), a fim de melhorar a disposição.

C-7 (*Shenmen*) – Corresponde ao Movimento Terra, é ponto Fonte do Meridiano do *Xin* (Coração), harmoniza o *Xin Qi* (Energia do Coração), acalma o *Shen* (Consciência), faz a limpeza do *Xin* (Coração).

CS-6 (*Neiguan*) (passagem interna) – É um ponto importante para acalmar o *Shen* (Mente); além disso, corresponde ao ponto de abertura do Canal de Energia Curioso *Yin Wei*, que conduz a Energia Ancestral do *Shen* (Rins) para o *Pi* (Baço/Pâncreas), para o *Gan* (Fígado) e à garganta (segmento *Ren Mai*).

VG-20 (*Baihui*) – Acalma o *Shen* (Mente) e as emoções, clareia a mente, relaxa os tendões e os músculos, mantém o *Yang Qi* do corpo.

VC-17 (*Danzhong*) – É o ponto *Mo* do *Xin Bao Luo* (Circulação-Sexo) e ponto de reunião do *Qi*; harmoniza o *Fei Qi* (Energia do Pulmão) e harmoniza e tonifica o *Shangjiao Qi* (Energia do Aquecedor Superior).

M-CP-3 (*Yintang*) – Acalma o *Shen* (Mente) e clareia a mente.

No tratamento do vitiligo, devido às alterações emocionais, é muito importante usar os pontos situados na linha lateral do Meridiano do *Pangguang* (Bexiga), na região dorsal, a 3 *tsun* da linha média, em correspondência aos pontos *Shu* do dorso correspondentes aos cinco *Zang* (Órgãos), por suas funções específicas sobre a atividade psíquica. São eles:

B-42 (*Pohu*) (Janela da Alma Corpórea – *Po*) – Corresponde ao ponto B-13 (*Feishu*), *Shu* do dorso do *Fei* (Pulmão), fortalece e enraiza o *Po* - Alma Corpórea – no *Fei* (Pulmão). Libera a respiração quando o *Po* está contraído pela preocupação, tristeza ou pesar. Acalma o *Shen* (Mente) e assenta o *Po* (Alma Corpórea), fazendo com que o indivíduo se interiorize e se sinta satisfeito consigo mesmo. Também nutre o *Fei-Yin* (Pulmão-*Yin*). Trata-se de um dos pontos fundamentais no tratamento do vitiligo.

B-44 (*Shentang*) (Hall da Mente) – Corresponde ao B-15 (*Xinshu*), *Jing* do dorso do *Xin* (Coração), acalma e fortalece o *Shen* (Mente). Estimula a lucidez e a inteligência.

B-47 (*Hunmen*) (Porta do *Hun* – Alma Etérea) – Corresponde ao B-18 (*Ganshu*), *Shu* do dorso do *Gan* (Fígado). Enraíza o *Hun* (Alma Etérea) no *Gan* (Fígado), fortalece a capacidade de planejamento da Alma Etérea, senso de objetividade, sonhos de vida e os projetos.

B-49 (*Yishe*) (Aposento da inteligência) – Corresponde ao B-20 (*Pishu*); alivia o *Shen* (Mente) dos pensamentos obsessivos, seca a Umidade e tonifica a Terra, para fortalecer o Metal.

B-52 (*Zhishi*) (Sala do *Zhi* – Força de Vontade) – Corresponde ao B-23 (*Shenshu*), *Shu* do dorso do *Shen* (Rins). Fortalece a força de vontade, o vigor, a determinação, a capacidade de busca de objetivos, o espírito de iniciativa e a firmeza. Este ponto ajuda a fortalecer o *Shen* (Rins) conjuntamente com o B-23 (*Shenshu*).

Deve-se, também, tonificar os *Zang* (Órgãos) acometidos, utilizando a técnica *Shu-Mo-Yuan*. Destes, os mais importantes, no tratamento de vitiligo são o *Shu-Mo-Yuan* do *Fei* (Pulmão), do *Shen* (Rins) e do *Xin* (Coração). Aplicar moxabustão nos pontos B-13 (*Feishu*), B-23 (*Shenshu*) e B-15 (*Xinshu*) e fazer a acupuntura nos pontos P-1 (*Zhongfu* ou receptáculo central), VB-25 (*Jingmen*) e VC-14 (*Juque*).

O *Gan* (Fígado) necessita ser harmonizado, pois é o grande aplainador das emoções; pode ser utilizada a técnica *Shu-Mo-Yuan*, respectivamente nos pontos B-18 (*Ganshu*), F-14 (*Qimen*) e F-3 (*Taichong*).

O *Pi* (Baço/Pâncreas) pode sofrer secundariamente acometimentos de outros *Zang* (Órgãos), porém parece ser o primeiro Órgão, depois da pele, que sofre alterações no contexto físico. Provavelmente porque o *Pi* (Baço/Pâncreas) represente o Centro, a Terra, a Mãe, e estes pacientes com vitiligo têm o seu "Centro" perdido desde muito cedo, muitas vezes com a infância sofrida.

As alterações estando no contexto físico, isso significa que estão ao nível da Terra, neste caso, além da técnica *Shu-Mo-Yuan*, utilizam-se os Meridianos Curiosos para adicionar um aporte de *Qi* Ancestral armazenado no *Shen* (Rins). Para tanto, pode-se utilizar o BP-4 (*Gongsun*) (ponto de Abertura do Canal de Energia *Chong Mai*) e o CS-6 (*Neiguan*) (ponto de Abertura do Canal de Energia Curioso *Yin Wei*).

Existe uma relação íntima entre o *Fei* (Pulmão) e o *Shen* (Rins), pois a deficiência da Essência do *Shen* (Rins) que é formada pela Essência de todos os Órgãos, irá afetar o *Fei* (Pulmão) e o *Po* (Alma Corpórea) e conseqüentemente, a pele. A afecção localiza-se ao nível da pele; assim, deve-se utilizar os Canais Curiosos, especialmente aqueles que estão envolvidos na nutrição da pele e que correspondem ao *Du Mai* e ao *Ren Mai*. Os dois nutrem a pele por meio de uma rede de canais energéticos secundários. E como esses dois Canais originam-se no *Shen* (Rins) e difundem o *Qi* Ancestral para a pele, promovem um elo entre o *Shen* (Rins) e a pele.

Por outro lado, a pigmentação da pele, também, depende dos Canais Curiosos; uma pigmentação mais escura fica concentrada ao longo da passagem desses Canais como ocorre na área genital, linha mediana anterior, umbigo e região mamilar. Não raramente, observam-se lesões de vitiligo nestas regiões.

Por isso, deve-se utilizar os pontos de abertura desses dois Canais de Energia: o ponto P-7 (*Lieque*), para o *Ren Mai*, e o ID-3 (*Houxi*), para o *Du Mai*. Posteriormente, procede-se à abertura dos respectivos Meridianos acoplados: o R-6 (*Zhaohai*) e o B-62 (*Shenmai*).

Outros pontos de acupuntura importantes no tratamento do vitiligo:

P-9 (*Taiyuan*) – Tonifica o *Fei-Yin* (Pulmão-*Yin*);

P-5 (*Chize*) – Nutre a Água do Fei (Pulmão);

R-3 (*Taixi*) e VC-4 (*Guanyuan*) – Nutre o *Shen-Yin* (Rim-*Yin*) e acalma a Mente.

Os pontos acima, conjuntamente com os pontos P-7 (*Lieque*), R-6 (*Zhaohai*), B-23 (*Shenshu*), B-52 (*Zhishi*) e B-42 (*Pohu*), agem nutrindo o *Fei-Yin* (Pulmão-*Yin*) e o *Shen-Yin* (Rim-*Yin*), fortalecendo a força de Vontade (*Zhi*) e assentando a Alma Corpórea. Além disso, pode-se utilizar outros pontos de acupuntura para tonificar a Essência dos Rins, como o VC-4 (*Guanyuan*) juntamente com o VC-7 (*Yinjiao*) e o VB-13 (*Benshen*), que concentram a Essência no encéfalo.

Para tratar os efeitos induzidos pelas emoções fortes, deve-se utilizar os Canais de Energia Distintos que estiverem acometidos. Freqüentemente observa-se o acometimento dos Canais de Energia Distintos do *Xin Bao Luo* e do *Sanjiao* (Circulação-Sexo e Triplo Aquecedor), do *Gan* (Fígado) e do *Dan* (Vesícula Biliar).

A distribuição de vitiligo pode aparecer, freqüentemente, na correspondência do canal de energia do *Pi* (Baço/Pâncreas), principalmente na face medial dos pés. Neste caso, deve-se tratar o Canal Curioso *Chong Mai* quando há associação com sintomas gástricos ou indício de diabetes melittus.

Por haver relação direta entre o *Xue* (Sangue) e o *Qi*, deve-se sempre tonificar o *Xue* (Sangue).

Finalmente, tendo a *Shen* (Mente) e o *Xin* (Coração) o comando sobre os *Zang Fu* (Órgãos e Vísceras), deve-se utilizar a técnica de *Qi* Mental, a fim de aliviar os conflitos emocionais que possam ter existido ou que ainda persistem, possibilitando ao paciente dar um sentido mais adequado à sua vida, obtendo conseqüentemente a cura desta patologia (Figuras 13.3 e 13.4).

Não esquecer que cada um tem suas particularidades e que o vitiligo, assim como qualquer outra doença, é apenas uma das manifestações de uma alteração mais ampla do organismo como um todo. Portanto, estabelecer um tratamento igual para todos seria um erro. Em cima de um diagnóstico clínico ocidental, devem ser estabelecidos os diagnósticos energético, emocional e, por que não dizer?, um diagnóstico espiritual, se assim for possível, para se chegar mais próximo da essência e poder tratar cada indivíduo diferentemente como um todo.

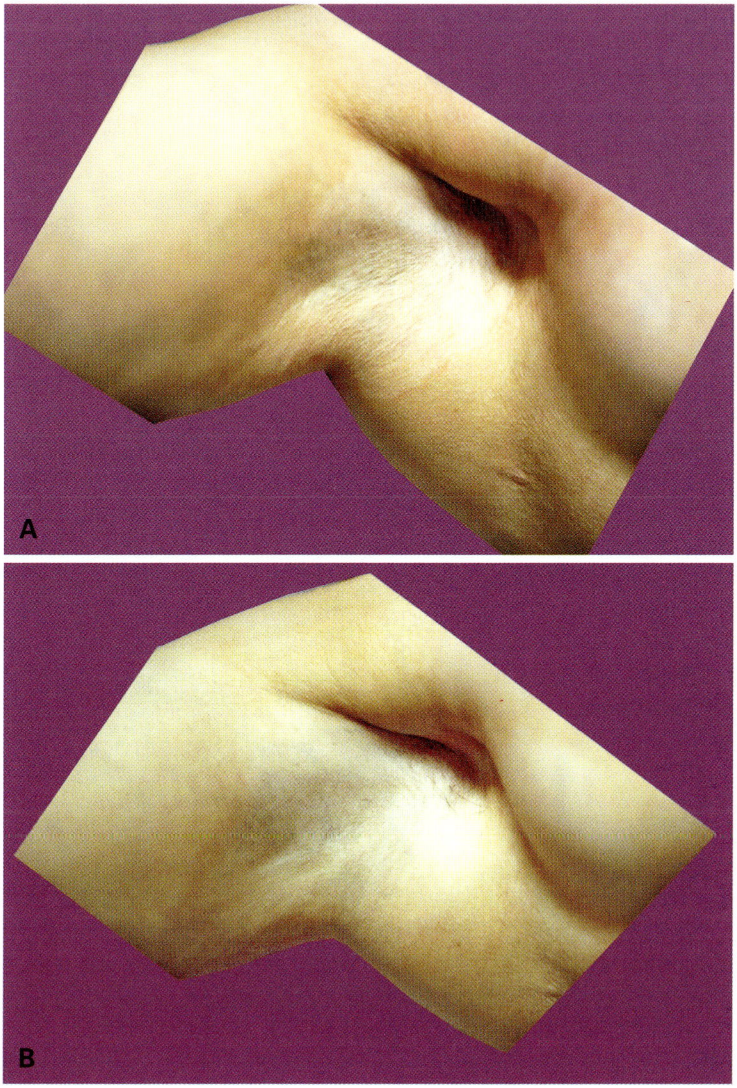

Figuras 13.3 e 13.4 Paciente com lesões de vitiligo na região axilar no pré **(A)** e no pós-tratamento **(B)**.

As Figuras 13.3 e 13.4 mostram um paciente jovem com vitiligo na região axilar e o resultado do tratamento de vitiligo, observado principalmente pela borda da lesão. O tratamento foi realizado utilizando-se os pontos do Meridiano Distinto do *Xin* (Coração) e do *Xiao Chang* (Intestino Delgado), C-1 (*Jiquan*) e ID-10 (*Naoshu*), além dos pontos para aquecer o Fogo Imperial e os seus pontos *Jing*: B-13 (*Feishu*), B-42 (*Pohu*), B-15 (*Xinshu*), B-43 (*Shentang*); aquecer o Fogo Ministerial e o seu *Jing*: B-23 (*Shenshu*), B-52 (*Zhishi*), VG-4 (*Mingmen*) e harmonizar o *Gan* (Fígado), para aplainar emoções: B-18 (*Ganshu*). Foram, também, utilizados os pontos: P-1 (*Zhongfu*), VC-17 (*Danzhong*), VC-4 (*Guanyuan*), TA-5 (*Wangu*), CS-6 (*Neiguan)*, R-3 (*Taixi*), BP-6 (*Sanyinjiao*) e F-3 (*Taichong*).

Capítulo XIV

Acupuntura & Melasma e Hipercromia Cutânea Idiopática da Região Orbital

Dra. Maria Assunta Y. Nakano

Melasma

Quando se aborda o tema "manchas cutâneas", estão incluídas manchas de várias naturezas, tipos e causas. Neste capítulo, serão discutidas as manchas mais relacionadas com a estética, denominadas de melasma ou de cloasma gravídico, e a "olheira" ou hipercromia cutânea idiopática da região palpebral.

A denominação cloasma gravídico foi estabelecida em virtude da freqüente associação destas manchas com a gravidez. Muitas vezes, no entanto, elas estão relacionadas com o uso de anticoncepcionais ou alterações tireoideanas ou hepáticas, não havendo deste modo uma conclusão definitiva sobre sua causa. Às vezes, a mancha aparece mesmo sem nenhuma relação com os antecedentes hormonais, revelando existir algo a mais, que se pode sinalizar como alterações energéticas de origem emocional.

A exacerbação das lesões de melasma são agravadas frente à exposição à luz solar.

A melasma é uma hiperpigmentação da pele, que acomete preferencialmente as regiões malares, supralabial, glabela e a mandibular (Figuras 14.1 e 14.2). Acomete, geralmente, mulheres, sendo muito rara em homens e em crianças. Neste caso, pode-se relacionar a mancha de melasma com os Canais de Energia Curiosos *Chong Mai* e *Ren Mai*. O primeiro por se relacionar com *Pi* (Baço/Pâncreas), cujo ponto de abertura é o BP-4 (*Gongsun*), que se relaciona com o Ca-

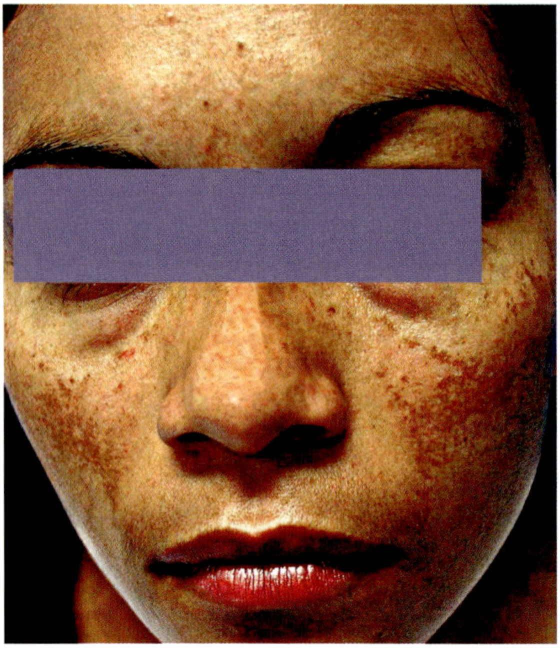

Figura 14.1 ▲
Paciente com melasma.

Figura 14.2 ▼
Paciente com melasma na região maxilar.

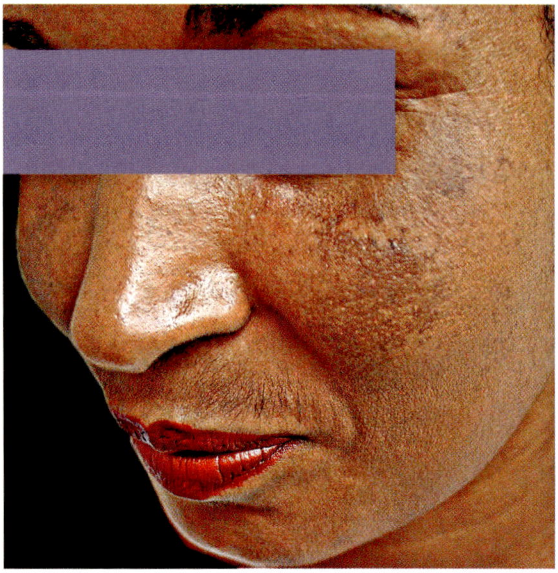

nal de Energia do *Wei* (Estômago), sendo que freqüentemente as manchas encontram-se na região facial nos pontos correspondentes ao trajeto facial do Canal de Energia do *Wei* (Estômago). Por sua vez, a região maxilar é regida pelo Canal de Energia do *Xiao Chang* (Intestino Delgado), que é a manifestação *Yang* do Canal de Energia do *Xin* (Coração).

No livro *Ling Shu* está referido que a mancha escura da face deve-se à estagnação prolongada (estase prolongada). Clinicamente, o que se observa, realmente, são as microvascularizações que acompanham as manchas, podendo, então, realmente considerar que exista estase sangüínea local. Pode-se, então, relacionar a presença de manchas com o acometimento do eixo *Shao Yin* (Coração-Rins) e do *Tai Yin* (Baço/Pâncreas-Pulmão), enquanto a estase de *Xue* (Sangue) pode ser proveniente do *Xin* (Coração) ou do *Gan* (Fígado).

Por outro lado, observam-se, muitas vezes, fatores emocionais envolvidos no aparecimento de melasma. Sabendo-se que a pele possui funções importantes de proteger (proteção física, química, biológica, energética e psíquica), de comunicar com o meio interno e o externo, e de separar o próprio do não próprio; então, as manchas da pele podem surgir em conseqüência dessas alterações.

Se se considerar que a pigmentação da pele confere proteção contra os raios ultravioletas, então, pode-se dizer que a mancha é uma forma de superproteção frente ao Sol, que representa o *Yang*, e, portanto, às emoções que também são

Yang. Ao falar do subconsciente, este pode relacionar as agressões físicas e emocionais como sendo o Sol, daí procurar a superproteção. Se não aceitar o Sol, não se aceitam as emoções. As emoções, relacionadas geralmente com o aparecimento de melasma são o medo e a insegurança, tendo sentido de não poder ou não querer se mostrar. Além da sobrecarga emocional, os pacientes referem, também, a sobrecarga física, o que leva ao desgaste do *Shen* (Físico e Mental).

Pelas características das manchas, pode-se, energeticamente, fazer relação do melasma com o *Shen* (Rins), por ter a coloração enegrecida, com o *Gan* (Fígado), por estar relacionado com os hormônios femininos, com o *Xin* (Coração), pelos aspectos emocionais e pela localização das manchas na face, e com o *Fei* (Pulmão), por acometer a pele e a epiderme.

Embriologicamente, a pele possui a mesma origem do sistema nervoso central; a pele é como se fosse a expressão externa deste sistema, tendo portanto, relação direta com as emoções. Por isso, nas afecções de pele torna-se importante o uso de Canais de Energia Distintos. Os melanócitos, por sua vez, originam-se da crista neural juntamente com o sistema nervoso central, havendo, portanto, conexões com áreas cerebrais relacionadas com as emoções. O trajeto lateral do Canal de Energia do *Pangguang* (Bexiga) é onde se localizam os pontos *Jing* (Essência) dos cinco *Zang* (Órgãos) derivados do *Jing Shen* (Essência dos Rins). A estimulação desses pontos *Jing* é a via de acesso para acalmar as emoções energeticamente contidas nos *Zang* (Órgãos) e como os distúrbios de pigmentação da pele estão relacionados às alterações de emoções, torna-se importante o uso desses pontos, além do tratamento da mente pela técnica de Mobilização de *Qi* Mental, a fim de tratar o medo, a insegurança, para dar proteção emocional aos pacientes. Somente assim pode-se devolver à pele a sua função primordial, de purificação e de voltar a si.

Tratamento de Melasma pela Acupuntura

Para o tratamento das manchas pode-se, ainda, utilizar os pontos de acupuntura locais (próximo às manchas) inserindo as agulhas e direcionando-as para a área central da mancha, incluindo os pontos que estejam situados no meio da lesão. Por exemplo, podem ser utilizados os pontos E-3 (*Juliao*), E-4 (*Dicang*), E-5 (*Daying*), E-6 (*Jiache*), ID-18 (*Quanliao*), VB-14 (*Yangbai*) e M-CP-3 (*Yintang*). Pode-se associar, também, os pontos do *Ren Mai* e do *Du Mai* como o VC-24 (*Chengjiang*), o VG-25 (*Suliao*) e o VG-26 (*Renzhong*). A Figura 14.3 mostra os pontos locais utilizados no tratamento das manchas utilizando-se a eletroacupuntura em drenagem (freqüência 2/4Hz denso disperso, por 20 minutos).

Nas manchas localizadas ou de difícil resolução, pode-se cercar a lesão como sendo um ponto *Ashi*, como mostra a Figura 14.4, e proceder à dispersão com eletroacupuntura utilizando-se a freqüência de 100Hz por 20 minutos.

O ponto ID-17 (*Tianrong*) é utilizado para o tratamento de melasma localizado na região mandibular que se estende para o pescoço. A região maxilar recebe o Meridiano do *Da Chang* (Intestino Grosso) e do *Xiao Chang* (Intestino Delgado), por isso nas manchas localizadas nessa região, deve-se fazer a circulação de Energia desses Meridianos pela técnica *Iong/Yuan* ou similar.

Devem ser utilizados no tratamento de manchas localizadas na região maxilar, os pontos E-30 (*Qichong*), BP-12 (*Chongmen*) e E-9 (*Renying*), que correspondem ao Canal de Energia Distinto do *Pi-Wei* (Baço/

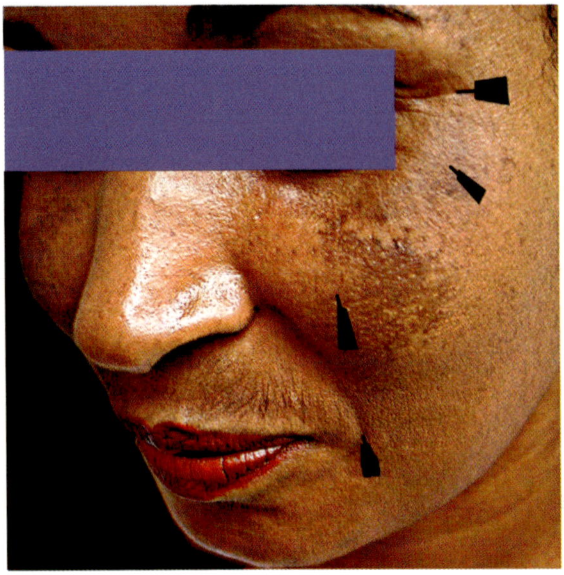

Figura 14.3 ▲
Paciente com melasma e utilização da técnica de dispersão cercando a mancha como ponto *Ashi* (100Hz 20 minutos).

Figura 14.4 ▼
Técnica de drenagem de pontos faciais (denso/disperso 2/4Hz por 20 minutos) no tratamento de melasma.

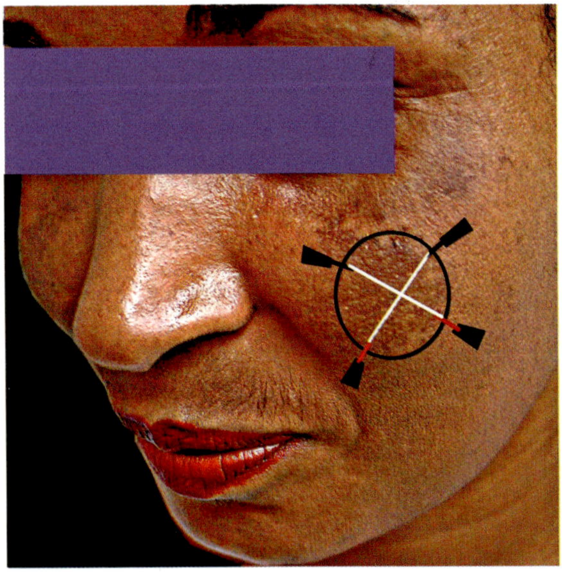

Pâncreas-Estômago). Do mesmo modo, deve-se tratar todos os Canais de Energia Distintos e aplicar moxabustão nos pontos *Jing*, no trajeto lateral, no dorso, do Canal de Energia do *Pangguang* (Bexiga).

Utilizar os pontos para a ligação Alto/Baixo como IG-4 (*Hegu*), IG-11 (*Quchi*), F-3 (*Taichong*) e E-36 (*Zusanli*) e o ponto para tonificar a Essência que é o VC-4 (*Guanyuan*).

Quando se cerca a área da lesão com a inserção de agulhas de acupuntura pode-se utilizar a freqüência de dispersão como 50 a 100Hz, durante 20 minutos ou utilizar o tipo de onda denso disperso (2/4Hz) por 20 minutos. Quando os pontos são utilizados, recomenda-se não utilizar a dispersão, mas sim a denso dispersa por 20 minutos.

Hipercromia Cutânea Idiopática da Região Orbital ou "Olheira"

A "olheira" ou hipercromia cutânea idiopática da região orbital é uma queixa muito freqüente na dermatologia e não há muitas publicações a respeito, não se sabendo exatamente o que leva a um escurecimento desta região em determinadas pessoas. Sabe-se que ela tem um fator hereditário importante (herança autossômica dominante). Localmente pode se observar além do escurecimento da região, que varia de pessoa para pessoa em termos de intensidade de acometimento, alteração vascular (tipo congestão) e alteração cutânea com frouxidão mais acentuada da região em relação à pele ao redor (Figura 14.5). Geralmente, a hiperpigmentação é mais acentuada na pálpebra inferior, e esta hiperpigmentação se deve à quantidade de melanina que está aumentada tanto na derme como na epiderme. Na derme, há presença de macrófagos contendo a melanina e não melanócitos nesta área da pele. Observa-se muitas vezes, que indivíduos com rinite alérgica apresentam, também, "olheiras" devido à congestão local.

Na medicina chinesa, pode-se observar a "olheira" segundo alguns aspectos:

- É uma região relacionada ao *Gan* (Fígado);
- A pele é relacionada ao *Fei* (Pulmão);
- A coloração enegrecida é proveniente do *Shen* (Rins); e
- Os Canais de Energia Principais são acometidos segundo a localização:

Canal de Energia Principal do *Pangguang* (Bexiga) – Epicanto medial do olho – B-1 (*Jingming*);

Canal de Energia Principal do *Dan* (Vesícula Biliar) – Epicanto lateral do olho – VB-1 (*Tongziliao*) e região infraorbital;

Canal de Energia Principal do *Wei* (Estômago) – Face inferior da pálpebra;

Canal de Energia Principal do *Sanjiao* (Triplo Aquecedor – Canto lateral do olho – TA-23 (*Shizukong*);

Canal de Energia Principal do *Xin* (Coração) – Um ramo ascendente vai para face e une-se às partes moles em volta do olho;

Canal de Energia Principal do *Xiao Chang* (Intestino Delgado) – Passa pelo canto lateral do olho, cruzando com o Canal de Energia Principal do *Dan* (Vesícula Biliar) no ponto VB-1 (*Tongziliao*), e um ramo vai para a região infraorbital e para o canto medial do olho comunicando-se com o Canal de Energia Principal do *Pangguang* (Bexiga) no ponto B-1 (*Jingming*); e

Canal de Energia Principal do *Gan* (Fígado) – Emerge no olho e um ramo secundário sai debaixo do olho.

Figura 14.5
Hipercromia cutânea idiopática da região orbital ("olheira") com hiperpigmentação e alteração cutânea importantes.

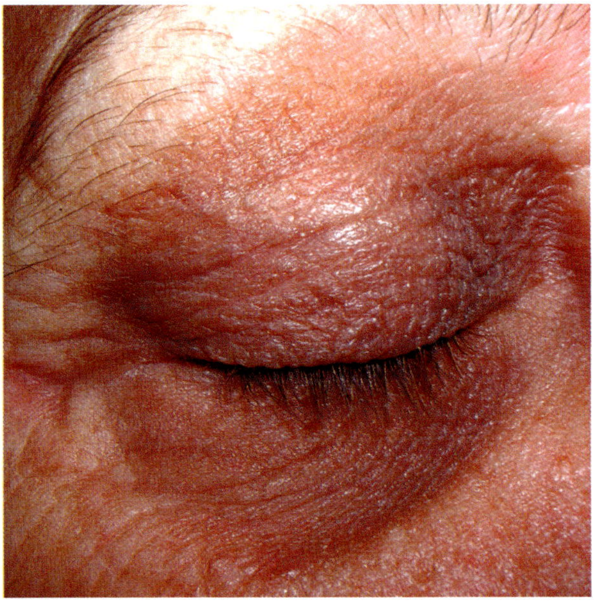

Tratamento da hipercromia cutânea idiopática da região orbital ("olheiras") com acupuntura

Quando a hipercromia estiver relacionada com desgaste de *Qi* (Energia), deve-se tonificar o *Shen* (Rins). Se estiver relacionada com a rinite alérgica deve-se tratar o *Gan* (Fígado) e o *Fei* (Pulmão), circular o *Yang Ming* e realizar tratamento local.

Todos os pontos de acupuntura locais podem ser utilizados. A freqüência pode ser denso/disperso 2/4Hz por 20 minutos, tonificação com estímulo de 2Hz por 10 minutos; em casos impregnados, pode-se dispersar com freqüência de 50 a 100Hz por 20 minutos. São utilizados os pontos de acupuntura VB-1 (*Tongziliao*), TA-23 (*Shizukong*), B-2 (*Zanzhu*), M-CP-6 (*Yuyao*), E-2 (*Sibai*), M-CP-8 (*Qiuhou*) e N-CP-4 (*Shangming*) (na linha do *Yuyao*, no meio da pálpebra superior) (Figura 14.6).

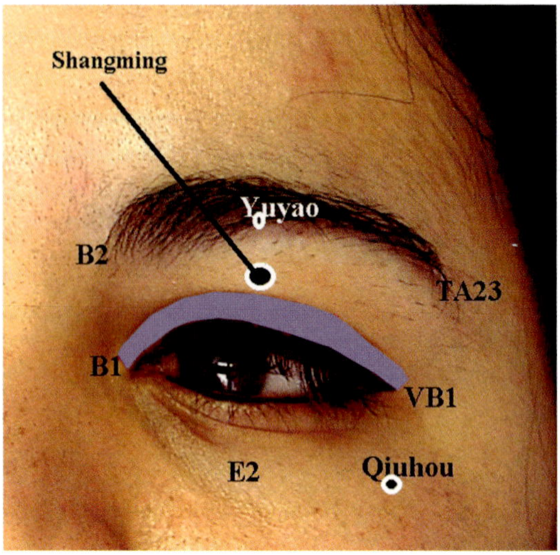

▲ **Figura 14.6**
Pontos de acupuntura que podem ser utilizados no tratamento da hipercromia cutânea ("olheira"): B-2 (*Zanzhu*), TA-23 (*Shizukong*), VB-1 (*Tongziliao*), B-1 (*Jingming*), E-2 (*Sibai*).

RESULTADOS DE TRATAMENTO POR ACUPUNTURA

Os resultados de tratamento da hipercromia da região orbital e periocular por acupuntura e Técnica de Mobilização de *Qi* Mental são apresentados nas Figuras 14.7 à 14.10.

▼ **Figura 14.7**
Resultado do tratamento de melasma utilizando o Canal de Energia Distinto do *Xin Bao Luo/Sanjiao* e aplicação de técnica de Mobilização de *Qi* Mental.

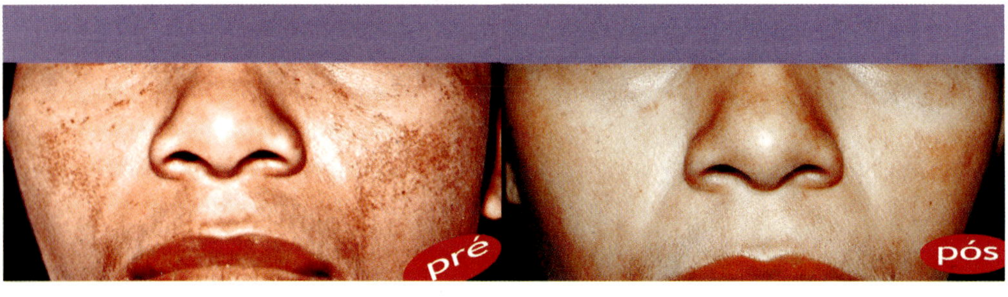

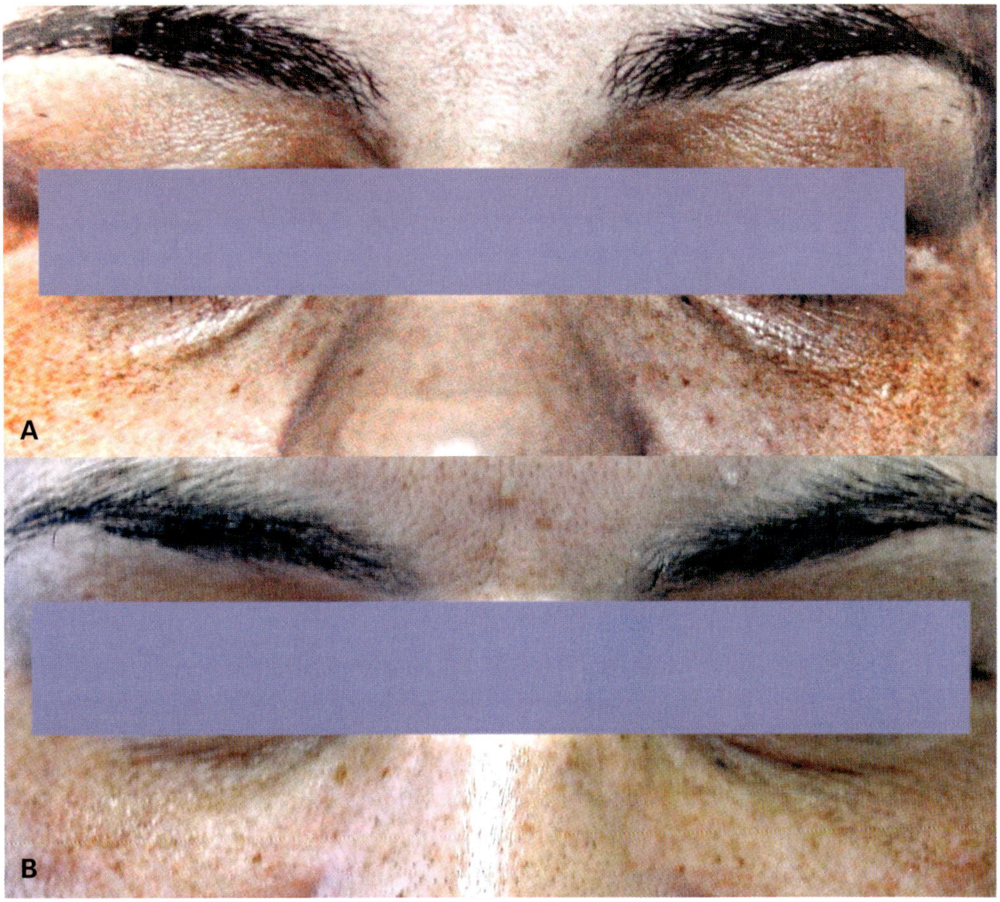

▲ **Figuras 14.8**
Pré **(A)** e pós-tratamento **(B)** de manchas faciais com 4 de aplicações de acupuntura e uma sessão de relaxamento (técnica de Mobilização de *Qi* Mental).

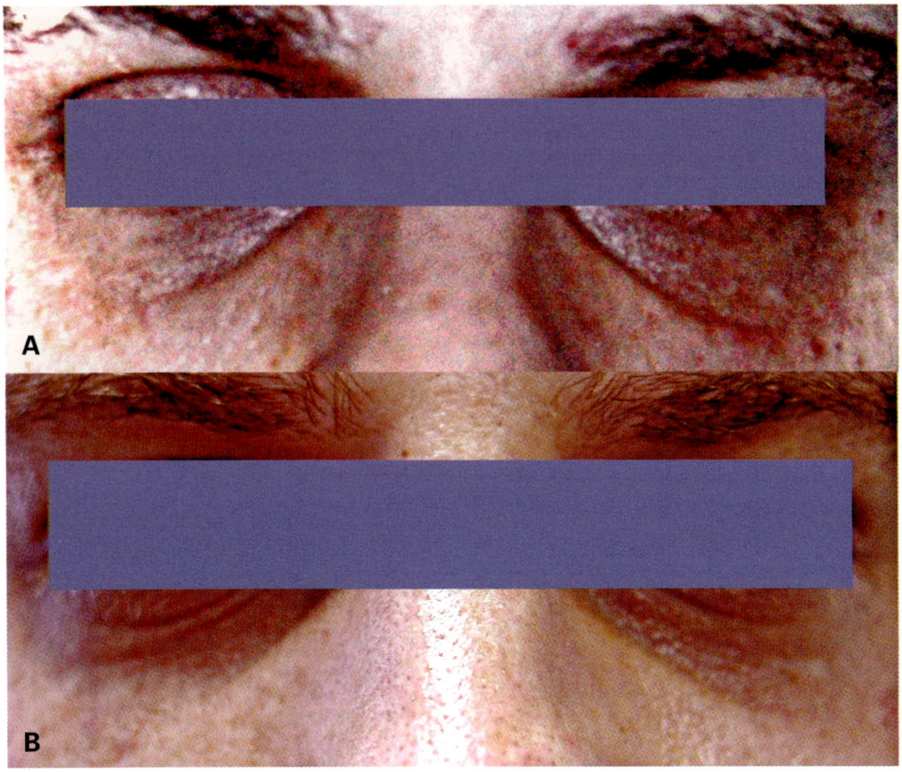

Figura 14.9 ▲
Pré **(A)** e pós-tratamento **(B)** de hipercromia periocular com 12 aplicações de acupuntura.

▼ **Figura 14.10**
Resultado de tratamento para manchas e rugas perioculares. Foram realizadas dispersão dos pontos VB-1 (*Tongziliao*), TA-23 (*Shizukong*) e M-CP-8 (*Qiuhou*) (100Hz por 20 minutos), e tonificação (2Hz por 10 minutos) nos pontos B-2 (*Zanzhu*), E-2 (*Sibai*) e N-CP-4 (*Shangming*).

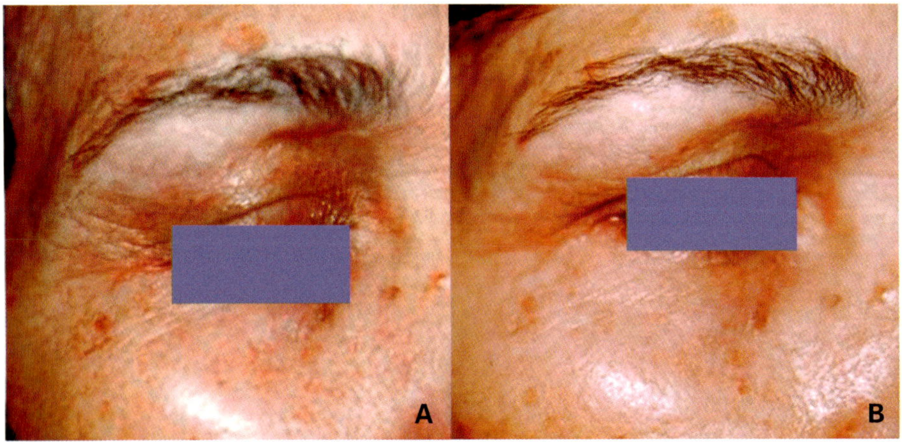

Capítulo XV

Acupuntura Estética & Flacidez da Pele, Estrias Cutâneas e Acne

Flacidez da pele

A definição de flacidez da pele, na estética, é discutível, uma vez que ela e a hipotonia muscular são vistas, por alguns autores, como sendo entidades distintas, e por outros, como entidade única. A flacidez da pele pode resultar de seqüelas de vários episódios ocorridos, como, por exemplo, inatividade física, emagrecimento em excesso ou até mesmo processo de envelhecimento.

Segundo a Medicina Tradicional Chinesa, a flacidez da pele e dos músculos está relacionada ao enfraquecimento energético de todos os *Zang Fu* (Órgãos e Vísceras). Assim:

1. Os fatores inatos, a fadiga e os estados emocionais podem ocasionar enfraquecimento do *Shen Qi* (Energia dos Rins), que se manifesta por desânimo, cansaço, dores musculares, insônia, queda e embranquecimento dos cabelos, etc.

2. Deficiência do *Gan Qi* (Energia do Fígado) conseqüente ao Vazio do *Shen* (Rins) ou por estados emocionais excessivos ou reprimidos, que podem levar à fraqueza e diminuição do tônus muscular, etc.

3. Deficiência do *Pi* (Baço/Pâncreas) ocasionando o enfraquecimento das funções energéticas de subida do puro e dificuldade de manter as estruturas anatomicamente posicionadas.

4. Deficiência do *Fei* (Pulmão) com o enfraquecimento do *Wei Qi* (Defesa) o que provoca o Vazio do *Yang Qi* na parte externa do corpo (pele e músculos).

Dra. Maria Assunta Y. Nakano
Dra. Tsai I Shan
Dra. Sylvia de Petta A. Queiroz
Dra. Cristiane Prestes Auler

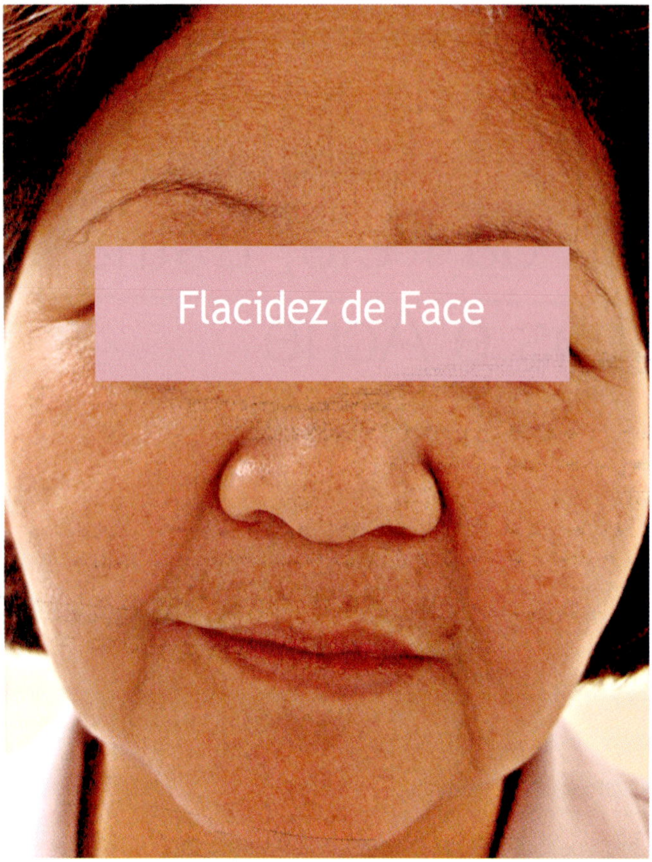

Figura 15.1
Paciente com flacidez da face evidenciando a "queda" dos músculos da face.

5. Deficiência do *Xin* (Coração) que ocasiona alterações do *Shen* (Mente) e enfraquecimento das funções vasculares.

As deficiências do *Shen Qi* (Energia dos Rins) e do *Xin Qi* (Coração), ao enfraquecer o *Zhi* (Vontade) e o *Shen* (Consciência), provocam desânimo e sensações como as de inutilidade, de falta de objetividade do futuro ou de se sentir envelhecido, o que cada vez mais resulta em aceleramento do processo de envelhecer.

A Figura 15.1 mostra um exemplo de flacidez de face. É uma paciente que não apresenta rugas propriamente ditas, mas sim uma queda do tecido. Observa-se uma deficiência do *Pi* (Baço/Pâncreas), em que a sustentação de partes moles da face torna-se ineficiente, daí a acentuação das pregas nasogenianas. A Figura 15.2 mostra um outro exemplo de flacidez da região do pescoço,

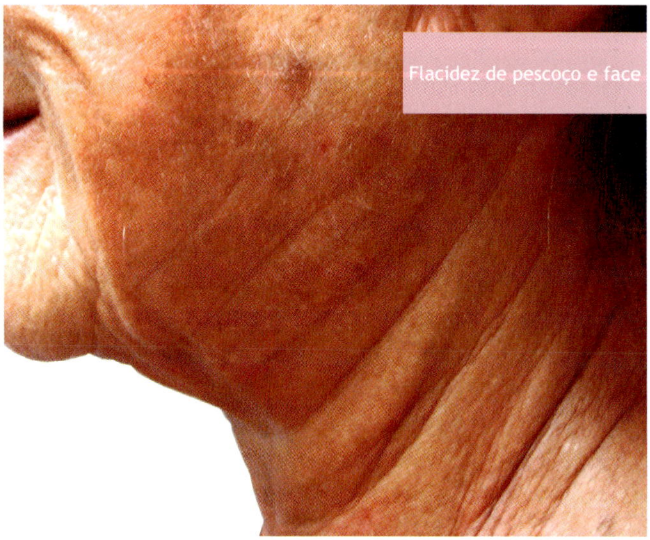

Figura 15.2
Flacidez de pele, principalmente do pescoço.

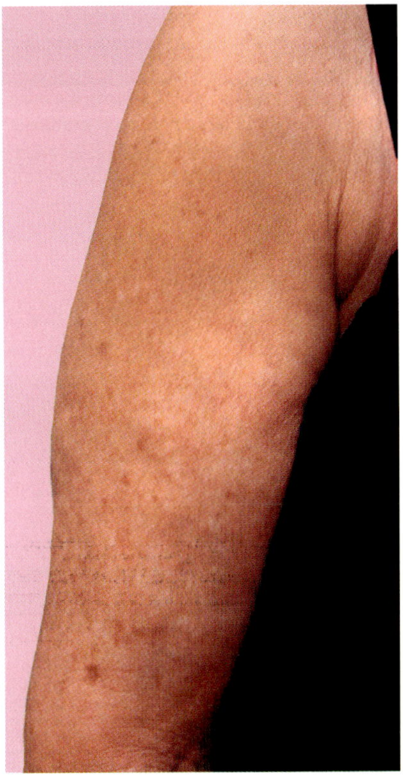

Figura 15.3
Paciente com flacidez de pele dos músculos do braço

porém muito mais importante na pele. Há linhas profundas e linhas finas. A Figura 15.3 mostra a flacidez dos braços, tanto da pele como da musculatura. A Figura 15.4 mostra a flacidez da região abdominal, com a linha da flacidez observada na vista lateral. A Figura 15.5 mostra a flacidez da região medial da coxa, mostrado pela linha de flacidez.

Para o tratamento da flacidez da pele com a acupuntura, é necessária a estimulação elétrica dos pontos motores da área a ser tratada, a fim de fortalecer os músculos regionais e, também, o tecido cutâneo. A estimulação dos músculos esqueléticos pode resultar em hipertrofia e aumento do tônus muscular e, ao mesmo tempo, ocorrer o aumento de irrigação sangüínea e dos retornos venosos e linfáticos. Na pele, a melhora da troca metabólica e da oxigenação é notada pela melhora da elasticidade e tonicidade da pele.

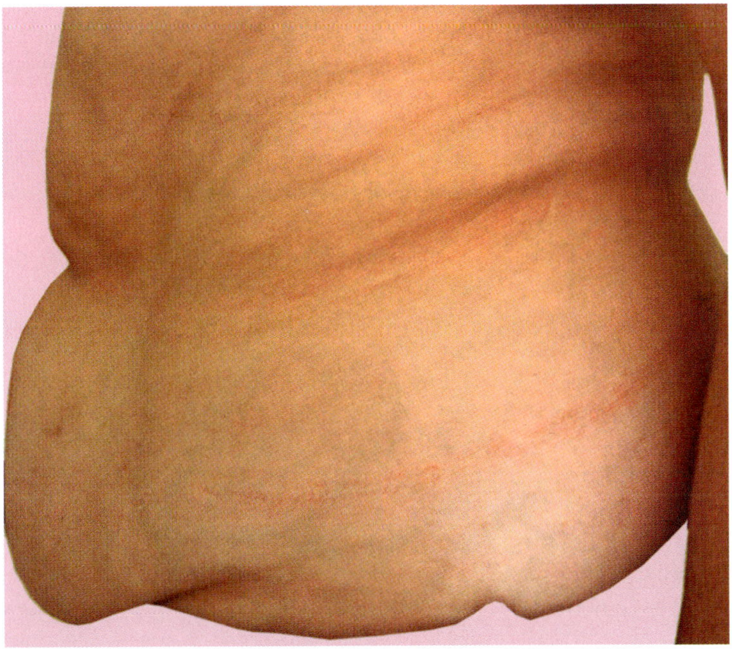

Figura 15.4
Flacidez da barriga com gordura localizada, observando-se as linhas de flacidez.

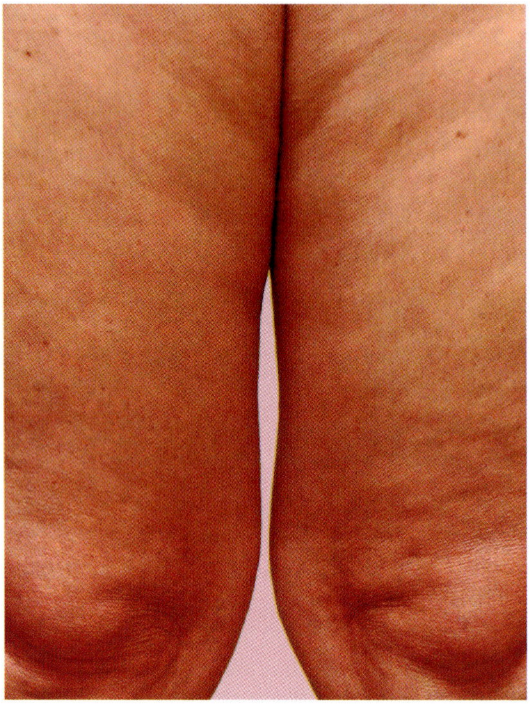

Figura 15.5
Flacidez da face medial da coxa, observando-se as linhas diagonais de flacidez.

Pontos Motores do Corpo e Face

As Figuras que se seguem mostram os principais pontos motores do corpo e da face.

As Figuras 15.6 e 15.7 mostram os pontos motores do braço. As Figuras 15.8 (A e B) mostram os pontos extras com função motora do braço.

As Figuras 15.9 e 15.10 mostram os pontos motores da perna. A Figura 15.11 mostra os pontos extras de função motora da perna e da região lombar e do flanco. Os pontos da região lombar são indicados também no tratamento da redução do abdome e dos flancos ("pneuzinho").

A Figura 15.12 mostra os pontos para o tratamento da flacidez de abdome e da gordura localizada desta região.

A flacidez abdominal é muito comum em mulheres e ocorre, principalmente, após a gestação em decorrência de o *Qi* abdominal estar muito esgotado. A pele torna-se repleta de estrias ocasionadas pelo rompimento das fibras elásticas, principalmente ao redor da cicatriz abdominal. O excesso de pele, a acupuntura não pode tratar, mas a estimulação pela eletroacupuntura, utilizando os pontos motores localizados na região, pode trazer tonicidade muscular melhor para a região (Figura 15.13).

A Figura 15.14 mostra um exemplo de tratamento abdominal inserindo-se as agulhas nos pontos motores situados, principalmente, no Canal de Energia do *Wei* (Estômago), como E-25 (*Tianshu*), E-28 (*Shuidao*), E-23 (*Taiyi*) e E-21 (*Liangmen*). É importante encontrar o *motor point* que, às vezes, se localiza um pouco acima ou abaixo desses pontos de acupuntura em uma depressão entre a pele e a musculatura.

Outra forma de flacidez da pele muito freqüente é a que ocorre no braço (Figura 15.15), principalmente, a que surge com

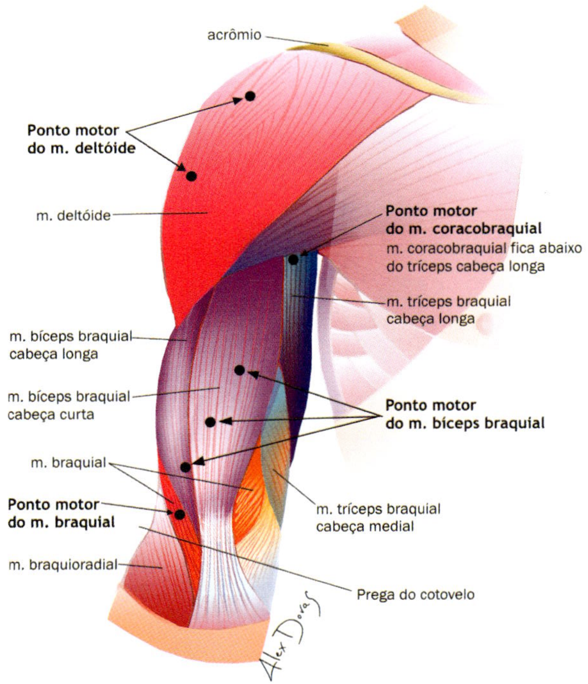

Ponto motor do m. deltóide anterior	3 dedos abaixo do acrômio.
Ponto motor do m. deltóide lateral	5 dedos abaixo do ombro.
Ponto motor do m. braquial	margem radial do braço a 1,5 ***cun*** da prega do cotovelo.
Ponto motor do m. bíceps braquial	3 pontos seguidos no terço médio sendo 1 ***cun*** de distância entre os pontos.
Ponto motor do m. Coracobraquial	face ventral superior do braço logo abaixo da axila.

▲ **Figura 15.6**
Localização dos Pontos Motores com função motora no braço (parte anterior).

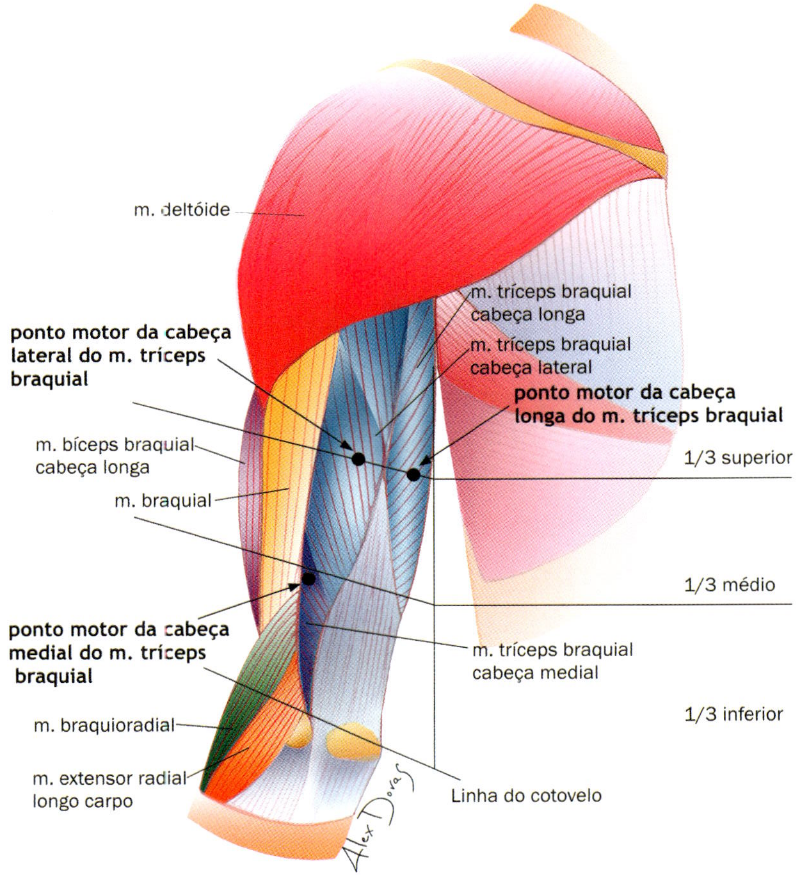

▲ **Figura 15.7**
Localização dos Pontos Motores com função motora no braço (parte posterior).

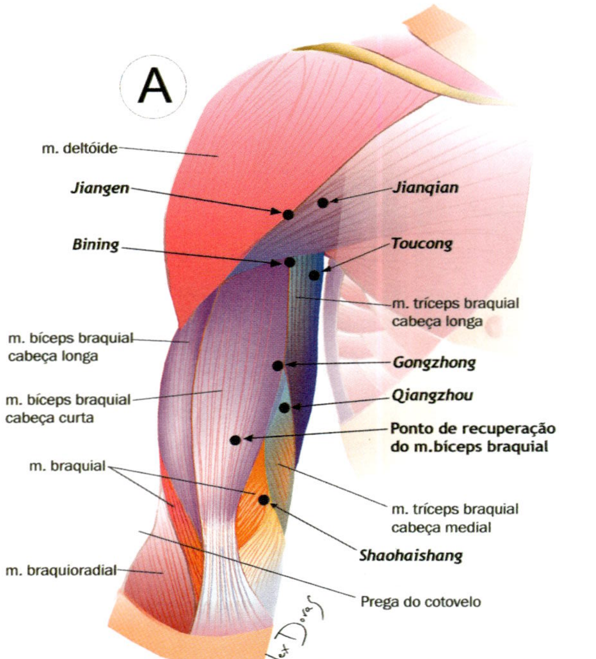

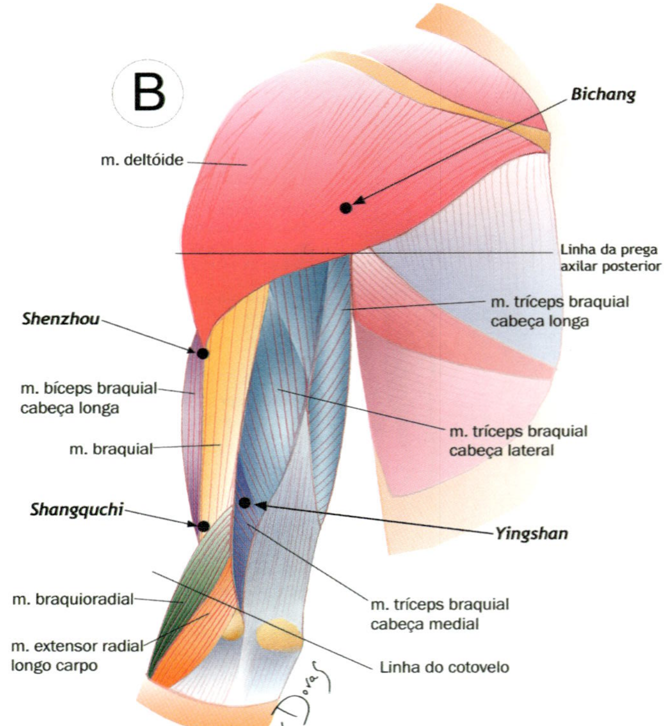

Jiangen 1 ***cun*** acima e lateral à prega axilar anterior.
Bining 1 ***cun*** abaixo e 1 cun lateral à prega axilar anterior.
Jianqian 1,5 ***cun*** acima da prega axilar anterior.
Toucong 2 ***cun*** abaixo da prega axilar anterior.
Gongzhong 4,5 ***cun*** abaixo da prega axilar anterior, na linha mediana da face ventral do braço.

Qiangzhou ponto médio da linha entre a prega axilar anterior e extremidade medial da prega do cotovelo.

Ponto de recuperação do m.bíceps braquial 2 ***cun*** acima da linha da prega do cotovelo na linha mediana da face ventral do braço.

Shaohaishang 1,5 ***cun*** acima do C-3 (***Shaohai***).

Shenzhou 1,5 ***cun*** abaixo do IG-14 (***Binao***).

Shangquchi 1,5 ***cun*** acima do IG-11(***Quchi***).

Bichang 2 ***cun*** acima da prega axilar Posterior.

Yingshan 4 ***cun*** acima do olécrano.

▲ **Figura 15.8**
Localização dos Pontos Extras com função motora no braço, parte anterior **(A)** e posterior **(B)**. Extraído de Wang Fu Chun. Atlas de pontos curiosos e pontos novos (Trad Tsai I Shan). Beijing (China), Scientific & Technical DocumentaPublishing House, 1999.

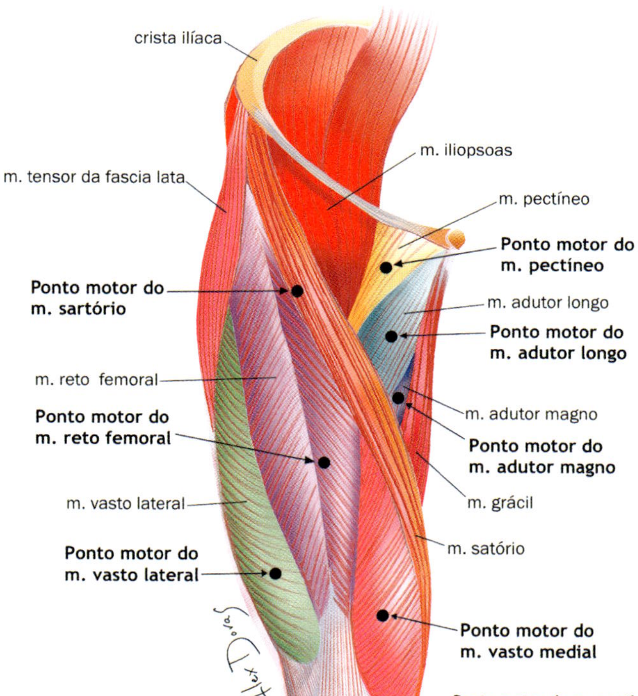

Ponto motor do m. sartório
traçar linha da crista ilíaca até a patela no quarto superior.

Ponto motor do m. reto femoral
ponto médio eqüidistante da linha inguinal até a patela.

Ponto motor do m. vasto lateral
traçar linha da crista ilíaca até a patela no terço inferior a 1,5 *cun* lateral.

Ponto motor do m. pectíneo
2 dedos abaixo da linha inguinal.

Ponto motor do m. adutor longo
4 dedos abaixo da inguinal.

Ponto motor do m. adutor magno
5 dedos abaixo da inguinal.

Ponto motor do m. vasto medial
traçar linha da margem medial da patela até púbis, na linha do quarto inferior.

▲ **Figura 15.9**
Localização dos Pontos Motores da região anterior da coxa.

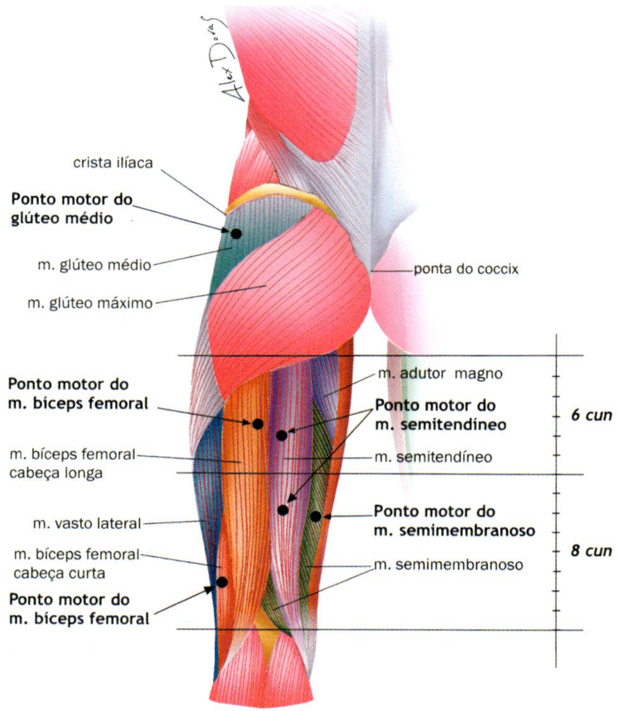

Ponto motor do m. glúteo médio localizado no centro do quadrante látero-superior do glúteo.

Ponto motor do m. bíceps femoral dois pontos em cada perna.
Superior: 3 dedos abaixo do sulco.
Inferior : linha do quarto inferior, margem fibular, um pouco lateral.

Pontos motor do m. semitendíneo dois pontos em cada perna.
Superior: linha do quarto superior.
Inferior : um pouco acima do ponto médio.

Ponto motor do m. semimembranoso localizado no ponto médio da linha.

▲ **Figura 15.10**
Localização dos Pontos Motores da região posterior da coxa.

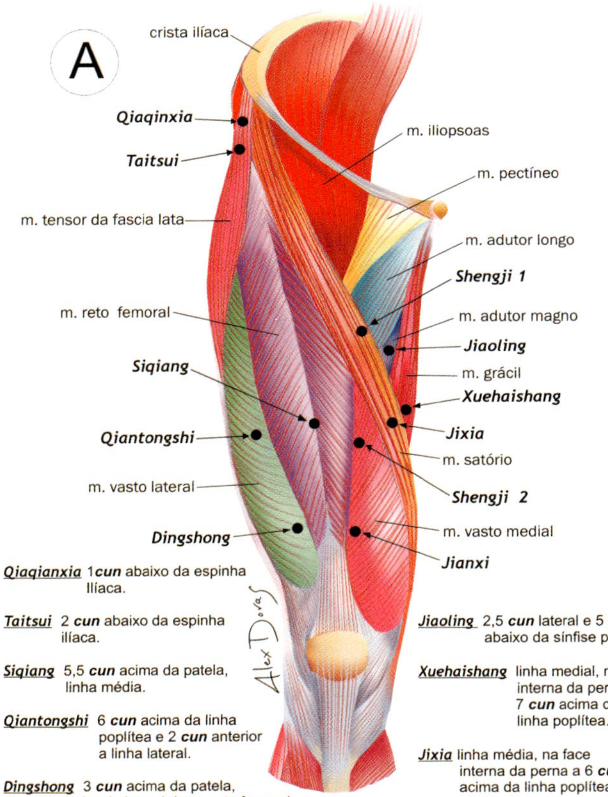

Qiaqianxia 1 ***cun*** abaixo da espinha Ilíaca.

Taitsui 2 ***cun*** abaixo da espinha ilíaca.

Siqiang 5,5 ***cun*** acima da patela, linha média.

Qiantongshi 6 ***cun*** acima da linha poplítea e 2 ***cun*** anterior a linha lateral.

Dingshong 3 ***cun*** acima da patela, borda lateral do m. reto femoral.

Shengji 1 e 2 traçar linha do ponto médio da inguinal até a face medial da patela:
1. Intersecção do terço superior.
2. Intersecção do terço inferior.

Jiaoling 2,5 ***cun*** lateral e 5 ***cun*** abaixo da sínfise púbica.

Xuehaishang linha medial, na face interna da perna a 7 ***cun*** acima da linha poplítea.

Jixia linha média, na face interna da perna a 6 ***cun*** acima da linha poplítea.

Jianxi 3 ***cun*** acima da patela, borda medial do m.reto femoral.

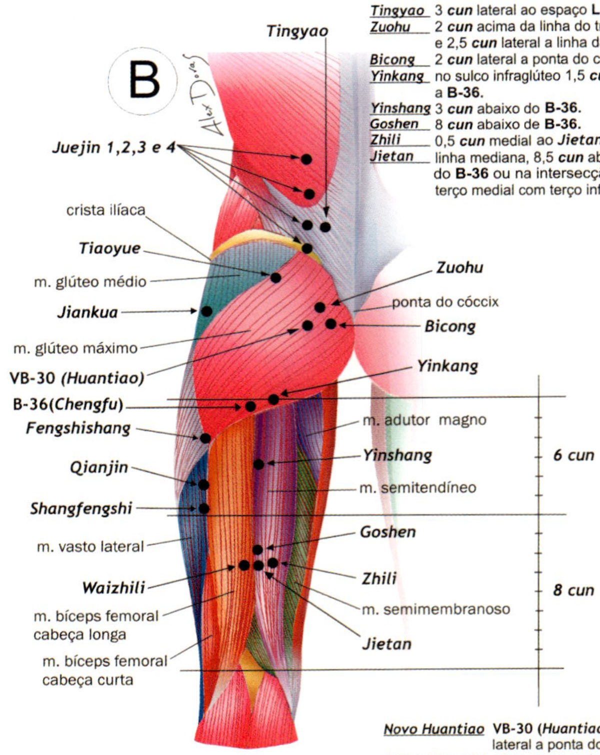

Tingyao 3 ***cun*** lateral ao espaço **L3-L4.**
Zuohu 2 ***cun*** acima da linha do trocanter e 2,5 ***cun*** lateral a linha da coluna.
Bicong 2 ***cun*** lateral a ponta do cóccix.
Yinkang no sulco infraglúteo 1,5 ***cun*** medial a **B-36.**
Yinshang 3 ***cun*** abaixo do **B-36.**
Goshen 8 ***cun*** abaixo de **B-36.**
Zhili 0,5 ***cun*** medial ao ***Jietan***.
Jietan linha mediana, 8,5 ***cun*** abaixo do **B-36** ou na intersecção do terço medial com terço inferior.

Juejin 1,2,3 e 4 4 ***cun*** lateral aos espaços. L1, L2, L3, L4

Tiaoyue traçar uma linha entre o cóccix. e o ponto mais alto da crísta ilíaca, a 2 ***cun*** da crista ilíaca.

Jiankua traçar a linha do ponto mais alto da espinha ilíaca até o trocanter, situa-se no ponto médio.

Novo Huantiao **VB-30 (*Huantiao*)** 3 ***cun*** lateral a ponta do cóccix.
B-36 (Chengfu) situa-se no meio do sulco glúteo.
Fengshishang 2 ***cun*** abaixo do sulco infrapoplíteo, face lateral.
Qianjin 8,5 ***cun*** acima da linha poplítea, face lateral.
Shangfengshi acima da linha poplítea, face lateral.
Waizhili 1,5 ***cun*** lateral ao ***Jietan***.

▲ **Figura 15.11**
Localização dos Pontos Extras com função motora na coxa, região lombar e no flanco, parte anterior **(A)** e posterior **(B)**.

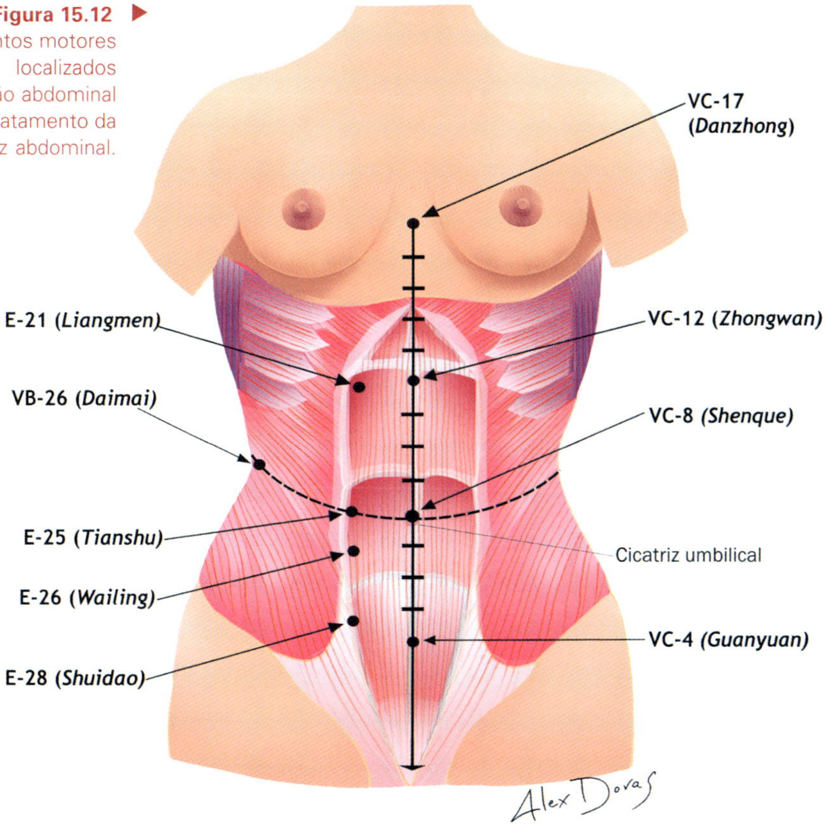

Figura 15.12 Pontos motores localizados na região abdominal para o tratamento da flacidez abdominal.

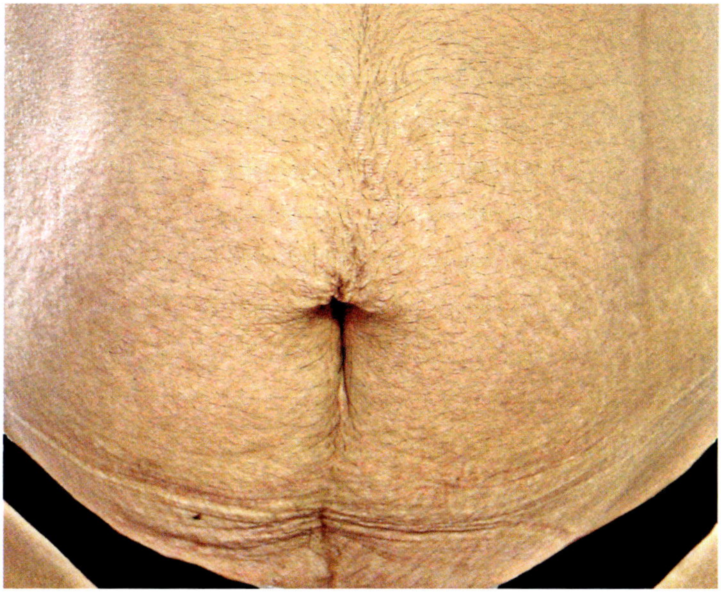

Figura 15.13 Flacidez abdominal pós-parto com estrias cutâneas.

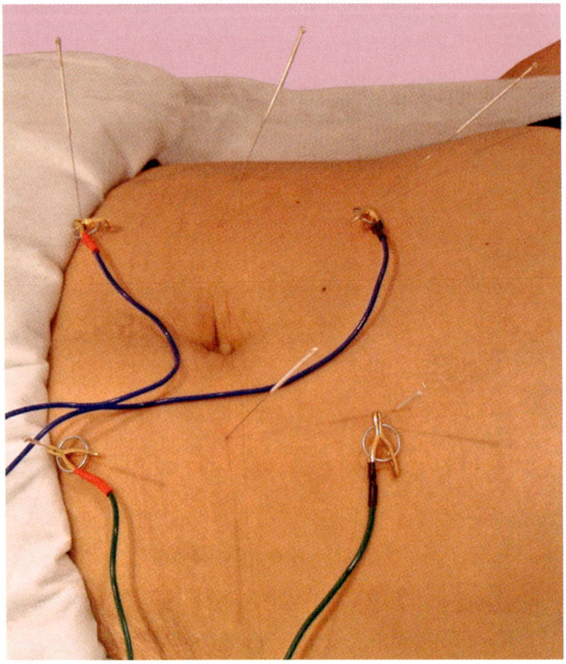

Figura 15.14
Tratamento da flacidez da região abdominal. Modo de inserção de agulhas de acupuntura e estimulação por eletroacupuntura.

o decorrer da idade. Segundo a Medicina Tradicional Chinesa, a causa pode ser atribuída à diminuição aparente do *Wei Qi* (Energia de Defesa), Energia esta que circula entre a pele e os músculos. A Figura mostra que a pele parece "cair", mas sobram alguns pontos de ancoragem (flecha da Figura 15.14). Este estado pode ser tratado com a eletroacupuntura, utilizando-se freqüência alta, em torno de 300Hz, mas logo a seguir deve-se tonificar, com freqüência de 2 a 10Hz, os pontos motores que se localizam na correspondência da área da flacidez do braço.

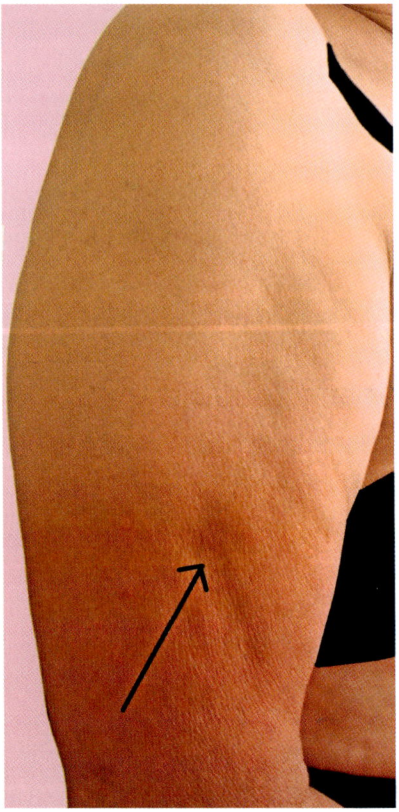

Figura 15.15
Paciente com flacidez do braço; a seta indica ponto de ancoragem da pele.

A Figura 15.16 mostra exemplo de tratamento pela eletroacupuntura para a flacidez dos braços. Podem ser utilizados pontos como P-3 (*Tianfu*), P-4 (*Xiabai*), IG-14 (*Binao*), IG-13 (*Wuli*), TA-12 (*Xiaoluo*), TA-13 (*Naohui*), ID-9 (*Jianzhen*), C-2 (*Qingling*), CS-2 (*Tianquan*). Estes pontos conjuntamente com os pontos motores ou separadamente, de acordo com a queixa da paciente, podem ser utilizados. Os resultados de tratamento podem ser observados na Figura 15.17.

As Figuras 15.18 e 15.19 mostram o esquema de tratamento pela eletroacupuntura da flacidez e celulite da perna. São utilizados, para o tratamento da face medial da coxa, os *motor points* localizados nessa região. Por exemplo, um *motor point* localiza-se entre o BP-10 (*Xuehai*) e o F-9 (*Yinbao*), em uma depressão da pele. Um outro *motor point* localiza-se 3 *cun* acima (cranial) desse ponto, também, em uma depressão da pele. Podem ser usados outros pontos de acupuntura localizados no membro inferior, como VB-31 (*Fengshi*) e VB-32 (*Zhongdu*), e o ponto curioso M-MI-27 (*Heding*), situado acima (cranial) da patela. Os resultados de tratamento podem ser observados na Figura 15.20.

Além dos pontos acima citados, pode-se utilizar qualquer um dos pontos motores das Figuras 15.9, 15.10 e 15.11.

Figura 15.16
Esquema de tratamento pela eletroacupuntura da flacidez de braço.

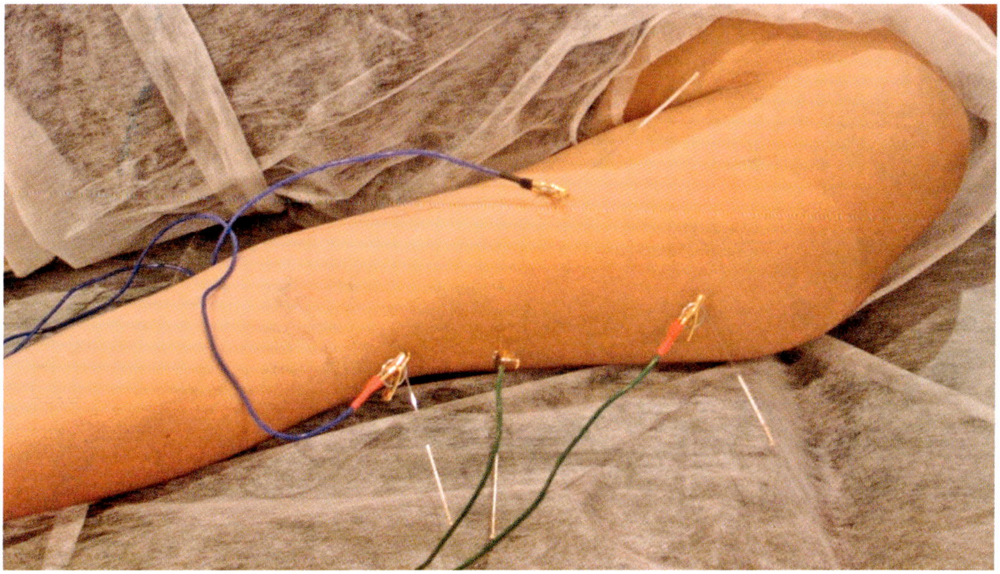

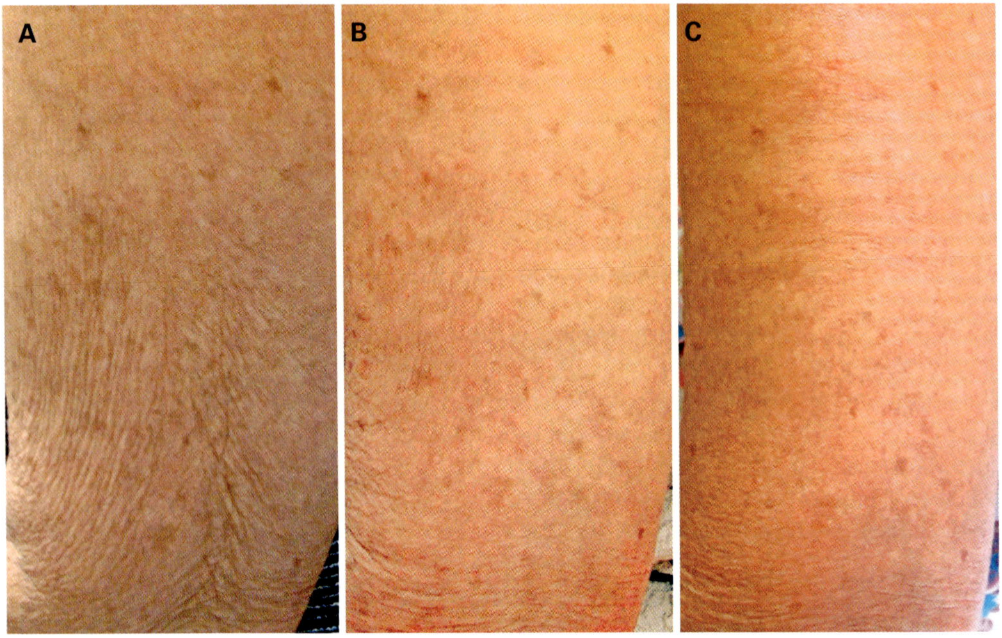

Figura 15.17 ▲
Resultado de tratamento da flacidez cutânea do braço antes **(A)**, após 5 sessões **(B)** e após 10 aplicações de eletroacupuntura **(C)**.

▼ **Figura 15.18**
Esquema de inserção de agulhas para o tratamento de flacidez e de celulite da região posterior da perna.

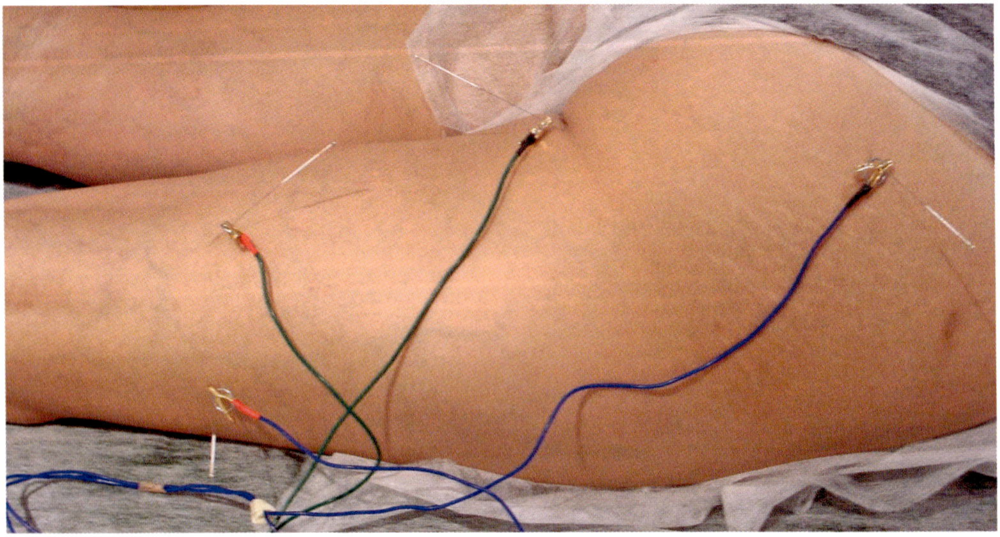

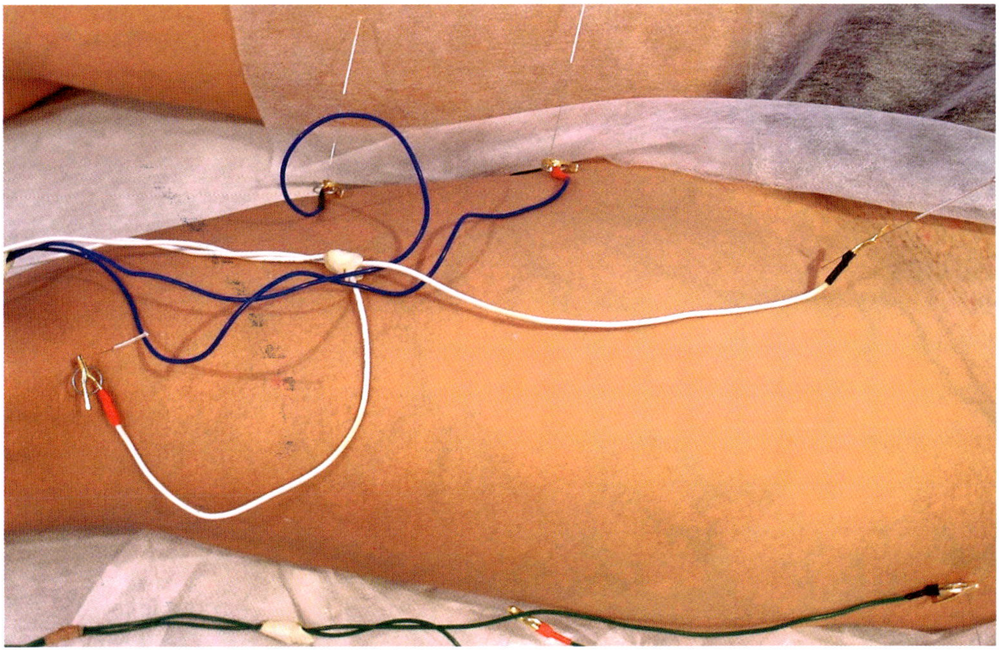

Figura 15.19 ▲
Esquema de inserção de agulhas para o tratamento de flacidez e de celulite da região anterior da perna.

▼ Figura 15.20
Flacidez da face medial da coxa **(A)** e o resultado após 7 aplicações de eletroacupuntura **(B)**.

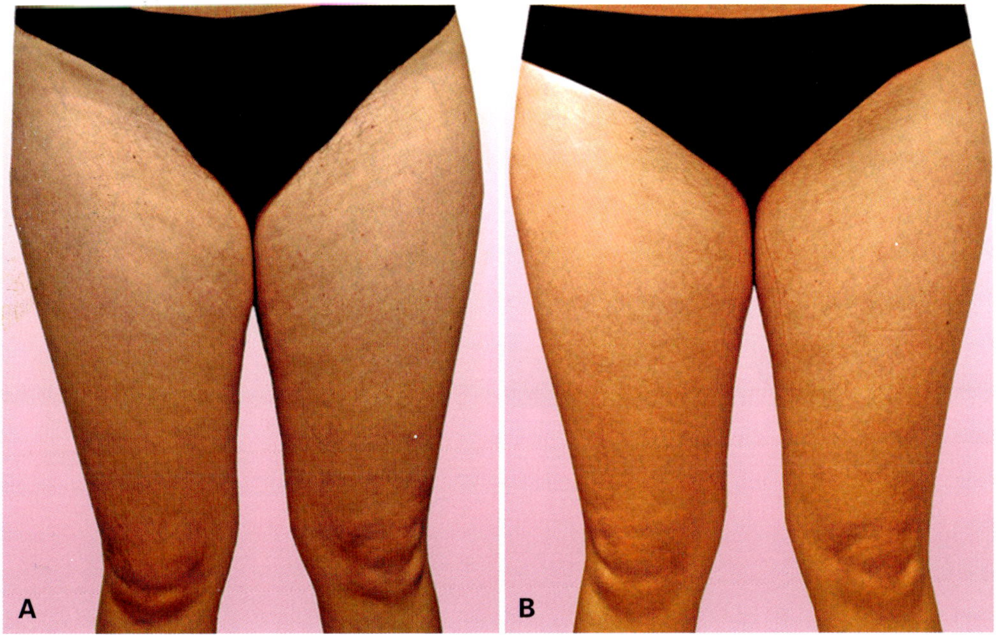

As Figuras 15.21 (A e B) e 15.22 (A, B e C) mostram o efeito do tratamento da flacidez da face antes, após 5 sessões e após 10 sessões. Observar a melhora da sombra na região do músculo depressor do canto labial, pela elevação da face como um todo.

O tratamento da flacidez deve ser sempre realizado conjuntamente com a harmonização dos *Zang Fu* (Órgãos e Vísceras), utilizando-se os pontos sistêmicos.

A técnica mais recomendada é a denominada técnica *Shu-Mo-Yuan* de harmonização dos *Zang Fu* (Órgãos e Vísceras) em que se utilizam os pontos *Shu* do dorso, os pontos *Mo* (Alarme) e os pontos *Yuan* (pontos-Fonte) dos *Zang Fu* acometidos.

Além disso, fortalecer os cinco *Zang Fu* (Órgãos e Vísceras): Aplicar a moxabustão nos pontos B-13 (*Feishu*), B-14 (*Jueyinshu*), B-15 (*Xinshu*), B-18 (*Ganshu*), B-20 (*Pishu*), B-22 (*Sanjiaoshu*), B-23 (*Shenshu*) e VG-4 (*Mingmen*). Se houver componente emocional, aplicar, também, a moxabustão nos pontos B-42 (*Poshu*), B-43 (*Gaohuanshu*), B-44 (*Shentang*), B-47 (*Hunmen*), B-49 (*Yishe*) e B-52 (*Zhishi*).

Realizar a acupuntura nos pontos P-1 (*Zhongfu*), P-9 (*Taiyuan*), VC-17 (*Danzhong*), CS-7 (*Daling*), VC-14 (*Juque*), F-14 (*Qimen*), F-3 (*Taichong*), F-13 (*Zhangmen*), BP-3 (*Taibai*) e R-3 (*Taixi*).

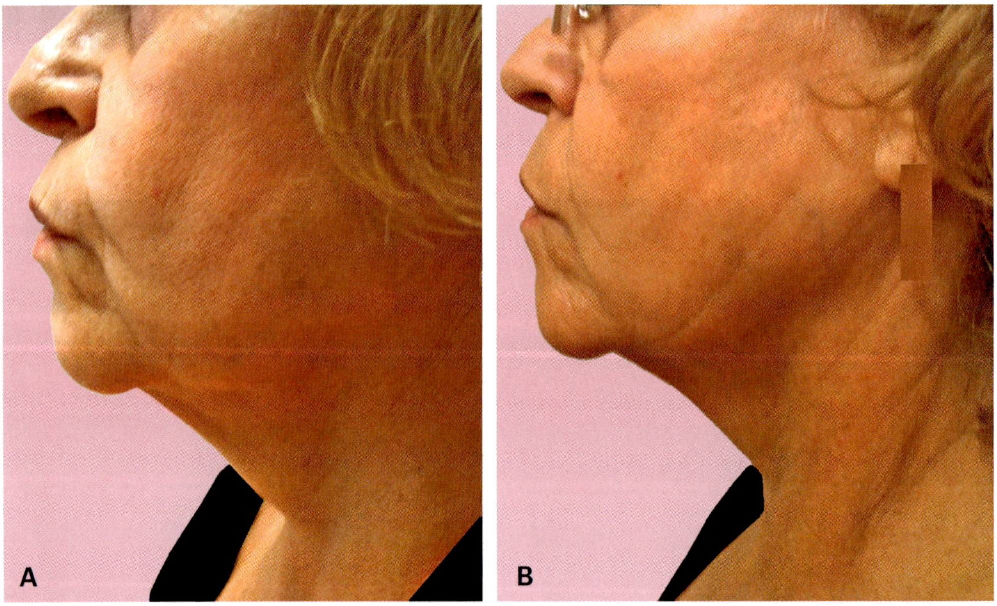

Figura 15.21
Paciente com flacidez da face e do pescoço **(A)** e o resultado do tratamento com eletroacupuntura. Observar o contorno facial após 10 aplicações **(B)**.

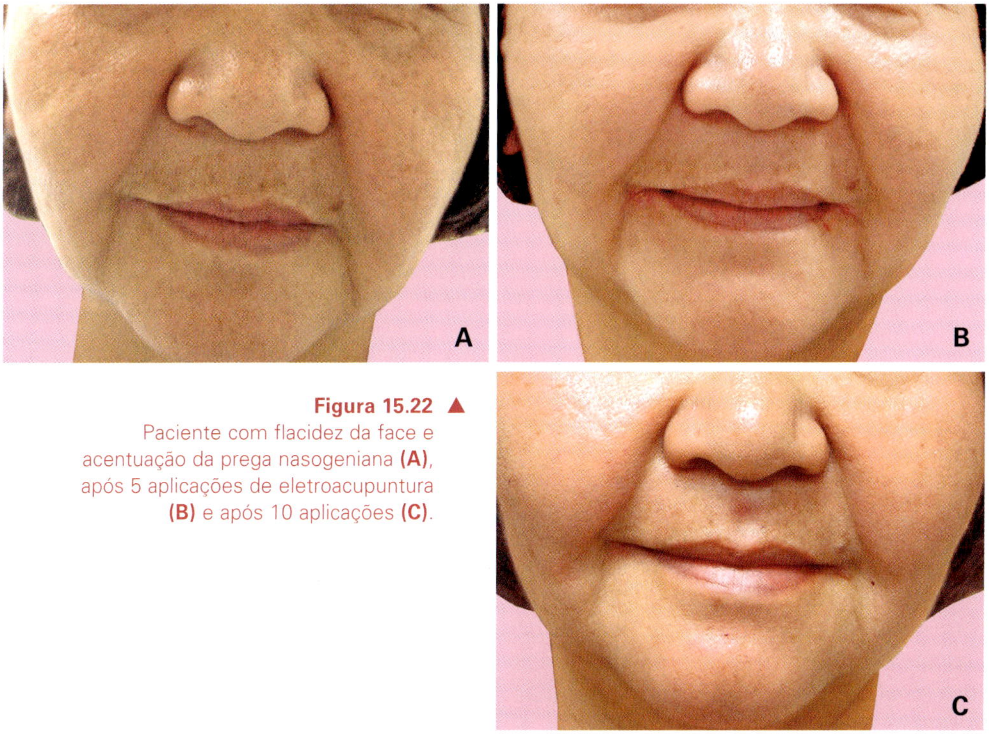

Figura 15.22 ▲
Paciente com flacidez da face e acentuação da prega nasogeniana **(A)**, após 5 aplicações de eletroacupuntura **(B)** e após 10 aplicações **(C)**.

Estrias Cutâneas

As estrias cutâneas, de aspecto linear, conseqüentes a um desequilíbrio elástico localizado, aparecem pela atrofia tegumentar adquirida e apresentam distribuição bilateral e simétrica, mostrando ser decorrentes de uma fragilidade regional. A causa das estrias cutâneas pode ser mecânica, pelo estiramento da pele devido ao aumento excessivo de peso corporal (esta condição pode levar à ruptura das fibras elásticas dérmicas) ou podem surgir por ocasião de estirão de crescimento, sendo estas, mais comuns na região lombar.

As alterações hormonais favorecem o aparecimento das estrias, por exemplo, na gestação, na síndrome de Cushing, pelo uso de corticosteróide sistêmico e tópico e na puberdade.

A eletroterapia tem mostrado resultados importantes no tratamento das estrias cutâneas, promovendo aumento numérico de fibroblastos, aparecimento de neo vascularização e normalização da sensibilidade dolorosa após algumas aplicações de eletroacupuntura. A estimulação com corrente elétrica promove aparecimento de reação inflamatória aguda e com a resolução desse processo inflamatório ocorre a melhora das estrias cutâneas.

As agulhas de acupuntura podem ser inseridas intradermicamente ao longo das estrias cutâneas e podem ser estimuladas manual ou eletricamente.

A Figura 15.23 mostra um exemplo de estrias cutâneas atróficas, brancas e antigas. Geralmente, este tipo de estrias é de difícil resolução e requer um tratamento prolongado. Quando as estrias cutâneas em que a superfície da pele não foi alterada ainda, o tratamento pela eletroacupuntura pode trazer bons resultados.

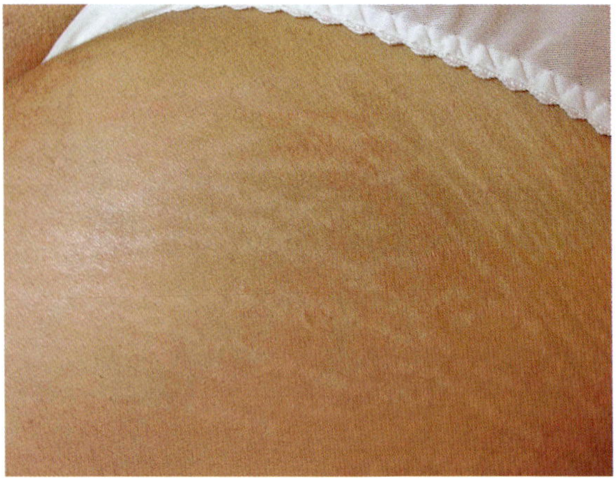

Figura 15.23 Imagem ilustra áreas da pele com estrias cutâneas atróficas, brancas e antigas.

As estrias parecem ficar mais evidentes quando a pele se torna mais flácida. Por isso, no tratamento pela eletroacupuntura deve-se proceder à tonificação do Canal de Energia (Meridiano) das áreas relacionadas com a localização de estrias cutâneas.

Ao mesmo tempo, pode-se fazer a eletrotonificação locorregional utilizando-se os pontos motores localizados na área (Figura 15.24).

A Figura 15.25 mostra antes, após um dia e após uma semana de evolução do tratamento das estrias, observando-se o eritema e o hematoma após a manipulação da agulha de acupuntura. Apesar da não resolução total do hematoma, a melhora é bem evidente.

Figura 15.24 Aspecto das estrias cutâneas antes **(A)** e após o tratamento com a eletroacupuntura **(B)**.

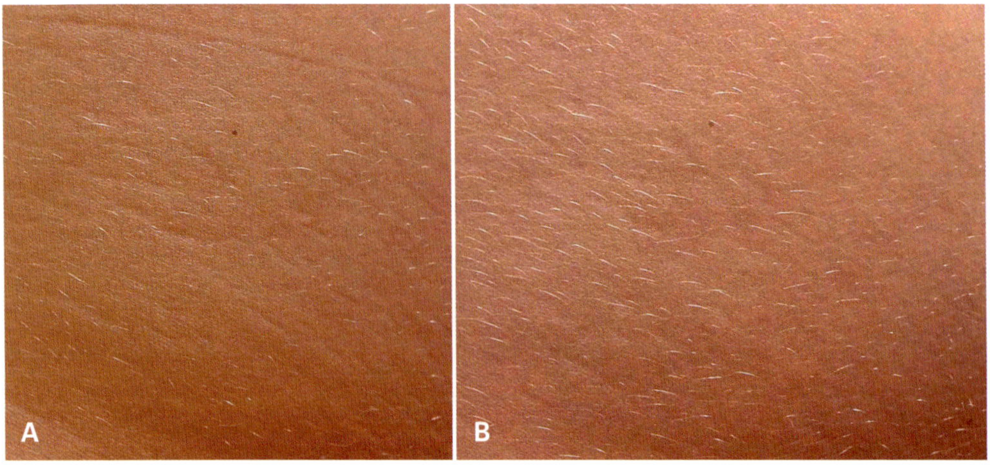

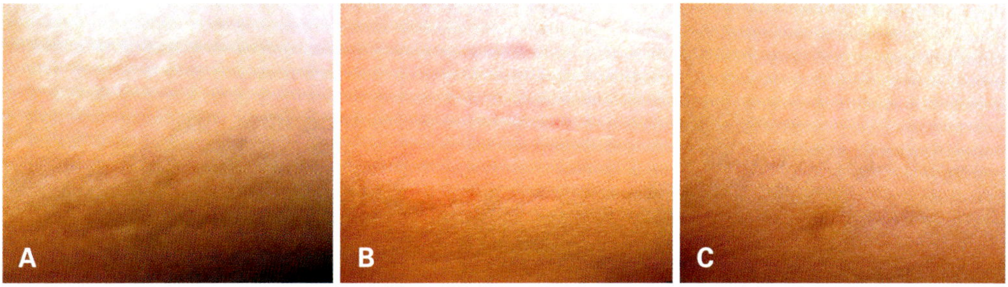

Figura 15.25 ▲
Aspecto das estrias cutâneas antes do tratamento **(A)**, evolução de um dia **(B)** e após uma semana **(B)** de tratamento com eletroacupuntura e manipulação das agulhas de acupuntura intradermicamente.

▼ **Figura 15.26**
Estrias recentes da mama **(A)**, após tratamento **(B)** com o uso dos pontos de acupuntura motores utilizados para a estética da mama.

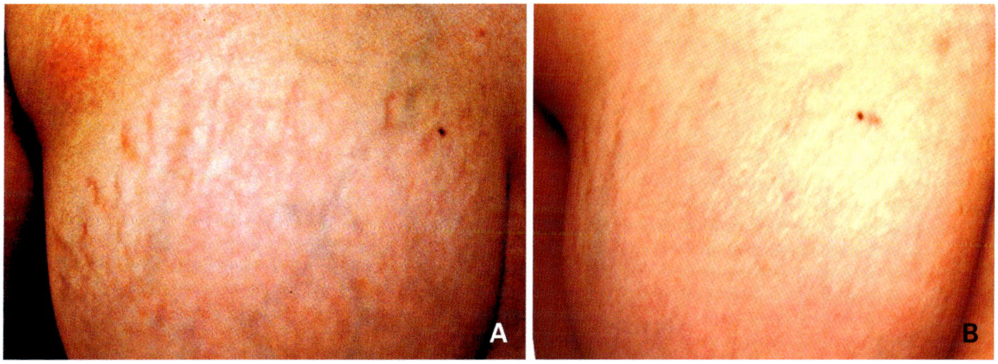

Acne

A acne é uma patologia da glândula sebácea que acomete, preferencialmente, algumas regiões como a face, o pescoço, o tórax e parte superior do dorso do tórax. Pode manifestar-se como comedões, pápulas, pústulas e hipersecreção sebácea.

O aparecimento da acne relaciona-se com os hormônios do tipo andrógenos (testosterona, cortisol) e geralmente melhora com os hormônios femininos tipo estrógeno, por isso, o início de aparecimento da acne ocorre na puberdade, podendo se prolongar por todo o período da adolescência.

No *Su Wen* (Capítulo 1) está descrito: "*Na menina de 7 anos, a emanação do* Shen *(Rins) é abundante, a dentição muda, os cabelos alongam-se; aos 2x7 = 14 anos, a vida sexual (*TianGui*) aparece, o Vaso-Concepção permeabiliza-se, o* Chong Mai *desenvolve-se plenamente; e no menino de 8 anos, a emanação do* Shen *(Rins) firma-se, a cabeleira alonga-se, a dentição muda; aos 2x8 = 16 anos, a emanação do* Shen *(Rins) é abundante, aparece a vida sexual, a essência se transborda e se es-*

Quadro 15.1. Fisiopatogenia da acne, segundo Medicina Ocidental.

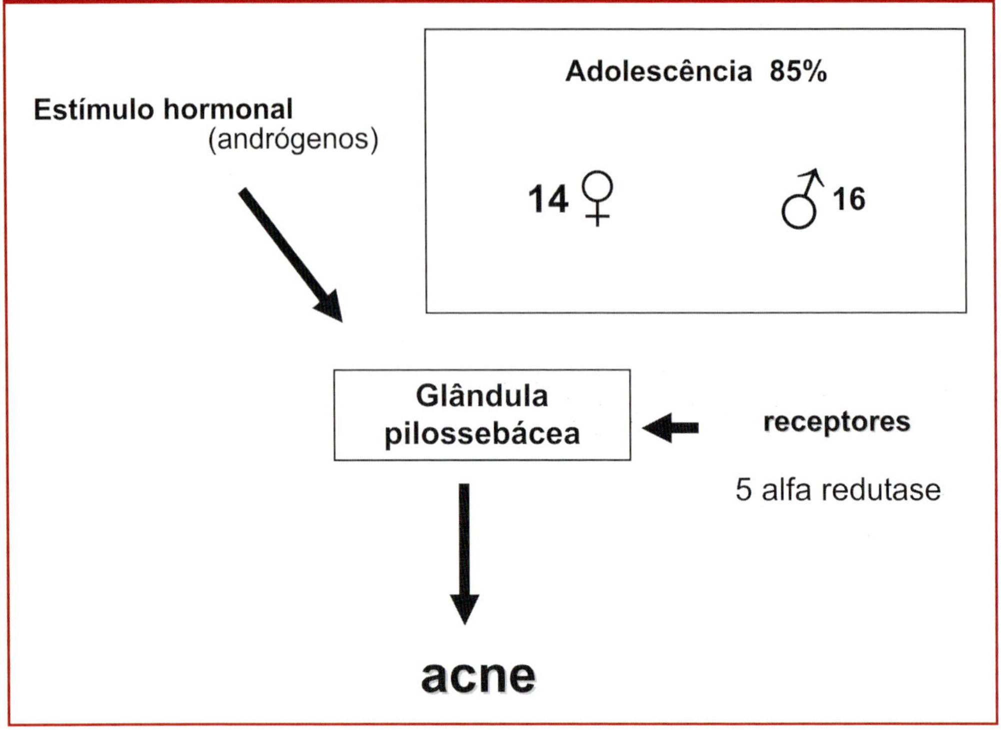

coa". O transbordamento e o escoamento da Essência poderiam ser a causa energética de aparecimento de acne.

Na Medicina Ocidental, o tempo de aparecimento da acne é coincidente com os períodos etários citados no *Su Wen*, assim, nas meninas, a acne surge por volta dos 13 anos e, no menino, em torno dos 15 anos de idade (Quadro 15.1). O período de aparecimento vai até 21 a 25 anos [segundo a Medicina Tradicional Chinesa corresponde à parada de emanação do *Shen* (Rins)] (Quadro 15.2).

O hormônio masculino tem relação com o *Jing Shen* (Essência dos Rins) e o feminino, com o *Gan Qi* (Energia do Fígado). A acne pode aparecer por haver desequilíbrio transitório entre os hormônios, pelo aumento do estímulo ao nível da glândula sebácea, onde existe enzima denominada 5 alfa-redutase, que transforma a testosterona livre em dehidrotestosterona o qual pode agir perifericamente promovendo a hipersecreção sebácea.

Os fatores emocionais, principalmente as emoções reprimidas, como raiva, revolta, tensão, dificuldades nos relacionamentos intrapessoais e interpessoais podem causar a plenitude de *Gan-Yang* (Fígado-*Yang*) e afetar o *Pi* (Baço/Pâncreas) e o *Fei* (Pulmão) perturbando as funções energéticas de purificação, transporte e transformação e de descida desses *Zang* (Órgãos). Uma alimentação desregrada desde a infância pode piorar o quadro. A plenitude do *Gan-Yang* (Fígado-*Yang*) ao enfraquecer o *Pi* (Baço/Pâncreas), promove o aparecimento de Umidade em nível patológico. Esta, sob ação do Calor, transforma-se em Umidade-Calor, que pode ascender, via

Quadro 15.2. Fisiopatogenia da acne, segundo a Medicina Tradicional Chinesa.

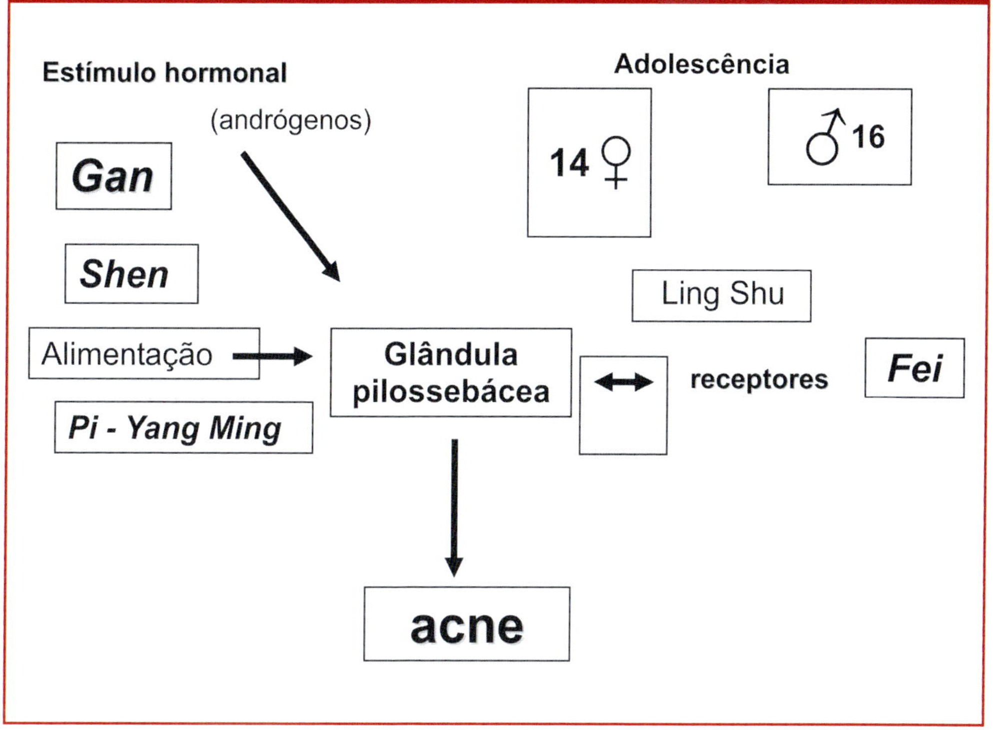

Canal de Energia do *Wei* (Estômago), para a região alta do corpo.

O processo de ascensão da Umidade-Calor é facilitado pela deficiência da função de descida e de defesa (*Wei Qi*) do *Fei* (Pulmão), associadas, e pelo enfraquecimento do *Gan-Yang* (Fígado-*Yang*).

No tórax e na face, a Umidade-Calor presente no Canal de Energia do *Wei* (Estômago) é o fator causal da acne destas regiões. Pela comunicação existente entre os pontos E-1 (*Chengqi*) e o B-1 (*Jingming*), a Umidade-Calor pode acometer o Canal de Energia do *Pangguang* (Bexiga) e a acne instalar-se na região dorsal alta.

Então, pode-se dizer que a acne aparece em virtude da desarmonia das funções energéticas de subida do puro e de descida do turvo do *Pi* (Baço/Pâncreas) e do *Wei* (Estômago), levando à estagnação de *Yin* turvo na parte superior do corpo que se dirige para a superfície do corpo (pele). Por outro lado, a deficiência das funções de purificação e de descida do *Fei* (Pulmão) lesa a descida do Fogo do *Xin* (Coração) para a região baixa do corpo impedindo, também, que a Água do *Shen* (Rins) (Água Orgânica) possa subir para esfriar a parte superior (Quadros 15.1 e 15.2). Daí, observa-se, freqüentemente, o rosto avermelhado e ansiedade em pacientes com acne.

As acnes que se localizam nas regiões da mandíbula e próximas ao pescoço são denominadas acnes hormonais e se devem às desarmonias energéticas do *Gan* (Fígado) e do *Dan* (Vesícula Biliar), enquanto aquelas localizadas na região do mento são decorrentes do acometimento do *Shen* (Rins) e, as periorais estão relacionadas ao *Yang Ming* e ao *Gan* (Fígado).

Tratamento sistêmico da acne pela eletroacupuntura

Em virtude de haver grande participação emocional na gênese e na manutenção da acne, os Canais de Energia Distintos do *Xin Bao Luo/Sanjiao* (Circulação-Sexo/Triplo Aquecedor) devem ser utilizados, estimulando-se os pontos CS-1 (*Tianchi*), TA-16 (*Tianyou*) e VG-20 (*Baihui*).

Canais de Energia Distintos do *Gan/Dan* (Fígado/Vesícula Biliar), aplainador das emoções: F-5 (*Ligou*), VB-30 (*Huantiao*). Evitar o uso de VB-1 (*Tongziliao*).

As lesões que ocorrem na face e na região anterior do tórax são devidas ao acometimento do *Yang Ming*, o qual deve ser circulado com o uso dos pontos IG-4 (*Hegu*) e E-36 (*Zusanli*) e esfriar este Canal com a estimulação do ponto Água, que é o E-44 (*Neiting*).

Tratamento local para acne com a acupuntura ou a eletroacupuntura:

Pontos locais faciais podem ser utilizados para o tratamento da maioria dos casos de acne, como VC-24 (*Chengjiang*), M-CP-3 (*Yintang*), E-3 (*Juliao*), E-5 (*Daying*), E-6 (*Jiache*) e VG-26 (*Renzhong*).

Para a acne localizada na parte lateral da face, pode-se utilizar o Canal de Energia Curioso *Du Mai e* o seu acoplado, o *Yang Qiao Mai*, estimulando-se os pontos de abertura ID-3 (*Houxi*) e o B-62 (*Shenmai*).

Para acne localizada na região do queixo, pode-se utilizar o Canal de Energia Curioso *Ren Mai* e o seu acoplado *Yin Qiao Mai*, estimulando-se os pontos de abertura P-7 (*Lieque*) e o R-6 (*Zhaohai*).

De modo geral, utilizam-se os pontos sistêmicos, como IG-4 (*Hegu*), IG-11 (*Quchi*), F-3 (*Taichong) e* E-36 (*Zusanli*), a fim de promover a união Alto/Baixo.

Além disso, deve-se regularizar o *Yang Ming* e as funções de subida e de descida de Energia.

Os pontos E-44 (*Neiting*), E-5 (*Daying*) e VG-25 (*Suliao*) podem ser utilizados para o tratamento da acne do tipo rosácea, em que as regiões maxilares e o dorso nasal tornam-se bastante avermelhados.

Nas mulheres, podem ser utilizados os Canais de Energia Curiosos *Chong Ma*i e *Ren Mai* e, nos homens, o *Ren Mai* e o *Du Mai*.

A Figura 15.27 mostra um esquema de tratamento da acne com acupuntura e eletroacupuntura. As pústulas importantes podem ser drenadas e, posteriormente, são feitas inserções de agulhas de acupuntura direcionando-as para o centro da pústula e procede-se à estimulação com eletroacupuntura com 100 a 200Hz por 20 minutos. A acne generalizada em regiões mais extensas pode ser tratada com pontos de acupuntura locais, com freqüência denso dispersa 2/4 por 20 minutos, unindo-se por exemplo os pontos E-7 (*Xiaguan*) com o E-4 (*Dicang*) em um eletrodo e unindo-se o E-3 (*Juliao*) com o E-5 (*Daying*) em outro (Figura 15.28).

As Figuras 15.29 e 15.30 mostram o pré-tratamento e o resultado obtido com a utilização de eletroacupuntura de acne vulgar da face.

As Figuras 15.31 (A e B) mostram o resultado obtido com o tratamento pela eletroacupuntura de uma forma de acne especial denominada acne rosácea. Neste caso, foram utilizados os pontos IG-4 (*Hegu*), IG-11 (*Quchi*), E-44 (*Neiting*), E-36 (*Zusanli*) e VG-25 (*Suliao*).

Cicatriz de Acne

Uma das queixas mais comuns dos pacientes portadores de acne são as marcas de cicatrizes deixadas pela acne. Os tratamentos preconizados, normalmente recomendados, são dolorosos e complicados. O paciente da Figura 15.32 mostra cicatrizes de acne, após ter sido submetido à laserterapia; observam-se ainda as depressões deixadas pela acne.

O paciente (Figura 15.32) foi submetido ao tratamento de eletroacupuntura fazendo-se a dispersão na freqüência de 100Hz sobre as depressões cutâneas, nas quais as agulhas foram inseridas profundamente. Posteriormente, o ponto E-7 (*Xiaguan*) foi utilizado (2Hz) a fim de tonificar a pele e a musculatura desta região; depois, fez-se o preenchimento e utilização de um ácido, para terminar o tratamento da superfície da pele.

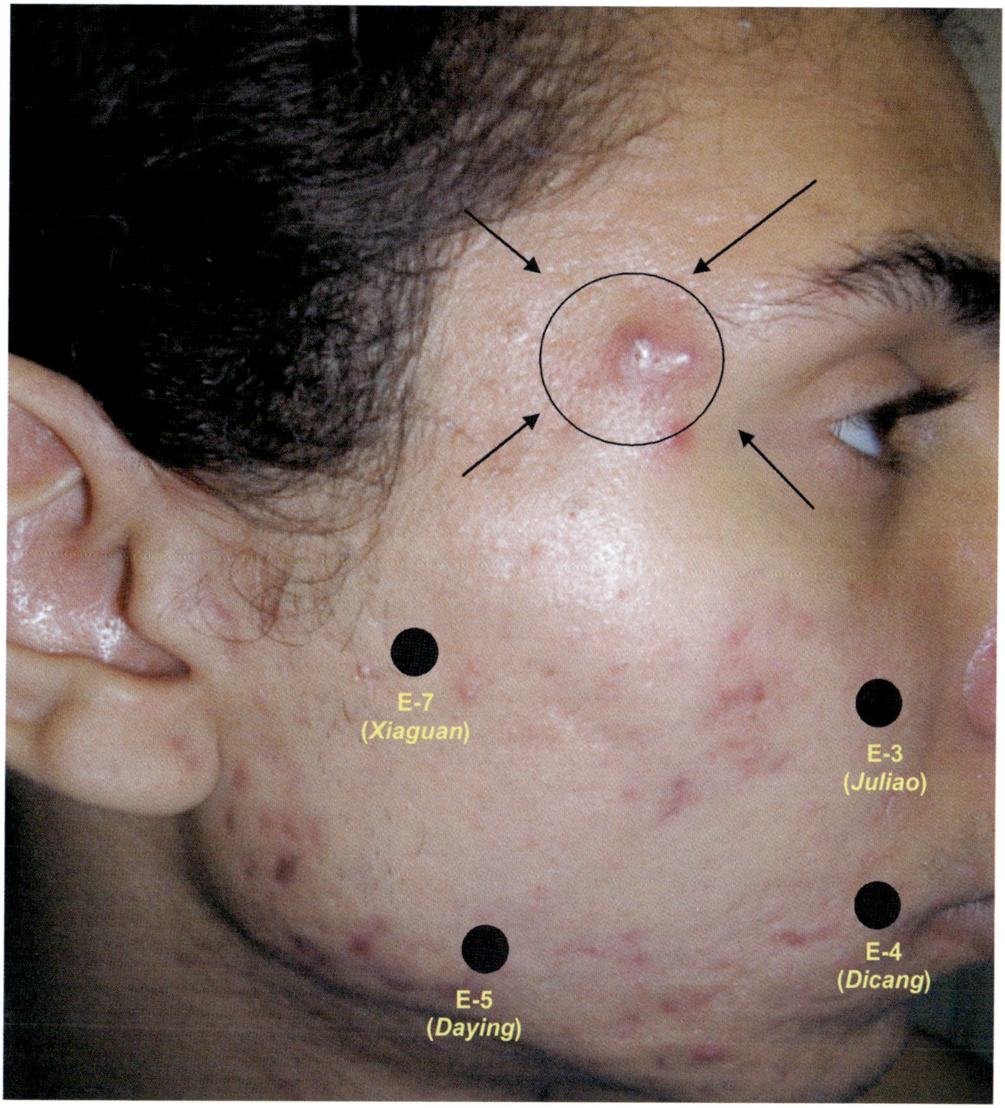

▲ **Figura 15.27**
Tratamento da acne com eletroacupuntura (ver o texto).

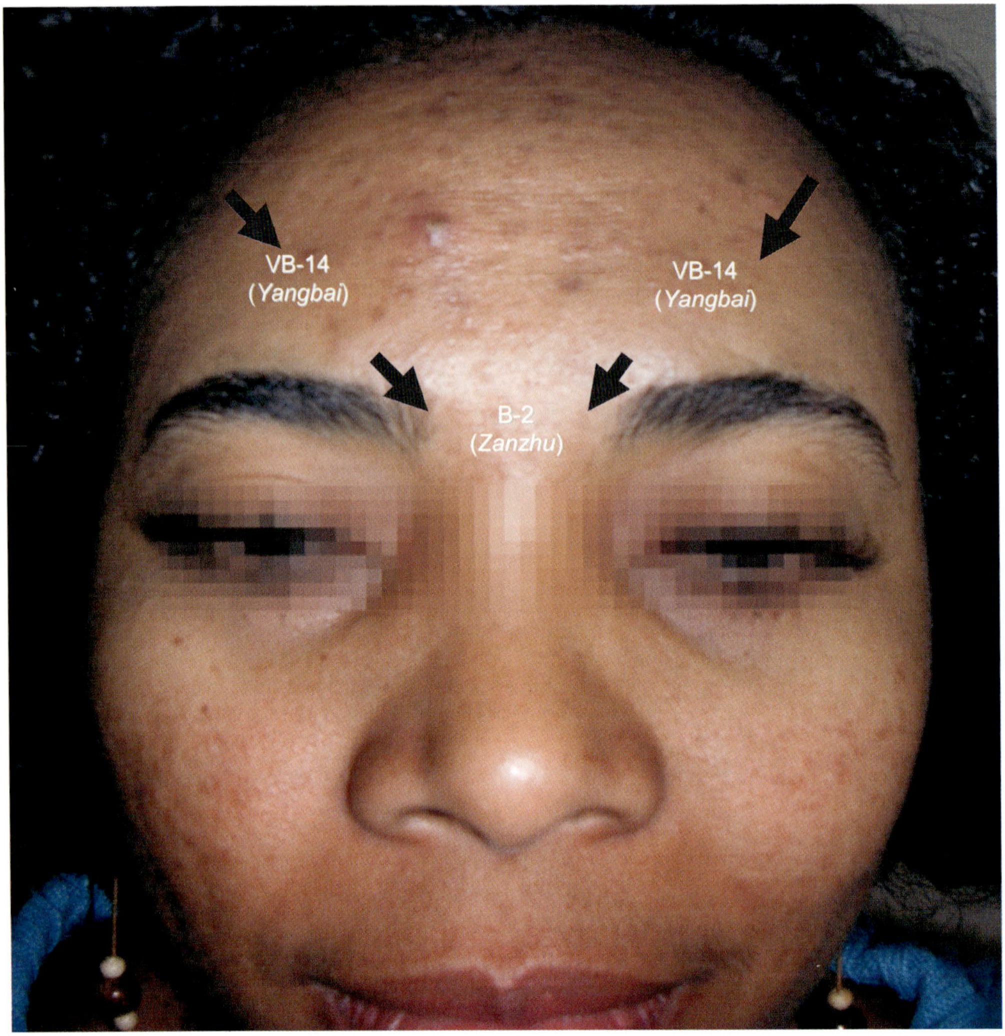

▲ **Figura 15.28**
Esquema de tratamento com eletroacupuntura da acne facial. A acne na região frontal pode ser tratada com pontos de acupuntura da região com freqüência denso dispersa 2/4Hz por 20 minutos, por exemplo unindo-se o VB-14 (*Yangbai*) com o B-2 (*Zanzhu*).

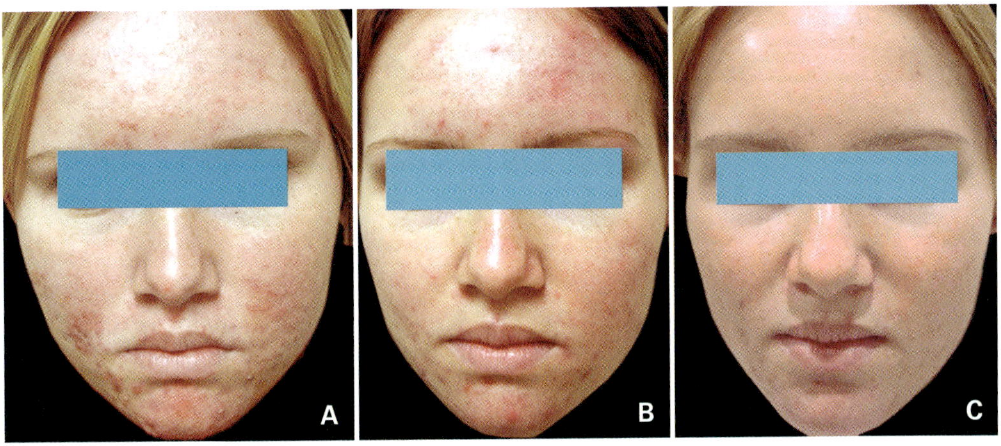

Figuras 15.29 ▲
Paciente com acne facial **(A)** e o resultado parcial obtido com o tratamento de 6 aplicações de eletroacupuntura **(B)** e um ano após receber a alta **(C)** mostrando que a melhora continuou mesmo após o cessar do tratamento pela eletroacupuntura.

▼ **Figura 15.30**
Paciente com acne vulgar da face **(A)** e o resultado parcial obtido com o tratamento pela eletroacupuntura **(B)**.

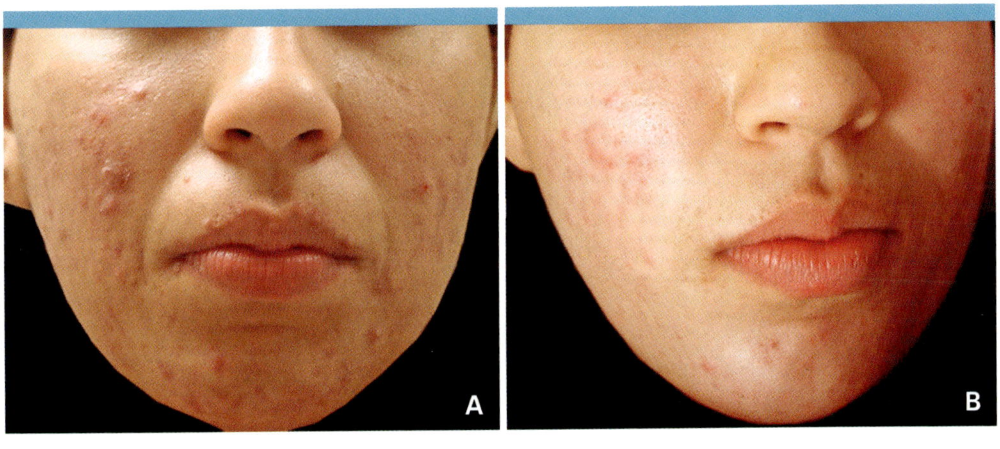

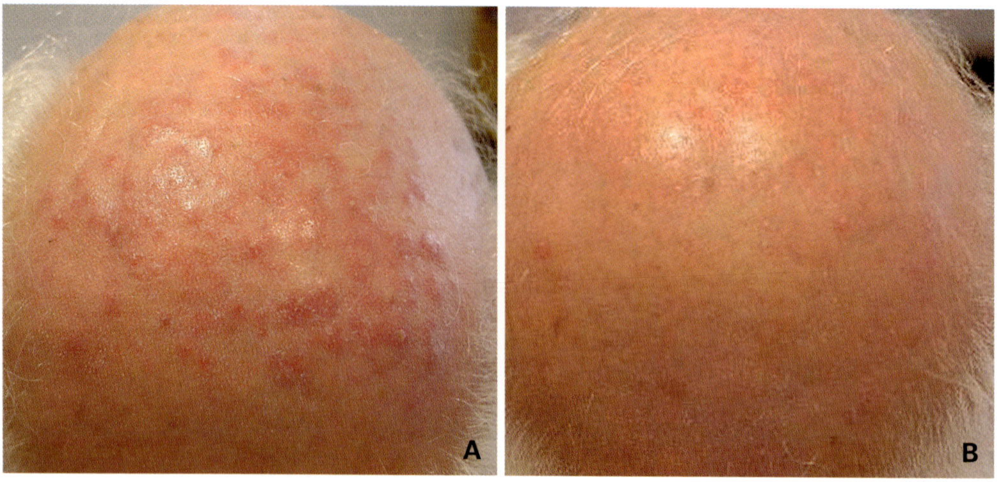

Figura 15.31 ▲
Acne rosácea do couro cabeludo **(A)** e o resultado obtido com a eletroacupuntura **(B)**.

▼ **Figura 15.32**
Paciente com cicatrizes de acne da face **(A)** e o resultado obtido com o tratamento por eletroacupuntura **(B)**.

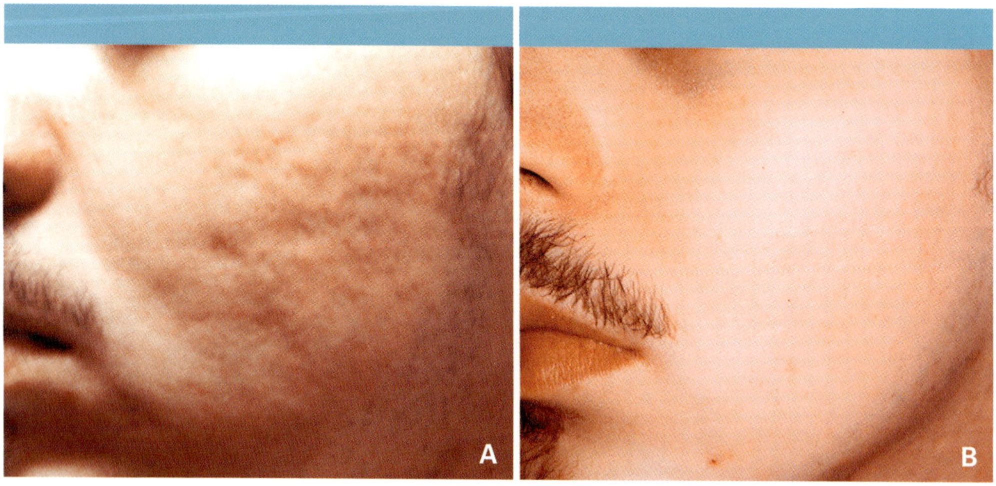

Capítulo XVI

Acupuntura & Psoríase

Dra. Maria Assunta Y. Nakano

A psoríase é uma doença inflamatória da pele que apresenta como característica principal a formação de placas eritemato-escamosas. É uma doença de evolução crônica, com recorrências freqüentes, que acomete tanto o sexo masculino quanto o feminino de qualquer idade, embora haja certa predominância na segunda e terceira décadas de vida. Parece haver dois picos de maior prevalência, uma antes dos 30 e a outra após os 50 anos de idade.

A psoríase é uma doença dermatológica comum e acomete cerca de 2% da população mundial. A incidência é variável de acordo com a população estudada e é menos freqüente em negros e orientais.

O impacto emocional desencadeado pela doença, principalmente em formas extensas, é tão importante quanto o aspecto emocional envolvido na gênese dessa doença.

Apesar de sua causa ainda não ser totalmente esclarecida, a doença está associada à predisposição genética. Um terço dos pacientes relata algum parente acometido. Em gêmeos monozigóticos, há uma relação de 70%, sendo que esta relação diminui para 20% quando os gêmeos são dizigóticos. A herança é multifatorial, com diversos fatores desencadeantes.

Existem dois tipos de psoríase de acordo com os antígenos de histocompatibilidade Cw6-B13, B17, B37 e DR7 estariam associados com psoríase de início mais precoce e apresentam intensa associação (85,3%) com o mesmo. A psoríase de início mais tardio estaria relacionada com os antígenos de histocompatibilidade HLA-B27, Cw2 e B17, porém com pouca associação (14,7%).

A forma pustulosa da psoríase relaciona-se com o HLA-B27, a pustulose palmo-plantar, ao Aw19 e Bw35, e a psoríase artropática, ao B27 (quando existe a sacroileíte) e ao DR3 (na presença de artrite erosiva).

Recentemente, um gene envolvido na psoríase foi localizado na parte distal do cromossomo 17, localização dos genes que regulam a parte imunológica.

O estresse é o principal fator desencadeante descrito por vários autores. Em cerca de 39 a 80% dos pacientes o estresse é relatado como um fator desencadeante ou agravante das lesões da psoríase. É tão importante essa relação que alguns autores consideram a psoríase como sendo "psicodermatose" (ver capítulo sobre "Mobilização de *Qi* Mental").

Tem sido sugerido que quando o paciente psoriático é altamente reativo ao estresse, apresenta formas mais extensas e desfigurantes da doença.

Apesar da importância da hereditariedade, o fator ambiental também deve ser considerado como desencadeante. Esses fatores ambientais incluem estímulos emocionais agudos e crônicos. O prejuízo psicológico induzido pela presença da doença parece ser fator muito importante na manutenção da mesma. Estudos mostram a influência negativa da psoríase na adaptação psicossocial do paciente, principalmente no exercício profissional, no lazer e em práticas cotidianas, levando a prejuízos na qualidade de vida geral.

Muitos estudos procuram mostrar características de personalidade relacionadas com a psoríase, mas não existe nenhuma conclusão a respeito disso. Várias características emocionais têm sido relacionadas com pacientes psoriásicos como ansiedade, depressão, obsessão e agressividade.

Os fatores emocionais podem explicar o desencadeamento da doença, principalmente, pela integração neuroimunoendocrinocutâneo. Recentes estudos revelam a inervação cutânea como um dos fatores importantes no desencadeamento da psoríase, seja pela simetria das lesões, seja pelo relato da remissão das lesões, em área desnervada traumaticamente mantendo as lesões contralaterais, e pela exacerbação da doença desencadeada pelo estresse.

Uma pele desnervada apresenta redução drástica da espessura da epiderme, e as células de Langerhans passam a expressar um marcador antes específico de células nervosas, a ubiquitina hidrolase PGP9.5 (*protein gene product 9.5*). Tais propriedades permanecem até a regeneração das fibras, quando a pele recupera sua espessura original, e a expressão de PGP9.5 desaparece nas células de Langerhans.

A alteração na inervação cutânea pode interferir na capacidade de cicatrização e regeneração do tecido. A capacidade de resposta à agressão externa diminui, pois experimentalmente os modelos animais mostram diminuição significante do número de linfócitos e de macrófagos em feridas, na pele desnervada. Na comunicação entre a pele e o nervo também parece haver um mecanismo compensatório. Resultados em animais mostram que a desnervação parcial, mantendo 30% das fibras C, é capaz de garantir cicatrização normal. A inflamação neurogênica da pele ocorre pela presença de neuropeptídeos que são liberados pelas fibras C e, em menor quantidade, pelas fibras A-delta. Juntas, elas desempenham funções autonômicas e de nocicepção na pele.

A epiderme normal divide-se a cada 13 dias e permanece a maior parte do tempo na fase GI do ciclo celular. A maturação e destacamento de um novo queratinócito demora 26 dias. Na placa de psoríase, o ciclo celular é encurtado para um dia e meio, e a maturação e fase de destacamento para quatro dias. A pele normal de um psoriásico, também, apresenta proliferação aumentada da epiderme.

Esta rápida divisão está relacionada com a acentuada expressão de marcadores de maturação dos queratinócitos, semelhantes àqueles observados na epiderme normal, em reparação após uma injúria.

O fator de crescimento neural (NGF) é um fator de crescimento autócrino para queratinócitos e, também, controla a síntese de peptídeos nas fibras C da pele. Ceratinócitos humanos secretam NGF, que estimula de forma autócrina a proliferação de mais queratinócitos, sendo que está aumentada na pele de um psoriásico. Também afeta diretamente a produção dos neuropeptídeos pró-inflamatórios, como substância P (SP) e peptídeo relacionado ao gene da calcitonina (CGRP).

Ainda não se sabe se o defeito inicial se encontra nos queratinócitos, fibroblastos ou células endoteliais. Histologicamente é observada uma diferenciação anormal, hiperproliferação de queratinócitos, e infiltrado inflamatório.

Os traumas cutâneos (fenômeno de *Koebner*) como traumas físicos, químicos ou elétricos diretamente sobre a pele podem determinar aparecimento de lesões em áreas sãs. A infecção é uma outra causa de desencadeamento da psoríase. O *Streptococo* β-hemolítico está relacionado com a psoríase gutata. O estreptococo tem um peptídeo M, sendo uma parte dele compartilhado com queratina humana. Infecção por HIV mostra uma exacerbação da doença.

Algumas drogas como o lítio, betabloqueadores, antiinflamatórios, antimaláricos geralmente pioram a psoríase. A corticoterapia sistêmica pode a princípio levar à melhora da psoríase, porém na sua retirada observa-se o aparecimento de formas mais graves da doença.

Outros fatores como distúrbios hormonais e metabólicos têm sido implicados com a psoríase, assim como com a ingestão de bebida alcoólica.

A lesão de psoríase possui aspecto bastante característico, poucas vezes deixando dúvida em relação ao diagnóstico. São placas eritemato-escamosas, formadas por pequenas lesões que se confluem, são bem delimitadas, ovaladas ou arredondadas (Figura 16.1). Algumas lesões apresentam aspectos mais eritemato-arroxeados e outras, características mais rosadas. A escama é bem espessa e tem aspecto prateado. Um aspecto semiológico importante na psoríase são o sinal da vela (na curetagem da lesão, são observadas escamas brancas e nacaradas lembrando curetagem da cera da vela) e o sinal do orvalho sangrante (ao se curetar, observa-se sangramento superficial em gotas), que acontece pela proliferação da papila dérmica e dilatação dos vasos sangüíneos. A intensidade da descamação, infiltração e eritema variam conforme o tipo de paciente.

A forma de psoríase mais comum é aquela em placas que acomete principalmente cotovelos, joelhos (Figura 16.2), cabeça, região lombar e região umbilical. Em geral, a face é poupada.

A psoríase pode manifestar-se de maneira localizada ou generalizada.

A *forma gutata* manifesta-se por pequenas lesões disseminadas em tronco (Figura 16.3) e membros proximais. É a forma mais comum em crianças e adultos jovens. Esta forma relaciona-se com algumas infecções virais ou estreptocócica em crianças. Em jovens, o aspecto lesional pode regredir espontaneamente em poucas semanas ou meses.

A *forma eritrodérmica,* geralmente, aparece como complicação de uma doença clássica. Acomete mais de 75% da superfície do corpo e o eritema aparece em quase toda a superfície cutânea, inclusive a face; a descamação é mais fina e corresponde à forma mais grave, necessitando de cuidados clínicos especiais devido à presença de fadiga, dores musculares, anemia, desidratação e deficiência de ferro e de proteínas.

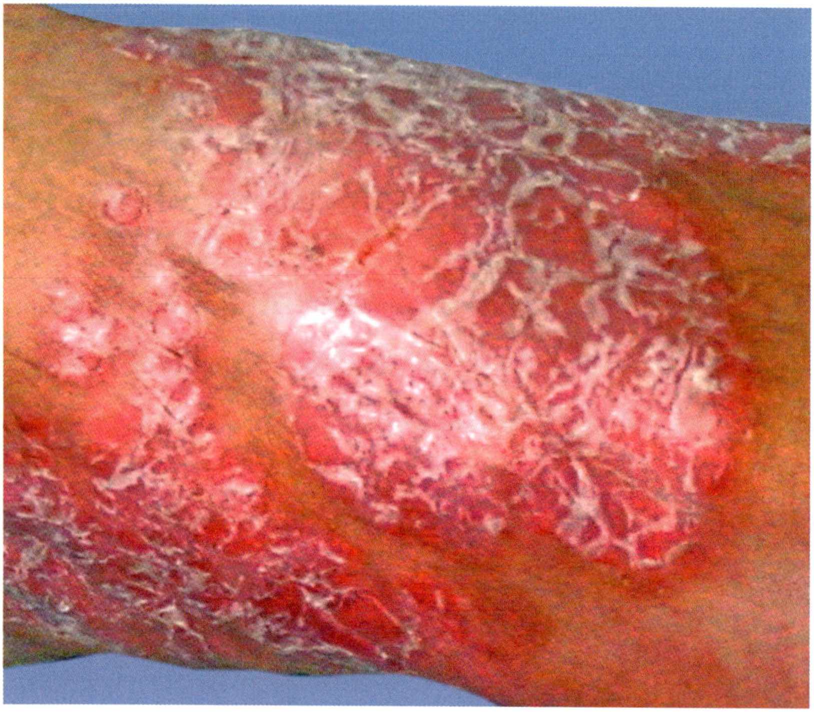

▲ **Figura 16.1**
Lesões típicas de psoríase com lesões eritemato-escamosas.

Figura 16.2 ▼
Lesões eritemato-escamosas típicas de psoríase.

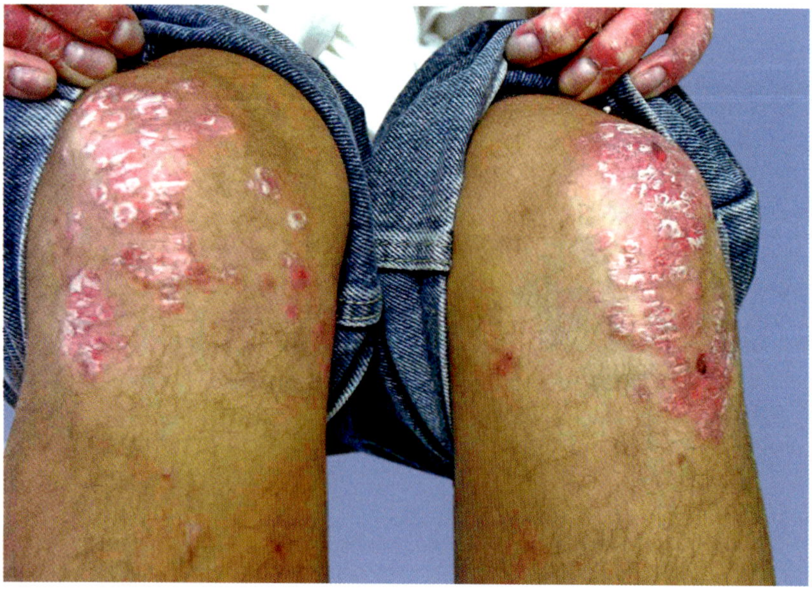

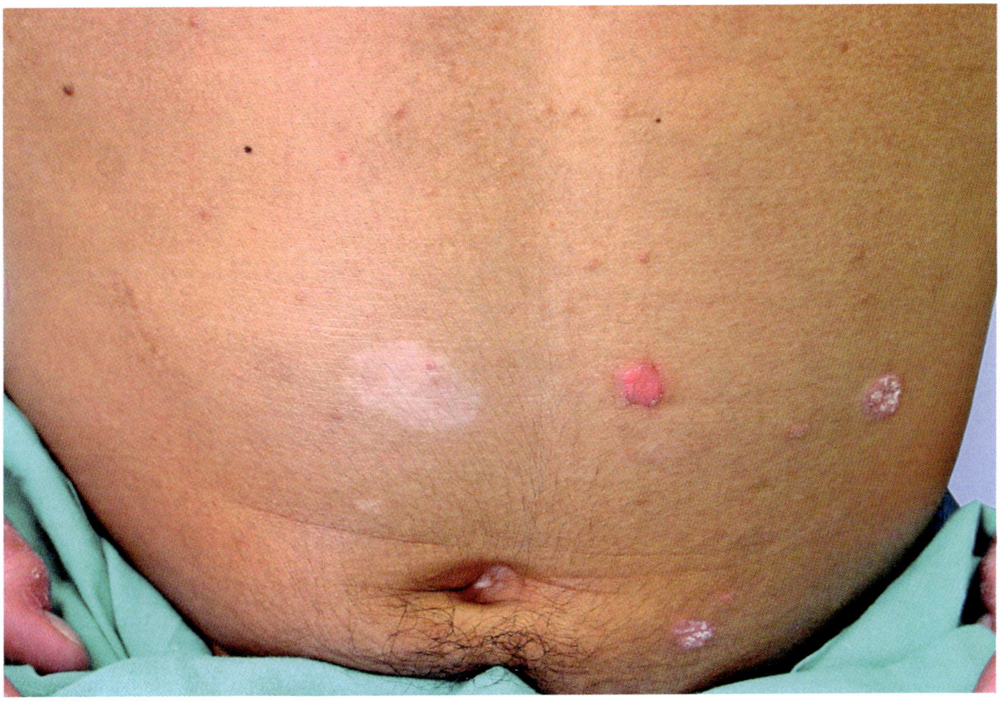

Figura 16.3 ▲ Paciente com lesões de *psoríase gutata* localizadas no abdome.

Na *forma pustulosa* da psoríase, observam-se pústulas estéreis, inflamação e eritema. A forma localizada pode acometer a região palmoplantar e constitui o tipo mais comum em adultos e mulheres. Existe uma forma rara deste tipo de psoríase que acomete as extremidades dos dedos das mãos e dos pés. É denominada de *acrodermatite contínua de Hallopeau* e pode levar às alterações e à destruição das unhas.

Existe uma forma disseminada de psoríase denominada *psoríase pustulosa generalizada* com conotação de doença sistêmica, já que acomete outras estruturas do corpo, como a mucosa. A língua geográfica é um achado relacionado com essa forma de psoríase, assim como a artrite.

A artrite psoriásica é uma forma de psoríase que se agrupa na categoria das espôndilo-artropatias soronegativas junto com espondilite anquilosante, artrite relacionada a doença inflamatória do intestino e doença de Reiter, nas quais há alta prevalência do antígeno HLA-B27, ausência de fator reumatóide e entesopatia.

É classificado em duas formas, a forma distal acometendo articulações interfalangeanas distais das mãos e dos pés, ocasionalmente acometendo algumas articulações maiores como joelho ou cotovelo. O acometimento da unha é mais freqüente nesta forma de psoríase, podendo ser onicólise, *pitting*, queratose subungueal ou linha de Beau. A outra forma é a artropatia axial que acomete coluna lombar superior e torácica inferior, podendo ocorrer fusão de vértebras.

Psoríase sob o ponto de vista da Medicina Tradicional Chinesa

A psoríase, segundo a teoria do *Yang* e do *Yin* da Medicina Tradicional Chinesa, enquadra-se na categoria de doenças de característica *Yang* e de Umidade-Calor por vários motivos: por ser uma lesão mais externa; por ser uma lesão mais eritematosa e seca na maioria das vezes; por ser uma lesão expansiva, de crescimento acelerado; e por acometer geralmente as regiões mais *Yang*, como o couro cabeludo e a região posterior do tronco.

Sob o ponto de vista dos conceitos de Cinco Movimentos e de *Zang Fu* (Órgãos e Vísceras), a psoríase é uma doença que acomete a epiderme e a derme. A epiderme é regida pelo *Fei* (Pulmão) e a derme pelo *Pi* (Baço/Pâncreas). O *Fei* (Pulmão) relaciona-se com a Alma Corpórea (*Po*), que é o instinto de sobrevivência, e acompanha as funções fisiológicas do corpo, próximo das nossas reações autonômicas. O sistema autonômico está intimamente ligado às várias doenças de pele, já que os dois têm a mesma origem embriológica.

O sistema autonômico pode ser comparado com os conceitos do *Sanjiao* (Triplo Aquecedor), já que este é o responsável pelo metabolismo. O *Nan Jing* (38ª dificuldade) diz: "*O* Sanjiao *(Triplo Aquecedor) é um ramo do* Qi *Original (*Yuan Qi*), comanda o conjunto de Qi*". Na 66ª dificuldade do *Nan Jing* está escrito: "*O* Sanjiao *(Triplo Aquecedor) é o delegado do* Qi *Original (*Yuan Qi*). Tem ele a função de fazer circular e comunicar os três* Qi *(*Zong Qi, Ying Qi *e* Wei Qi*) e atravessa os cinco* Zang *(Órgãos) e os seis* Fu *(Vísceras)*". Isso significa que o *Sanjiao* (Triplo Aquecedor) tem a função de dirigir a atividade orgânica do corpo humano. No *Ling Shu* está dito: "*O Shangjiao* (Aquecedor Superior) *é como bruma*", ou seja, corresponde à função energética de difusão do *Fei* (Pulmão) e do *Xin* (Coração), a fim de alimentar e aquecer todo o corpo, o que representa a proteção realizada pelo *Wei Qi*, a energia defensiva que circula por todo o corpo. A alteração de defesa é observada na maioria das doenças de pele.

"*O Zhongjiao (*Aquecedor Médio*) é semelhante à fermentação*" (*Ling Shu*). É a ação do *Pi* (Baço/Pâncreas) e do *Wei* (Estômago) na decomposição dos alimentos a fim de transformá-los em nutrientes, separar o turvo do puro e fazer a ascensão do puro e descida do turvo. Na pele, o *Jin* vai para parte da epiderme e o *Ye*, a parte mais turva, viscosa e pesada, circula mais profundamente. Na psoríase, existe alteração neste sistema em que o turvo se manifesta na superfície. A derme [*Pi* (Baço/Pâncreas)] dá a sustentação e a nutrição à epiderme [*Fei* (Pulmão)] e está a derme sob a influência do *Pi* (Baço/Pâncreas), portanto, do *Zhongjiao* (Aquecedor Médio).

"*O Xiajiao (*Aquecedor Inferior*) é como um canal*" (*Ling Shu*). Separa o puro do impuro e faz a expulsão dos detritos para fora do corpo pelo *Pangguang* (Bexiga) sob forma de urina, e pelo *Dachang* (Intestino Grosso), sob a forma de fezes. Controla a via das Águas e, estando deficiente, pode ocasionar a secura da pele. A citação do *Ling Shu* refere que: "*Desde o* Wei *(Estômago), os líquidos descem até o* Xiaochang *(Intestino Delgado) e o* Dachang *(Intestino Grosso). Aquele que desde o* Pi *(Baço/Pâncreas),* Fei *(Pulmão) e o* Sanjiao *(Triplo Aquecedor) espalha-se até a pele será eliminado pela transpiração; aquele que pela "via dos líquidos" desce ao* Pangguang *(Bexiga) será expulso sob a forma de urina, graças à função de transformação (*Qi Hua*) do* Pangguang Qi *(Bexiga) e do* Shen *(Rins)*".

A psoríase assim como os eczemas enquadram-se nas afecções cutâneas primárias. Existem dez fatores principais envolvidos nas doenças cutâneas: Vento-Calor, Deficiência de *Xue* (Sangue), Secura, Deficiência de *Yin*, Calor no *Xue* (Sangue), Estagnação de *Qi* e do *Xue* (Sangue), Umidade, Umidade-Calor, Excesso de Calor e Fogo Perverso.

Pode-se dizer que a psoríase tem como principais fatores a estagnação de *Qi* e de *Xue* (Sangue) devida, principalmente, à alteração energética do *Gan* (Fígado) e do *Sanjiao* (Triplo Aquecedor). Outras alterações podem decorrer de Secura e deficiência de *Yin*, Umidade-Calor, no caso da psoríase pustulosa, e Fogo Perverso, no caso da psoríase eritrodérmica. A artrite psoriásica poderia ser conseqüente à deficiência de *Shen-Yin* (Rim-*Yin*) com a deficiência de *Gan-Yin* (Fígado-*Yin*) ou como conseqüência de uma deficiência mais importante do *Gan-Yin* (Fígado-*Yin*) acometendo o *Shen-Yin* (Rim-*Yin*).

A principal causa das alterações dos *Zang Fu* (Órgãos e Vísceras) seriam fatores emocionais. Mesmo na concepção da medicina ocidental, a grande maioria dos casos de psoríase está relacionada com o estado de estresse emocional, como ansiedade com tendência à obsessão e depressão, com certa agressividade. A Medicina Tradicional Chinesa relaciona como causas de psoríase as frustrações e a raiva reprimida, além do excesso de excitação e pressão, nos relacionamentos pessoais. De modo que os psoriásicos são indivíduos que apresentam personalidade que leva ao sofrimento pelos conflitos de relacionamento. São indivíduos perfeccionistas, até obsessivos, que sofrem por não estar tudo perfeito e não delegam funções, se sobrecarregando em tarefas cotidianas e sofrendo ansiedade pelo mesmo motivo, além de raiva reprimida (Ver capítulo: Mobilização de *Qi* Mental).

O ser humano recebe características hereditárias (*Qi* ancestral, *Qi* materno); além de trazer em suas células o código genético, traz, também, a memória de seus antepassados. Após o nascimento recebe o *Qi* Celeste (*Tian Qi*) (ar), o *Qi* dos alimentos (*Gu Qi*), a influência ambiental (cultura, crenças, aprendizados) e, principalmente, as emoções geradas pelo ambiente.

O *Gan* (Fígado) é o principal *Zang* (Órgão) que é acometido nos psoriásicos, pelo tipo de emoção e personalidade mais agressiva destes indivíduos, associando a isso, o componente do *Pi* (Baço/Pâncreas) e do *Xin Bao Luo* (Circulação-Sexo), já que remoer pensamentos obsessivos é também característica destes indivíduos. A principal lesão de psoríase é uma estagnação de *Qi* e de *Xue* (Sangue) pela desarmonia do *Gan* (Fígado) e do *Pi* (Baço/Pâncreas).

Em resumo: A emoção acomete o *Xin Bao Luo* (Circulação-Sexo) e o *Gan* (Fígado), este o aplainador das emoções, o que ocasiona dificuldade em direcionar o *Qi*, já que a principal função energética do *Gan* (Fígado) é manter um livre fluxo de *Qi*; inicia-se, então, o processo de adoecimento, podendo levar à estagnação de *Qi* e do *Xue* (Sangue). O *Gan* (Fígado) tem o seu Meridiano acoplado ao Canal do *Xin Bao Luo* (Circulação-Sexo) formando o Canal Unitário *Jue Yin*, portanto, relacionando-se com o *Sanjiao* (Triplo Aquecedor) e com os três aquecedores (Superior, Médio e Inferior).

Por outro lado, a estagnação de *Qi* proveniente de distúrbios emocionais, como a raiva reprimida, além de provocar desarmonia no *Gan* (Fígado) afeta, também, o *Xin* (Coração) e o *Fei* (Pulmão). A estagnação de *Qi*, com o decorrer do tempo, pode gerar Umidade, estagnação de *Xue* (Sangue), Mucosidade, Calor ou Fogo.

A psoríase é, geralmente, devida ao acometimento, pelo Vento-Umidade ou Vento-Secura, da camada *Xue* (Sangue) da pele, bloqueando, localmente, a circulação de *Qi* e de *Xue* (Sangue). Ao ser comprimida, a Energia Perversa (*Xie Qi*) transforma-se em Vento-Calor, que é o fator principal de desnutrição local da pele, responsável pelo aparecimento de psoríase.

Na clínica, distinguem-se duas formas de psoríase:

1. *Psoríase de etiologia Vento-Umidade.* Esta associação das Energias Perversas transforma-se em Calor, que ao aquecer o *Xue* (Sangue) provoca sinais clínicos de *Xue-Re* (Sangue-Calor), ocorrendo descamações de pele em placas. A zona subjacente é de cor rosa clara, com púrpuras hemorrágicas.

2. *Psoríase de etiologia Vento-Secura.* Neste caso, o *Xie Qi* transforma-se em Calor, fato este que provoca o Vento-Secura, acomete o *Fei* (Pulmão) e lesa o *Xue* (Sangue), levando à desarmonia energética de *Xue* (Sangue)-Vazio. Nesta forma, a psoríase manifesta-se pelo aparecimento de descamações da pele, que são menores do que na do tipo Sangue-Calor. A área atingida é delimitada por pequenas placas de cor esbranquiçada, enquanto a região subjacente é de cor esbranquiçada e pálida ou acinzentada. Às vezes, pode ocorrer a ausência total de descamação. Não é acompanhada de sintomas digestivos ou urinários.

Tratamento da Psoríase pela Acupuntura

Deve-se, primeiramente, considerar os padrões de desarmonia energética dos *Zang Fu* (Órgãos e Vísceras) e tratá-los.

O principal padrão de desarmonia energética é a estagnação de *Qi* e de *Xue* (Sangue), tendo como principais órgãos acometidos o *Gan* (Fígado) e o *Sanjiao* (Triplo Aquecedor). O acometimento do *Shangjiao* (Aquecedor Superior) está sob a influência do *Fei-Xin* (Pulmão-Coração); o do *Zhongjiao* (Aquecedor Médio), do *Pi* (Baço/Pâncreas) e *Wei* (Estômago); e o do *Xiajiao* (Aquecedor Inferior) do *Pangguang* (Bexiga) e do *Shen* (Rins).

As lesões de psoríase podem ser tratadas individualmente nos casos em que se observam poucas lesões, fazendo-se o cerceamento da lesão conforme mostra a Figura 16.4.

Para o tratamento de todas as formas de psoríase, por haver grande componente emocional como fator causal e na perpetuação das lesões, é recomendado fazer inicialmente uma abordagem pela técnica de Mobilização de *Qi* Mental (Ver capitulo correspondente) e depois proceder ao tratamento pelos Canais de Energia Distintos e Curiosos. É de grande importância a resolução de problemas emocionais (familiares, afetivos, profissionais) por meio da técnica de Mobilização de *Qi* Mental, não somente em psoríase, mas em toda patologia dermatológica.

Canais de Energia Distintos: os mais acometidos são os do *Xin Bao Luo/Sanjiao* (Circulação-Sexo/Triplo Aquecedor), devendo-se estimular os pontos CS-1 (*Tianchi*) e TA-16 (*Tianyou*); os do *Gan/Dan* (Fígado/Vesícula Biliar), devendo-se utilizar os pontos F-5 (*Ligou*) e VB-30 (*Huantiao*); e os do *Fei/Dachang (Pulmão/Intestino Grosso)*, com os pontos P-1 (*Zhongfu*) e IG-18 (*Futu*).

Canais de Energia Curiosos: os mais afetados são os do *Yin Qiao Mai*, o *Chong Mai* e o *Yang Qiao Mai*; estimular, respectivamente, os pontos R-6 (*Zhaohai*), BP-4 (*Gongsun*) e B-62 (*Shenmai*).

Tratamento de psoríase de origem Estagnação de *Qi* e *Xue* (Sangue)

Inicialmente, harmonizar o desequilíbrio energético dos *Zang Fu* (Órgãos e Vísceras) podendo utilizar a técnica *Shu-Mo-Yuan*.

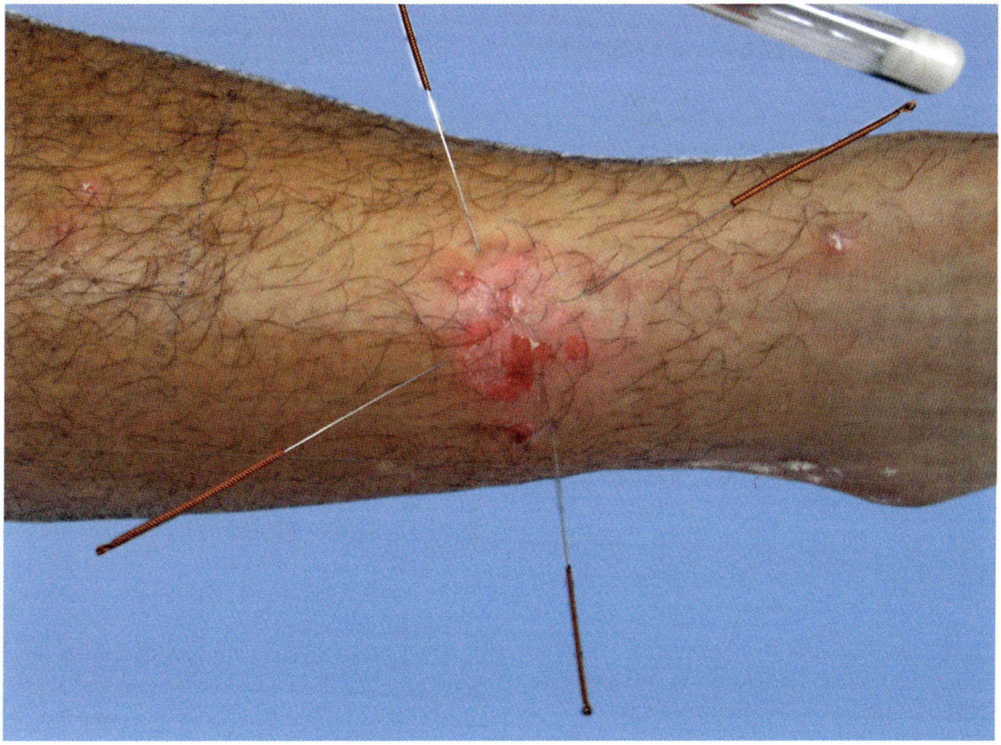

Figura 16.4 ▲ Modo de inserção de agulhas de acupuntura para o tratamento local de psoríase localizada.

Depois, podem ser utilizados os seguintes pontos de acupuntura:

CS-6 (*Neiguan*): move o *Xue* (Sangue) do *Xin* (Coração) e do *Gan* (Fígado) e acalma o *Shen* (Mente).

C-7 (*Shenmen*): acalma o *Shen* (Mente), harmoniza o *Xin* (Coração) e o *Yong Qi* (Energia Nutritiva), refresca o Calor do *Xue* (Sangue-Calor), dispersa a Mucosidade e fortalece o *Shen* (Mente).

F-3 (*Taichong*): move o *Gan-Xue*, acalma o *Shen* (Mente) e a Alma Etérea (*Hun*).

B-17 (*Geshu*): fortalece o *Yin* e o *Xue* (Sangue), facilita a formação do *Jin Ye* (Líquido Orgânico), facilita a circulação do *Xue* (Sangue) melhorando a estagnação do *Xue* (Sangue) e harmoniza o *Wei Qi* (Energia do Estômago) e o *Pi Qi* (Energia do Baço/Pâncreas).

BP-6 (*Sanyinjiao*): harmoniza o *Gan Qi* (Energia do Fígado), o *Wei* (Estômago), o *Zhongjiao* (Aquecedor Médio) e o *Xiajiao* (Aquecedor Inferior).

VC-17 (*Danzhong*): harmoniza a circulação do *Qi*, ponto auto-regulador da Energia, harmoniza o *Fei Qi* (Energia do Pulmão) e o *Shangjiao Qi* (Energia do Aquecedor Superior) que desbloqueiam a plenitude do *Qi* do Tórax.

TA-6 (*Zhigou*): harmoniza o *Sanjiao* (Triplo Aquecedor), harmoniza e difunde o *Qi* e remove as obstruções nos Canais de Energia.

VB-34 (*Yanglingquan*): promove a circulação do *Gan Qi* (Energia do Fígado), ativa a circulação do *Xue* (Sangue) nos Canais de Energia e dispersa o Calor excessivo do *Gan* (Fígado) e do *Dan* (Vesícula Biliar).

BP-8 (*Diji*): sendo o ponto *Xi* (Desbloqueio) do Canal de Energia do *Pi* (Baço/Pâncreas) pode ser utilizado para desfazer formações, inclusive as cutâneas. Fortalece o *Xue* (Sangue) ao promover a sua circulação.

E-40 (*Fenglong*): drena a Mucosidade e a Umidade, podendo ser utilizado para tratar todas as doenças crônicas.

B-18 (*Ganshu*): *Shu* do dorso do *Gan* (Fígado) utilizado para harmonizar o *Gan-Yang* (Fígado-*Yang*); harmoniza e circula o *Gan Qi* (Energia do Fígado) e harmoniza o *Xue* (Sangue). Este ponto pode ser associado ao ponto *Mo* (Alarme) do *Gan* (Fígado), o F-14 (*Qimen*), que alivia a estagnação de *Xue* (Sangue).

Tratamento da psoríase de origem Deficiência do *Yin* proveniente do Calor do *Gan* (Fígado-Calor) ou do Calor no *Xue* (Sangue-Calor)

Deve-se tonificar os pontos Água, para tratar a deficiência do *Yin*, como:

B-40 (*Weizhong*): refresca o Calor e o Calor no *Xue* (Sangue), remove obstruções dos vasos sangüíneos.

BP-6 (*Sanyinjiao*): harmoniza o *Zhongjiao* (Aquecedor Médio) e o *Xiajiao* (Aquecedor Inferior), harmoniza a Via das Águas, harmoniza a circulação do *Qi* e do *Xue* (Sangue) e harmoniza o *Gan Qi* (Energia do Fígado).

BP-10 (*Xuehai*): refresca o Calor no *Xue* (Sangue), promove circulação do *Xue* (Sangue), harmoniza e fortalece o *Xue Qi* (Energia do Sangue).

IG-4 (*Hegu*): ativa a circulação de *Qi* e de *Xue* (Sangue) e libera o Calor Perverso interno para a superfície do corpo.

IG-11 (*Quchi*): regulariza e harmoniza a circulação de *Qi* e de *Xue* (Sangue) nos Canais de Energia, elimina o Calor Perverso no *Yang Ming* e refresca o Calor.

F-8 (*Ququan*): ponto de tonificação do Canal de Energia do *Gan* (Fígado), harmoniza e tonifica o *Gan Qi* (Energia do Fígado) e o *Xue Qi* (Energia do Sangue) e dissipa o *Yang* excessivo do *Gan* (Fígado) e do Canal de Energia do *Gan* (Fígado).

Tratamento de psoríase de origem Umidade e Calor

B-20 (*Pishu*) e F-13 (*Zhangmen*) são, respectivamente, os pontos *Shu* do dorso e *Mo* do *Pi* (Baço/Pâncreas). Afasta a Umidade e o Calor, harmoniza o *Xue* (Sangue) e o *Yong Qi* (Nutritivo).

E-40 (*Fenglong*): drena a Mucosidade e a Umidade, sendo utilizado em todas as doenças crônicas.

BP-6 (*Sanyinjiao*): harmoniza o *Zhongjiao* (Aquecedor Médio) e o *Xiajiao* (Aquecedor Inferior) e dissolve a Umidade e o Calor.

TA-6 (*Zhigou*): harmoniza o *Sanjiao* (Triplo Aquecedor), harmoniza e difunde o *Qi* e remove obstruções nos Canais de Energia.

VB-34 (*Yanglingquan*): promove a circulação do *Gan Qi* (Energia do Fígado), ativa a circulação do *Xue* (Sangue) nos Canais de Energia e dispersa o Calor excessivo do *Gan* (Fígado) e do *Dan* (Vesícula Biliar).

BP-9 (*Yinlingquan*): harmoniza a via das Águas, remove a obstrução no *Sanjiao* (Triplo Aquecedor).

Pontos gerais para tratamento da psoríase

Associar o uso de pontos de acupuntura gerais no tratamento dos diferentes tipos de psoríase. Pontos como P-1 (*Zhongfu*), P-5 (*Chize*), P-7 (*Lieque*) e P-9 (*Taiyuan*) do Canal Principal do *Fei* (Pulmão) podem ser utilizados, de acordo com o paciente, já que o acometimento ocorre ao nível de pele regida pelo *Fei* (Pulmão).

P-1 (*Zhongfu*): É um ponto importante por ser o ponto *Mo* do *Fei* (Pulmão); regulariza e difunde o *Fei Qi*, tonifica o *Qi* Ancestral, elimina o Calor Perverso e faz limpeza no *Shangjiao* (Aquecedor Superior). É também ponto de confluência do Canal Distinto do *Fei* (Pulmão).

P-5 (*Chize*): Regulariza a Via das Águas, faz circular o *Qi* para baixo, promove dispersão do *Yang* excessivo do *Fei* (Pulmão-*Yang*), dissipa e elimina o Calor do *Fei* (Pulmão-Calor).

P-7 (*Lieque*): É um ponto importante por ser o ponto de abertura do Canal Curioso *Ren Mai*, é o ponto *Luo* do Canal de Energia Principal do *Fei* (Pulmão); faz, também, descer a energia, dispersa o *Yang* excessivo do *Fei* (Pulmão-*Yang*) e promove circulação do *Fei* (Pulmão).

P-9 (*Taiyuan*): É o ponto de tonificação e fonte (*Yuan*) do Canal de Energia Principal do *Fei* (Pulmão); harmoniza o *Qi* em tumulto, dispersa a estagnação de *Qi* alojado no Canal de Energia, aumenta a circulação de *Xue* no *Fei* e transforma a Mucosidade e a Umidade-Calor.

TA-5 (*Waiguan*): É um ponto importante para patologia *Yang* externa. É ponto de abertura do Canal Curioso *Yang Wei*, portanto, harmoniza o *Sanjiao* (Triplo Aquecedor), libera para o exterior as energias perversas e libera a estagnação de *Qi*.

VG-14 (*Dazhui*): É ponto que dispersa o *Yang Qi* quando ocorre conflito entre o *Yang* e o *Yin*. Possui efeitos antiinflamatório, analgésico e antimicrobiano. Fortalece o *Wei Qi* (Defesa), faz circular o *Yang Qi*, acalma o *Shen* (Mente), faz a limpeza do Fogo e do Calor perversos, exterioriza o Calor. Este ponto pode ser utilizado em toda patologia *Yang* com obstrução de Energia.

VG-9 (*Zhiyang*): É ponto indicado para o tratamento de psoríase junto com os pontos TA-6 (*Zhigou*) e VB-34 (*Yanglingquan*). Harmoniza as funções do *Qi*, harmoniza e faz circular o *Gan Qi*, dissolve a Umidade-Calor do *Gan* e do *Dan* (Vesícula Biliar), faz a limpeza do Fogo e do Calor do *Gan* (Fígado).

Pelo fato de haver intensa relação da psoríase com fatores emocionais, devem ser estimulados:

- Os pontos do trajeto lateral do Canal de Energia do *Pangguang* (Bexiga) situados no dorso que se relacionam com o *Jing* (Essência) e emoções dos *Zang* correspondentes. Os mais importantes são:

B-47 (*Hunmen*) [Porta da Alma Etérea (*Hun*)]: Corresponde ao *Ganshu*, assenta e enraíza a Alma Etérea no *Gan* (Fígado), fortalece a capacidade de planejamento da Alma Etérea, senso de objetivo, sonhos de vida e projetos. É a porta, portanto, facilita o ir e vir da Alma Etérea e da Mente, isto é, o relacionamento com outras pessoas e com o mundo em geral. Ao nível físico, este ponto é utilizado para tratamento de estagnação do *Gan Qi* (Energia do Fígado) que agride o *Fei* (Pulmão).

B-49 (*Yishi*) ("Aposento da Inteligência"): Corresponde ao *Pishu*, fortalece a inteligência, clareia a Mente (*Shen*), alivia a Mente de pensamentos obsessivos e remoídos que giram mentalmente em círculo. Também ajuda a secar a Umidade e tonificar o *Fei* (Pulmão) pela relação Mãe/Filho.

As Figuras 16.5 A, B e C mostram o resultado do tratamento de psoríase com acupuntura com o esquema acima.

A Figura 16.6 (A) ilustra paciente com *psoríase gutata*. A Figura 16.6 (B) mostra o resultado do tratamento da psoríase gutata, após 10 sessões, tendo sido obtida melhora completa desta forma de psoríase.

As Figuras 16.7 e 16.8 ilustram paciente com psoríase das mãos e a melhora parcial das lesões com 10 sessões de acupuntura.

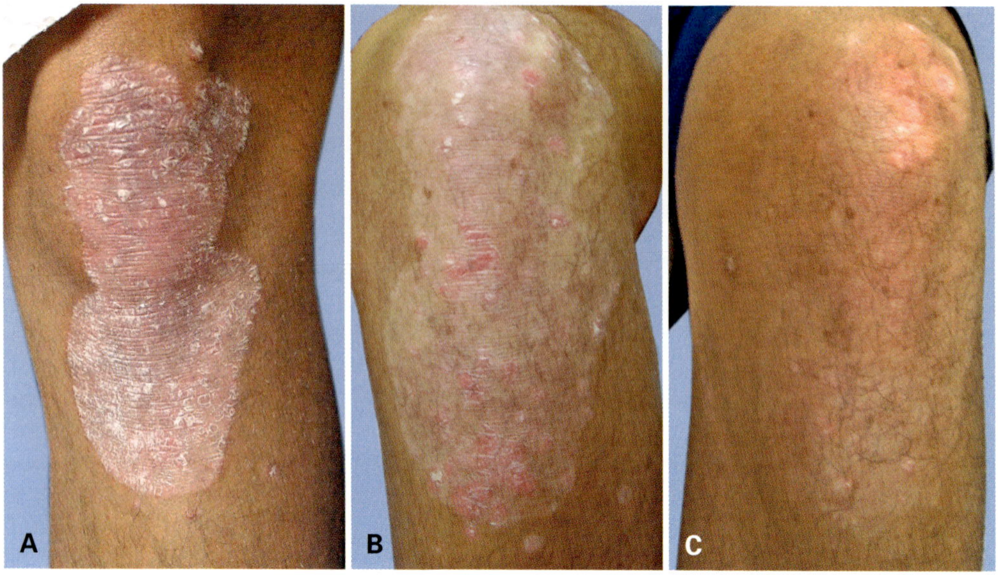

▲ **Figuras 16.5**
A psoríase localizada no joelho **(A)** no pré-tratamento; a figura **B** ilustra após 10 aplicações de acupuntura; e a **C**, com 20 aplicações de acupuntura.

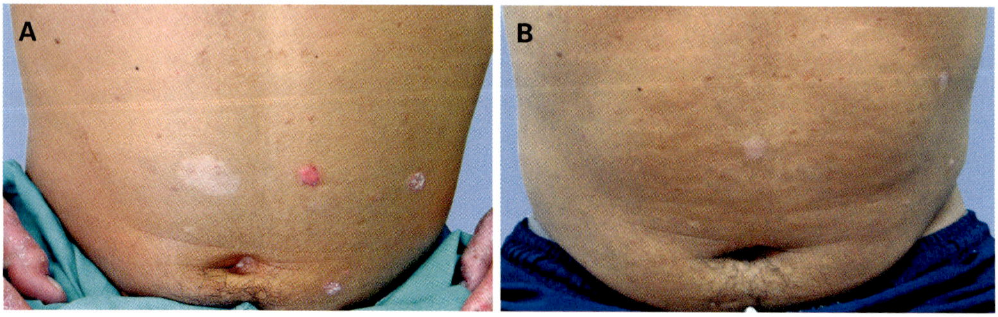

▲ **Figuras 16.6**
Paciente com psoríase gutata no pré-tratamento **(A)** e após 10 aplicações de acupuntura **(B)**.

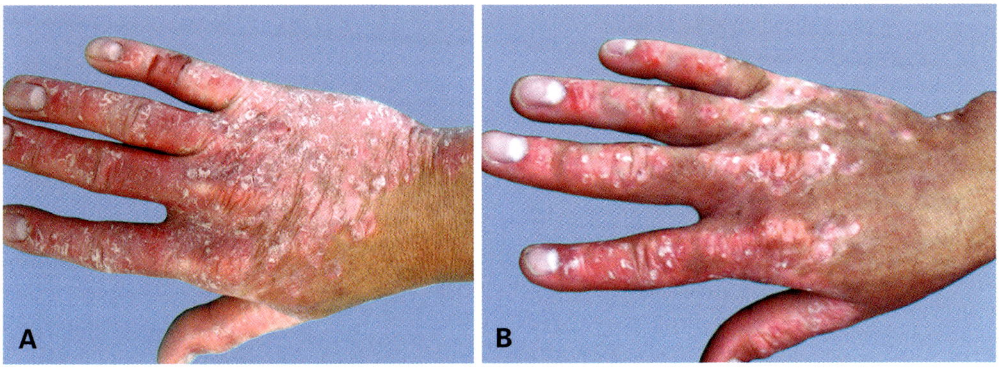

▲ **Figura 16.7**
Paciente com psoríase da mão direita no pré-tratamento **(A)** e o resultado parcial após 10 aplicações de acupuntura com regressão de áreas psoriáticas **(B)**.

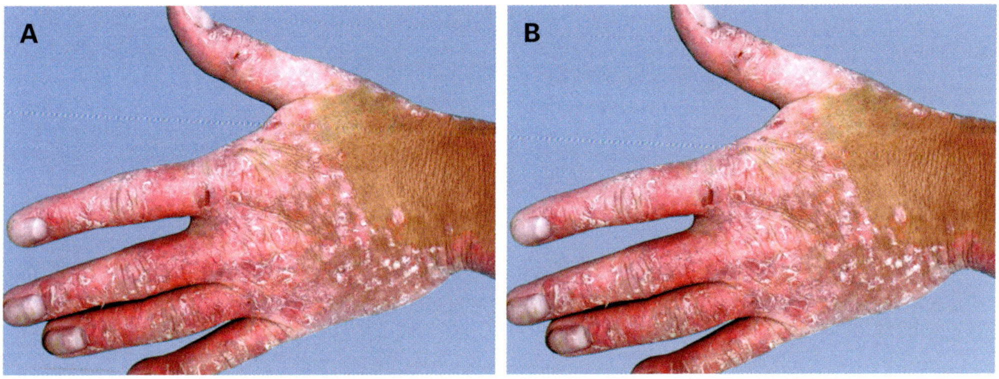

▲ **Figura 16.8**
Paciente com psoríase da mão esquerda no pré-tratamento **(A)** e o resultado parcial após 10 aplicações de acupuntura com regressão de áreas psoriáticas **(B)**.

Capítulo XVII

Acupuntura & Dermatite Atópica

Dra. Maria Assunta Y. Nakano

Introdução

A dermatite atópica é uma doença cutânea crônica, pruriginosa e recidivante e que se relaciona com bronquite e rinite alérgica, desenvolvendo um quadro clínico denominado de atopia. Um conjunto de fatores de caráter genético, imunológico, ambiental e psicológico é visto como causa desta atopia. Na fase aguda da doença cutânea, é observado um verdadeiro eczema (eczema atópico) com exsudação, prurido e escoriações.

O termo eczema foi utilizado pela primeira vez no século XIX, para designar todas as dermatoses de aparecimento abrupto. O autor William descreveu, em 1808, uma enfermidade cutânea que se assemelhava a um prurigo. Desde então se descrevia uma predisposição para o desenvolvimento da doença, e que mais tarde, em 1820, foi denominada de diátese por Biett, Rayer e Bazin. Em 1844, Hebra descreveu uma doença pruriginosa de acometimento flexural e, em 1891, Broca e Jaquet destacaram a natureza emocional da enfermidade, introduzindo o termo neurodermatite. Posteriormente, Besnier descreveu uma patologia pruriginosa cutânea de evolução crônica com exacerbações, que veio a ser conhecida como prurigo de Besnier, termo ainda utilizado atualmente na Escandinávia.

No início do século XX, foram descritas, pela primeira vez, as respostas imunes; alguns autores começaram a considerar a resposta imunológica como causa dessa dermatite, denominando-a, então, de reação imunológica anormal excessiva.

O termo atopia foi utilizado pela primeira vez em 1923 por Coca e Cook para designar a predisposição familiar em doenças como asma, febre do feno e eczema. Em 1933, o termo dermatite atópica foi utilizado por Wizey Suizberger, relacionando-a com rinite alérgica e asma, para diferenciar de outras afecções cutâneas eczematosas. Em 1966, Ishizaka descobriu fatores séricos envolvidos na atopia, que é a imunoglobulina E. Recentemente, em 1980, Hanifin e Rajka propõem pela primeira vez o uso de critérios diagnósticos para a dermatite atópica.

EPIDEMIOLOGIA

Epidemiologicamente, a dermatite atópica acomete igualmente qualquer raça e sexo. A doença inicia-se em 60% dos casos na infância, no primeiro ano de vida, e 86% dos casos mantêm as lesões nos primeiros 5 anos de vida. A atopia raramente persiste na idade adulta. A maioria dos pacientes apresenta piora nos meses de frio e na primavera, e a melhora ocorre em tempos de clima seco e quente.

Muitas vezes, a dermatite atópica é acompanhada de rinite alérgica e asma havendo antecedentes de doença respiratória alérgica em torno de 30% dos casos; 60% dos pacientes relatam ter antecedentes familiares. Apenas 20% dos casos não apresentam qualquer tipo de antecedentes pessoal ou familiar de atopia.

Clinicamente, a dermatite atópica pode se manifestar em sua forma clássica ou como eczema folicular, dermatose palmoplantar, dermatite do couro cabeludo, eczemátide, eczema numular e líquen simples crônico.

Hanifi e Rajka propuseram os critérios diagnósticos da dermatite atópica que consistem em:

Critérios Maiores: Prurido; morfologia e distribuição características (crianças: facial e região extensora; adultos: flexural); evolução crônica e recorrente e antecedentes pessoais e familiares de atopia.

Critérios Menores: Xerose ou pele seca; ictiose/queratose pilar/hiperlinealidade palmar; IgE sérico elevada; início precoce das lesões; dermatite de mãos e pés; eczema do mamilo; conjuntivite; prega de Dannie-Morgan; ceratocorno; catarata subcapsular anterior; escurecimento peri-orbitário; palidez facial/eritema; ptiríase alba; dermatite do couro cabeludo; pregas cervicais anteriores; prurido associado a sudorese; intolerância a lã e solventes lipídicos; acentuação perifolicular; intolerância alimentar; crises associadas a fatores ambientais/emocionais; dermografismo branco/branqueamento retardado; fissuras infra-auriculares; teste cutâneo para alergenos positivo; alteração na temperatura dos nervos; diminuição da atividade das glândulas sebáceas; personalidade atópica.

Os autores preconizam que para firmar o diagnóstico de Dermatite Atópica é necessária a presença de pelo menos três critérios maiores e três menores:

Critério Maior e único

- Prurido

Critérios menores

- História de comprometimento flexural
- História de asma ou febre do feno
- História de pele seca generalizada
- Início do quadro em idades precoces
- Comprometimento flexural visível

A dermatite atópica do lactente ou eczema infantil inicia-se a partir dos 3 meses de idade. Caracteriza-se pelo aparecimento de placas cutâneas pruriginosas, eritemato-descamativas, que evoluem para uma forma eczematosa com crostas e exsudações e escoriações. Estas placas localizam-se simetricamente em regiões maxilares, não comprometendo as regiões peri-orificiais. Pode acometer, posteriormente, a face toda, mas o nariz é poupado. Pode afetar as áreas extensoras das extremidades e do tronco, sendo que, em casos graves, pode se generalizar, tomando a forma eritrodérmica. Geralmente, não acomete o estado geral, mas se observam irritabilidade e insônia devido ao prurido.

Após o segundo ano de vida, o quadro tende a melhorar espontaneamente, mas em 40 a 80% dos casos, o quadro torna-se algo diferenciado. A dermatite atópica que se inicia após 2 anos de idade, ou a de crianças que vêm mantendo a dermatite desde nascimento, apresenta quadro clínico em que se observam múltiplas pápulas eritematosas nos troncos e nas extremidades, prurido intenso, às vezes formando placas e liqueinificações, pelo ato de coçar. Nesta fase, a face é pouco acometida, e quando isso ocorre a localização é na região malar, nos lábios, regiões peri-oral e palpebral.

A Figura 17.1 mostra uma adolescente com lesões de dermatite atópica localizadas nos flancos. A dermatite atópica pode manifestar-se sob a forma crônica, como no caso de liqueinificação crônica da dermatite (Figura 17.2). Ou com predominân-

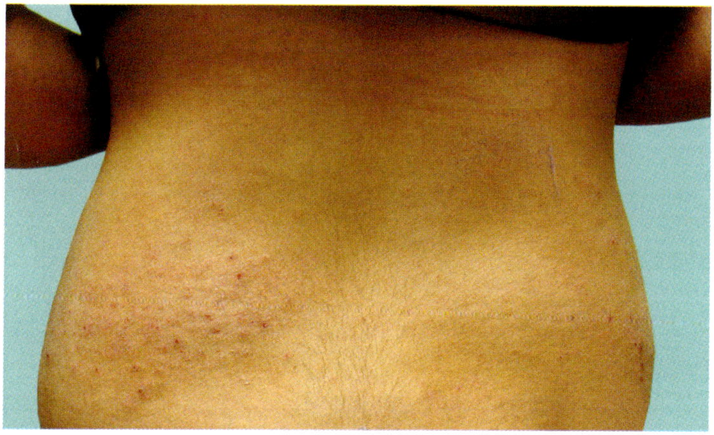

Figura 17.1 Paciente jovem com lesões de dermatite atópica na região dos flancos mais evidente à esquerda.

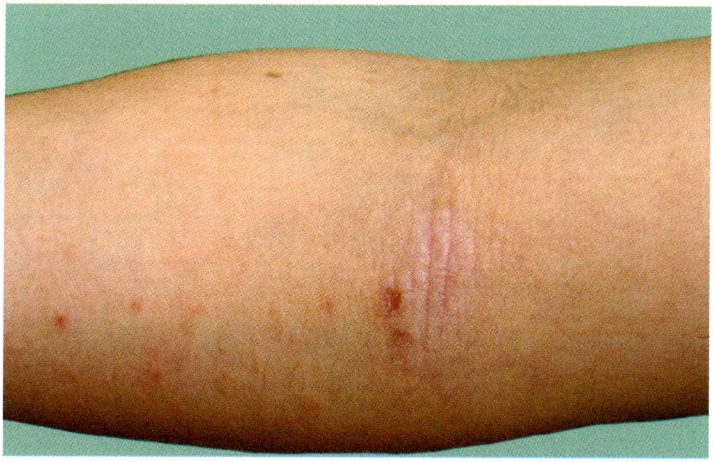

Figura 17.2 Lesões de liqueinificação crônica da dermatite atópica localizada na prega do cotovelo.

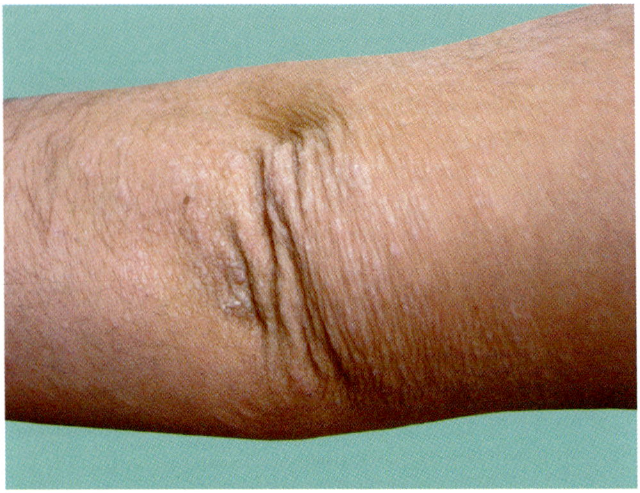

Figura 17.3 ▶ Observa-se a pele xerótica, extremamente ressecada e hiperreativa na área do olecrano.

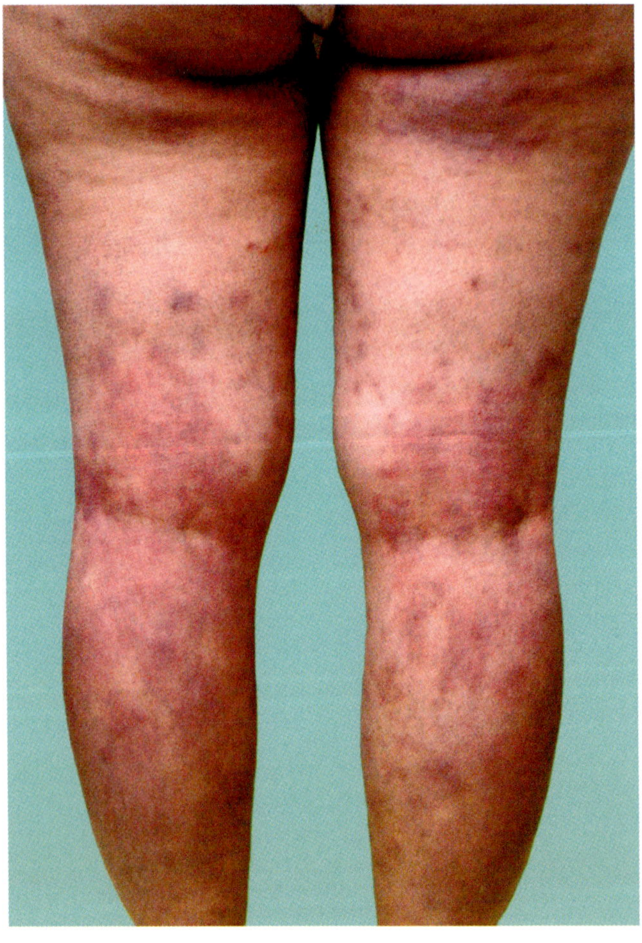

Figura 17.4 ▶ Exemplo de lesões de dermatite na região flexural, na fossa poplítea estendendo-se para a coxa e perna.

cia de pele xerótica, extremamente ressecada e hiper-reativa (Figura 17.3). As lesões localizadas em uma prega podem se irradiar crânio-caudalmente (Figura 17.4).

As crianças menores têm, geralmente, acometimento da face extensora dos membros, como acontece nos casos de dermatite atópica neonatal, enquanto as crianças maiores podem apresentar acometimento em regiões flexurais como no adulto (Figura 17.2). O prurido intenso torna a criança mais ansiosa, agressiva, hiper-reativa e incansável (característica da personalidade com dermatite atópica).

Em pacientes com eczemas difusos com teste cutâneo positivo a alimentos, observam-se desordens intestinais, em especial diarréia, vômitos e regurgitações relacionados à ingestão de alguns tipos de alimentos específicos.

A dermatite atópica do adolescente e do adulto inicia-se após os 12 anos de idade. Caracteriza-se por placas liqueinificadas comprometendo as faces flexoras, especialmente as regiões antecubital e poplítea. Podem se manifestar também na região palpebral, couro cabeludo, colo, tórax, dorso das mãos e pés.

A maioria dos pacientes melhora após os 20 anos de idade, apesar de a pele manter algumas características atópicas, como secura generalizada e tendência a irritação. Restam as dermatites palmares, líquen simples crônico e as desidroses.

Fisiopatogenia da dermatite atópica

As causas da dermatite atópica são multifatoriais. Envolvem aspectos imunológicos, genéticos, ambientais e psicológicos.

As primeiras hipóteses consideravam o aumento da produção de IgE sérico específico como a primeira causa da dermatite atópica, já que aparece em 85% dos pacientes e estes apresentam reações de hipersensibilidade, do tipo imediata, para uma série de fatores externos como pólen, ácaros, etc. Mas não explica todos os casos de atopia, já que 20% dos pacientes atópicos graves apresentam níveis normais de IgE sérico, bem como existem referências de dermatite atópica acompanhando quadro de imunodeficiência primária (agamaglobulinemia) e característica específica do aumento de IgE sérico. Somente o IgE sérico aumentado não explica a cronicidade da doença.

A resposta alérgica aguda mostra padrão bifásico mediado por IgE, com uma fase imediata em que acontece a degranulação dos mastócitos e uma fase tardia, caracterizada por infiltrado inflamatório misto e eosinófilos, neutrófilos e linfócitos, que posteriormente culmina em padrão histológico predominantemente de linfócitos.

Estes fatores fizeram com que se investigassem mais a subpopulação linfocitária e o padrão bifásico da expressão de citoquinas. O infiltrado inflamatório da dermatite atópica revela um predomínio de linfócitos T auxiliares CD4+ e uma relação CD4+/CD8+ aumentada de 7:1. Os linfócitos CD4+ se diferenciam em subpopulações TH1 e TH2 de acordo com a sua capacidade para secretar as linfocinas. TH1 produzem interferon gama e interleucina 2 (IL2), sendo que as células TH2 secretam IL-4, IL-5, IL-6, IL-7 e o IL-13, existindo um mecanismo de retro-alimentação negativa entre ambas as subpopulações; assim, o interferon gama inibe a geração de ILA e IgE. IL-1 inibe a geração de IL-2 e interferon gama.

O que se observa na dermatite atópica é um desequilíbrio entre TH1 e TH2, que varia em função da cronicidade da lesão e que é expressado por um perfil de citoquinas; em estado agudo, a expressão de IL-4 e IL-13 indica um predomínio de efeito de células TH2, sobre as TH1, e, na fase crônica, esta relação se inverte a favor do TH1.

Estas relações de dominância entre as citoquinas geram vários perfis, sendo que o mais estudado na dermatite atópica é a relação existente entre IL-4 e interferon gama; IL-4 produzida pelos TH2 estimularia a síntese de IgE e inibiria a geração de interferon gama pelos TH1, que acabaria inibindo a produção de IgE.

Além das alterações linfocitárias, observa-se na dermatite atópica a ativação de mastócitos, macrófagos e células de Langerhans. As células de Langerhans estão aumentadas na fase crônica da dermatite atópica e funcionam como apresentadoras de antígenos para os linfócitos. IgE se liga aos receptores de superfície das células de Langerhans, macrófagos e mastócitos, funcionando como ponte entre os alergenos e as células T antígeno específico. Como conseqüência, observa-se infiltrado linfocitário cutâneo que promove liberação de citoquinas, induzindo a resposta inflamatória conhecida na dermatite atópica. Os mastócitos, aumentados também na fase crônica da doença, têm capacidade de produzir e liberar IL-4. A sua degranulação intermitente leva a liberação de TNF-a, que pode bloquear o crescimento dos clones TH1.

O que se observa na fase aguda da doença é um infiltrado linfocitário perivascular de linfócitos T, com ocasionais monócitos-macrófagos e mastócitos. Já na fase tardia, observa-se infiltrado inflamatório misto perivascular em que se destacam os eosinófilos, cujo papel ainda não está bem esclarecido, mas que parece ser o de atuar como célula efetora da fase tardia de resposta imunológica, nos pacientes expostos repetidas vezes aos alergenos, contribuindo para a injúria tecidual mediante a produção de intermediários oxigenados reativos e liberação de grânulos citotóxicos. Ao mesmo tempo, observa-se uma eosinofilia no sangue periférico, que se atribui à ativação de células pluripotenciais por IL-5, que tem relação importante com a severidade da dermatite e com os antecedentes pessoais e familiares.

A atuação dos eosinófilos é avaliada pela proteína básica maior, proteína catiônica eosinofílica e a neurotoxina derivada de eosinófilos, que se depositam extensamente na derme da pele lesional e se correlacionam com a atividade da enfermidade, contribuindo para a injúria tecidual.

Os estudos mais recentes estão direcionados para o papel das fosfodiesterases do AMPc, como possível causa da dermatite atópica. Existe uma hipótese que relaciona isoformas hiperativas geneticamente determinadas de fosfodiesterase do AMPc, que aumentam a hidrólise de AMPc, causando diminuição de seus níveis intracelulares. Isso levaria a uma redução de IFN-Y, com conseqüente aumento das IL-4 e a estimulação da produção de IgE. Com a diminuição do AMPc, os monócitos do sangue periférico geram níveis de PgE2 (prostaglandinas E2), e estas por sua vez inibem a produção de IFN-Y que controla a estimulação não regulada de IgE pela IL-4.

Outro aspecto importante na etiopatogenia da dermatite atópica é a relação que existe com a bactéria *S. aureus* e a gravidade da dermatite. Em 90% dos atópicos pode-se isolar a bactéria. O *S. aureus* secreta uma toxina que atua como superantígeno sobre os linfócitos T e os macrófagos, agravando e mantendo as lesões de atopia.

Os superantígenos desencadeiam resposta imune pela ativação direta de linfócitos T, liberando citoquinas e mediadores da inflamação, e estimulam os macrófagos epidérmicos e células de Langerhans a produzirem as IL-1, TNF e IL-12. Isso induz a expressão de selectina E no endotélio vascular, o que permite um afluxo inicial de células de memória e efetoras positivas para o antígeno linfocitário cutâneo. A secreção local de IL-12 pode aumentar a expressão de antígeno linfocitário cutâneo em células T aumentando a recirculação de linfócitos T para a pele. A IL-12 secretada pelas células de Langerhans estimuladas pela toxina pode produzir uma retroalimentação positiva da expressão do antígeno linfocitário cutâneo, e influenciar no perfil de células T que ainda não tenham sido ativadas pela toxina, o que cria efeito adicional para atrair para a pele células T efetoras de memória.

Existe a relação da dermatite atópica com fatores emocionais mediada por neuropeptídeos como a substância P, peptídeo relacionado com gene da calcitonina (CGRP), peptídeo intestinal vasoativo (VIP), endorfinas, somatostatinas e neuropeptídeos das terminações nervosas da pele. O VIP e a acetilcolina coexistem em fibras pós-ganglionares envolvidas no controle da secreção de suor e parecem estar relacionados com o prurido característico pós-sudorese do atópico, sendo a ação do VIP dependente da histamina mastocitária. Esses neurotransmissores parecem estimular sinergicamente o prurido ao entrar em contato com fibras nociceptoras sensibilizadas na pele cronicamente inflamada de um atópico. A substância P (SP) está aumentada nas fibras da pele lesada de um atópico e tem papel importante na liberação de IL-4 e interferon gama, exercendo discreto efeito pró-inflamatório na resposta de células T. O CGRP está aumentado nas fibras da pele lesional, enquanto a somatostatina desaparece das fibras no mesmo processo.

Dermatologistas importantes do passado associaram a dermatite atópica com fatores neuropsíquicos, sendo o termo neurodermatite derivado desta relação.

John Koo, em seu livro *Psicodermatologia*, descreve a importância dos fatores psíquicos nas doenças de pele. Relata o prurido como o mais psicossomático de todos os sintomas, e na dermatite atópica, o prurido é o principal sintoma e causa da manutenção da doença. Relata a importância da excitação cutânea durante a infância para o crescimento celular e também para diferenciação e maturação do SNC. Estudos com animais demonstram esta correlação.

É citada a rejeição materna, a retirada precoce do aleitamento materno e outros tipos de rejeições como causa importante na dermatite atópica.

Obermayer, um dos pais da dermatologia psicossomática, fez uma revisão dos estudos realizados por Gruber e Sanford, que mostravam que o afastamento precoce dos bebês ao peito materno constitui um evento extremamente traumatizante no desenvolvimento psicológico da criança, gerando importante dano à estabilidade emocional.

Muitos investigadores estudaram a psicodinâmica da relação mãe-filho, muitas vezes alterada, nos atópicos. De um lado, está a mãe que rejeita a criança atópica, recusando-se até mesmo a tocá-la, gerando conseqüente raiva, ansiedade ou hostilidade dessa criança em relação à mãe.

Em 1950, foi relatado que 98% das crianças com dermatite atópica tinham sofrido rejeição materna, em relação a poucas crianças rejeitadas no grupo controle (não atópicos) (Ver capítulo Mobilização de *Qi* Mental).

Em alguns casos, a rejeição materna aparece concomitantemente com a lesão cutânea em crianças. Uma relação transtornada pai-filho também agrava as lesões pré-existentes. Com as escoriações da pele, a criança torna-se e se sente feia, não amável, desmerecedora do amor. As escoriações modificam a ego-imagem, e o paciente não consegue obedecer ao pedido freqüente de não escoriar.

Como relatado por Slany, crianças com dermatite atópica, freqüentemente, estão em conflito com uma mãe não atenciosa, não afetiva e inadequada. Isso resulta no inicio de um mecanismo psicossomático inconsciente que faz evoluir o processo da doença. Uma criança pequena não consegue se defender de um conflito psíquico, exceto pela exclusão, o que gera tensão interna, levando a angústia, depressão e hostilidade.

Há uma hipótese de que na fase de afastamento da mãe a criança encontra um objeto substitutivo, que seria a dermatite. Desta maneira, a dificuldade ou a impossibilidade da criança de seguir uma via normal de desenvolvimento manifesta-se na forma de uma doença cutânea psicossomática.

Em geral, os atópicos experimentam maior transtorno emocional do que os indivíduos normais. Separação dos pais, doenças psiquiátricas, doenças cutâneas são freqüentes nos históricos familiares. Pacientes com dermatite atópica são mais irritáveis, ressentidos, culpados e hostis em relação aos não atópicos.

Quando a criança cresce, surgem outros problemas, como a relação com os amigos na escola, sofrendo mais uma rejeição (medo das doenças cutâneas que vem da época dos leprosos).

Os atópicos são geralmente tensos, inseguros, agressivos, tendo a maioria sentimento de inferioridade, hostilidade reprimida para com os pais, hipersensibilidade afetiva, instabilidade emocional, dificuldades sexuais com tendência a masoquismo e erotismo cutâneo e nível elevado de inteligência. São geralmente reprimidos, interiorizando os problemas, expressando os conflitos emocionais e ansiedade se arranhando. Eventos emocionais estressantes diminuem o limiar cutâneo para o prurido, engatilhando um processo de prurido e posterior inflamação na pele.

Dermatite atópica, segundo a Medicina Tradicional Chinesa

A dermatite atópica, segundo a Medicina Tradicional Chinesa, é a doença que consegue relacionar, adequadamente, o *Fei* (Pulmão), a pele e o nariz, já que o quadro atópico completo desta doença consiste em lesões de pele, rinite e asma.

A dermatite eczematosa e a asma têm as mesmas raízes alérgicas. É, portanto, uma conseqüência da deficiência congênita do Sistema de Defesa da Energia do *Fei-Shen* (Pulmão-Rins).

As causas da deficiência da Energia de Defesa *Fei-Shen* (Pulmão-Rins) são:

- Fraqueza hereditária constitucional,
- Problema com a mãe durante a gestação (choque, fumo, uso de álcool e drogas),
- Problema no parto como sofrimento e indução do parto, e
- Imunizações

A hiperreatividade imunológica é vista como deficiência do Sistema de Defesa da Energia do *Fei-Shen*. O *Shen* (Rins) influencia o sistema de defesa pela conexão do *Shen-Yang* (Rim-*Yang*) com a Energia de Defesa, assim como pela sua Essência, que através dos vasos curiosos *Du Mai, Ren Mai* e *Chong Mai* oferece proteção parcial contra fatores patogênicos externos. A relação com a medicina ocidental seria que a origem de todas as células imunológicas é a medula espinal, que é cuidada pelo *Shen* (Rins).

Além disso, há um relacionamento próximo entre a Essência (*Jing*) do *Shen* (Rins) e a Alma Corpórea (*Po*) do *Fei* (Pulmão). A Alma Corpórea deriva da mãe, e surge logo após a formação da Essência Pré-Natal do recém-nascido. Então, seria a manifestação da Essência na esfera das sensações e emoções. A Alma Corpórea (*Po*) traz a

Essência para tomar parte dos processos fisiológicos do corpo.

Zhang Jie Bin disse: "*A Alma Corpórea pode mover-se, e fazer coisas (quando estiver ativa), dor e prurido podem ser sentidos*". Portanto, a Alma Corpórea (*Po*) está intimamente relacionada com a pele. Aqui tem-se a explicação oriental do que foi relatado na parte ocidental de somatização de estresse sobre a pele. As tensões emocionais afetam a Alma Corpórea (*Po*), o *Fei* (Pulmão) e a pele.

A dermatite atópica de bebês pode ser explicada como afecção do Calor tóxico proveniente do útero, que aflui à superfície (pele), estando, portanto, ligado à Essência (*Jing*) Pré-Natal do bebê; como esta está relacionada à Alma Corpórea (*Po*) pode manifestar-se na pele como prurido e dor, assim como apresentar erupções cutâneas. A asma teria, também, a mesma explicação, segundo a qual a deficiência da Essência (*Jing*) falha em enraizar a Alma Corpórea (*Po*), e, conseqüentemente, o *Fei* (Pulmão). A deficiência da Energia de Defesa *Fei-Shen* explicaria, também, a pele mais ressecada do indivíduo com atopia, o que torna a pele mais irritável. Nessa situação, o Vento Perverso tem maior possibilidade de invadir o corpo constituindo fator patogênico principal da dermatite e da penetração de alergenos desencadeantes da asma.

Nas formas de acometimento mais tardio da dermatite atópica, observa-se também essa deficiência da Energia de Defesa *Fei-Shen*. No entanto, a etiologia seria excesso de trabalho, deficiência do *Pi* (Baço/Pâncreas) pela alimentação irregular e alteração do *Gan* (Fígado) causada pelo estresse emocional.

A psoríase assim como eczemas podem ser enquadrados nas afecções cutâneas primárias. Existem dez fatores principais envolvidos nas doenças cutâneas, que são o Vento-Calor, Deficiência de *Xue* (Sangue), Secura, Deficiência de *Yin*, Calor no Sangue, Estagnação de *Qi* e de Xue (Sangue), Umidade, Umidade-Calor, Excesso de Calor e Fogo Perverso. Destes, os mais importantes para desencadear a dermatite atópica são o Vento-Calor, Secura, Deficiência de *Yin*, Umidade-Calor e, em alguns casos mais graves, o Fogo Perverso.

Tanto na medicina ocidental como na medicina oriental as emoções maternas constituem fator causal dos mais importantes na dermatite atópica em criança.

Exemplo 1: MBA, 10 anos, nasceu de parto cesariana prematuramente, menina, desejada homem no subconsciente da mãe, que teve que tomar vários medicamentos para inibir o trabalho de parto prematuro, que iniciou na 20ª semana de gestação. Foi amamentada, porém aos 3 meses de idade já teve que ir para o berçário devido ao trabalho da mãe. Desenvolveu pneumonia aos 10 meses de idade e eczema discreto, a partir dos 5 anos, em regiões flexurais. Toda vez que sofria rejeição dos pais, das amiguinhas ou de outras pessoas queridas, desenvolvia a "coceirinha" nos braços. A mãe foi orientada a mudar esta relação para uma forma mais positiva e amorosa. Então um simples beijo e carinho no local da lesão foram suficientes para curá-la da lesão atópica.

Este é um exemplo típico de rejeição materna, relação patológica mãe-filha, gerando dermatite atópica. Por mais que se ache que exista um componente físico gerando o processo, existe um quadro emocional oculto no processo, que é muito importante no agravamento e, também, na cura das doenças.

Exemplo 2: Menino de 5 anos com dermatite atópica nas faces medial e posterior da perna. Vinha usando muitos remédios sem nenhuma melhora. A mãe, promotora de eventos, não tinha tempo para cuidar do menino, muitas vezes ficando sob os cuidados de uma babá. Numa das consultas em que veio com a mãe, perguntei a ela o que o menino estava usando e ela não soube responder, dizendo que quem passava os cremes era a babá. Nesse momento, pedi à mãe que ela mesma passasse o creme, com muito carinho, reservando um pouco de tempo para o menino. Na mesma semana, as lesões haviam desaparecido. Os cremes eram os mesmos, o que mostra mais uma vez a importância da relação mãe e filho no tratamento da doença.

O tabagismo materno, a droga ingerida pela mãe durante a gestação, não aleitamento materno e prematuridade são alguns fatores ligados à atopia. Estes fatores podem estar também ligados de maneira indireta à rejeição materna.

A IgG é uma imunoglobulina responsável por controlar as alergias IgE dependentes. Muitas crianças já nascem com IgE aumentada ao nível sangüíneo. Isso significa que a criança já iniciou a sua produção intra-útero. Então, pode se especular que se, de um lado, já existisse rejeição, não permitindo a passagem de IgG através da placenta, por outro lado, já existe uma hiper-reatividade fetal gerando anticorpos da hipersensibilidade.

Apesar disso, a criança vai, geralmente, apresentar as lesões clássicas da dermatite atópica a partir dos 3 meses de idade, o que faz a diferenciação com a dermatite seborréica do recém-nascido. Então, por que somente aos três meses é que aparece a manifestação atópica? Uma das coisas que acontece neste período é a separação do que é da criança e do que é materno. Todos os hormônios residuais, anticorpos como o IgG desaparecem do organismo da criança. Se não houver a amamentação materna, vai existir um período de 3 a 6 meses denominado de hipogamaglobulinemia fisiológica. E com a superprodução de IgE que ocorre, não existe um equilíbrio neste sistema de defesa.

Normalmente, quando uma criança é muito amada, muito acariciada desde o nascimento, têm boa evolução o seu crescimento e a sua formação emocional. Já foi citada anteriormente a importância do toque no desenvolvimento físico e emocional de uma criança. Se isso não acontecer, a partir do momento em que as defesas maternas desaparecem, a criança é incapaz de gerar uma defesa adequada. Falha a Alma Corpórea (*Po*) em proteger contra as energias perversas. É antagônico, mas a falta de estímulo gera hipersensibilidade sem controle, uma maneira de se "auto-estimular". A partir do momento em que a criança cresce e vai ganhando a consciência e a razão, aprendendo a se manifestar, a Alma Corpórea (*Po*) que é ligada à Essência (*Jing*) e à matéria, sofre desenvolvimento, passando a dar proteção mais adequada.

A dermatite atópica apresenta três formas e fases bem distintas de acometimento. A primeira fase vai dos três meses de idade até os dois anos; a segunda, vai dos dois até os 12 anos de idade; a partir desta idade, surge uma forma adulta de dermatite atópica.

Ao nascimento, o coração é o único órgão que já nasce maduro, ou seja, o subconsciente está totalmente formado. A maturação das diversas funções segue a direção crânio-caudal. Talvez isso explique a localização facial tão comum na dermatite atópica neonatal. Aos dois anos de idade, existe mudança comportamental, pela qual a criança termina a socialização elementar, passando de passiva e totalmente dependente, para uma fase de relativa autonomia muscular e organização emocional e adaptativa, iniciando a sua socialização doméstica, isto é, comportando-se como um membro da unidade familiar, sujeito a suas regras, rotinas e privilégios. É também um período em que as emoções ficam mais complexas com manifestações de medo, timidez, cólera, agressividade, ciúme, egoísmo, ternura e mais tarde a compaixão. Nesta fase, a dermatite atópica acomete também a face, porém com menor intensidade, iniciando um processo mais evidente nos braços e pernas.

Na fase escolar, a criança entra em contanto com um novo mundo, passando a interagir com maior intensidade com o ambiente, no qual precisa adaptar-se às regras ditadas pela sociedade. Existe um amadurecimento do consciente e, geralmente, a dermatite atópica melhora aos 20 anos de idade, quando a maturação do *Shen* (Rins) se completa. Ou seja, o indivíduo já consegue se proteger sozinho. A Energia de Defesa *Fei-Shen* estará em equilíbrio com a emanação completa dos Rins (*Shen*).

Tratamento da dermatite atópica pela acupuntura

É bem evidente que no tratamento do paciente com dermatite atópica deve-se tratar, em primeiro lugar, a relação mãe/filho. Quanto mais precoce for corrigida esta relação, tanto melhor será o desenvolvimento adequado da criança, significando com isso que a parte mental (emocional) da mãe deve ser tratada (Ver capítulo Mobilização de *Qi* Mental).

Na medicina ocidental, o tratamento consiste em tratar a fase aguda do eczema e a fase crônica das neurodermatites, que utiliza desde a corticoterapia, antibióticos tópicos e sistêmicos e imunomoduladores, até os imunossupressores, em alguns casos.

O tratamento da dermatite atópica pela acupuntura pode ser dividido em duas etapas:

1. *Tratamento da fase com lesões ativas da dermatite atópica*, em que é muito importante tratar o prurido, a exsudação e a irritabilidade conseqüente ao prurido. Deve-se observar os padrões de desarmonia energética do *Gan* (Fígado) e, secundariamente, do *Pi* (Baço/Pâncreas) e do *Fei* (Pulmão) e estas desarmonias podem ser tratadas pela técnica *Shu-Mo-Yuan*.

As lesões mais secas são decorrentes do Vento-Calor e as lesões mais úmidas da Umidade-Calor. Neste contexto, qualquer ponto ou conjunto de pontos que trate com os padrões de acometimentos acima pode ser utilizado.

Assim, por exemplo:

Para tratamento do Vento-Calor

TA-6 (*Zhigou*) e VB-31 (*Fengshi*), para expelir o Vento-Calor da pele,

B-12 (*Fengmen*, "Porta do Vento"), ponto *Shu* para eliminar o Vento,

VG-14 (*Dazhui*), para tratar patologia de Calor muito pronunciado,

BP-10 (*Xuehai*) e BP-6 (*Sanyinjiao*), para refrescar e nutrir o *Xue* (Sangue),

F-2 (*Xingjian*), para tratar Calor excessivo no *Gan* (Fígado) e, também, ajudar a expelir o Vento Perverso,

C-8 (*Shaofu*), C-7 (*Shenmen*), CS-4 (*Ximen*), para tratar o prurido, e

Zhiyangxue, ponto extra situado a 2 *cun* cranial ao IG-11 (*Quchi*), para tratar o prurido.

Para tratar Umidade-Calor

IG-11 (*Quchi*), BP-9 (*Yinlingquan*), BP-6 (*Sanyinjiao*) têm a função de eliminar a Umidade-Calor,

VG-14 (*Dazhui*) e BP-10 (*Xuehai*) clareiam o Calor e refrescam o *Xue* (Sangue),

VC-12 (*Zhongwan*) e B-20 (*Pishu*) tonificam o *Pi* (Baço/Pâncreas) e eliminam a Umidade e

P-7 (*Lieque*) e R-6 (*Zhaohai*), para tonificar o sistema de Defesa do *Fei-Shen Qi*.

2. Durante *as inter-crises de dermatite atópica*, o tratamento pela acupuntura deve ter a finalidade de tonificar o sistema de defesa do *Fei-Shen Qi*, e fortalecer a Essência (*Jing*) e a Alma Corpórea (*Po*). Para isso, podem ser usados os pontos B-23 (*Shenshu*), VC-4 (*Guanyuan*), B-54 (*Zhibian*), VC-8 (*Shenque*), R-16 (*Huangshu*), P-9 (*Taiyuan*) e B-13 (*Feishu*).

Para estimular a função de descida do *Fei Qi* (Energia do Pulmão) para o *Shen* (Rins) podem ser utilizados os pontos P-7 (*Lieque*), P-5 (*Chize*), VC-17 (*Danzhong*) e B-13 (*Feishu*).

É importante lembrar que a pele de um paciente atópico está constantemente seca e irritável em conseqüência da deficiência de *Yin*, seja originada pela deficiência do *Shen Qi* (Energia dos Rins) e do *Fei Qi* (Energia do Pulmão), seja pelo desgaste do *Yin* decorrente das emoções que podem gerar Calor/Fogo no *Gan* (Fígado) e, por contra-dominância, secar os líquidos orgânicos (*Jin Ye*). Torna-se importante tonificar o *Gan-Yin* (Fígado-*Yin*) usando os pontos F-8 (*Ququan*), VC-4 (*Guanyuan*) e, também, o *Shen-Yin* (Rim-*Yin*) com os pontos R-3 (*Taixi*) e BP-6 (*Sanyinjiao*).

Os Canais de Energia Distintos devem ser tratados, principalmente, o Canal Distinto do *Xin Bao Luo* (Circulação-Sexo), do *Sanjiao* (Triplo Aquecedor), do *Fei* (Pulmão) e do *Da Chang* (Intestino Grosso). Destes, o ponto P-1 (*Zhongfu*) é um ponto muito importante, pois além de ser um dos pontos de Confluência do Canal de Energia Distinto, é, também, o ponto *Mo* (ponto de Alarme) do *Fei* (Pulmão). Ele também tonifica o *Qi* Ancestral, que na dermatite atópica representa um tipo de energia envolvido. Outro Canal Distinto que deve ser estimulado é o do *Gan* (Fígado) e do *Dan* (Vesícula Biliar).

Os Canais Curiosos, também, devem ser tratados e dentre os pontos mais importantes relacionados a estes Canais destaca-se o ponto P-7 (*Lieque*), que é o ponto de abertura do Canal Curioso *Ren Mai* (Vaso-Concepção). Este Canal está diretamente ligado ao *Shen* (Rins) (todos os Canais Curiosos veiculam o *Qi* Ancestral). Este ponto estimula a descida do *Qi* e une o *Fei* (Pulmão) ao *Shen* (Rins).

Outro ponto importante é o ponto TA-5 (*Waiguan*), o qual é indicado para o tratamento de qualquer patologia externa. É, também, o ponto de Abertura do Canal Curioso *Yang Wei*. Também se relaciona com o *Shen* (Rins), e tem efeito na parte autonômica externa ligada às lesões de pele.

O B-42 (*Pohu*) ("Janela da Alma Corpórea"), associado ao B-13 (*Feishu*), torna-se importante, pois age na Alma Corpórea (*Po*), enraizando-a e fortalecendo-a no *Fei* (Pulmão); acalma o *Shen* (Mente) e assenta a Alma Corpórea, fazendo com que o indivíduo se interiorize e se sinta satisfeito consigo mesmo, aumentando a auto-estima, além de nutrir o *Fei-Yin* (Pulmão-*Yin*), em doenças crônicas.

Em criança com dermatite atópica e, também, nas demais lesões de pele não deve ser esquecido o componente emocional advindo de relacionamentos familiares e de colegas de escola. A criança com lesões de pele é uma criança carente e sente-se rejeitada pela família e pela sociedade.

Fazer todo o esforço para que a criança atópica não seja rejeitada.

"A criança atópica não pode ser rejeitada. O que mais ela quer é ser amada".

Capítulo XVIII

Acupuntura & Urticária, Furunculose e Herpes Zoster

Dra. Maria Assunta Y. Nakano

Urticária

A urticária é uma erupção cutânea caracterizada pelo aparecimento de tumefações de cor rósea ou avermelhada, por vezes pálidas no centro e de evolução rápida, acompanhadas de sensação de queimação e prurido e que se assemelham às lesões provocadas pelo contato com a planta urtiga.

Aparece no curso de diversas afecções, principalmente, nas intoxicações alimentares e medicamentosas. Na Medicina Tradicional Chinesa, a urticária é denominada Vento-Urticária, por causa de seu aparecimento após exposição ao Vento Perverso, e também é denominada de Urticária-Oculta, devido a suas manifestações clínicas intermitentes.

De modo geral, distinguem-se três etiologias:

1. Infiltração e estagnação de Vento-Perverso, no revestimento cutâneo;

2. Acúmulo de Calor no *Wei* (Estômago-Calor) e nos *Chang* (Intestinos), com emanação para a pele e conseqüente estagnação, e

3. Alergia alimentar e medicamentosa.

A urticária caracteriza-se por apresentar erupção em pápulas dérmicas edematosas, podendo ser volumosas ou confluentes em placas, pruriginosas; ou manifesta-se com a sensação de queimadura nas áreas afetadas. A localização é muito variável e as pápulas podem diminuir de tamanho após algumas horas e serem substituídas por outras, que aparecem principalmente na região medial dos braços e das coxas. Podem se associar com sintomas de dores abdominais.

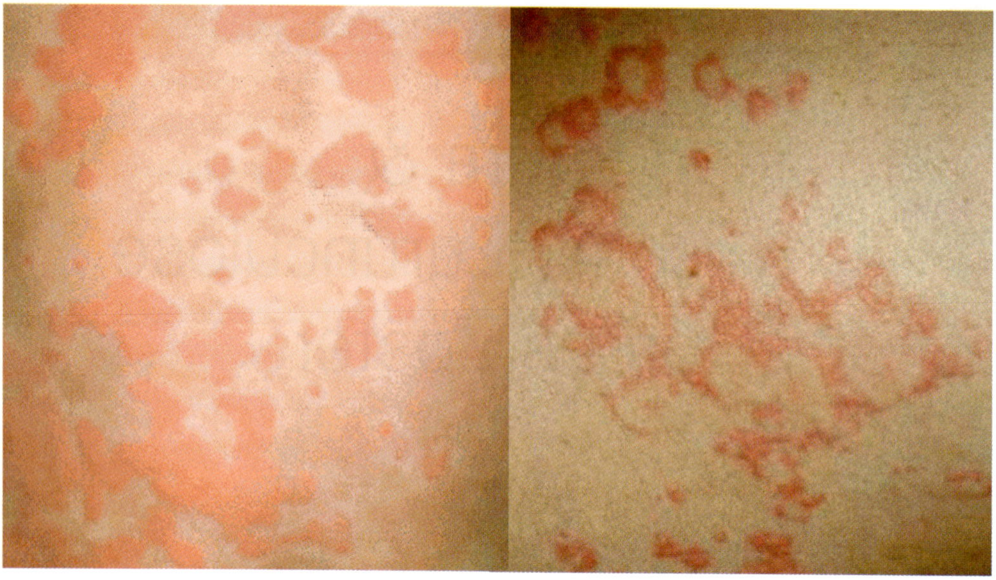

▲ **Figura 18.1**
Lesões típicas de urticária.

O tratamento da urticária pela acupuntura consiste em utilizar, como pontos principais, pontos dos Canais de Energia do *Da Chang* (Intestino Grosso) e do *Pi* (Baço/Pâncreas) aplicando-se a técnica de dispersão. Os principais pontos de acupuntura são: IG-11 (*Quchi*), IG-4 (*Hegu*), BP-10 (*Xuehai*), B-17 (*Geshu*) e TA-10 (*Tianjing*).

Os pontos IG-4 (*Hegu)* e IG-11 (*Quchi*) têm a finalidade de combater o aprisionamento do Vento Perverso na derme, e o BP-10 (*Xuehai*), a de eliminar o Vento-Calor. O ponto B-17 (*Geshu*), ponto de reunião do *Xue* (Sangue), é específico para o tratamento de doenças do *Xue* (Sangue), principalmente, na urticária que tem coloração vermelha que se deriva da desarmonia do *Xue* (Sangue). A estes pontos associa-se o TA-10 (*Tianjing*), ponto *Ho* do *Sanjiao* (Triplo Aquecedor), pois ele tem o poder de arejar e harmonizar a Energia desta Víscera e harmonizar o sistema energético de todo o organismo, com o objetivo de liberar o Vento-Calor (preso na derme), combatendo, assim, a urticária.

As desarmonias energéticas do *Gan* (Fígado), do *Wei* (Estômago) e do *Fei* (Pulmão) devem ser harmonizadas utilizando-se da técnica *Shu-Mo-Yuan*, respectivamente, os pontos B-18 (*Ganshu*), F-14 (*Qimen*) e F-3 (*Taichong*), B-21 (*Weishu*), VC-12 (*Zhongwan*) e E-42 (*Chongyang*), B-13 (*Feishu*), P-1 (*Zhongfu*) e P-9 (*Taiyuan*).

Furunculose

A furunculose é uma inflamação circunscrita da pele, onde se localiza a parte pilo-sebácea, caracterizada por tumefação acuminada, seguida da formação de uma pequena escara (pus e tecido necrosado). Por isso, a Medicina Tradicional Chinesa denomina a furunculose de "escara acuminada".

O furúnculo na Medicina Chinesa é descrito como sendo uma infiltração na derme por Energia desregulada das quatro esta-

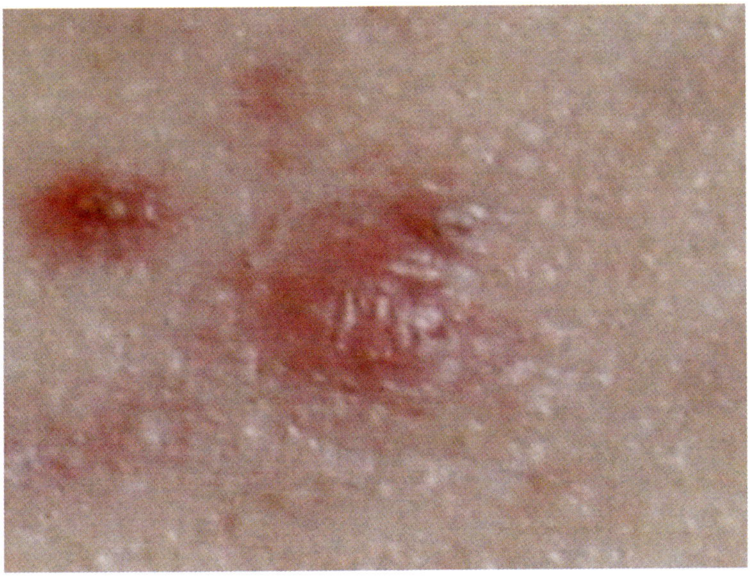

Figura 18.2
Lesões típicas de um furúnculo.

ções do ano (*Xie Qi*) devido a deficiência do *Fei Qi* (Energia do Pulmão). Este acúmulo na derme aquece-se e se transforma em Calor/Fogo, podendo acometer os *Jing Luo* (Meridianos e Colaterais) e provocando nelcs a estagnação de *Qi* e de *Xue* (Sangue), fato este que pode desencadear formação de Umidade-Calor, responsável pelo desenvolvimento de furunculose.

O furúnculo aparece, geralmente, na face ou nos membros, e se inicia com a forma de grão de arroz, de cor amarelada ou violácea ou com a forma de vesícula piogênica, circundada por um halo avermelhado, que repousa sobre uma base elevada e dura (Figura 18.2), freqüentemente, acompanhada por parestesia e prurido. Em seguida, instalam-se sinais inflamatórios como calor, dor, rubor e tumefação, que com freqüência são acompanhados por febre e calafrios. No caso de febre alta, estes sinais se associam freqüentemente à inquietude, vertigens, náuseas, vômitos e alucinações.

O tratamento da furunculose pela acupuntura consiste em utilizar como pontos principais aqueles localizados nos Meridianos *Du Mai* e *Da Chang* (Intestino Grosso), fazendo-se a sua dispersão ou a sangria com agulha triangular. Os principais pontos de acupuntura utilizados são o VG-10 (*Lingtai*), o IG-4 (*Hegu*) e o B-40 (*Weizhong*).

A associação desses três pontos de acupuntura tem o poder de arejar a Energia do *Yang Ming*, porque na maioria dos casos a furunculose instala-se na face e nos membros, regiões por onde passam os Meridianos de natureza *Yang*. Esta ativação do *Qi* permite a purificação do Calor e a liberação de toxinas. O VG-10 (*Lingtai*) é um ponto específico muito eficaz no tratamento de furunculose. Pertence ao *Du Mai* (VG), Canal de Energia Curioso que comanda todos os Meridianos *Yang* do corpo. A acupuntura realizada neste ponto tem a finalidade de harmonizar a Energia *Yang* geral do organismo. O IG-4 (*Hegu*), ponto *Yuan* do *Da Chang* (Intestino Grosso), é um ponto purificador do exterior, pois a Energia do *Yang Ming* percorre, no geral, a parte externa do corpo. O ponto

B-40 (*Weizhong*) é o ponto *Ho* do Canal de Energia do *Pangguang* (Bexiga) e, também, o ponto *Xi* (desbloqueio) do *Xue* (Sangue), tendo, por isso, o poder de purificar o *Xue-Re* (Calor do Sangue).

Quando a furunculose se localiza em áreas que se relacionam com os trajetos dos Canais de Energia, deve-se utilizar a técnica *long/Yuan* de circulação de Energia e acrescentar:

* Furúnculos de face na correspondência do *Yang Ming*: Acrescentar o IG-1 (*Shangyang*), o IG-11 *(Quchi)* e o E-5 (*Daying*). Inserir uma agulha no centro do mento onde existe um ponto Extra de ação específico nas dermatoses da face (acne, furúnculos, alergia, etc.).

* Furúnculos do dedo indicador: Acrescentar o IG-11 (*Quchi*) e o IG-20 (*Yingxiang*).

* Furúnculo da face, na correspondência do *Shao Yang* do pé (*Dan* - Vesícula Biliar): Acrescentar o VB-34 (*Yanglingquan*) e o VB-44 (*Zuquiaoyin*).

* Furúnculo do 5º e 2º dedos do pé: Acrescentar o VB-34 (*Yanglingquan*) e o VB-2 (*Tinghui*).

* Furúnculo terebrante que evolui em profundidade: Acrescentar o CS-8 (*Laogong*) e o C-7 (*Shenmen*).

Além disso, deve-se tonificar o *Fei* (Pulmão) pela técnica *Shu-Mo-Yuan* ou similar aplicando-se a moxabustão no B-13 (*Feishu*) e acupuntura no P-1 (*Zhonffu*) e no P-9 (*Taiyuan*) e estimular os pontos de entrada e saída do *Wei Qi* (Energia de Defesa) nos pontos VC-22 (*Tiantu*), VC-17 (*Danzhong*), E-5 (*Daying*), E-30 (*Qichong*), E-36 (*Zusanli*).

Herpes Zoster

O herpes zoster é uma afecção caracterizada pela erupção unilateral de vesículas cutâneas de evolução rápida, agrupadas ao longo de trajeto de nervos sensitivos e acompanhadas por dor mais ou menos intensa. Na Medicina Tradicional Chinesa, o herpes zoster está classificado no grupo das "*dermatoses tóxicas*".

A causa energética do herpes zoster pode estar relacionada ao acometimento da camada do *Xue* (Sangue) pelo Calor e a compressão deste Calor no tecido conjuntivo. Deve-se, também, à infiltração de Energia tóxica (*Xie Qi*) no revestimento cutâneo, devido à fraqueza da *Wei Qi* (Energia de Defesa).

As emoções reprimidas (raiva, revolta, mágoa, ressentimento) e a agressão do organismo pelo Vento-Calor constituem fatores que ocasionam a Plenitude do *Gan-Yang* (Fígado-*Yang*) e do *Gan-Re* (Fígado-Calor), o que provoca desarmonia nas suas funções energéticas. O *Gan-Re* (Fígado-Calor) pode agredir o *Pi* (Baço/Pâncreas), gerando como conseqüência a Umidade-Calor, e ao mesmo tempo agredir, também, o *Fei* (Pulmão).

O *Gan-Re* (Fígado-Calor) e a Umidade-Calor, pela via do *Shao Yang* [*Dan* (Vesícula Biliar)], dirigem-se para a parte externa do corpo (pele), onde podem se manifestar, ao nível dos nervos sensitivos periféricos, produzindo um processo inflamatório intenso e provocando "queimaduras" que correspondem às lesões herpéticas. A reação cutânea é bastante intensa e altamente dolorosa, pelo fato de o *Wei Qi* (Energia de Defesa) estar deficiente, devido ao Vazio do *Fei Qi* (Energia do Pulmão).

O *Gan-Re* (Fígado-Calor) pode infiltrar-se profundamente acometendo o sistema *Yang Ming* [*Wei/Da Chang* (Estômago/Intestino Grosso)] e obstruindo a sua circulação energética e daí, ocasionar manifestações de hipertemia na parte superior do corpo, associada a náuseas e vômitos, estado de confusão mental, divagação e tremores.

O herpes zoster pode se localizar em diferentes regiões do corpo, como cabeça, face, tronco e membros. Quando se localiza na cabeça e na face, é do tipo "Vento-Calor"; quando se localiza no membro inferior, é do tipo "Umidade-Calor".

O herpes zoster inicia-se com sintomas como aversão ao frio, hipertermia, processo inflamatório de cor vermelha, com calor local que aparece no trajeto de nervos sensitivos, tendo localização variável (cabeça, face, pescoço, tronco ou membros). Estes sinais são, freqüentemente, acompanhados por inquietude, sede, sensação de corpo quente, constipação intestinal e urina vermelha.

O tratamento do herpes zoster pela acupuntura consiste em:

* Harmonizar o *Gan* (Fígado) e o *Dan* (Vesícula Biliar) usando a técnica *Shu-Mo-Yuan*, fazendo-se a aplicação de moxabustão nos pontos B-18 (*Ganshu*) e B-19 (*Danshu*) e acupuntura nos pontos F-14 (*Qimen*) e VB-24 (*Riyue*), F-3 (*Taichong*), VB-41 (*Zulinqi*) e VB-34 (*Yanglingquan*).

* Dispersar a superfície, circular o *Yang Ming*, eliminar a Umidade-Calor: IG-4 (*Hegu*), IG-11 (*Quchi*), B-40 (*Weizhong*), BP-10 (*Xuehai*), E-40 (*Fenglong*). Estes pontos têm a finalidade de dispersar o Vento-Calor do *Yang Mng* e metabolizar a Umidade-Calor, para purificar o Calor e eliminar as toxinas. Os pontos BP-10 (*Xuehai*) e B-40 (*Weizhong*) e a sangria dos pontos *Ashi* purificam e eliminam o Calor da camada do *Xue* (Sangue).

* Dispersar a superfície (pele) utilizando-se o sistema *Shao Yang* [*Sanjiao/Dan* (Triplo Aquecedor/Vesícula Biliar)] e usando-se a técnica dos Canais Unitários VB-41 (*Zulinqi*) e TA-5 (*Waiguan*).

* Acalmar o *Shen* (Mente) pelos pontos CS-6 (*Neiguan*), C-7 (*Shenmen*), VC-17 (*Danzhong*), M-CP-3 (*Yintang*) e VG-20 (*Baihui*).

* Utilizar os Canais de Energia Distintos do *Xin Bao Luo/Sanjiao* (Circulação-Sexo/Triplo Aquecedor) e do *Gan/Dan* (Fígado/Vesícula Biliar), respectivamente, pelos pontos CS-1 (*Tianchi*), TA-16 (*Tianyou*) e F-5 (*Ligou*) e VB-20 (*Huantiao*).

Em casos graves de dor, pode-se utilizar a eletroacupuntura local com a técnica de analgesia, em alta freqüência.

A Figura 18.3 mostra uma lesão de herpes simples labial. Apesar de não haver acometimento do trajeto neural como o Herpes Zoster e o agente etiológico diferir, as características clínicas são semelhantes como a formação de vesículas, prurido, ardor e calor local.

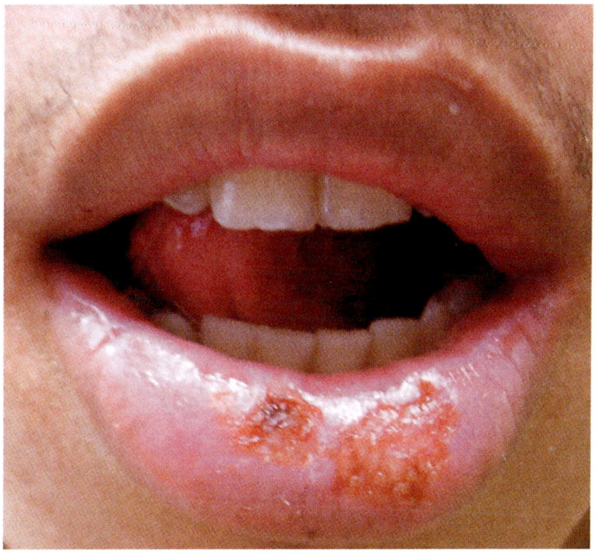

▲ **Figura 18.3**
Lesões típicas de herpes zoster labial.

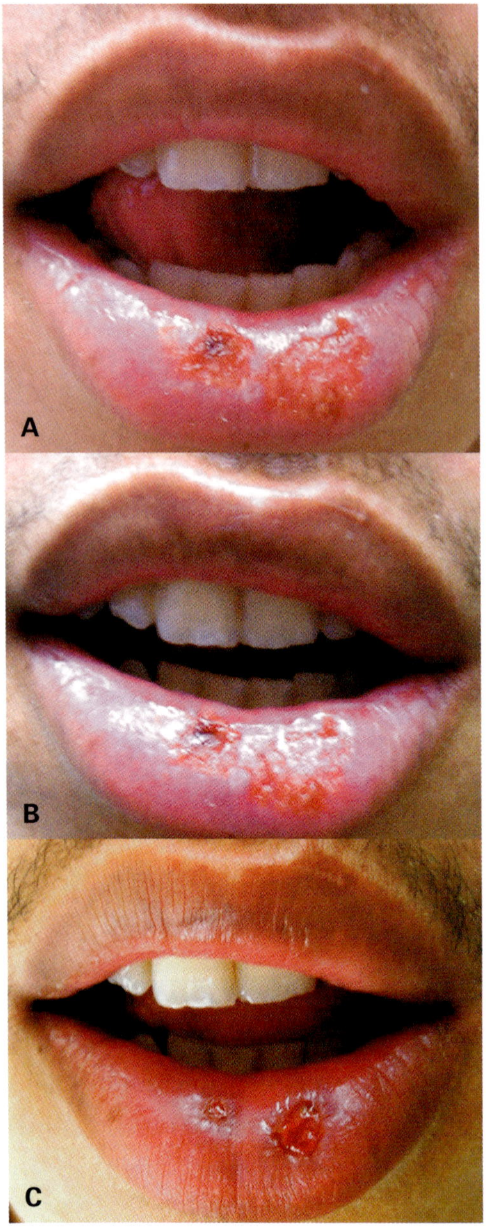

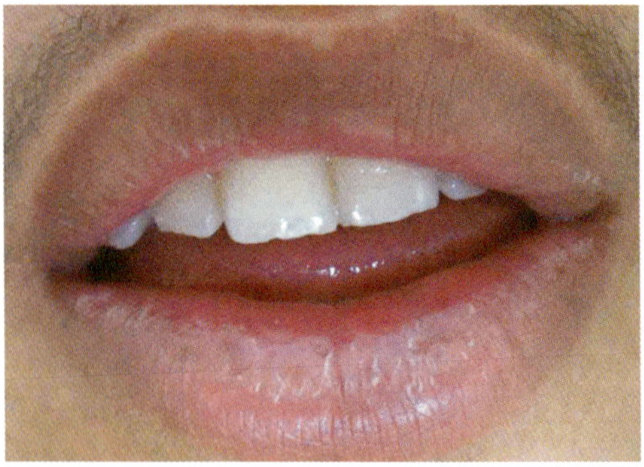

▲ **Figura 18.5**
Recuperação completa da lesão após uma semana, permanecendo apenas uma leve descamação.

A acupuntura ajuda no alívio local, que pode ser visto imediatamente após a aplicação da agulha, como mostram as Figuras 18.4 e 18.5.

Observar na Figura 18.4 (B) a formação de um tecido de granulação sobre a lesão, deixando a lesão ulcerada inicial com aspecto mais seco. A Figura 18.4 (C) mostra o resultado de uma aplicação de acupuntura para herpes labial, e a Figura 18.5 mostra a recuperação completa após uma semana.

Os casos de herpes labial costumam ter uma evolução crônica e recidivante. Interessante neste caso é que já se passaram dois anos após o episódio sem nenhuma recidiva neste período.

◀ **Figuras 18.4 (A a C)**
Evolução de tratamento de herpes labial com uma única aplicação de acupuntura.

Capítulo XIX

Sinopse da Técnica de Mobilização de *Qi* Mental

Prof. Dr. Ysao Yamamura
Dra. Márcia Lika Yamamura

A Teoria de Mobilização de *Qi* Mental, desenvolvida por Yamamura (1999), considera de extrema importância a maneira como os indivíduos vivenciam os acontecimentos e como os registram em sua memória quando convertidos em emoções. A repercussão somática acontece quando as emoções são reprimidas, ou seja, quando há um conflito entre a reação emocional e o que um indivíduo efetivamente realiza por haver contido, cerceado e subjugado essas emoções no plano racional. Um exemplo: ao ocorrer uma briga entre um funcionário e o seu chefe, a emoção do funcionário pode ser de raiva ou de revolta e o sentido que a mente subconsciente dá a este fato é *"Quero xingar, quero bater"*; mas esta reação natural é impedida pelo domínio racional, pois ao mesmo tempo a mente do funcionário elabora *"Não posso, não devo, vou perder o emprego, ele é meu chefe"*. A teoria da Mobilização de *Qi* Mental considera, neste exemplo, que o conflito de querer bater e não poder possivelmente irá gerar uma ombralgia (dor no ombro), pois o movimento do bater é realizado pelo membro superior – mormente o ombro. Num outro exemplo, uma paciente relata que, ao saber da traição do marido, sua vontade foi de *"Eu quis bater e não pude"*; no entanto, ela reprimiu essa vontade e, em conseqüência, houve o aparecimento de dor no ombro, impedindo sua abdução.

A essência da integração mente-corpo possui um substrato material. As mensagens vindas do meio exterior, captadas por órgãos de sentido (visão, audição, tato, paladar e olfato), e as informações provenientes do interior (dos órgãos internos) são interpretadas segundo a memória e transformadas em reação emocional. Esta, por um mecanismo de transdução, produz e secreta moléculas mensageiras (neuropeptídeos) e provoca respostas dos sistemas autonômico (em especial o simpático), endócrino e imunológico. Estes, por sua vez, secretam diversas outras substâncias, como a epinefrina e o cortisol, alterando o funcionamento do organismo inclusive quanto aos genes, modificando a expressão gênica em relação a doenças e podendo afetar o sistema tegumentar, o sistema músculo-esquelético e os órgãos internos (Figura 19.1).

Estudos realizados com uso de técnica de imageneamento mostram que a amídala (complexo amidalóide localizado nos lobos temporais) é um componente do sistema límbico que participa das respostas emocionais. As imagens de PET ou ressonância magnética funcional mostram aumento de atividade na amídala encefálica em um grupo de pessoas ao ouvirem palavras de ameaça.

Esse processo nem sempre ocorre de maneira consciente, isto é, o indivíduo não tem consciência do automatismo do domínio do racional que o previne de situações futuras, como, no exemplo citado, de perder o emprego, etc. No entanto, até que a

Figura 19.1
Resposta do sistema límbico frente aos estímulos do meio ambiente e o eixo Hipotálamo-Hipófise e comunicação mente-corpo por meio de moléculas mensageiras.

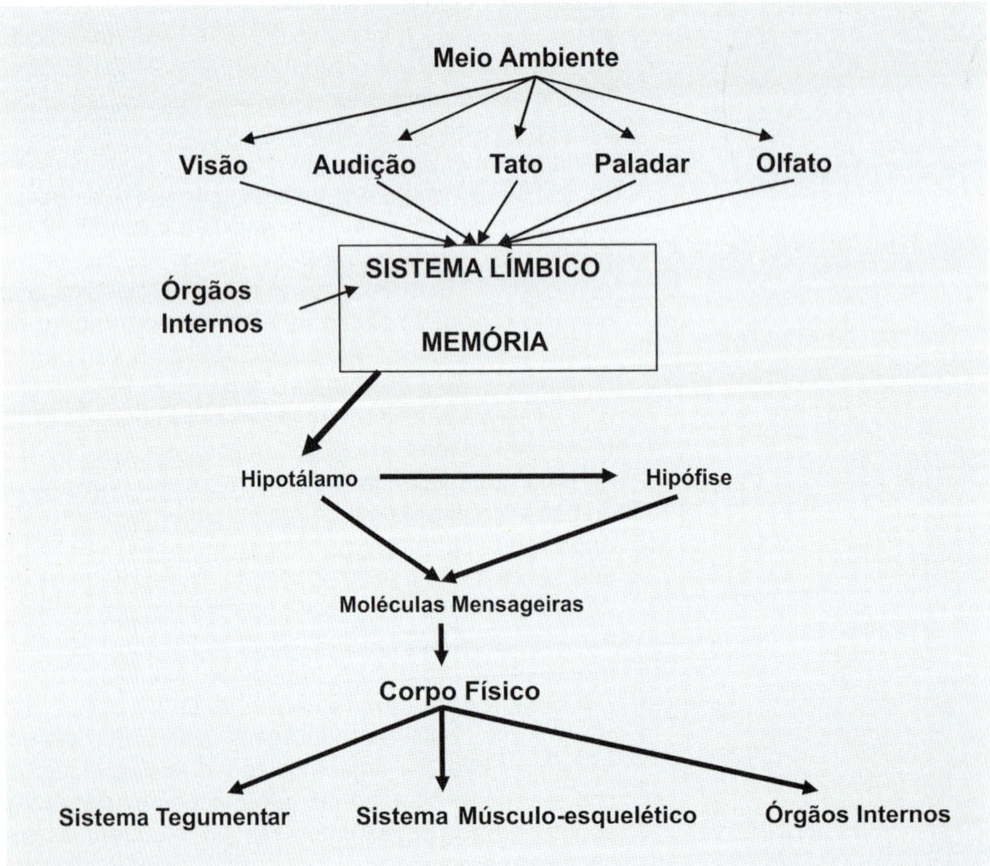

emoção (raiva, no caso) seja expressa, permanece na memória subconsciente do indivíduo o registro de *"Quero bater e não posso"*, perpetuando a dor e o estágio energético da doença. Estando a circulação afetada pelo Meridiano, assim como os órgãos internos (*Zang Fu*), a doença progride para o estágio inflamatório e depois para o degenerativo, conforme ilustra a Figura 19.2.

Figura 19.2 ▼ Esquema de repercussão das emoções em um processo de adoecimento, das alterações inestéticas **(A** e **B)** e doenças do sistema músculo-esquelético **(C)**. No **(A)** podem se desencadear, também, doenças dos órgãos internos.

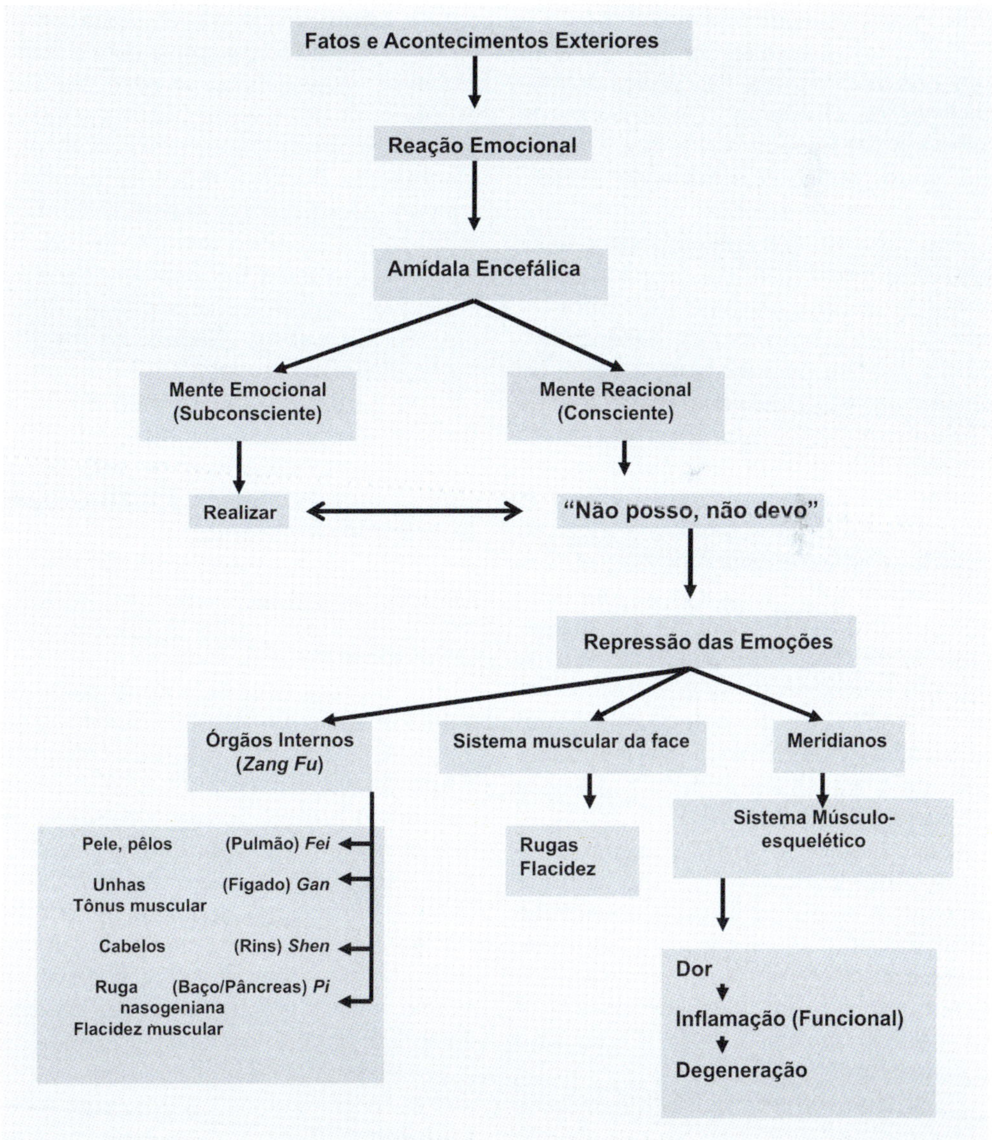

De modo que uma emoção desencadeada por fatores externos e/ou internos (pensamentos) – dependendo do sentido dado pela mente (e dependente da memória) – pode determinar doenças em qualquer área do corpo humano, provocando desarmonias energéticas. Estas podem manifestar-se por dor ou impotência, a seguir por distúrbios funcionais e por fim por processos degenerativos, seja do sistema músculo-esquelético, seja dos órgãos internos.

Assim é o processo de adoecimento segundo os conceitos da Técnica de Mobilização do *Qi* Mental. Os registros de memória permanecem latentes e ativos até que o conflito seja resolvido. Podem existir estímulos satélites ou emocionalmente competentes que perpetuam e ativam este registro antigo, servindo como um alimentador para este processo. No exemplo, se o processo for desencadeado por conflito com o chefe, a figura do chefe, sua voz, o local de trabalho, outras eventuais brigas ou situações que gerem a mesma emoção de raiva serão fatores ativadores do sentido *"Quero e não posso"*, trazendo repercussão no sistema correspondente. A cada emoção (reprimida) e significação associadas ao fato ocorrido (registro de memória), haverá acometimento de diferentes sistemas (órgãos internos, músculo-esquelético, etc.). Se, por exemplo, um fato gerou tristeza, em geral os órgãos internos são afetados, advindo a depressão e, depois, doenças mais graves.

O que fica, então, registrado na memória dos indivíduos é o fato ocorrido que gerou uma emoção e um sentido dado ao acontecimento (significação). Com a memória consciente (racional), lembra-se do evento; com a memória subconsciente (emocional), pode-se acessar a emoção e o sentido dado ao fato.

Cada um tem uma maneira peculiar e *sui generis* de interagir com o ambiente externo e interno; a memória de eventos passados forma o *background* emocional que pode contribuir para que indivíduo adoeça. A este aspecto de individualidade, Yamamura define o que faz de cada indivíduo um ser único: *"Somos o que somos pela memória que temos"*.

E continua: *"A mente de cada ser humano é única, sem similar, assim como acontece com a impressão digital, a retina e o DNA"*. Assim sendo, cada indivíduo interage de forma única com o meio ambiente, vivenciando e armazenando as experiências de maneira peculiar e individual. Em conseqüência, novos acontecimentos são vividos e registrados conforme este *background* de memória anterior, formando-se um novo conjunto de memórias, também único. Por esta unicidade do indivíduo, *"duas pessoas nunca têm a mesma emoção ou reagem do mesmo modo diante de um fato"*.

E de onde vem nossa memória? *"A memória consiste num conjunto de informações que podem provir da herança ancestral, da vida intra-uterina, do nascimento e do pós-nascimento"*.

Memória ancestral

Nossos ancestrais estavam sujeitos às intempéries da natureza, assim como os outros animais. Em tempos de dilúvio ou em estações como o inverno, a disponibilidade de alimentos era escassa, fazendo com que o homem ficasse com **medo** de morrer de fome, **preocupando**-se assim com esta possibilidade – de morrer de fome – ficando **ansioso** com o período de escassez de alimentos, passando então a consumir alimentos quando disponíveis e a armazená-los sob forma de gordura corporal para garantir sua sobrevivência.

Da herança ancestral, também perduram as funções ou os papéis a serem desempenhados pelo homem e pela mulher.

Ao homem cabia – e em muitas sociedades ainda lhes cabe – prover alimentos para garantir a subsistência da família. À mulher reservam-se o papel de criar a prole e os afazeres domésticos. Estes papéis direcionaram o comportamento de um e de outro, fazendo com que o homem fosse considerado predominantemente racional e prático, mais objetivo, com mais senso de direção, e a mulher considerada mais emocional, intuitiva, com capacidade de desempenhar várias atividades ao mesmo tempo.

Como refere Yamamura (2006), *"durante milênios, esta distinção entre o homem e a mulher manteve-se praticamente inalterada e ambos tinham funções bem definidas, em razão disso. Com o advento da tecnologia e das duas últimas grandes guerras, houve na estrutura social uma significativa mudança de comportamento que envolveu principalmente a mulher. Ela passou a ter maior necessidade de se locomover e de assumir profissões eminentemente masculinas, o que acarretou para ela um maior desgaste do Qi (Energia); ao mesmo tempo, foram-se acentuando nela doenças próprias do homem, como infarto de miocárdio, hipertensão arterial, derrame cerebral, etc."*.

Memória de vida intra-uterina e perinatal

Durante esta fase, o ambiente a que estamos expostos é o da mãe, seja ele físico ou emocional. De modo que o que a mãe pensa e sente ou como ela se emociona, além de afetar o próprio corpo (desarmonia energética), pode provocar desarmonia energética nos órgãos em formação do bebê intra-uterino.

A comunicação mãe-feto transcende a física, pois a mãe compõe o universo do ser em formação. Neste período, o crescimento e o desenvolvimento são feitos pelo patrimônio genético herdado dos pais, mas as influências do meio sobre este ser, "imaturo" do ponto de vista emocional, irão delinear as qualidades futuras das quais se formarão funções como simbolização, linguagem, interação com outros, reações emocionais, etc.

A influência do estado emocional da mãe já era considerada por culturas primitivas. Há relatos de que as mulheres grávidas eram afastadas do fogo para evitar que o medo prejudicasse o bebê; em antigos textos chineses, numa idéia simplória de acompanhamento pré-natal, era preconizado que *"a mulher grávida deve se comportar como uma boba, ficando no alto da montanha observando a paisagem bonita"*, evitando assim que emoções da mãe influenciassem o feto em desenvolvimento.

As informações advindas do ambiente externo (mãe) ficam registradas na memória subconsciente do feto e perduram na criança, no jovem e no adulto. O armazenamento das informações do que se vivencia neste período ocorre de forma não consciente; o feto é capaz de ver, tocar, degustar, reagir porque há um sistema nervoso – ainda que imaturo – capaz de gerar lembranças e, portanto, a memória.

Assim, se uma gestante viver um momento de tristeza ou ficar triste por ver uma pessoa com lesões na pele, como psoríase, este fato é armazenado na memória do bebê intra-uterino como tristeza associada a lesão da pele. Mais tarde, no futuro, esta criança ou já adulto, ao vivenciar tristeza em algum fato ocorrido, pode reativar a mensagem (tristeza igual a lesão de pele) e desenvolver psoríase.

No período gestacional, uma das emoções mais lesivas ao feto é a rejeição que, segundo a Medicina Tradicional Chinesa – pelo Princípio dos Cinco Movimentos – pode ocasionar a reação de **revolta** (pelo acometimento do *Gan*/Fígado) ou de **im-**

potência/medo (pelo acometimento do *Shen*/Rins). Leonardo da Vinci já mencionava: *"Uma mesma alma governa dois corpos. As coisas que a mãe deseja imprimem-se sobre a criança que ela traz no momento que ela as deseja. Todo querer, desejo supremo ou medo da mãe, ou toda a dor de seu espírito, pode atingir poderosamente a criança, às vezes matando-a"*.

Segundo os princípios da Medicina Tradicional Chinesa e da Mobilização de *Qi* Mental, estados emocionais da mãe causam alterações no equilíbrio energético dos órgãos internos (*Zang*) do feto em formação, levando assim ao mau desenvolvimento dos órgãos (acarretando hipofunções, malformações e agenesias), podendo este distúrbio permanecer na vida adulta ou propiciar desequilíbrios energéticos frente a estímulos agressores.

Atualmente, o grupo de Mobilização de *Qi* Mental do Ambulatório de *Qi* Mental do Setor de Medicina Chinesa-Acupuntura da UNIFESP investiga se a rejeição materna pode provocar a dor no bebê intra-uterino, com base nos achados de Eisenberger e col. (2003) que mostraram, por meio de ressonância magnética funcional do encéfalo, que a rejeição sentida em adultos estimula as mesmas áreas da dor no córtex, promovendo decréscimo de serotonina e dopanina e aumentando o cortisol. Assim sendo, o grupo propõe a avaliação da "dor emocional" em bebês intra-uterinos e sua correlação com a expressão facial segundo imagens de ultrassom 3D, conforme a escala de dor NFCS (Neonatal Facial Coding System).

Outro momento que gera emoção para o bebê é o período perinatal (que compreende o trabalho de parto, o nascimento) e o período neonatal. O parto natural gera o que chamamos de *eustress*, ou seja, um estresse salutar. O que fica registrado na memória do bebê é a primeira experiência de "missão cumprida", uma vez que o nascimento requer trabalho árduo e é o primeiro grande acontecimento na vida do indivíduo. No entanto, quando ocorre sofrimento por ocasião do nascimento (*distress*), o que fica registrado é a sensação de desconforto sentida durante a dificuldade no trabalho de parto, por circulares de cordão, etc. Esta memória pode ser reativada quando o indivíduo encontrar-se numa situação que remeta ao nascimento (situações do tipo estar em local estreito, de aperto, sem saída), fazendo com que o corpo físico responda da mesma maneira anterior (falta de ar, sensação de sufocamento, etc.).

As vivências ocorridas neste período irão nortear, então, a maneira pela qual o indivíduo irá interagir e reagir na vida pós-natal; assim sendo, buscará em sua mente subconsciente o aprendizado "emocional" experimentado nesta fase da vida para responder aos acontecimentos da vida futura.

Memória pós-nascimento

O aprendizado emocional perdura até os 3 ou 4 anos de idade, até quando a mente subconsciente ou emocional prevalece na criança. Após este período, a mente racional e consciente começa a "aflorar" e predomina. As vivências emocionais deste período – que podem ser hostis quando, por exemplo, a mãe não quis amamentar o bebê, ficando registrado que ele não recebeu carinho, foi abandonado, etc.) – também ficam registradas na memória emocional e serão ativadas nas experiências futuras do indivíduo.

Neste período, ocorre a formação da personalidade do indivíduo e a Teoria de Mobilização de *Qi* Mental considera de extrema importância a seqüência de nascimento dos filhos. Os primeiros filhos e filhas possuem uma característica mais *Yang* (pragmáticos) e os outros, uma característica mais *Yin* (idealistas). Estes, por sua vez, podem assumir papéis de revoltado (associado ao *Gan*-Fígado), melancólico/isolado (*Fei*-Pulmão), satírico (*Xin*-Coração), bonzinho/cooperador (*Shen*-Rins) e bem-sucedido (*Pi*-Baço/Pâncreas). A personalidade do indivíduo contribui para a forma de perceber o ambiente e interagir com outras pessoas propiciando, assim, reações emocionais tendendo à revolta, ao medo, à tristeza, etc.

Yamamura (2006) refere: *"Os que assumirem a personalidade de revoltado poderão, com o passar do tempo, afetar as funções energéticas do Gan (Fígado), o que poderá trazer distúrbios deste Zang (Órgão) ou de estruturas e ele relacionadas (ver Cinco Movimentos); as manifestações clínicas, neste caso, serão dores de cabeça, enxaqueca, cólica menstrual, dor de estômago, colite nervosa, etc."*.

O indivíduo melancólico/isolado caracteriza-se pela introspecção e tendência à tristeza, que acabam por lesar o *Fei* (Pulmão); daí podem advir doenças desse *Zang* (Órgão), como tosse, falta de resistência contra infecções, fôlego curto, tuberculose pulmonar ou câncer de pulmão.

O bonzinho/cooperador assume, geralmente, esta personalidade porque sentiu-se rejeitado e o recurso que usa para não ser rejeitado novamente é ser cooperador e bonzinho. Neste caso, a mente funciona da seguinte maneira: *"Primeiro os outros, depois, os outros e, por fim, os outros"*. O bonzinho/cooperador vive sempre em função dos outros e nunca pensa no próprio "eu". Tem grande dificuldade de falar "não", pois isto poderia ser causa de novas rejeições, e quando necessita dizer "não", o faz com grande sofrimento, ficando preocupado e com sentimento de culpa. O indivíduo com essa personalidade sofre bastante, sempre pensando nos outros. Em momentos tristes, sem prazer, ou em situações difíceis, como nos endividamentos ou relacionamentos em crise, pode vir a ter questionamentos como "*Para que viver esta vida*?"; pode sofrer mágoa por ajudar e não receber a devida retribuição ou mesmo por ser enganado ou traído. Nestes dois últimos casos, o indivíduo pode desenvolver doenças mais graves, como diabetes e cânceres.

Quando ocorrem estados emocionais reprimidos, considera-se que o indivíduo está em conflito, não apresentando as características descritas. Assim sendo, quando existem emoções reprimidas e estados de doença, considera-se o indivíduo como pragmático/sofrido (podendo então desempenhar papel de idealista) ou como idealista/sofrido (que pode desempenhar papel de pragmático). Os que apresentam personalidade sofrida, principalmente aqueles que desenvolveram a característica de ser bonzinho/cooperador, são os que mais sofrem de *bullying* (apelidos destrutivos – como feiúda, raspa de tacho, etc.) e estes apelidos, pela sua repetição, ficam registrados na memória subconsciente e mais tarde podem manifestar-se por doenças da pele, como vitiligo, psoríase, acne, etc.

Para se ter acesso a estes possíveis registros, é necessário buscá-los na mente emocional do indivíduo, ou seja, na mente subconsciente. No modelo de anamnese – que em grego quer dizer "trazer à memória" – prescrito pela cultura médica ocidental, em geral os pacientes relatam o fato buscando o ocorrido na memória racional, sem acessar as emoções envolvidas. Para acessar a mente subconsciente, faz-se necessário um estado de consciência semi-alfa, isto é, um estado de "relaxamento'" no qual o consciente deixa de dominar. Sabe-se que muitas vezes o paciente não se permite verbalizar emoções por questões culturais (posição hierárquica do médico, *"Homem não chora"*), religiosas, no caso das emoções tomadas como "feias" (sentir raiva ou ódio não é permitido, há condenação) e questões pessoais ("*Não posso chorar na frente do médico, o que ele irá pensar, estarei exposto*"), etc.

É neste estado de relaxamento que é averiguado o verdadeiro significado emocional dado pelo indivíduo, não importando o fato em si e sim a maneira pela qual ele o vivenciou, interpretou, como se sentiu e o sentido dado a esta emoção aflorada. Segundo Damásio, "*conhecer a relevância das emoções nos processos de raciocínio não significa que a razão seja menos importante do que as emoções, que deva ser relegada para segundo plano ou deva ser menos cultivada. Pelo contrário, ao verificarmos a função alargada das emoções, é possível realçar seus efeitos positivos e reduzir seu potencial negativo. Em particular, sem diminuir o valor da orientação das emoções normais, é natural que se queira a razão da fraqueza que as emoções anormais ou a manipulação das emoções normais podem provocar no processo de planejamento e decisão*".

Capítulo XX

Técnica de Mobilização de *Qi* Mental em doenças dermatológicas e alterações inestéticas

A estreita e íntima relação existente entre o *Shen* (Mente), o corpo físico e a pele torna esta última como importante sede de manifestação do *Shen* (Mente), além de atuar como tecido que separa o corpo do meio ambiente. A pele e as suas funções associadas, como o tato, constituem a nossa maior fonte de percepção dos estímulos exteriores. Assim, fatos e eventos que ocorrem no meio ambiente enviam estímulos ao sistema nervoso central, mormente ao sistema límbico, onde se desenvolve o armazenamento da memória e a elaboração das emoções. Fatos bons geram emoções boas (alegria, prazer, satisfação, auto-estima); fatos ruins, por outro lado, geram emoções ruins (medo, raiva, mágoa, ressentimento, tristeza, etc.).

O *Shen* (Mente) e a pele mantêm um relacionamento *Yin* (Mente) – *Yang* (pele), e, logicamente, *Yang* (pele) – *Yin* (Mente). Por isso, as alterações emocionais (do *Shen*) – a de sentir-se envelhecido precocemente, o sentimento de querer ficar isolado das outras pessoas e de si mesmo – podem desencadear lesões cutâneas, especialmente em partes mais visíveis, não cobertas por vestimentas, como a psoríase, acnes faciais, melasmas, vitiligos, etc. a fim de concretizar a manifestação subconsciente (do *Shen*).

É na pele que se observa com maior intensidade a circulação de Energia dos Canais de Energia (Meridianos), manifestando-se na pele a situação energética dos *Zang Fu* (Órgãos e Vísceras), seja na normalidade

Prof. Dr. Ysao Yamamura
Dra. Márcia Lika Yamamura

ou na anormalidade, podendo fornecer valiosas informações sobre os Órgãos Internos e o acometimento dos Canais de Energia. Disto resulta a cura ou a melhora das manifestações inestéticas como rugas, flacidez da pele e dos músculos, queda de cabelos, por meio do tratamento pela acupuntura ou eletroacupuntura, conforme os pacientes mostrados nos capítulos anteriores.

A íntima relação pele-órgãos-mente fornece, ao exame da pele, as prováveis causas das lesões. Assim, ao se realizar um tratamento local das lesões de pele ou mesmo corrigindo as alterações inestéticas, além do tratamento em si, está-se realizando um outro tratamento que harmoniza as energias do corpo como um todo, particularmente, ao nível emocional.

A pele, por possuir a mesma origem embrionária do sistema nervoso (ectoderma), mantém estreita relação com o mesmo; assim sendo, estímulos advindos do ambiente geram percepções que irão ser registradas como boas ou ruins; da mesma forma, quando o *Shen* (Mente) do indivíduo está em desarmonia (emoções ruins), isto será exteriorizado na pele. Assim, quando ocorrem emoções ruins reprimidas, a pele é a sede de manifestação. Por isto, quando o indivíduo sente-se envelhecido, a pele torna-se envelhecida; quando uma mulher sente-se feia, rejeitada, torna-se obesa, com celulite. O que o indivíduo imagina em sua mente (autoimagem), manifesta-se no organismo; podendo causar doenças.

A mente, em nível subconsciente, tem a capacidade de dar sentido às emoções sofridas. Este sentido é dependente da memória, isto é, a mente dá o sentido de acordo com as informações que se tem na memória individual. É por este motivo que uma mesma emoção, por exemplo, a tristeza pode ter o sentido de "se esconder" de "vontade de morrer", de "sumir", etc. E é de acordo com o sentido é que as emoções se manifestam na pele, no sistema músculo-esquelético ou nos Órgãos Internos resultando em doenças como psoríase, vitiligo, obesidade, câncer do pulmão, diabetes, etc.

É o caso de se ter medo de uma situação atual e que se encontram registros de memória da vida de abandono, de rejeição. Neste caso, as lesões dermatológicas como acne podem aparecer como manifestação subconsciente de "esconder-se das pessoas" como ilustra a paciente 1.

Paciente 1

Paciente do sexo feminino, jovem, solteira, com acne na região maxilar facial bilateral há 6 meses. Refere em sua história que são em 6 meio-irmãos (três meninas têm pais diferentes e os 3 meninos são filhos do mesmo pai, mas não da mãe). O pai apenas namorava sua mãe, Ao saber da gravidez da paciente, o pai terminou a relação com a mãe. Na adolescência foi expulsa de casa pela mãe, porque queria sair com as amigas, indo então morar com o pai, onde está até hoje. Menarca na idade habitual e com dismenorréia. Ao redor dos 20 anos precisava de uma autorização do tio, alcoólatra e morador em favela, para poder ajudar o primo que havia fraturado a clavícula, já que sua avó (materna) não poderia cuidar dele, devido a problemas de saúde. Entrou na favela no final da tarde, e se deparou com cena de estupro. Ficou paralisada, sem reação, impotente, ao ver um homem estuprando um menino que gritava e pedia socorro. Ao receber olhar de ódio do estuprador, correu e esqueceu-se do que fora fazer ali e, também, de pedir ajuda para o menino. Não consegue até hoje apagar a cena da mente e, ao fato, seguiram-se depressão e gastrite. Desenvolveu

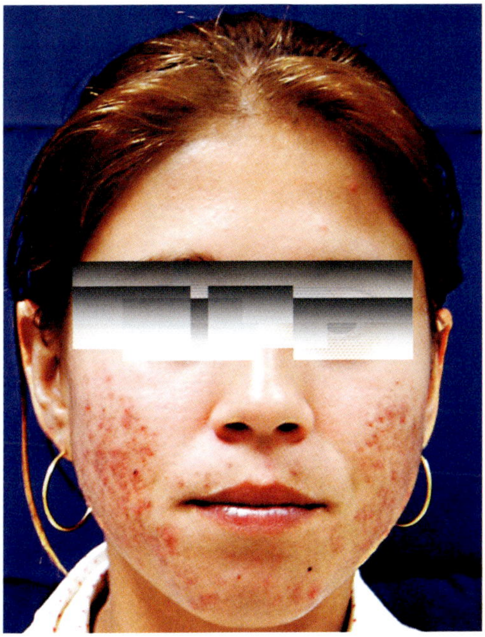

Figura 20.1
Acne na região maxilar facial bilateral.

em seguida manifestação de acne nas regiões maxilares acometendo uma extensa área. Fez vários tratamentos sem melhora, atualmente em tratamento com Acupuntura aplicada à estética.

Quando questionada sobre qual o significado de ver o estupro, referiu: "*tenho medo de que todos os homens que me façam mal, quero me 'esconder' para ninguém me encontrar e me fazer o mal*" (agressão sexual).

Em outros casos, o sentimento de "culpa", o desejo de "afastar as pessoas" pode ser a causa de lesões da pele, por exemplo, do vitiligo e manifestar-se nas regiões onde se situa a área de culpa, como ilustra o caso do paciente 2.

Paciente 2

Paciente do sexo masculino, 43 anos, negro, casado, com vitiligo. Refere que aos 34 anos de idade começaram aparecer manchas brancas nas mãos, não fez tratamento na época e elas se "espalharam" (mãos – pés – olho – boca – corpo todo). Aos 38 anos de idade apareceram na genitália. Refere "*Sempre fui muito nervoso, ansioso, e me disseram que era emocional. Eu bebia e fumava na época, mas comecei a desenvolver pressão alta, os médicos disseram que era daí* (vitiligo), *então parei*".

Desde aos 20 anos de idade mora com a mulher, teve quatro filhos e na gravidez da quinta filha (aos 38 anos) teve sífilis e depois, prostatite crônica, também apareceram manchas brancas (vitiligo) na genitália.

Indagado qual o significado do vitiligo, respondeu: "*Emocional. Sou ansioso, preocupado, sentimental, estou com depressão – estou afastado por isso*".

A localização da primeira mancha de vitiligo foi nas mãos. Quando questionado sobre o que acontecera na época com o sentido de "fazer ou não querer fazer" (o fazer é executado com os membros superiores e mãos), o paciente refere "*Eu bebia e fumava. Isso não era vida. Estava desempregado, desesperado, passava por dificuldades. Morava na casa do sogro – queria 'largar' tudo, 'bater' em alguém e não podia. Tinha 5 filhos (na realidade, ainda eram 4). Minha mulher teve 5 abortos*".

A próxima mancha surgiu nos pés, quando questionado sobre o que gostaria de "mudar e não podia" (a mudança, tanto geográfica quanto emocional, é realizada com os membros inferiores e pés), o paciente refere "*Queria 'mudar' dali... Tinha que ouvir o que não queria e agüentar calado – eu morava ´de favor´ na casa do sogro. Comecei a ter pressão alta – os*

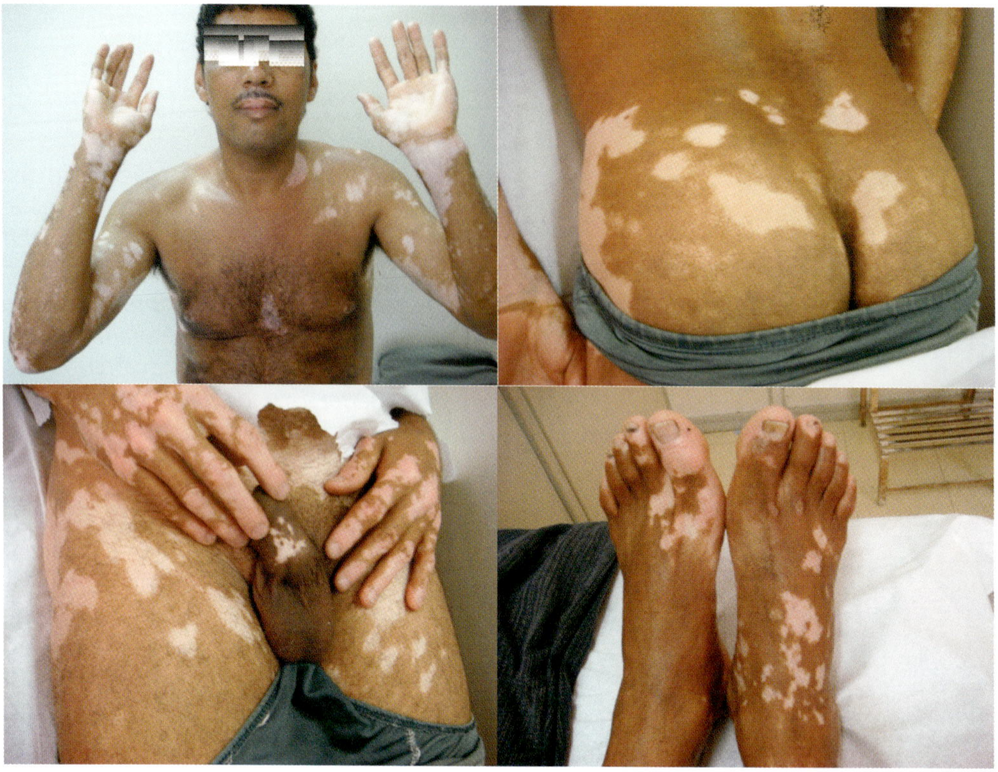

▲ **Figura 20.2**
Vitiligo em diversas regiões do corpo (vitiligo universal).

médicos falaram que era por causa da bebida e do cigarro. Larguei. Eu não queria falar com ninguém. Era muita pressão".

Refere, também, o aparecimento de manchas de vitiligo no pênis e sífilis. Quanto ao significado atribuído, refere "*Arranjei essa infecção que não me larga*" em relação à sífilis e ao vitiligo atribui "*culpa pela traição*". Conta que "*Uma mulher lá do serviço me chamou. Saí com ela duas vezes, nunca pensei... Minha mulher estava grávida. Não pegou nada não, ela faz exame todo ano. Ela tentou abortar, influência de amigas... falei pra ela que aconteceu, fui fraco. A menina tem 5 anos, graças a Deus é normal. Minha mulher não merecia o que fiz com ela*".

Os registros de memória que participam das dermatoses podem estar presentes ao longo da vida do indivíduo, infância, adolescência e vida adulta. Para a Técnica de Mobilização de *Qi* Mental, é de extrema importância também o período de vida intra-uterina, na qual os pensamentos, os sentimentos e as emoções da gestante são transmitidas ao bebê, pela ligação psíco-afetiva característica deste período. O que resultará quando as vivências e as emoções neste período forem ruins? Da mesma forma, o bebê registrará em sua memória subconsciente as emoções e o sentido dado (pela mãe) e estes registros poderão participar do adoecimento em sua vida futura. Qual será a gestante, que, ao deparar com uma pessoa que tenha lesão dermatológica, não pensa: "*Coitada da pessoa, espero que o meu bebê não tenha essa doença*". Ou casos em que a gestante fica preocupada e com medo, porque existem antecedentes de doenças dermatológicas familiares e se bebê pode também apresentar?

O bebê intra-uterino pode vivenciar rejeição (por não ter sido programado, desejado, com expectativa de sexo diferente), pode ter sofrimento ao nascer (parto distócico), não ter mãe cuidadora e carinhosa; registrando em sua memória subconsciente a sensação de rejeição, de "não me querem". Esta sensação pode estar presente na infância (pais pouco afetuosos, humilhações na escola) e no decorrer de sua vida adulta resultará em dificuldades na escola, trabalho e relacionamentos. Tudo isso, pode resultar em sentimento de fuga, na necessidade de se isolar de si próprio e do mundo. A pele, então, pode tornar-se a sede de manifestação deste desejo subconsciente, fazendo o papel de "barreira", de "isolamento" pois as lesões cutâneas afastam os outros, por seu aspecto.

A percepção dos erros cometidos no decorrer da vida pode ter conotação de "castigo" e conforme o sentido do "ter de deixar de fazer", "ter de mudar", de "ver", "culpa sexual", de "ter falado o que não devia", as lesões podem se manifestar nas regiões anatômicas correspondentes, como no caso do paciente 2.

As lesões dermatológicas podem ser utilizadas pela mente com o sentido de mostrar "*viu o que estão fazendo comigo!*". Esta manifestação pode estar presente como lesões pruriginosas ou deformidades em outras dermatoses. A paciente 3 ilustra como a pele pode ser a sede de manifestação da contrariedade do indivíduo.

Paciente 3

Paciente do sexo feminino, 72 anos de idade, com lesões na pele descamativas, pruriginosas e eritematosas, ocupando todo o corpo, principalmente braços, pernas e abdome anterior, cuja biópsia de pele revelou tratar-se de dermatite crônica espongiótica.

A dermatite teve o início aos 47 anos de idade, com aparecimento de manchas vermelhas bastante pruriginosas nos cotovelos e nos joelhos, que logo generalizou para todo o corpo. Piora acentuada quando tem *"crises nervosas quando sou contrariada, parece que todos combinam para me contrariar"*.

Refere que é a sétima filha (caçula), tendo sido muito mimada pelo pai e irmãos. Aos 8 anos de idade a mãe teve câncer de mama e fez mastectomia, tendo que ficar afastada da mãe, que fez tratamento em outra cidade. Pela carência, conta: "*Cheguei a por a mão na água fervendo* (proposital) *para ter o colo da minha mãe*". Aos 12 anos uma amiga da mãe teve Fogo Selvagem e a isto a paciente refere: *"Fiquei com a idéia de que a carne caía e ela era coberta com folhas de bananeira para a pele não cair"*. Aos 16 anos de idade a mãe faleceu em sua presença, estando sozinha com ela quando aconteceu. Não se lembra de nada. Desmaiou. Quarenta dias após o falecimento da mãe, o pai falece "do coração", a este acontecimento diz que "*Senti que era o fim do mundo*".

Na adolescência casou-se sem ser por amor; a 1ª gravidez foi natimorto com anencefalia. No ano seguinte, nova gravidez, que não era esperada e não desejada, conta que o parto foi prolongado pois "*Não queria que nascesse*". "*Fiz tudo para interromper a gravidez*". Este filho tem hoje 51 anos, é inseguro e mora com a paciente, tornou-se alcoólatra. Refere culpa-se por não tê-lo desejado. Quatro anos após teve a 3ª gestação, menina, também, não esperada, não desejada. Às vezes se culpa. Dois anos após teve a 4ª gestação que fez o aborto. A este respeito, às vezes acha que foi pecado, outras vezes, não.

Aos 47 anos de idade, o marido foi submetido a uma laparotomia exploradora, quando teve início das manchas nos cotovelos e joelhos. Dez anos depois, falece o marido. Há cinco anos, faleceu a nora (cardiopatia), de quem gostava muito. Chamou o filho e as netas para morar em sua casa. Com 70 anos de idade desenvolveu câncer de mama esquerda, sendo operada um mês após a filha fazer cirurgia por câncer da tireóide. Ficou hipertensa e com epigastralgia. Um neurologista, ao observar as lesões da pele, disse que tinha Fogo Selvagem, e a paciente refere *"Tive a certeza de que a pele ia cair. Fiquei 2 semanas chorando"*, ao associar com a memória da infância.

Queixa-se de que nunca teve sucesso na vida. Questionada sobre o que significaria ter sucesso na vida referiu: *"Significa as coisas serem do jeito que eu quero que sejam"*. Ao relacionar de que maneira seu corpo está reagindo para ter carinho, segurança, afeto, refere *"Sempre quis que a vida fosse diferente, do jeito certo. E as pessoas, principalmente meus filhos e netas, vivem de forma errada, como eles querem. Não acho certo e sempre tem discussões em casa. Por isso tenho minhas crises... É o único jeito de pararem de me contrariar. Aí, dá aquela onda de raiva, começo a passar mal, a pressão sobe, a coceira toma conta do corpo, aí a briga acaba e se bobear, tenho que ir para o hospital"*.

Outra forma de como a pele pode ser a sede de manifestação da contrariedade do indivíduo é ilustrada pelo paciente 4.

Paciente 4

Paciente do sexo masculino, 45 anos, com psoríase desde os 18 anos, as lesões iniciaram na cabeça, estendendo-se para cotovelos, joelhos, abdome, nádegas e, depois, para todo o corpo. É segundo filho de sete irmãos, mas primeiro homem (pragmático pela seqüência de nascimento).

Sua infância foi pobre mas muito boa, morava no mesmo quintal dos avós, toda a família em um só cômodo. O pai faliu e perdeu tudo o que tinha. *"Eu devia ter uns 8 anos. Meu pai surtou quando faliu. Nunca mais foi o mesmo, não conseguiu voltar ao mercado de trabalho, acho que nem mesmo tentou. Ficava se lastimando do que perdeu. Até hoje vive da ajuda dos filhos"*.

Na adolescência começou a trabalhar, refere: *"Fui jogado para o mundo. Trabalhava durante o dia e estudava à noite. Não tenho vícios. Hoje agradeço a Deus ter sido 'bobinho' até os 18 anos. Não me interessava por prostitutas, drogas, bebidas..."*.

Como adulto, *"Passei por muitos empregos, mas as pessoas não queriam nada com nada. Ninguém suava a camisa pelo trabalho, as empresas não iam para frente e eu era o chato, que exigia produtividade. Decidi não ser empregado, estou realizando consultoria de alguns anos para cá"*. Continua: *"Trabalho por necessidade, não gosto de trabalhar"*.

Ao ser questionado sobre ter ficado doente, refere: *"Assumi papel de pai dos meus irmãos quando meu pai começou a beber, tinha uns 15 anos. Até uns 8 anos atrás, ajudava os irmãos. Com 18 anos, meu avô morreu. Foi uma grande perda. A avó passou a morar conosco. Minha casa nunca foi arrumada, era uma zona total, não me achava nela. Tinha dia que não queria voltar pra casa, era cheiro de fritura, de suor, de tudo. Parecia que nunca era limpa. Não adiantava arrumar, era tudo entulhado".*

Casou-se aos 30 anos, *"eu sou o dono de casa, me preocupo com a limpeza, com a arrumação. Minha mulher é desleixada, prefere ser cientista!".*

Sobre sua auto-percepção refere: *"Perfeccionista ao extremo, arrumo minha casa todo dia, sou exigente em excesso comigo mesmo. As coisas têm que estar no seu lugar, na minha sala tudo é milimetricamente no lugar. Arrumo até o quarto da empregada, o chinelo tem que estar exatamente no meio da cama, e os tapetes, até dos vizinhos eu arrumo (da entrada do apartamento). Com os filhos, também sou exigente. O português tem de ser correto, não admito que briguem... sempre tive muito medo de morrer. Morreu um primo de AVC com 40 anos, fiquei apavorado. Comecei a ter dor de cabeça e pressão alta (o que é uma vergonha, um cara tão bem cuidado como eu, como pode ter uma doença dessas...). Sinto-me sujo neste ambiente, não consigo me arrumar, me manter limpo".*

A necessidade de trabalhar contrariado, a necessidade de perfeição e limpeza são a manifestação dos fatos vivenciados por este indivíduo e que estão registrados na memória subconsciente e que causam na pele as lesões descamativas e pruriginosas, com o sentido de "sujeira" e "ter de limpá-la".

A pele pode atuar como local de manifestação de defesa contra o meio ambiente, é o que ilustra a paciente 5.

Paciente 5

Paciente do sexo feminino, 26 anos, solteira, com psoríase há 6 anos. Nasceu de parto cesárea e é a segunda filha de três irmãs. Aumento de peso desde aos 7 anos de idade e na adolescência passou a apresentar miopia.

Em estado de relaxamento (Técnica de mobilização de *Qi* Mental), foi questionada sobre o que aconteceu antes do aparecimento da psoríase aos 20 anos e refere que sofreu violência sexual quando estava desacordada pois o namorado dera um murro. Acabou engravidando e pediu ajuda ao pai, que acabou pagando o aborto em clínica clandestina. Nunca revelou ter sido estuprada, carregou esta culpa sozinha e calada, a mãe a condenou veementemente, não conversando mais com a filha.

O que ficou registrado foi *"eu morro de medo de homem".*

Dois meses após a agressão sexual passou a apresentar lesões de psoríase em couro cabeludo, mãos, umbigo, cotovelo, pés e, recentemente, na perna.

Ainda sofre, pela violência, pela solidão diante do problema (isolou-se de todos) e pela culpa de não contar a verdade ao pai. Não consegue dormir à noite, tem medo de todos os homens, de sofrer tudo de novo. Não quer ver ninguém por perto, principalmente, os homens.

Em relação ao significado da doença, responde que *"Algo que não está certo; ou lado emocional, ou do próprio corpo, pra mim é lado emocional, é a* tristeza. *"É a carga grande sobre o corpo".*

O discurso da paciente é coerente de fugir dos homens provocando em si lesões dermatológicas que cobrem o corpo todo para ser intocável.

As lesões de pele podem simbolizar um sentimento de repulsa a outrém, é o que mostra a paciente 6.

Paciente 6

Paciente do sexo feminino, 65 anos, evangélica. Desde os 37 anos surgiram lesões de psoríase. Teve educação rígida e casou-se aos 15 anos de idade, ficando grávida logo em seguida. No ano seguin-

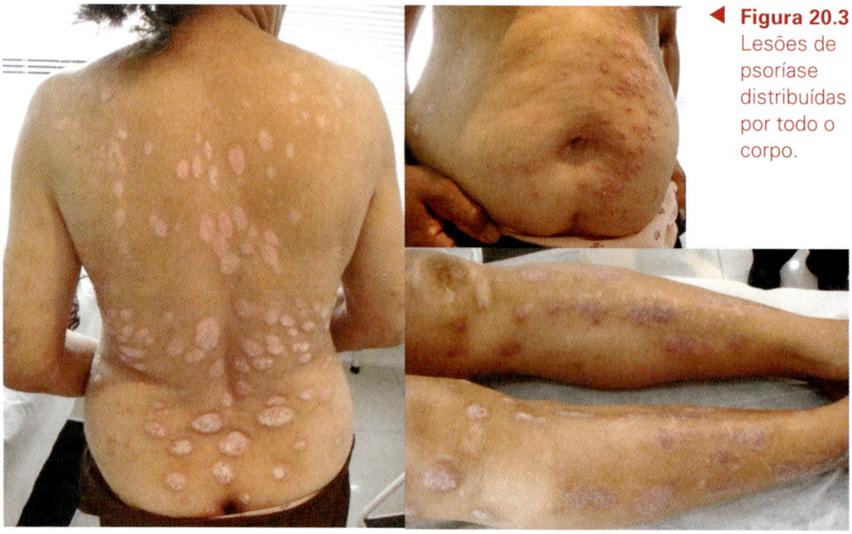

Figura 20.3 Lesões de psoríase distribuídas por todo o corpo.

te separou-se porque o marido tinha amante e um casal de filhos. Teve abortamento por este fato pois segundo a paciente, teve "vontade de querer morrer".

Aos 31 anos, arranjou um novo casamento e engravidou, porém tentou abortar porque o filho não era do marido. Refere ter tomado chá abortivo, "*tomou chorando, com dor no coração*".

Aos 37 anos passou a apresentar lesões de pele por "*culpa por não querer o filho*", sentia culpa pela "menininha", mas, sem o apoio do marido – que bebia e jogava – tinha que cuidar das filhas e lavar roupa para fora.

Aos 38 anos, converteu-se para a religião evangélica, o marido parou com os vícios. Criou as filhas dentro da religião, mas hoje elas se dispersaram, e "*isto me dá muita raiva*".

Perguntada o que significa a psoríase refere "*Os médicos dizem que é de fundo emocional, mas eu sou muito tranqüila por causa da religião*". No entanto, em estado de relaxamento, refere "*sou de guardar tudo e ficar chorando no meu quarto, guardo tudo, não adianta botar pra fora, mas se eu não chorar, eu chego a desmaiar*". Quanto à psoríase, acha que começou porque *"Eu não queria sexo com ele* (marido) *bêbado, ele fedia igual gambá. Tinha muita mágoa por carregar tudo sozinha, nem grávida ele me ajudava, eu tinha que dar conta da casa, das meninas e ainda lavava roupa pra fora e tinha que carregar a água – a gente morava num terreno da prefeitura, não tinha nada lá, era muito difícil*".

Às vezes, a repressão das emoções ocorre pois a mente racional acaba por cercear a mente subconsciente, emocional, não permitindo que a emoção como raiva, "querer falar e não poder", "querer fazer e não poder", fique contida. Uma destas manifestações podem ser observada na paralisia facial, como mostra o paciente a seguir.

Paciente 7

Paciente do sexo masculino, 32 anos, em união estável com companheiro do mesmo sexo, cabeleireiro, com paralisia facial há quatro meses. Refere que "*estava em casa e a boca entortou*". Não se lembra de ter passado nenhuma situação emocional,

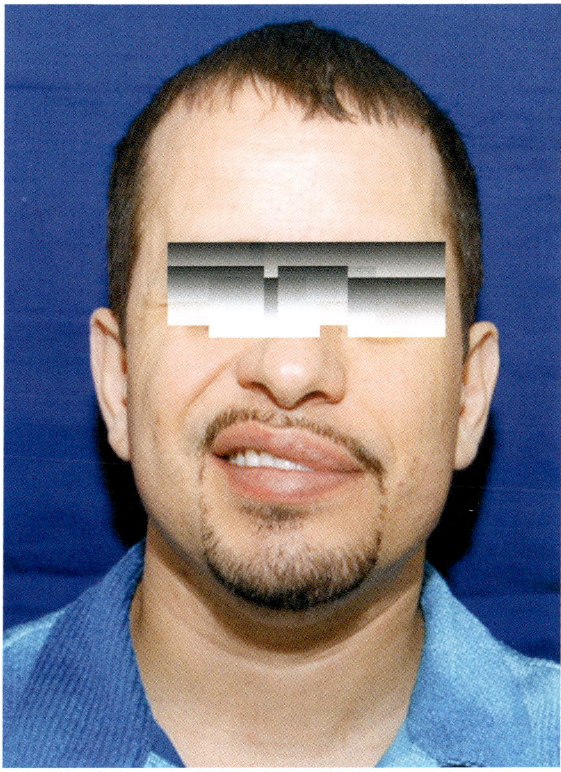

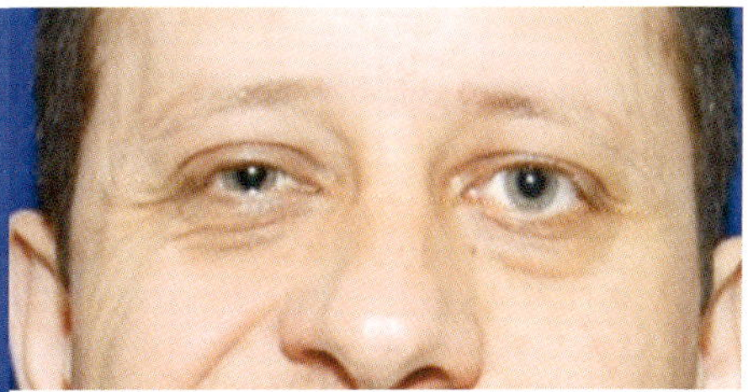

Figura 20.4
Paciente com manifestações clínicas clássicas da paralisia facial.

em especial. É muito ansioso, nervoso. É idealista pela seqüência de nascimento, nasceu de parto normal, foi amamentado. Não conheceu o pai. Foi fruto de um relacionamento de sua mãe com ele, mas quando a mãe engravidou, ele foi embora, abandonando-a. Quando criança, foi violentado por um garoto de 18 anos. Ficou com muito medo, sangrava muito. Desde seus 19 anos, sofreu muito preconceito por sua opção sexual. Aos 23 anos sua mãe faleceu e apresentou depressão.

Perguntado sobre o significado da significado da doença, refere que "*a boca é minha auto-estima, eu me sinto mal, não consigo sorrir, todo mundo fala que tenho os dentes bonitos e agora não posso mostrar*".

Em estado de relaxamento (Técnica de Mobilização de *Qi* Mental), quando questionado sobre o que estava vivenciado no momento atual, refere: "*Eu tava passando por um stress grande, queria me separar*". Em sua relação com o companheiro refere que o mesmo bebe muito e não quis se separar pois "*Eu ia ter que voltar pra Minas, daquele jeito...* (com paralisia), *ter que enfrentar todos de novo... ele me apoiou, ficou do meu lado, mas detesto quem bebe... queria largar ele*".

A mente subconsciente do indivíduo manifestou todo o desconforto no seu lado mais bonito que lhe traz auto-estima que é a boca e os dentes. "*Não consigo sorrir*" pois o interior sofre e quer se manifestar, mas não pode. Não consegue comunicar ao seu companheiro seu desejo de separação pois isto significaria voltar à sua cidade onde foi humilhado (preconceito pela opção sexual) mas a mensagem explícita é: "*Veja como sou feio, me largue*" e "tenho que esconder minhas emoções".

Pelo exposto, é imensa a participação do *Shen* (Mente) nas lesões dermatológicas e nas alterações inestéticas. A fim de promover a melhora ou mesmo a cura dessas lesões, torna-se imprescindível a resolução dos problemas emocionais do passado, fato esse que pode ser obtido por meio da técnica de Mobilização de *Qi* mental.

Basicamente, a técnica de Mobilização de *Qi* Mental consiste na procura de registros da memória atual, quais os fatos que propiciaram o desencadeamento das emoções ruins. Estas se tornaram ruins por terem sido reprimidas no momento de seu aparecimento e elas ficam registradas no subconsciente. A mente subconsciente possui característica de que uma vez ativada, procura realizar aquilo que se imagina, independentemente, do tempo (pois ela é atemporal). Por isso ao procurar o registro do passado e vivenciá-lo no momento atual, é como se o fato estivesse ocorrendo outra vez. Nesse instante, ao realizar mentalmente o que queria ter feito, ao dar um outro sentido, melhor, a mente subconsciente aceita a ressignificação, liberando a emoção reprimida e desaparecendo, então, o sofrimento que aquela emoção estava causando. A mente subconsciente (*Shen*) possui esta característica, "*tudo que se imagina, torna-se realidade*". É a aplicação da Lei de Newton de ação e reação aplicada ao estado mental.

É o caso da paciente relatada a seguir que com a resolução dos problemas emocionais do passado teve a melhora quase completa da lesão da pele.

Paciente 8

Paciente do sexo feminino, 54 anos, do lar. Apresenta manchas vermelhas em placa por todo o corpo (coxas, pernas, braços, pescoço, costas, rosto) desde aos 51 anos, com exames laboratoriais realizados negativos (FAN, células LE, Látex, IG-A, IG-G, IG-M, anticorpos Anti-Sm, Anti DNA, Anti RNP, fator anti-núcleo, fator reumatóide, eletroforese de proteínas). A primeira biópsia de pele foi compatível com Escleromixedema, a segunda, sugestiva para Lúpus Eritematoso ou doença intersticial granulomatosa associada a artrite e, a última, de Mucinose Papulosa (Líquen Escleromixomatoso).

Fez uso de corticóide durante 1 ano e 8 meses. Descompensou de estenose aórtica, sendo submetida a cirurgia com colocação de uma prótese metálica. Faz uso de anticoagulante desde então.

Quando nasceu, a mãe tinha 42 anos e achou que estava na menopausa quando falhou a menstruação. Nasceu prematura (7 meses) e se auto-refere como muito pequena e fraca. Da infância, lembra da mãe sempre muito enérgica e severa pois tinha medo de que algo ruim acontecesse com a paciente, pois sempre fora "*doentinha*".

Pela grande diferença de idade com seus irmãos mais velhos, o relacionamento era muito distante. E como a mãe tinha sempre muito trabalho a realizar, não dava atenção à paciente, por isso foi uma criança muito quieta e brincava sempre sozinha.

Quando tinha 49 anos, sofreu um assalto em sua casa, ficando a paciente, o marido e os dois filhos durante três horas com os assaltantes, que ameaçavam atirar em todos. Foi muito traumático ver pessoas estranhas invadindo a sua casa e podendo matar a todos, pois não tinham dinheiro ou valores para dar aos assaltantes.

Depois do assalto, não conseguia mais engolir alimentos, passando até líquidos durante três meses. Melhorou com terapia.

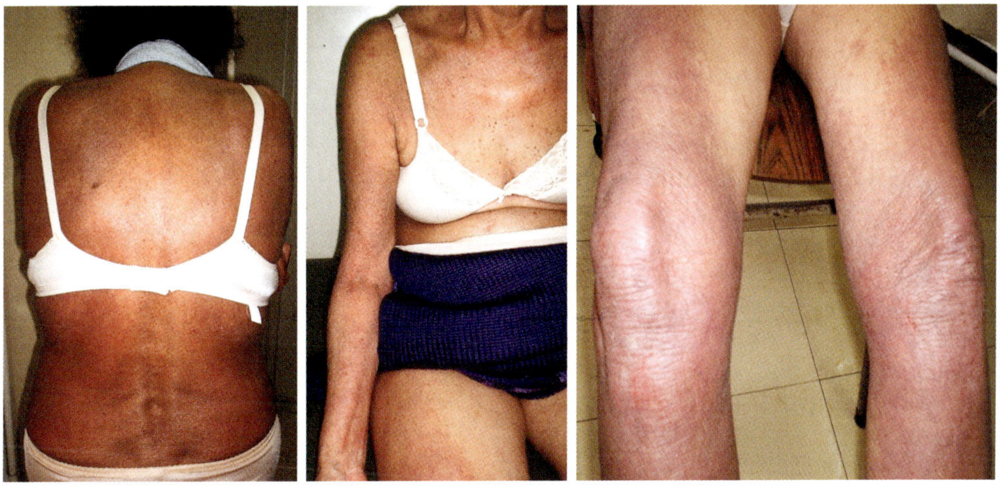

▲ **Figura 20.5**
Paciente de sexo feminino com lesões incaracterísticas da pele, é o que acontece geralmente quando é de origem emocional.

Um ano depois começou a notar manchas vermelhas na pele. Seus filhos saíram de casa, sentiu-se "*abandonada e tornou-se uma pessoa muito triste*".

Quando questionada, em estado de relaxamento, sobre os fatos da vida que "não consegue engolir", referiu "*me sinto muito culpada, porque quando adolescente sentia vergonha da mãe, porque era muito mais velha do que a mãe das colegas e parecia ser minha avó. Não queria que a mãe comparecesse às reuniões da escola, preferia que uma das irmãs representasse a mãe*". E, também, não consegue engolir o seguinte fato: "*tive tão pouca importância que até meu nome foi o da irmã que morreu. Nem um nome só meu tenho*".

A paciente percebe a doença como manifestação das "*minhas culpas, medo de enfrentar a vida, não me sentir amada, segura. É mais fácil se esconder de todos assim*" e tem a sensação de "*como se fosse um escafandro: esconde a gente*".

Após três meses tratamento, a melhora é acentuada. Não está usando mais o corticosteróide, apenas creme hidratante.

A vida sofrida devido a problemas interpessoais e intra-pessoais, o desgaste pelo trabalho excessivo, a falta de objetividade do futuro, ou a sensação de que a vida "acabou" por perdas de entes queridos ou financeiros pode provocar sensação de fraqueza, desânimo, de estar acabado, de ser velho. Isso pode levar ao processo de envelhecimento precoce ou mesmo flacidez muscular e cutânea, queda de cabelos.

Uma das características da mente humana é que, ao imaginar-se doente, o indivíduo torna-se doente. Ao imaginar que é feia, torna-se feia, obesa. Ao imaginar que está ficando velho, torna-se envelhecido. Por outro lado, ao se imaginar jovem, torna-se jovem. Ao imaginar que está se restabelecendo de lesões cutâneas, elas desaparecem.

O estado de imaginar, em relaxamento, é uma via de acesso simples para a mente subconsciente, daí, então, poder modificar os registros nela contidos. O relaxamento obtém-se ao relaxar a musculatura da face.

A associação das técnicas de acupuntura e de Mobilização de *Qi* Mental traz efeitos benéficos e rápidos nas lesões da pele, assim como eleva a auto-estima.

É na pele que se observa com maior intensidade a circulação de Energia dos Canais de Energia (Meridianos), manifestando-se na pele a situação energética dos *Zang Fu* (Órgãos e Vísceras) seja na normalidade ou na anormalidade, podendo fornecer valiosas informações sobre os órgãos internos e o acometimento dos Canais de Energia. Disto resulta na cura ou na melhoria das manifestações inestéticas como rugas, flacidez da pele e dos músculos, queda de cabelos com o tratamento pela acupuntura ou eletroacupuntura conforme os pacientes mostrados em outros capítulos.

A relação pele-órgãos-mente fornece-nos, ao exame da pele, as prováveis causas das lesões. Assim, ao se realizar um tratamento local das lesões de pele ou mesmo corrigindo as alterações inestéticas, além do tratamento em si está-se realizando um outro tratamento que harmoniza as energias do corpo como um todo, particularmente, ao nível emocional.

A mente, no subconsciente, tem a capacidade de dar sentido às emoções sofridas. Este sentido é dependente da memória, isto é, a mente dá o sentido de acordo com as informações que se tem na memória individual. É por este motivo que uma mesma emoção, por exemplo, a tristeza pode ter o sentido de se esconder, de vontade de morrer, de sumir, etc. E é de acordo com o sentido é que as emoções se manifestam na pele, no sistema músculo-esquelético ou nos órgãos internos resultando em doenças como psoríase, vitiligo, obesidade, câncer do pulmão, diabetes, etc.

Alguns exemplos de sentido dado às emoções pela mente são mostrados a seguir:

Paciente 9

Paciente de sexo feminino, 45 anos, casada, sem referência de cor, do lar, idealista pela seqüência de nascimento, primeira mancha de vitiligo há 3 anos (1 ano após realizar quimioterapia para câncer de mama) no rosto. Foi feito o diagnóstico de vitiligo logo após o surgimento da 1ª mancha, iniciando tratamento com medicamentos tópicos e orais, com melhora. Atualmente não realiza nenhum tratamento. Aos 42 anos de idade teve câncer de mama, referindo associá-lo à "*perda de pessoas muito queridas da minha vida*" sendo as emoções auto-referidas "*medo, insegurança, tristeza*". Em sua percepção, não acredita que o vitiligo seja apenas doença da pele, associando-o às "*emoções que não conseguimos colocar para fora*".

A paciente é irmã caçula de família numerosa, ocorrendo a perda da mãe quando ainda criança. Até hoje, sente-se responsável pelos problemas dos irmãos e desempenha papel importante na união da família, organizando reuniões e datas comemorativas, não se permitindo viajar ou simplesmente dedicar-se mais à sua própria família, sentindo-se culpada. Em seu discurso obtido pela Técnica de Mobilização de *Qi* Mental refere "*desde que perdi minha mãe, eu sou um elo de ligação dos meus irmãos... eu sempre fui aquela que uni a família, apesar de ser caçula*".

Nota-se o perfil boazinha/cooperadora desta paciente, que refere ter vivido "*querendo agradar, agradar, ser boazinha*". Refere, em relação ao câncer de mama e ao vitiligo, sua necessidade em mostrar aos outros o que sentia, denotando o papel de sinalizador do vitiligo "*eu acho que eu tive um câncer, tive o vitiligo, para agredir as pessoas porque eu sempre fui muito forte, sempre tive muita saúde e uma maneira de agredir acho que as pessoas, foi até tendo um câncer, tendo um vitiligo para falar exatamente aquilo, né, olha o que vocês fizeram comigo, que eu sempre fui exigida demais"*. E continua: "*no momento eu percebi (...) eu precisava do vitiligo porque só o câncer tava dentro, punha uma roupa e ninguém via... agora, no rosto... principalmente esta escolha eu fiz, exatamente, percebi o momento que fiz essa escolha, no dia que estava saindo do laboratório de um exame, e eu cruzei com uma moça com vitiligo. Assim, de passagem, eu olhei para ela e eu me assustei, me assustei, e ficou aquilo... eu percebi que fiz essa escolha naquele momento quando eu vi aquela moça, eu me assustei e aquilo me agrediu de alguma maneira, naquele momento eu fiz uma escolha, eu vou ter inconscientemente, eu vou ter e vou agredir as pessoas...*".

Paciente 10

Paciente de sexo feminino, de 36 anos, casada, branca, secretária, primeira mancha de vitiligo no joelho e canto dos olhos aos 30 anos de idade, é primeira filha mulher do casal (pragmática), apresenta co-morbidades hipotireoidismo e depressão. Foi feito o diagnóstico de vitiligo aos 31 anos de idade, iniciando o tratamento com medicamentos tópicos, orais e PUVA, sem melhora das manchas da pele. Atualmente, realiza tratamento com cremes com pouca melhora.

A primeira mancha surgiu logo após o casamento. Quando questionada sobre a relação da mancha da pele e o casamento refere: "*foi para comprovar que eu tinha que ser perfeita também no casamento, além da perfeição assim cobrada na infância pelos pais, tendo que provar que eu podia sair do interior, vir para cá, cuidar deles, vencer...*".

Acredita que o vitiligo não é apenas uma doença de pele e sim do sistema nervoso "emocional", uma vez que sente-se "*emocionalmente introspectiva e muito preocupada com a vida das pessoas*". Acredita que o que está errado com a pele é sua própria vida, pois possui desde pequena, emoções reprimidas como mágoa, tristeza, insegurança e medo, sentindo-se sempre cobrada.

Quando questionada sobre o que teria gerado esta cobrança, em estado de relaxamento, refere uma busca pela perfeição: "*um aprisionamento, assim, uma angústia, uma coisa que eu tinha que mostrar, eu não queria viver, eu tinha que mostrar para as pessoas que eu era perfeita que eu conseguia fazer, que eu conseguia ser melhor... na aparência, profissionalmente, tudo*".

Sobre a cobrança e a busca pela perfeição, foi questionada como faria a relação com o aparecimento de uma imperfeição (mancha), visível, na pele: "*quando eu penso nisso eu penso em punição!*".

Para que serve o vitiligo: "*criar talvez um mecanismo assim de quando eu não conseguisse alguma coisa ter que mostrar para a pessoa, olha, é porque eu tenho isso, porque eu tenho essa doença...*".

Paciente 11

Paciente do sexo masculino, 51 anos, casado, pardo, comerciante, pragmático pela seqüência de nascimento, primeira mancha surgiu aos 16 anos de idade, no polegar direito, atualmente com vitiligo universal.

Quando questionado sobre o significado das manchas do vitiligo: "*... o fundamento básico dele seria olha o que vocês fizeram comigo, né, mas não foi só as pessoas que fizeram isso comigo, eu também fiz isso comigo porque eu poderia ter reagido diferente. Eu poderia ter reagido de outro modo quando as coisas foram* *acontecendo que foram em prejudicando... eu guardava tudo, hoje eu não guardo mais nada, absolutamente nada... eu poderia ter melhorado a minha luta interna contra isso, contra o vitiligo tendo reações diferentes das que eu tive por ignorância... eu poderia ter reagido de outro jeito então as manchas são as marcas de tudo que aconteceu, o que começou com as cicatrizes, coisas que eu nem lembrava mais... aquilo voltou, ficou branco e falou 'tô' aqui, eu não sarei totalmente, 'tô' aqui*".

Refere quanto à cura do vitiligo: "*a este aspecto de cura, saber que é preciso movimentar interiormente o meu subconsciente pra ele provocar determinadas reações nas células, pra elas poderem voltar a produzir a melanina que tanto quero e preencher as lacunas que tanto me incomodam*".

Por meio da Técnica de Mobilização de *Qi* Mental, como mencionado no capítulo anterior, pode-se acessar os registros de memória do indivíduo e a significação atribuída a eles, ou seja, o sentido registrado na mente subconsciente mediante ao fato vivido. O sentido dado às emoções é o primórdio do processo de adoecimento, acontecendo no sistema límbico e por meio de mecanismo de transdução e de expressão gênica pode levar às alterações funcionais do eixo hipotálamo-hipófise-adrenal e daí originar lesões seja na pele ou dos órgãos internos. Yamamura ML (2006), ao estudar as emoções presentes em pacientes portadores de vitiligo e de sobrepeso " obesidade por meio da Técnica de Mobilização de *Qi* Mental, em uma análise qualitativa e quantitativa, verificou que emoções estão presentes em ambas as doenças, como medo, raiva, preocupação, tristeza, etc. No entanto, apesar das emoções serem semelhantes, o sentido dado a essas emoções diferiu nos pacientes. Em pacientes com vitiligo, 95% referiam associar o aparecimento das manchas com alguma questão emocional como raiva, agressividade, medo, insegurança, preocupações, enquanto 75,5% associavam as emoções ao estado compulsivo de comer e as emoções relatadas foram medo, insegurança, ansiedade, preocupação, irritação, tristeza, mágoa e angustia.

Para o mesmo fato a medicina energética daria uma explicação energética ou seja as alterações iniciais da circulação de Energia que levariam às alterações funcionais da pele e que podem levar à estagnação e ao bloqueio nessa circulação, ocasionando então, lesões anatômicas. Assim, as fibroses das celulites e de algumas formas de culote são exemplos de como uma alteração local pode prejudicar a circulação adequada de Energia e quanto mais profundo e grave for a circulação de Energia local, refletem maiores alterações sistêmicas e emocionais.

Se a causa de dermatoses ou de alterações inestéticas têm como origem as emoções reprimidas, se com a técnica de Mobilização de *Qi* Mental puder dar resolução às emoções do passado com o seu sentido e associando às técnicas de acupuntura, o efeito de quaisquer tratamento será mais eficaz e rápido e com ótimos resultados.

*"Tratar uma pessoa – e não a
doença – é tratar o indivíduo
como um todo, o corpo e a mente.
Beleza é estabelecer o
equilíbrio do corpo e da alma".*

Bibliografia Consultada

Abdel-Naser M, Gollnick B, Orfanos C. Evidence for primary involvement of keratinocytes in vitiligo. Arch Dermatol Res. 1991;283:47.

Adams & Victor's Principles of Neurology, 8th Edition Allan H. Ropper, Robert H. Brown. www.accesmedicine.com.

Al'Abadie MSK, Warren MA, Bleehen SS. Morphologic observations on the dermal nerves in vitiligo: an ultrastructural study. Int J Dermatol. 1995;34:837-40.

Albert D, Wagoner M, Pruett R. Vitiligo and disorders of retinal pigment epithelium. Br J Ophthalmol. 1983;67: 53-6.

Alfonso RP, Abrusci V, Martin JP, Tapia FJ, Mosca W, Gross A, Briceno L, Lugo R. Propuesta de una clasificacion pronostica en vitiligo. Dermatol Venezolana. 1987;25:37-43.

Amestoy RDF. Eletroterapia e Eletroacupuntura: princípios básicos... e algo mais. Florianópolis: Bristol; 1998.

Anil K. Lalwani Current Diagnosis & Treatment in Otolaryngology – Head & Neck Surgery. www.accesmedicine.com.

Antunes ML. Paralisia Facial Periférica. In: Guias de Medicina Ambulatorial e Hospitalar UNIFESP/Escola Paulista de Medicina. 1ª ed. São Paulo: Manole; 2003.

Anzieu D. O Eu Pele. São Paulo: Casa do Psicólogo; 2000.

Arnold HL, Odom RB, James WD. Disturbances of Pigmentation. Vitiligo. In: Andrews' Diseases of the Skin Clinical Dermatology. 8th ed. Philadelphia: Saunders Company; 1990.

Auteroche NB, Navailh P. O diagnóstico na Medicina Chinesa. São Paulo: Andrei; 1992.

Azambuja RD. Dermatologia integrativa: a pele em novo contexto. An Bras Dermatol. 2000;75:393-420.

Azulay RD, Azulay DR. Dermatologia. Rio de Janeiro: Guanabara-Koogan; 1992.

Ballone GJ, Perira Neto E, Ortoalni IV. Da emoção à lesão. Um guia de medicina psicossomática. São Paulo: Manole; 2003.

Barbieri M. Delicada Superfície. Mente e Cérebro (Scientific American). Rio de Janeiro, 176:74-9.

Barona MI, Arrunategui A, Falabella R, Alzate A. An epidemiologic case-control study in population with vitiligo. J Am Acad Dermatol. 1995;33:4:621-5.

Bastos SRC. Tratado de eletroacupuntura: teoria e prática. Rio de Janeiro: numen Ed.; 1993.

Besnier E. Première note et observations preliminaries pour server d´introduction à etude de diathesique. Ann Dermatol Syphiligrr (Paris). 1892;4:634.

Breathnach A, Bor S, Wyllie L. Electron microscopy of peripheral nerve terminals and marginal melanocytes in vitiligo. J Invest Dermatol. 1966;47:125-40.

Broq L, Jacquet L. Notes pour server à l'histoire neurodermites, ou lichen circunscriptus dês anciens auteurs, ou lichen simplex chronique de M. le Dr E. Vidal. Ann Dermatol Syphiligrr (Paris). 1891;2:97-193.

Burrows B, Sears MR, Flannery EM, Herbison GP, Holdaway D. Relations of bronchial responsiveness to allergy skin test reactivity, lung function, respiratory symptoms and diagnoses in thirteen years old New Zealand Children. J Allergy Clin Immunol. 1995;95: 548-56.

Bystryn J. Serun Antibodies in vitiligo patients. Clin Dermatol. 1989;7:136-45.

Cácere H, Rueda M. Dermatitis Atopica. Primeira parte. Dermatologia Peruana. 1999, julio-deciembre.

Cácere H, Rueda M. Dermatitis Atopica. Segunda parte. Dermatologia Peruana. 2000: 10(1), enero-junio.

Ceniceros S, Brown GR. Acupunture: A Review of Its History, Theories, and Indications. South Med J. 1998;91:1121-5.

Cho ZH, Wong EK, Fallon J. Neuro-acupuncture. Los Angelees: Qi-Puncture Inc.; 2001.

Coca AF, Cooke RA. On the classification of the fenomena of hypersensitiviness. J Immunol. 1923;8:163.

Costa R. Eletroacupuntura e outros recursos eletro-eletrônicos aplicáveis à Medicina Chinesa. São Paulo: Plêiade; 2002.

Cui J, Arita Y, Eisinger N. Characterization of vitiligo antigens. J Invest Dermatol. 1992; 98:600.

D. Corbel ID. Therapie (mésotherapie) ET Cellulite. Paris: Masson; 1995.

Dawber R. Vitiligo in mature-onset diabetes mellitus. Br J Dermatol. 1968;80:275-8.

Dennis L. Kasper, Eugene Braunwald, Anthony S. Fauci, Stephen L. Hauser, Dan L. Longo, J. Larry Jameson and Kurt J. Isselbacher, Eds. Harrison's Principles of Internal Medicine, 16th Edition. www.accesmedicine.com.

Dumitrescu IF. Acupuntura Científica Moderna. São Paulo: Andrei; 1996.

Durham-Pierre DG, Walters CS, Halder RM, Pham HN, Vanderpool EA. Natural killer cell and lymphokine-activated killer cell activity again melanocytes in vitiligo. J Am Acad Dermatol. 1995;33:26-30.

Erf GF, Trejo-Skalli AV, Smyth JR. T cell in regenerating feathers of Smyth line chikens with vitiligo. Clin Immunol Immunopathol. 1995;76:120-6.

Ernst E, White A. Acupuntura – Uma avaliação Científica. São Paulo: Manole; 2001.

F. Charles Brunicardi, Dana K. Andersen, Timothy R. Billiar, David L. Dunn, John G. Hunter, Jeffrey B. Matthews, Raphael E. Pollock, Seymour I. Schwartz Schwartz's Principles of Surgery, 8th Edition www.accesmedicine.com.

Finlay AY, Coles EC. The affect of severe psoriasis on lhe quality of life of 369 patients. Br J Dermatol. 1995;132(2):236-44.

Finlay AY, Kelly SE. Psoriasis – an index of disability. Clin Exp Dermatol. 1987;12:8-11.

Fitzpatrick TB. Hipomelanosis. Souh Med J. 1964;57:995.

Fitzpatrick TB, Eisen AZ, Wolff K, Freedberg In: Austen KF. Dermatology in General Medicine. 4th ed. USA: International Edition, 1993:903-95.

Gaspareto LA, Valcapelli. Metafísica da saúde. Vol. 1, 3ª ed, São Paulo: Ed Gráfica; 2001.

Golik V. Tudo que você precisa saber para vencer a celulite e ficar de bem com o seu corpo. São Paulo: SENAC; 1995.

Guirro E, Guirro R. Fisioterapia em estética fundamentos, recursos e patologias. 2ª ed, São Paulo: Manole; 1996.

Gupta MA, Gupta AK. Age and gender differences in lhe impact of psoriasis on quality of life. Int J Dermatol. 1995;34:700-3.

Gupta MA, Gupta AK. Psoriasis and sex: A Study of moderately to severely affected patients. Int J Dermatol. 1997;36:259-62.

Hanifin JM. Clinical and basic aspects of atopic dermatitis. Semin Dermatol. 1983;2:5.

Hanifin JM, et al. Immunologic reativity in dermatophytosis. Br J Dermatol. 1974;90:1.

Hann SK, Chung HS, Dark YK. Epidemiologic case control study in patients with vitiligo (letter). J Am Acad Dermatol. 1997;36:282-3.

Harrakati MSE. Pernicious anemia in Arabs. Bloos Cells Mol Dis. 1996;22:98-103.

He S, et al. Review on acupunture treatment of facial paralysis during the past decade. J Tradit Chin Med. 1995;15(1):63-5.

House JW, Brackman DE. Facial nerve grading system Otolaryngol. Head Neck Surg. 1985;93:146-7.

Horn TD, Abanmi A. Analysis of the lymphocytic infiltrate in Case of vitiligo. Am J Dermatopathol. 1997;19:400-2.

Howitz J, Brodthangen H, Schwartz M, Thompsen K. Prevalence Vitiligo. Epidemiological Survey on tho Isle of Bornholm, Denmark. Arch Dermatol. 1977;113:47-52.

Huiru Y, et al. Observation on electromyogram changes in 93 cases of peripheral facial paralysis treated by point-through-point acupunture. J Tradit Chin Med. 1997;17(4):275-7.

Ishizaka K, et al. Phycochemical properties of human reaginic antibody. IV. Presence of unique immunoglobulin as a carrier of the reginic activity. Immunol. 1966;97:75.

Janniger CK. Childhood vitiligo. Cutis. 1993; 51:25-8.

Jianping Zhao Acupunture treatment of facial paralysis caused by craniocerebral trauma in 50 cases. J Tradit Chin Med. 2003;23(1): 47-8.

Kemp EH, Ajjan RA, Waterman EA, Grawkrodger DJ, Cork MJ, Watson PF, Weetman AP. Analysis of microsatellite polymorphism of the cytotoxic T-lymphocyte antogen-4 gene in patients with vitiligo. Br J Dermatol. 1999; 140:73-8.

Kent G, Al'Abadie M. Psychologic effect of vitiligo: a critical incident analysis. J Am Acad Dermatol. 1996;35:895-8.

Kent G, Al'Abadie M. The Psoriasis Disability Index – further analyses. Clin Exp Dermatol. 1993;18:414-6.

Koga M. Vitiligo: a new classification and therapy. Br J Dermatol. 1977;97:255-61.

Koo J. Dermatologic Clinics. Psychidermatology. 1996.

Kopans DB. Anatomia, Histologia, Fisiologia e Patologia. In: Kopans DB. Imagem da Mama. MEDSI; 2000.

Kovacs SO. Continuing Medical Education. Vitiligo. J Am Acad Dermatol. 2000;38:5:647-66.

Lamont SJ, Smyth R. Effect of Bursectomy on Development of a Spontaneous Postnatal Amelanosis. Clin Immunol Immunopathol. 1981;21:407-11.

Lazarini PR. Paralisia facial. São Paulo: Lovise; 2006.

Le Poole IC, Vander Wijngaard RM, Westerhof W, Das PK. Presence of T cells and macrophages in inflammatory vitiligo skin parallels melanocyte disappearance. Am J Pathol. 1996;148:1219-28.

Lener A, Nordlund J. Vitiligo: What is it? Is it important? JAMA. 1978;239:1183-7.

Lerner A, Kirkwood J. Vitiligo and melanoma: Can genetically abnormal melanocytes result in both vitiligo and melanoma within a single family? J Am Acad Dermatol. 1984; 11:696-701.

Lerner A. On the etilology of vitiligo and gray hair. Am J Med. 1971;51:141-7.

Lian YL, Chen CY, Hammes MÚSCULO, Kolster BC. In: Atlas Gráfico de Acupuntura. Um Manual Ilustrado dos Pontos de Acupuntura. Könemann; 2005. p. 26-343.

Maciocia G. In: A Prática da Medicina Chinesa. 1ª ed. São Paulo: Roca; 1996.

Maciocia G. The foundations of Chinese Medicine. Edinbourg, Churchill Livingstone, 1989.

Maciocia G. A Prática da Medicina Chinesa. Tratamento de Doença com Acupuntura e Ervas Chinesas. São Paulo: Roca; 1996.

Majumder P, Nordlund J, Nath S. Pattern of familial aggregation of vitiligo. Arch Dermatol. 1993;129:994-8.

Majumder PP, Das SK, Li CC. A genetical model for vitiligo. Am J Hum Genet. 1988;43:119-25.

Mandry RC, Ortiz LJ, Lugo-Somolinos A. Organ-specific autoantibodies in vitiligo patients and their relatives. Int J Dermatol. 1996;35:18-21.

Manzaire S, Ferreiro J. Laser um rayo de belleza. Manual práctico de laserterapia y laserpuntura aplicadas a la estética; 1993.

Marcondes E. Pediatria Básica. 7ª edição. São Paulo: Sarvier; 1985.

Massa B. Scacco alla cellulite. San Paolo, Cinisello Balsamo: Milão; 1993.

Menezes MV, Vieira R, Amêndola LCB. Mamogênese. In: Santos Jr LA. A Mama no Ciclo Gravídico Puerperal. Ed. Atheneu; 2000.

Milton G, McCarthy W, Carlton S. Malignant melanoma and vitiligo. Aust J Derm. 1971; 12:131-42.

Mingnorance RC, Loureiro RS, Okino L. Pacientes com psoríase: qualidade de vida e adaptação psicossocial. Na Bras Dermatol. Rio de Janeiro. 2002;77(2):147-59.

Moellmann G, Klein-Angerer S, Scollay A, Nordlund JJ, Lerner AB. Extracellular granular material and degeneration of keratinocytes in the normally pigmented epidermis of patients with vitiligo. J Invest Dermatol. 1982;79:321-30.

Moore KL, Persaud TVN. Embriologia Clínica, 5ª ed. Rio de Janeiro: Guanabara-Koogan; 1994.

Mozzanica N, Frigerio U, Finzi A. T cell subpopulations in vitiligo: a chronobiologic study. J Am Acad Dermatol. 1990;22:223-30.

MREJE Didier. Acupuntura em Reumatologia. São Paulo: Andrei; 1978.

Nair BK. Vitiligo: a retrospect. Int J Dermatol. 1978;17:755-7.

Muller MC. Psicossomática: uma visão simbólica do vitiligo. São Paulo: Vetor; 2005.

Nakano MAY. Vitiligo. {Monografia apresentado no Curso de Especialização em Acupuntura da UNIFESP}. São Paulo; 1999.

Nakano MAY. Curso de Acupuntura Estética ministrado no Center AO – Centro de Pesquisa e Estudo da Medicina Chinesa. São Paulo; 2002 a 2007.

Nakano MA, Maeda DE, Shan IT, Yamamura Y. Avaliação das rugas da face e seu tratamento com acupuntura e eletroacupuntura. Arq. II Congresso Internacional da Unidade Brasil da World Medical Association of Acupuncture. São Paulo; 2003. p. 120.

Nakano MA, Maeda D, Shan IT, Yamamura Y. Efeito da acupuntura no tratamento de celulite e de gordura localizada. Arq. II Congresso Internacional da Unidade Brasil da World Medical Association of Acupuncture, São Paulo; 2003. p. 139.

Nakano MAY, Maeda DE, Shan IT. Estética e acupuntura. Curso Pré-Congresso do II Congresso Internacional da Unidade Brasil da World Medical Association of Acupuncture, São Paulo; 2003.

Nakano MAY, Maeda DEM, Auler C, Ariano SP, Coutinho OS. Efeito da Acupuntura na Ptose Mamária. Tema Livre 3rd Worldwide Congress of Acupuncture of the World Medical Association of Acupuncture – 2005.

Nazário AFP. Cinética Celular do Lóbulo Mamário Durante Gravidez e Lactação. In: Santos Jr LAA. Mama no Ciclo Gravídico Puerperal. São Paulo: Atheneu; 2000.

Nelson HS. The atopic diseases. Ann Allergy. 1985;551:441.

Nguyen NV, Nguyen CR. Médecine Traditionnelle Chinoise. Marseille: NVN; 1984.

Nguyen NV, Tran VD, Nguyen CR. Art et Pratique de l'Acupuncture et de la Moxibustion. Tome II. Marseille: NVN; 1985.

Nguyen NV, Nguyen P. Hoang ti Nei King So Ouenn, tome III. Marseille: NVN; 1988.

Nguyen NV, Tran VD, Nguyen CR. Art et Pratique de l'Acupuncture et de la Moxibustion. Marseille: NVN; 1989.

Nguyen NV, Nguyen CR. Hoang ti Nei King So Ouenn, tome IV. Marseille: NVN; 1991.

Nguyen NV, Tran VD, Nguyen CR. Huangdi Neijing Lingshu. Tome I. Marseille; NVN; 1994.

Nguyen NV, Tran VD, Nguyen CR. Huangdi Neijing Lingshu. Tome II. Marseille: NVN; 1995.

Nguyen NV, Tran VD, Nguyen CR. Huangdi Neijing Lingshu. Tome III. Marseille: NVN; 1999.

Nguyen VN, Tran VD, Nguyen CR. LingShu Edição Comentada. 1ª Ed. São Paulo: Center AO; 2008.

Ni M. The Yellow Emperor's Classic of Medicine. Boston: Shambhala Publications; 1995.

Nitrini R. A neurologia que todo médico deve saber, 2ª ed. São Paulo: Atheneu; 2004.

Njoo MD, Bossuyt PMM, Westerhof W. Management of vitiligo. Results of a questionnaire among dermatologists in The Netherlands Int J Dermatol. 1999;38:866-72.

Obermayer ME. Phycocutaneous Medicine. Springfield II: Charles C. Thomas; 1955.

Oliveira Jr MM, Alessandrini A, Vilela MG. Ptose Mamária – Uma Graduação Prática. Rev Bras Cir. 1997;87(1):9-11.

Ordaz VAM, Campos CL, Rodriguez VMV, Saenz JGL. El grado de hipersensibilidade cutânea como posible indicador de severidade Del asma em sujeto atópico. Rev Alergia Mex. 2000;47(3):100-4.

Papadavid E, Yu RC, Munn S. Strict anatomical coexistance of vitiligo and psoriasis vulgaris: A koebner phenomenon? Clin Exp Dermatol. 1996;21:138-40.

Papadopoulos L, Bor R, Legg C, Hawk M. Impact of events on the onset of vitiligo in adults: preliminary evidence for a psychological dimension in aetiology. Clin Exp Dermatol. 1998;23:243-8.

Pawwelek J, Korner A, Bergstrom A, et al. New regulators of melanin biosynthesis and the autodestruction of melanoma cells. Nature. 1980;286:617-9.

Peat JK, Toelle BG, Dermand J, Ran Den Britton WJ, Woolcock AJ. Serum IgE levels, atopy, and asthma in young adults: results form a longitudinal cohort study. Allergy. 1996;51(11):804-10.

Pereira LC, Azambuja RD, Martins M, Silva CET. Neuropeptídeo e Dermatologia. An Bras Dermatol. 1998;73(Supl2):19-25.

Porter JR, Beuf AH, Lerner A. Psychosocial effect of vitiligo: a comparison of vitiligo patients with "normal" control subjects, with psoriasis patients, and with patients with other pigmentary disorders. J Am Acad Dermatol. 1986;15:220-4.

Powell FC, Dicken CH. Psoriasis and vitiligo. Acta Derm Venerol (Stockh). 1983;63:246-9.

Prado FC, Ramos AJ, Valle JR. In: Atualização Terapêutica. 20ª ed. São Paulo: Artes Médicas; 2001.

Prunièras M. Manual de Cosmetologia Dermatológica. 2ª ed. São Paulo; Andrei; 1994.

Rietjens M. Estética, Plásticas Mamárias e Lactação. In: Santos Jr LA. A Mama no Ciclo Gravídico Puerperal. São Paulo: Ed. Atheneu; 2000.

Robertson JM. Emotions and Skin. B J Dermatol. 1975;92:407-12.

Ross J. Sistemas de Órgãos e Vísceras da Medicina Tradicional Chinesa. São Paulo: Roca; 1994.

Ross J. Combinação dos pontos de acupuntura. A Chave para o Êxito Clínico. São Paulo: Roca; 2003.

Rossi EL. A psicobiologia da cura mente-corpo. Campinas: Ed. Livro Pleno; 2003.

Snell RS. Neuroanatomia clínica, 5ª ed. São Paulo: Guanabara; 2003.

Sampaio SAP, Castro RM, Rivitti EA. Discromias. Vitiligo. Dermatologia Básica. 3ª ed. São Paulo: Artes Médicas; 1987.

Schallreuter-Wood KU, Pittelkow MR, Buttner G, Swanson NN, Korner C, Ehrke C. Increased monoamine oxidase A activity in the epidermis of patients with vitiligo. Arch Dermatol Res. 1996;288:14-8.

Schallreuter-Wood KU, Pittelkow MR, Swanson NN. Defective calcium transport in vitiliginous melanocytes. Arch Dermatol Res. 1996;288:11-3.

Schallreuter-Wood KU, Wood JM, Berger J. Low catalase level in the epidermis of patients with vitiligo. J Invest Dermatol. 1991; 97:1081-5.

Schallreuter-Wood KU, Wood JM. Catecholamines in Vitiligo. Dermatology. 1996;192: 191.

Selvaage E. Chloroquine-induced vitiligo. Acta Derm Venereol (Stockh). 1996;76:166-7.

Sharquie KE. Vitiligo. Review Article. Clin Exp Dermatol. 1984;9:117-26.

Singh G, Ansari Z, Dwivedi R. Vitiligo in ancient Indian medicine. Arch Dermatol. 1974; 109:913.

Schmid-Ott A, Jaeger B, Kuensebeck HW, Ott R, Lamprecht F. Dimensions of stigmatization in patients with psoriasis in a "Questionnaire on Experience with Skin Complaints". Dermatology. 1996;193(4):304-10.

Sobotta. Atlas de anatomia humana.

Sreekumar GP, Eft GF, Smyth JR. 5-Azacytidine treatment induces autoimmune vitiligo in parental control strains of the Smyth lines chicken model for autoimmune vitiligo. Clin Immunol Immunopathol. 1996;81: 136-44.

Stephen J McPhee, Maxine A Papadakis, Lawrence M Tierney Jr, eds. Ralph Gonzales, Roni Zeiger, Online Eds. Current Medical Diagnosis & Treatment. 2007. www.accesmedicine.com

Tabosa AMF. Efeito da eletroacupuntura nos pontos E-36 (*Zusanli*) e BP-6 (*Sanyinjiao*) sobre a atividade mioelétrica do 1/3 proximal do intestino delgado de ratos Wistar, relacionada ao sistema nervoso autonômico extrínseco e aos opióides. Tese de Doutorado, São Paulo; 1999.

Tosti A, Bardazzi F, Tosti G. Audiologic abnormalities in cases of vitiligo. J Am Acad Dermatol. 1987;17:230-3.

Unschuld PU. Nan-Ching. Tradução de: The classic of difficult issues. Apêndices. São Paulo: Roca; 2003.

Wang Fu Chun. Atlas de pontos curiosos e pontos novos (Trad Tsai I Shan). Beijing (China), Scientific & Technical DocumentaPublishing House; 1999.

Wentang X. Clinical observation on acupunture treatment of persistent facial paralysis. J Tradit Chin Med. 1997;17(1):18-20.

Wong M. LingShu. Base da Acupuntura Tradicional Chinesa. São Paulo: Andrei; 1995.

Xianlin T, et al. Electro-acupunture treatment of acute stage peripheral facial paralysis. J Tradit Chin Med. 1989;9(1):1-2.

Xuexun Z. Eletric Needle therapy for peripheral facial paralysis. J Tradit Chin Med. 1997; 17(1):47-9.

Yamamura ML. Pacientes portadores de vitiligo e de sobrepeso/obesidade e suas emoções relatadas por meio da técnica de mobilização de Qi Mental. [Tese Mestrado], São Paulo; 2006.

Yamamura Y. Acupuntura Tradicional – A arte de inserir, 2ª ed. São Paulo: Roca; 2001.

Yamamura Y. Função Psíquica na Medicina Tradicional Chinesa. Teoria dos Sete espíritos (*Shen*), Sete sentimentos e Cinco Emoções. Rev Paul Acupunt. 1996;2:108-85.

Yamamura Y. Aulas proferidas no Curso de Atualização em Medicina Chinesa-Acupuntura do Departamento de Ortopedia e Traumatologia da Universidade Federal de São Paulo; 1999-2003.

Yamamura Y. Integração dos Canais de Energia (Distintos), Curiosos e Principais. Rev Paul Acupunt. 2000;6:21-3.

Yamamura Y. Aulas proferidas no Curso de Mobilização de Qi Mental pelo Center AO e Setor de Medicina Chinesa-Acupuntura do Departamento de Ortopedia e Traumatologia da Universidade Federal de São Paulo; 1999-2003.

Yamamura Y. Entendendo Medicina Chinesa Acupuntura. São Paulo: Center AO; 2006.

Yamamura Y, Yamamura ML. Aulas proferidas nos Cursos de Mobilização de Qi Mental – promovido pelo Center AO – Centro de Pesquisa e Estudo da Medicina Chinesa; 2002 a 2007.

Yamamura Y, Yamamura ML. Mobilização de Qi Mental no auxílio de tratamento das doenças dermatológicas e alterações inestéticas. In: Nakano MAY & Yamamura Y. Acupuntura em Dermatologia e Medicina Estética. São Paulo: LMP; 2005. p. 153-4.

Yamamura Y, Tabosa AMF, Mello LEM, Ishida A, Guimarães CM. Bases neurofisiológicas da acupuntura. Rev Ass Med Bras. 1995; 41:305-10.

Yamamura Y, Tabosa AMF. Aspectos neuroanatômicos e neurofisiológicos dos "Zang Fu" sob o enfoque dos cinco movimentos. Rev Paul Acupunt. 1995;1:33-7.

Yamamura Y, Tabosa AMF. Correlações neuroanatômicas e neurofisiológicas entre essência sexual, energia vital e triplo aquecedor. Rev Paul Acupunt. 1995;1:54-7.

Yamamura Y, Tabosa A. Aspectos integrativos das medicinas ocidental e chinesa. Rev Paul Acupunt. 1995;1:26-32.

Yamamura Y, Mello LEAM, Tabosa AMF, Cricenti SV, DiDio LJA. Acupuncture: physiologic effects explained on a neuroanatomical and neurophysiological basis. Rev Paul Acupunt. 1997;3:14-8.

Yamamura Y, Tabosa A. Aulas proferidas no Curso de Especialização em Desenvolvimento em Medicina Chinesa-Acupuntura do Departamento de Ortopedia e Traumatologia da Universidade Federal de São Paulo; 1998-2007.

Yamamura Y, Tabosa A. Aulas proferidas no Curso de Especialização em Acupuntura do Departamento de Ortopedia e Traumatologia da Universidade Federal de São Paulo; 1998-2007.

Yamamura Y, Tabosa AMF. Nova concepção dos Canais de Energia Distintos (Meridianos Distintos). Rev Paul Acupunt. 2000;6:17-20.

Yamamura Y, Tabosa A, Cricenti SV. Embriologia do sistema urogenital e as concepções energéticas do "Shen" (rins) da medicina tradicional chinesa. Rev Paul Acupunt. 1995;1:38-42.

Yamamura Y, Tabosa A, Puertas DMAA, Kuwajima SS. Síndrome de dissociação Alto/Baixo e técnica de ligação entre *Zang Fu* (Órgãos/Vísceras) pela acupuntura. Rev Paul Acupunt. 1996;2:116-21.

Yamamura Y, Tabosa AMF, Yabuta MM. O *Jing Shen* e a Fisiologia Hormonal. Rev Paul Acupunt. 1998;4:103-10.

Yamamura Y. Acupuntura Tradicional – A Arte de Inserir. 2ª ed. São Paulo: Roca; 2001.

Yang Q. Acupunture treatment of 139 cases of Neurodermatitis. J Tradicional Chinese Med. 1997;17:65-72.

Yuhong Z. Clinical experience in acupunture treatment of facial paralysis. J Tradit Chin Med. 1997;17(3):217-9.

Zheng Q. Experience in the point-selection for eletro-acupunture. J Tradit Chin Med. 1998; 18(4):277-81.

Zimmerman B, Feanny S, Reisman J, Hak H, Rashed N, Mclaughlin FJ, Levison H. Allergy in asthma I. The close relationship of allergy to severity of childhood asthma. J Allergy Clin Immunol. 1988;8:63-70.

Impressão e Acabamento
Prol Editora Gráfica